Flash CS6
动画制作案例教程

马云众　千丽霞　孙全党　编著

清华大学出版社
北 京

内容简介

本书全面介绍了使用 Flash CS6 中文版制作交互式动画的方法和技巧，ActionScript 3.0 语言的使用，以及程序的调试和发布等。本书介绍的开发技巧具有较高的实用价值，同时安排了较多的实例帮助读者掌握动画制作的方法、技巧，并通过强化训练加强读者对知识和操作技巧的掌握。每个实训最后的习题可帮助读者巩固所学的内容，从而达到快速入门的目的。

本书实例丰富，注重实践，可作为各级职业院校相关专业的教材，也可供从事多媒体创作及相关工作的人员学习和参考。

图书在版编目(CIP)数据

Flash CS6 动画制作案例教程/马云众，千丽霞，孙全党编著.--北京：清华大学出版社，2016（2021.1 重印）
ISBN 978-7-302-43065-0

Ⅰ. ①F… Ⅱ. ①马… ②千… ③孙… Ⅲ. ①动画制作软件—教材 Ⅳ. ①TP391.41

中国版本图书馆 CIP 数据核字(2016)第 034066 号

责任编辑：孟毅新
封面设计：傅瑞学
责任校对：李 梅
责任印制：吴佳雯

出版发行：清华大学出版社
网 址：http://www.tup.com.cn，http://www.wqbook.com
地 址：北京清华大学学研大厦 A 座 **邮 编**：100084
社 总 机：010-62770175 **邮 购**：010-62786544
投稿与读者服务：010-62776969，c-service@tup.tsinghua.edu.cn
质量反馈：010-62772015，zhiliang@tup.tsinghua.edu.cn
课件下载：http://www.tup.com.cn，010-62770175-4278
印 装 者：三河市龙大印装有限公司
经 销：全国新华书店
开 本：185mm×260mm **印 张**：24.5 **字 数**：559 千字
版 次：2016 年 7 月第 1 版 **印 次**：2021 年 1 月第 2 次印刷
定 价：69.00 元

产品编号：067332-02

前　言

Flash 动画使人们能够轻易地将丰富的想象力转化为可视的动画，使无数年轻人借助 Flash 技术实现了他们的创意和梦想。Flash 是一款优秀的网页动画设计软件，它能够实现令人耳目一新的动态效果，使网页设计更加多样化，是一种简单、直观、功能强大的动画设计工具。

设计人员和开发人员可使用 Flash 创建出演示文稿、应用程序以及支持用户交互的其他内容。Flash 项目可以包含简单的动画、视频内容、复杂的演示文稿、应用程序以及介于这些对象之间的任何作品。Flash 的前身是 Future Splash Animator，它最大的优势是流式播放和矢量动画。后来，美国的 Macromedia 公司在 1996 年正式推出了 Flash 2.0 并一直发展至今，它作为一款多媒体动画制作软件，把音乐和画面进行了融合，制作出高品质的动态效果，形成了丰富的 Flash 动画。Flash 动画不仅在互联网上迅速传播开来，而且已经从网络走向了电视、广告等媒体，出现了一大批动画爱好者，同时涌现出一大批优秀的动漫制作高手。

Adobe Flash CS6 是用于创建动画和多媒体内容的强大创作平台，在台式计算机、平板电脑、智能手机和电视等多种设备中都能呈现一致效果的互动体验。

本书根据 Adobe Flash CS6 中文版的特点，全面介绍其使用方法。全书共 5 个模块，分别介绍 Adobe Flash CS6 中文版基础知识、绘图工具的使用、图形对象的编辑、文本工具、导入外部文件、动画的制作、元件的使用、组件的使用，以及 ActionScript 3.0 脚本语言的使用和作品的测试发布。本书编写时采用任务驱动的方式，每个模块围绕实例展开，通过简明易学的例子介绍与制作相关的知识点。同时每个实训都有适当的习题，可以帮助读者巩固所学内容，从而达到自学的目的。作者结合本人的开发经验，在书中融入了一些开发技巧，对读者提高应用水平有一定帮助。

本书系河南省基础教育教学研究室 2014 年度校本教研专项研究立项课题“FLASH 动画校本课程开发与实施研究”（课题编号：XBJY1447）研究成果。

本书面向所有致力于 Flash 动画开发的人员，一方面为专业动画制作人员提供技术提高指导；另一方面为开展中学校本课程或培训班和高职高专院校相关专业提供合适的教材。

本书由马云众、千丽霞和孙全党编写，参加本书编写和实践应用的还有祝兴军、李栋、林玮、侯金霞、赵磊、燕晓霞、安国伟、水俊、郭明琴。

由于编者水平有限，书中难免有不足之处，希望各位专家和读者朋友不吝指正。编者的 E-mail 地址：mayunzhong0391@163.com。

编　者

2016.6

目　录

模块 1　Flash CS6 中文版入门

模块 2 图形的绘制与编辑

模块 3 基本动画的创建

模块 5 ActionScript 3.0 的应用

模块 1

Flash CS6 中文版入门

教学目标：

Flash CS6 中文版是 Adobe 公司推出的交互动画创作工具。该软件是用于创建动画和多媒体内容的强大创作平台，在台式计算机、平板电脑、智能手机和电视等多种设备中都能呈现一致效果的互动体验。作为入门，本模块首先介绍 Flash CS6 中文版的基础知识，使读者了解 Flash 的发展历程，初步了解 Flash CS6 中文版的操作界面并能够完成简单的 Flash 动画制作。

教学重点与难点：

1. Flash 的发展历程
2. Flash 的技术特点及 Flash CS6 中文版新增功能
3. Flash 的主要应用范围
4. Flash 作品文件的打开与保存
5. Flash CS6 中文版的操作界面
6. 简单的 Flash 动画作品制作
7. Flash 动画作品的发布

实训 1

飞近的直升机

任务描述

制作一个简单的动画，并对作品进行发布：在野外，一架直升机缓缓飞近。

任务目标

（1）初步了解 Flash CS6。

（2）掌握简单动画的一般创建过程。

1.1 相关知识：Flash CS6 中文版简介

计算机之所以能够迅速地普及，主要得益于网络技术和多媒体技术的应用，智能手机、智能电视等设备的应用更推进了多媒体技术的发展。为了满足方便、快捷地创作多媒体作品的需求，一些多媒体创作工具应运而生。从 1995 年开始，Flash 软件经过不断的功能更新，成为交互动画制作和应用程序开发的领航者。

1.1.1 Flash 发展历程

Flash 软件的发展大致可分为以下三个阶段。

1. Flash 的前身

1995 年，Future Wave 公司发布了一款名为 Future Splash Animator 的软件，主要用途是为当时著名的浏览器厂商 Netscape（网景）公司开发的浏览器网页制作动画插件，由于该软件制作的动画采用矢量技术，具有文件体积小、动画效果好等优点，获得了用户的好评。

2. Macromedia Flash

1996 年，著名的多媒体软件公司 Macromedia 收购了 Future Wave 公司。很多著名的多媒体创作工具软件均出自 Macromedia 公司，如 Director、Authorware 等。收购 Future Wave 公司时 Macromedia 也没有完全看到其价值，初衷是为了完善其重要产品 Director，但在 1996 年年底推出 Flash 1 后，又经过一些重大的更新，特别是在推出 Flash 3 后，产品获得了空前的成功。此后，Flash 产品被公司重新定位，由配角转为主角，经过公司多次的软件升级，软件功能也经历了多次重大更新，特别是采用了 ActionScript 语言并不断扩充功能，由单纯的动画制作软件发展成为集动画制作、应用程序开发为一体的强大创作工具，其作品在网络、动漫、手机应用等方面得到了广泛应用。

3. Adobe Flash

2004 年 5 月，Adobe 公司收购了 Macromedia 公司，完成收购后 Flash 的发展势头依然强劲，不仅加入了 Adobe 公司拳头产品 Photoshop 的一些元素如滤镜、视频编辑功能，而且将 ActionScript 语言由相对简单的脚本语言发展为真正的面向对象高级程序语言，使 Flash 发展成为功能更加强大的工具。

随着 Flash 软件的历次重大功能更新，Flash CS6 已发展为一款功能强大的专业动画制作软件、跨平台的应用程序开发工具，在计算机、互联网、智能设备等方面得到了深入而广泛的应用。

1.1.2 Flash 的主要技术特点

Flash 软件以时间轴设计作为基础，采用了矢量技术、流媒体技术等，并开发出面向对象的 ActionScript 程序语言，通过不断的功能改进，能够制作出令人惊讶的作品。

Flash 的主要技术特点如下。

(1) 入门简单，普及性强。不需要复杂的编程和动画知识，只要有好的创意和基本的动画操作方法就可以制作出具有无限创意的精美作品。

(2) 一般通过时间轴和关键帧来实现动画。Flash 通过计算机自动生成运动中的动画帧，节省了制作人员大量的时间和精力，提高了创作效率。

(3) 主要采用矢量技术，占用空间小，画面放大不失真。尤其适合互联网使用和动漫制作。

(4) 具有强大的多媒体支持与交互能力。能够有效组织矢量、位图、视频、音频等多媒体元素，并通过灵活、强大的交互能力，制作出美观、交互性强的多媒体作品。

(5) 具有良好的跨平台特性。在 PC 平台、MAC 平台和各种智能终端均可应用，具有使用简单、接口开放、兼容性好等特点和优势。

(6) 采用流媒体技术。在互联网上使用时，可以边下载边播放，最大限度地利用有限的带宽资源。

1.1.3 Flash 的主要应用领域

Flash 软件因其体积小、交互性强和跨平台应用等特点，在互联网、动漫制作、多媒体软件开发及移动设备等领域得到了广泛应用。Flash 软件的主要应用领域有以下几个方面。

1. 动漫制作

Flash 采用了矢量技术，生成的动画缩放不失真，尤其适合动漫制作，同时由于创作的产品体积很小，适合网络传播。这些特点使得 Flash 在网站动画装饰、互联网产品广告、Flash 贺卡、MTV 和创意动漫等领域应用广泛，在互联网上几乎找不到未使用 Flash 作品的页面。

2. 游戏

Flash 作为强大的交互动画工具，支持多种媒体，采用面向对象的 ActionScript 语言，能够制作出简单有趣的Flash小游戏。经过多年的软件功能更新，特别是推出ActionScript 3.0语言，是一门功能强大、面向对象的、具有业界标准素质的编程语言，也为开发大型网络游戏提供了技术保障。

3. 网站

Flash具有良好的动画制作能力和交互技术，并能够很好地支持HTML语言和ASP等动态编程语言，在网站建设上具有明显的优势：可以很方便地进行整体控制；灵活有效地组织媒体内容；流畅、人性化的交互控制；无缝的页面切换；跨平台及瘦客户端的支持；以及与其他Flash应用方案的无缝对接等。当然，建设全Flash站点意味着更高的界面维护能力和开发者整站架构能力，很多网站选择了维护成本和网站效果之间的平衡，部分采用了Flash技术创建网站，特别是在视频、相册等网站上采用了较多的Flash技术。

4. 课件

使用Flash可以制作漂亮的动画效果，形象地表述教学内容，提高学生学习兴趣。很多有一定Flash制作技术的教师可用它制作出高质量的课件，有效地提高了教学效果。

5. 手机应用

Flash CS6具备广泛的平台和设备支持，可以轻松地发布能够在智能手机上运行的作品。随着智能手机的普及和手机性能的提高，Flash在手机领域将会具有巨大的应用空间。

以上列出的仅仅是Flash的主要应用领域，而实际上Flash在多媒体光盘开发等很多领域都已经得到了广泛的应用，而且随着Flash技术的发展和深入应用，应用范围也会越来越广。

1.2　相关知识：Flash CS6中文版基本操作

本节介绍Flash CS6中文版的向导界面、文件的新建、打开和保存等基本操作，以求初步掌握软件创建的一般方法。

1.2.1　向导界面

在Windows系统中启动Flash CS6的方法同启动其他Windows程序的方法类似，单击桌面左下角的“开始”按钮，依次选择“所有程序”|Adobe|Adobe Flash Professional CS6选项启动Flash CS6。也可以像其他Windows程序一样通过桌面快捷方式等方法来启动。

启动Flash CS6后，系统默认情况下会自动弹出一个向导界面，如图1-1所示，可用来快速创建不同类型的文件、打开最近的项目文件以及使用系统提供的学习教程等。

勾选向导界面左下方的“不再显示”复选框，下次启动软件时将不再显示向导界面。也可以通过菜单命令“编辑|首选参数”，在弹出的“首选参数”对话框中，通过在“常规”选项卡中的“启动时”下拉列表中选择“不打开任何文档”“新建文档”“打开上次使用的文档”或“欢迎屏幕”(向导界面)等任一选项来设置启动时的初始界面。

(1) 从模板创建。该列表包括AIR for Android、动画、范例文件、广告、横幅、媒体播放和演示文稿等类别的Flash模板，单击选择其中的一个类别选项，弹出如图1-2所示的“从模板新建”对话框。在“模板”列表中可以选择该类别的一个模板，单击“确定”按钮打

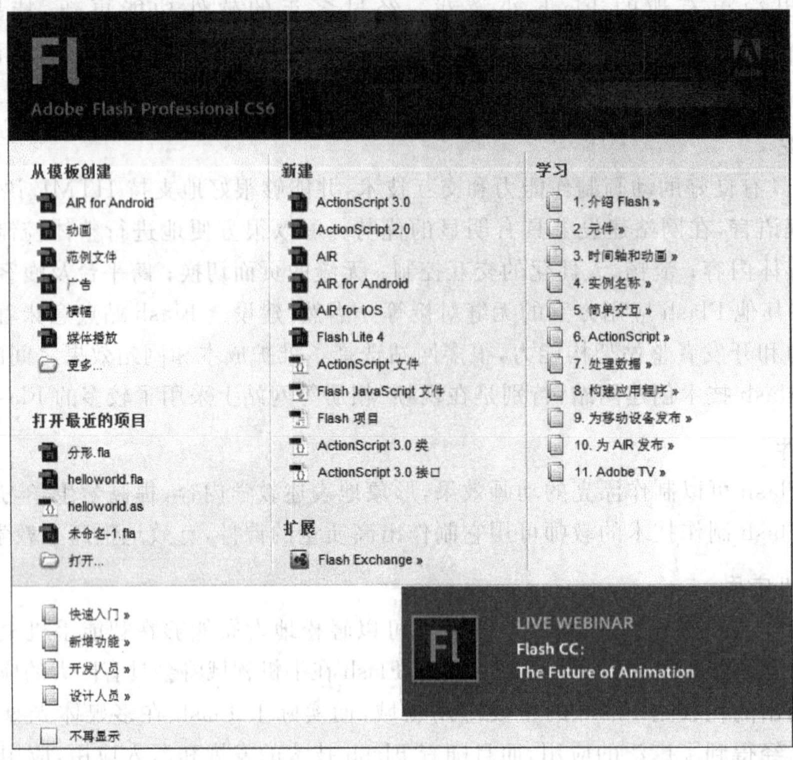

图 1-1 向导界面

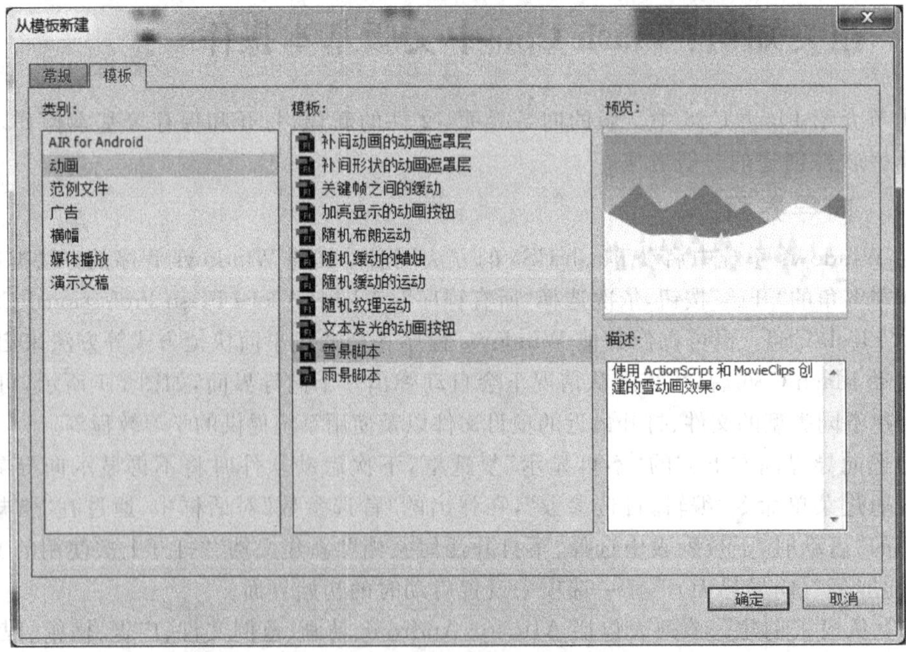

图 1-2 “从模板新建”对话框

开模板文档,并进行编辑和调整,最后可以按Ctrl+Alt+Enter键测试影片。使用“从模板创建”可以快速便捷地制作Flash作品。

(2) 打开最近的项目。该列表包括最近打开的文档名称和“打开”按钮。单击文档名称可以直接打开该文档,继续进行编辑和程序调试。单击“打开”按钮,弹出如图1-3所示的“打开”对话框,可在计算机中选择文档打开。

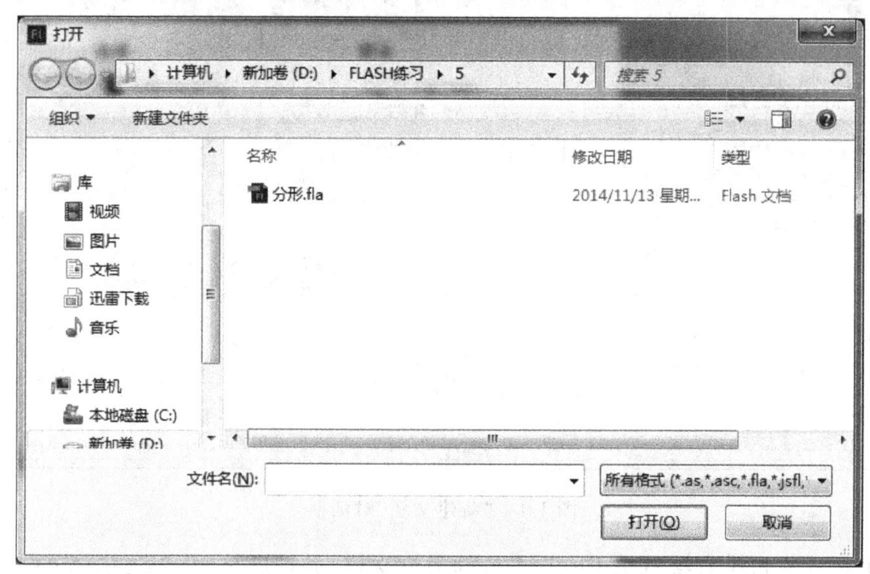

图1-3 “打开”对话框1

(3) 新建。该列表包含了所有Flash CS6能够创建出的新项目,用户可以快速的根据需要选择适合的项目。一般情况下,选择第一项ActionScript 3.0,创建一个支持ActionScript 3.0语言的Flash动画文档。

(4) 扩展。单击该选项可以访问Adobe网站相关链接,下载安装扩展功能软件,扩展Flash功能。

(5) 学习。该列表提供了Adobe网站提供的在线学习内容,单击选项可以查阅官方的使用说明。

1.2.2 新建文档

新建文档可通过向导界面的“新建”列表选择适合的项目,也可以通过菜单命令“文件”|“新建文档”,弹出如图1-4所示的对话框。该对话框和图1-2所示对话框实际上为同一对话框,可通过选择“常规”选项卡和“模板”选项卡进行切换。

选择适合的类型,并在右侧调整基本文档参数后,单击“确定”按钮即可新建并打开一个文档。

1.2.3 打开文档

打开文档通常有以下几种方法。

(1) 通过向导界面的“打开最近的项目”或者执行菜单命令“文件”|“打开最近的文件”来打开最近使用的Flash文档,后者可以选择更多的最近文件。

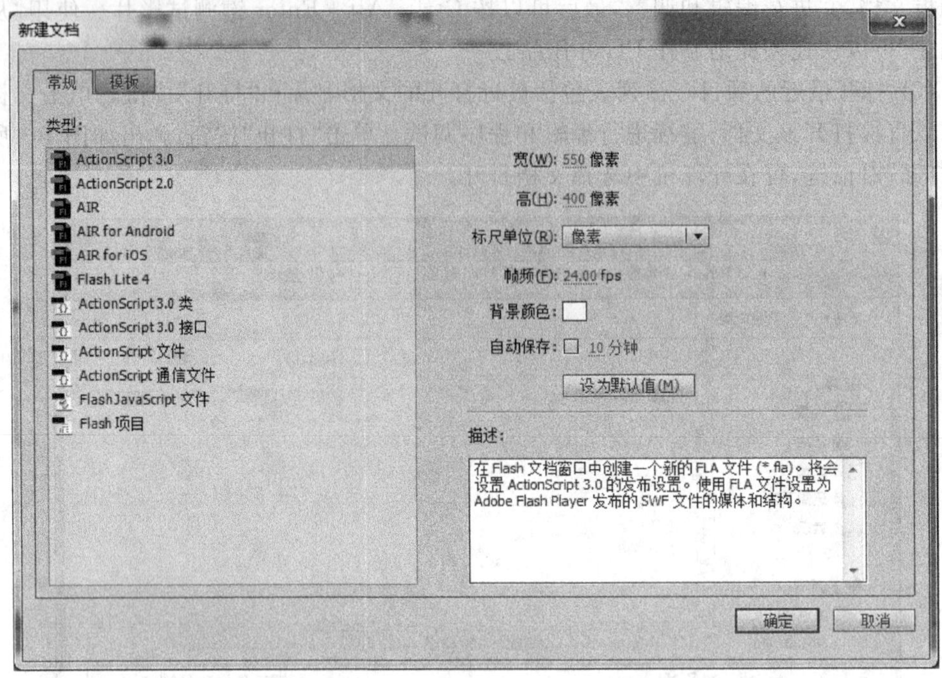

图 1-4 “新建文档”对话框

(2) 在计算机中直接双击 Flash 支持的类型文档，如扩展名为.fla、.as 等的文件。

(3) 单击向导界面中“打开最近的项目”下的“打开”按钮，或者通过执行菜单命令“文件”|“打开”，弹出如图 1-5 所示的对话框。打开文档后的界面和新建文档后的界面一样，如图 1-6 所示。

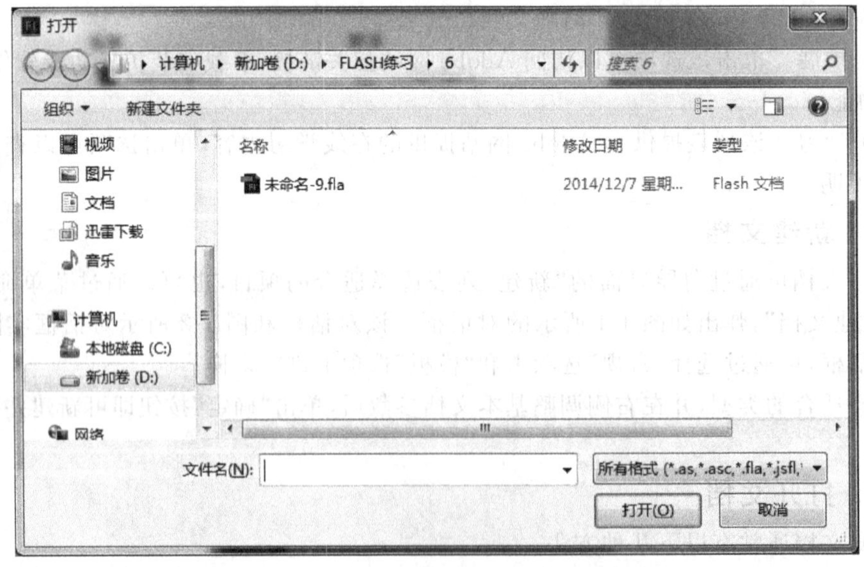

图 1-5 “打开”对话框 2

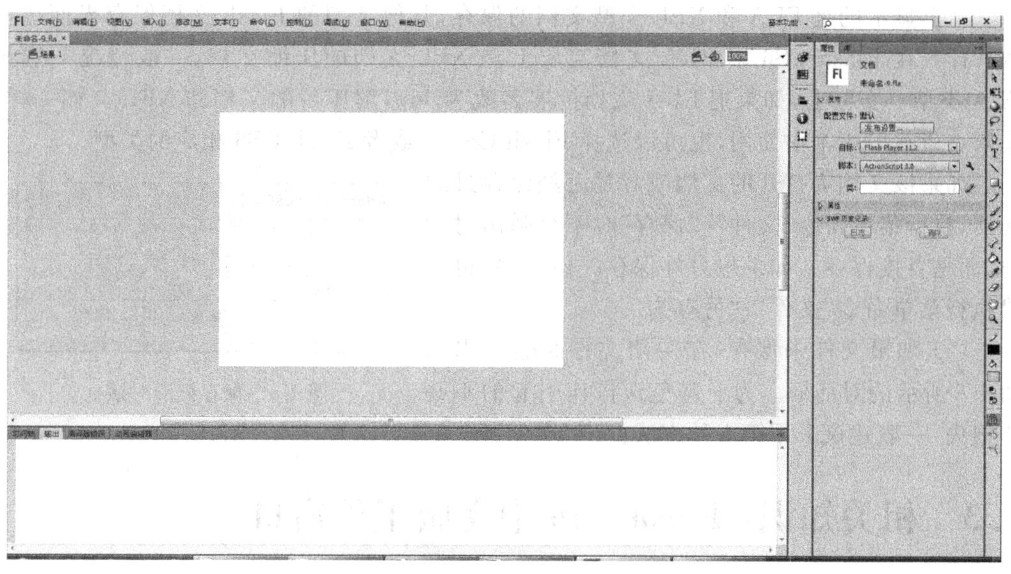

图 1-6　工作窗口

1.2.4　保存文档

建立的文档为了便于以后使用，还需要进行保存，通常有以下几种方法。

(1) 执行菜单命令“文件”|“保存”(快捷键为 Ctrl+S)。

如果该文档为新建的文档且没有保存过，需要用户确定文档的存放位置、保存类型和名称，在如图 1-7 所示的弹出对话框中，可设置存放位置、保存类型和名称，然后单击“保存”按钮即可保存，此时菜单命令“文件”|“保存”和菜单命令“文件”|“另存为”效果一样。

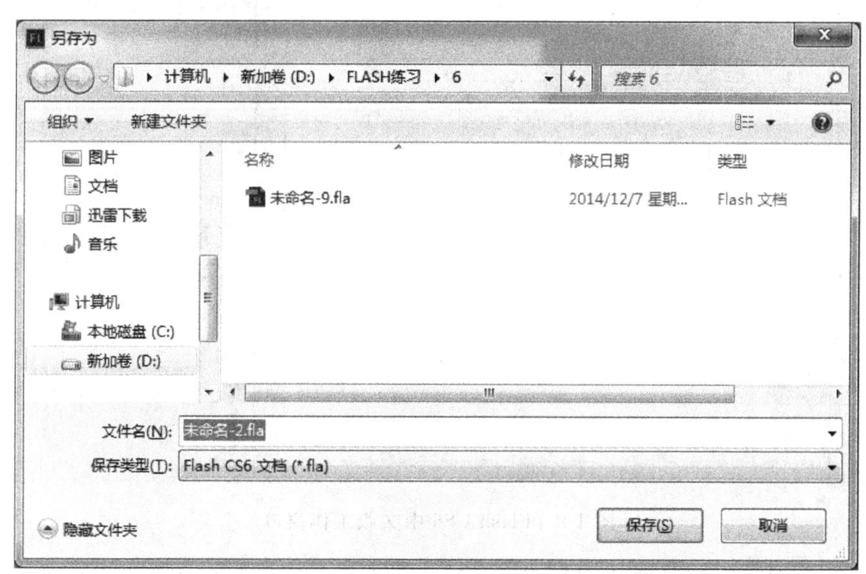

图 1-7　“另存为”对话框

以上显示的是 FLA 和 XFL 类型文档的保存，其他类型的 Flash 文档保存界面也基本一样。在 Flash CS6 中 FLA 文档实质上是 XFL 文档的压缩文档，一般情况下选择 FLA 类型。实际上，如果把 FLA 文档扩展名改为.zip，解压后的文档和 XFL 文档一样。如果希望在旧版本中使用，也可以选择 Flash CS5.5 或者 Flash CS6 相应的类型。

如果该文档为打开的文档或者是已经保存过的文档，执行菜单命令“文件”|“保存”时不会弹出对话框，而是直接保存。如果想另外保存一份文档，也可以执行菜单命令“文件”|“另存为”。

(2) 如果文件未保存，在关闭文件时会弹出如图 1-8 所示的对话框。为了避免误操作引起的不必要损失，一般建议采用第 1 种方法。

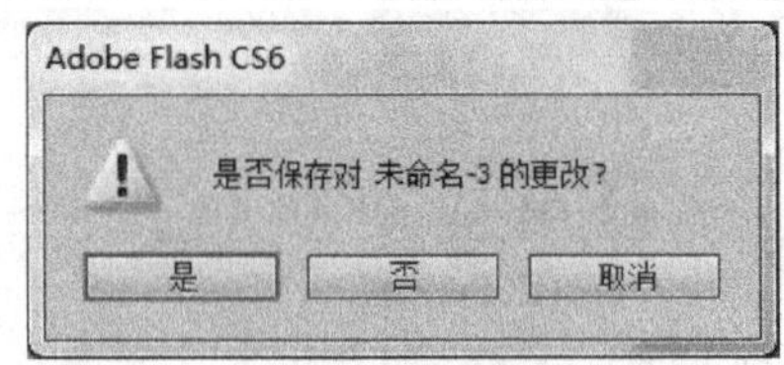

图 1-8　保存提醒对话框

1.3　相关知识：Flash CS6 中文版工作窗口

Flash CS6 中文版具有强大的功能界面，根据用户的使用习惯可以选择不同的界面风格类型，并可自行调整功能面板布局，本书主要采用“传统”风格。

新建或者打开 ActionScript 3.0 文档，进入如图 1-9 所示的 Flash CS6 中文版工作窗口。“传统”风格工作窗口主要分为菜单栏、工具栏、时间轴面板、文档窗口、功能面板和属性面板。

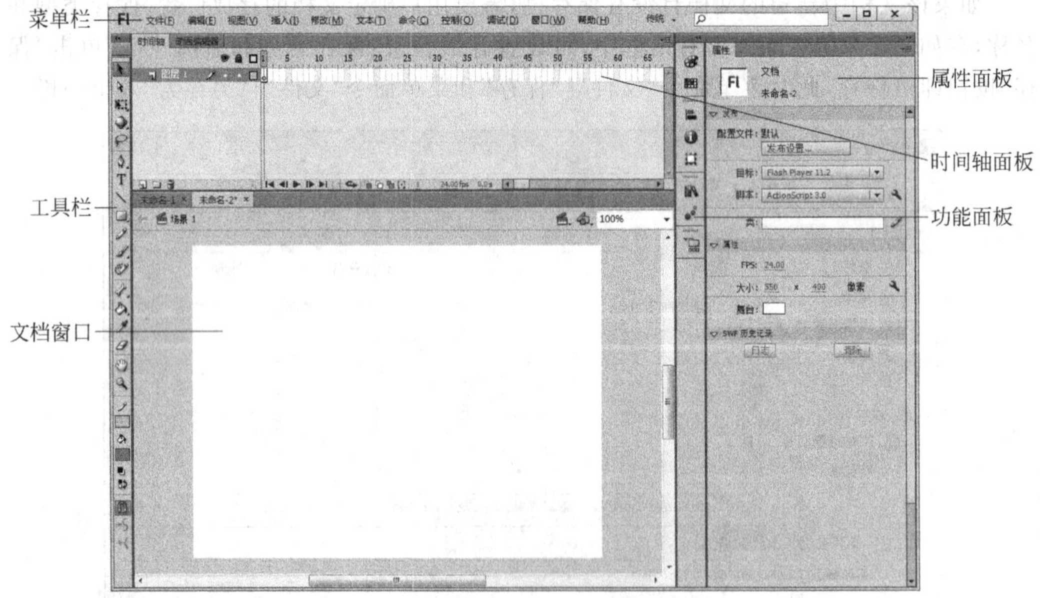

图 1-9　Flash CS6 中文版工作窗口

熟悉并掌握工作窗口的使用是 Flash 操作的基础，下面首先对工作窗口的一些功能进行初步的介绍。

1.3.1 菜单栏

菜单栏位于Flash工作窗口的最上方，包含了菜单栏、工作区布局、搜索和窗口控制按钮四部分，如图1-10所示。

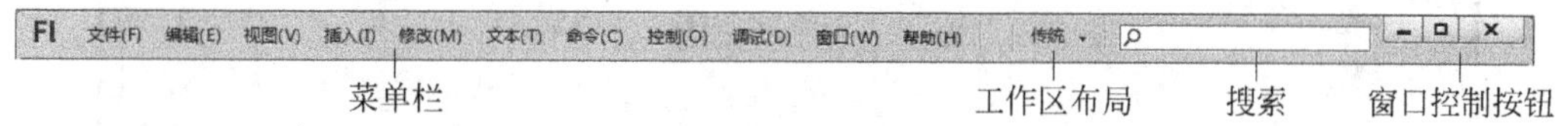

图1-10 菜单栏

(1) 菜单栏。主要包括以下“文件”“编辑”等菜单。

①“文件”：该菜单主要用于针对整个Flash文件进行管理和操作，包括常用的新建、打开、保存、导入导出、发布等功能。

②“编辑”：该菜单主要用于对动画对象的剪切、复制、粘贴和一些文件参数的设定。

③“视图”：该菜单主要用于控制工作区域的视图模式，包括视图的缩放、预览模式及辅助显示工具等。

④“插入”：该菜单主要用于向Flash动画中加入元件、动画动作、时间轴上的图层和帧、场景等内容。

⑤“修改”：该菜单主要用于对动画对象进行转换、变形、修饰、排列等修改。

⑥“文本”：该菜单主要用于对文本对象的字体、大小、样式等进行设置。

⑦“命令”：该菜单主要用于对命令的管理和运行，也包括导入导出动画XML、元件与Flex容器和组件的转换等。

⑧“控制”：该菜单主要用于控制影片的运行和测试。

⑨“调试”：该菜单主要用于对ActionScript脚本语言的运行进行调试。

⑩“窗口”：该菜单主要用于各种面板窗口的显示与隐藏，更好地规划工作区布局，方便快捷高效的制作动画。

⑪“帮助”：该菜单提供了Flash的各种帮助信息。

(2) 工作区布局。如图1-11所示，单击该按钮可以选择一种基本的工作区模式，也可以根据自己的使用习惯调整工作区布局并保存和管理。

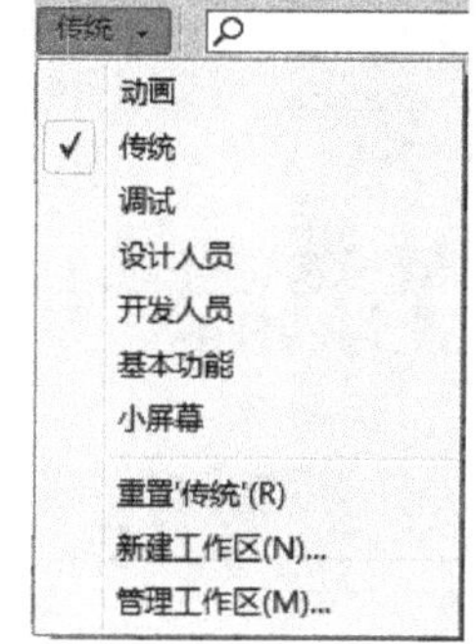

图1-11 工作区布局

(3) 搜索。可以快速地通过关键字搜索Flash帮助内容。

(4) 窗口控制按钮。和其他Windows软件一样，通过这3个按钮可以控制窗口的最小化、最大化和关闭。

1.3.2 时间轴面板

传统工作区模式下，时间轴面板显示在Flash主窗口的上部，位于文档窗口上方，其基本布局如图1-12所示。像电影胶片一样，最早的动画制作技术是绘制每一张图像，通过图像的快速切换显示来形成动画。时间轴是Flash最基本的特点，Flash更多地采用了关键帧技术，在时间轴上制作关键帧，通过适当的动画方式设置，Flash会自动生成运动中的中间帧，节省了制作人员的大量时间，提高了工作效率和工作质量。还可以通过使用

ActionScript 脚本语言等方式更灵活地实现复杂功能。

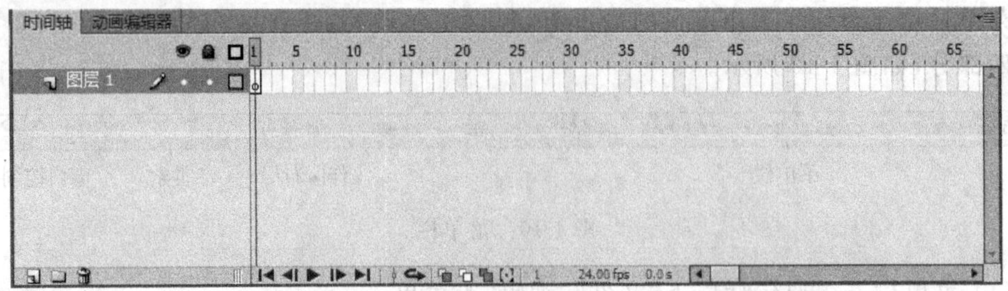

图 1-12　时间轴面板

1.3.3　文档窗口

文档窗口主要包含标题栏、编辑栏和工作区，如图 1-13 所示。

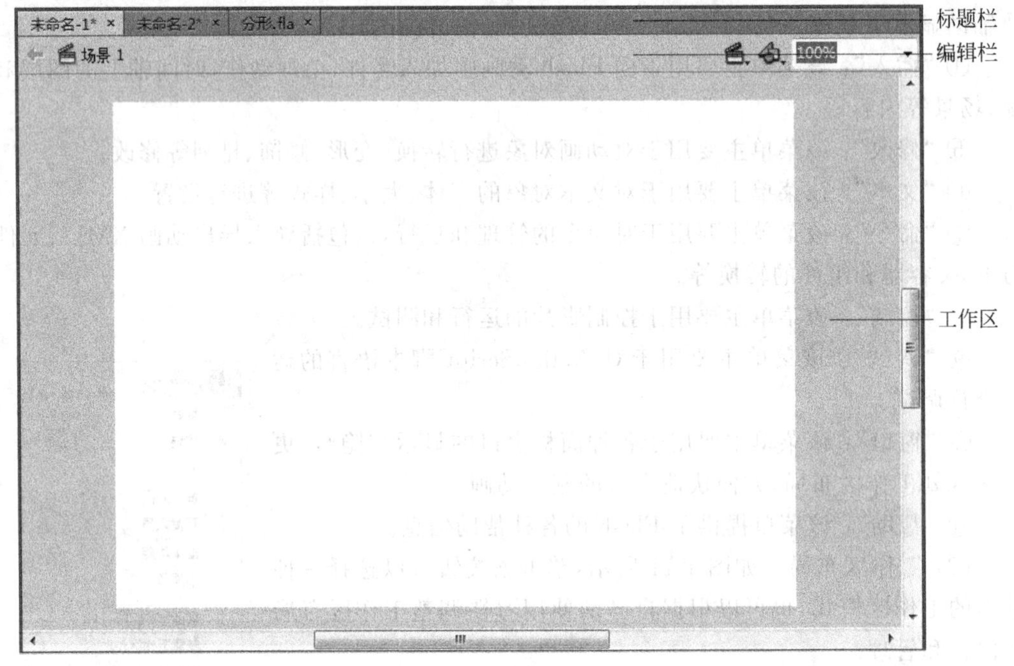

图 1-13　文档窗口

标题栏会显示所有打开的 Flash 文档名称，单击其中的文档名称可以快速切换该文档为当前文档。单击每个文档名称右侧 × 按钮可以关闭该文档，该按钮与文档名称之间如果有“＊”表示该文档有修改的内容且未保存，关闭时会提醒是否需要保存。

扩展名为.fla 的 Flash 动画文档可能包含多个场景和元件，通过编辑栏可以切换场景和元件并能调整绘图工作区的显示比例。需要注意的是，如果打开的是其他类型文档，编辑栏和工作区界面可能会不一样。

工作区中的白色区域为舞台。整个工作区都可以进行动画对象的编辑和展示，可以通过属性面板等方式对舞台的高度、宽度，背景颜色等属性以及发布参数、SWF 历史记录等进行设置和管理。最终导出的动画显示的是舞台区域，灰色区域将不会被显示。

1.3.4　属性面板

在传统工作区模式下，属性面板位于工作窗口的右侧，可以通过菜单命令“窗口”|“属性”来显示或隐藏。属性面板可以对不同的对象进行属性的显示和设置，选择不同的对象其属性面板内容也不相同，如图 1-14 所示分别为文档、线条工具和形状的属性面板。单击属性面板中的 ▷ 按钮和 ▽ 按钮可以展开和收起该卷展栏，方便用户更好地对不同的属性参数进行设置。

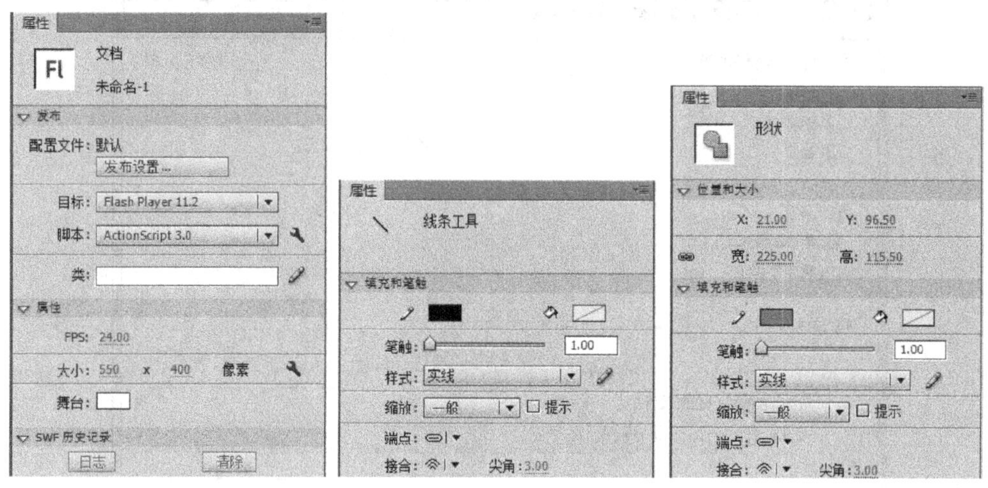

图 1-14　不同对象的属性面板

1.3.5　功能面板

功能面板集成了 4 组常用面板的调用按钮，用户可以单击不同的按钮弹出相应的面板，如图 1-15 所示为功能面板、颜色面板和信息面板。

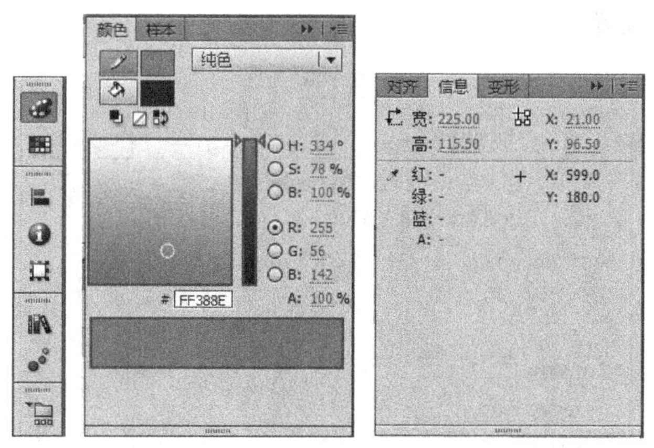

图 1-15　功能面板和调用的其他面板

同一组功能面板是组合在一起的，可以通过上方的选项卡进行切换，比如图 1-15 中间的颜色面板和样本面板。

1.4 实训步骤

(1) 启动 Flash CS6,在启动向导界面中执行"新建"|ActionScript 3.0 菜单命令新建 Flash 文档,如图 1-16 所示选择合适的保存位置、保存类型并输入文件名称,保存为"飞近的直升机. fla"文件。

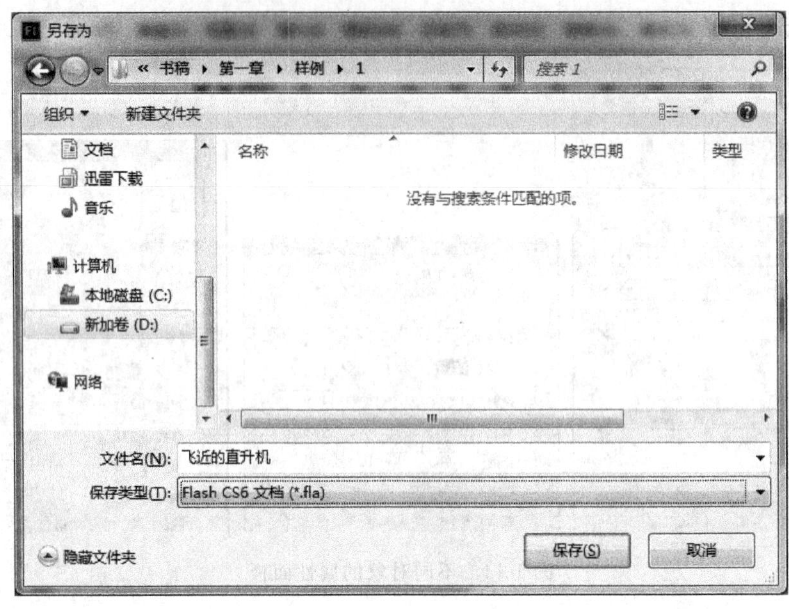

图 1-16 选择保存位置

(2) 执行"修改"|"文档"菜单命令,弹出如图 1-17 所示的"文档设置"对话框。设置文档尺寸:宽度为 600 像素,高度为 450 像素,其他参数保留默认设置,单击"确定"按钮完成文档舞台尺寸设置。

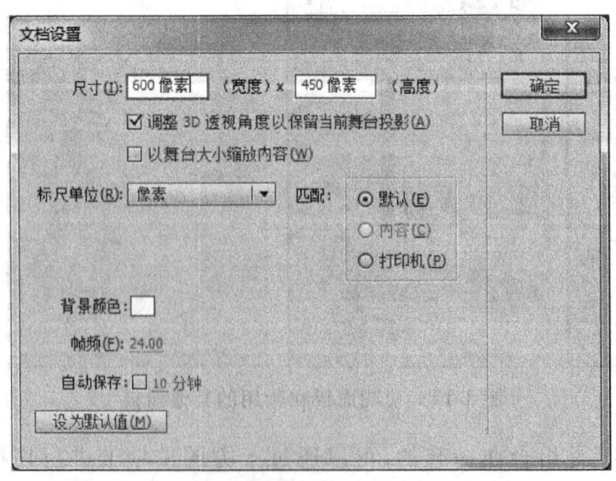

图 1-17 "文档设置"对话框

(3) 执行"文件"|"导入"|"导入到舞台"菜单命令,弹出如图 1-18 所示的"导入"对话框。选择素材文件"背景. PNG",单击"打开"按钮将该图片导入到舞台。

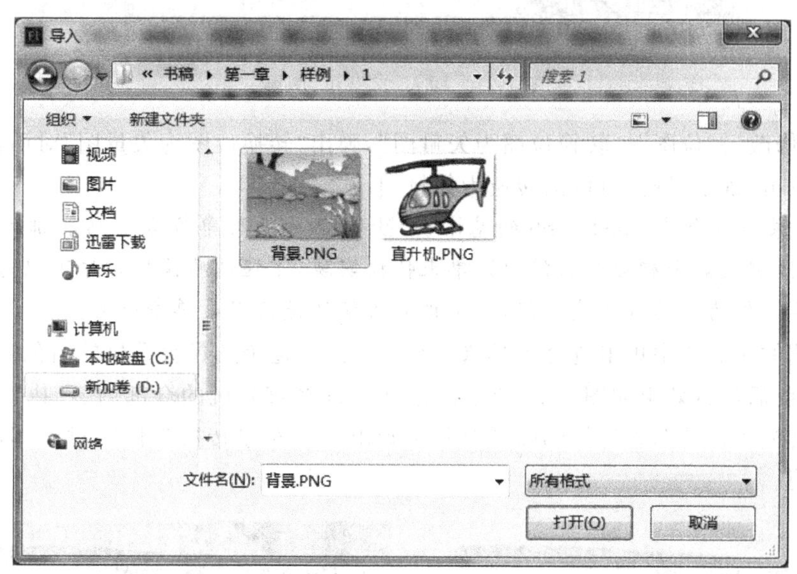

图 1-18　"导入"对话框

(4) 在时间轴面板上,选择图层 1 的第 40 帧,执行菜单命令"插入"|"时间轴"|"帧",使得第 1 帧延续至第 40 帧,其舞台对象也显示在图层 1 的 2～40 帧。也可以按 F5 键,或右击第 40 帧并在弹出菜单中选择"插入帧"命令。

执行菜单命令"修改"|"时间轴"|"图层属性",弹出如图 1-19 所示的"图层属性"对话框,修改名称为"背景",并选中"锁定"复选框,单击"确定"按钮。图层被锁定后,可以避免影响其他图层的对象编辑。

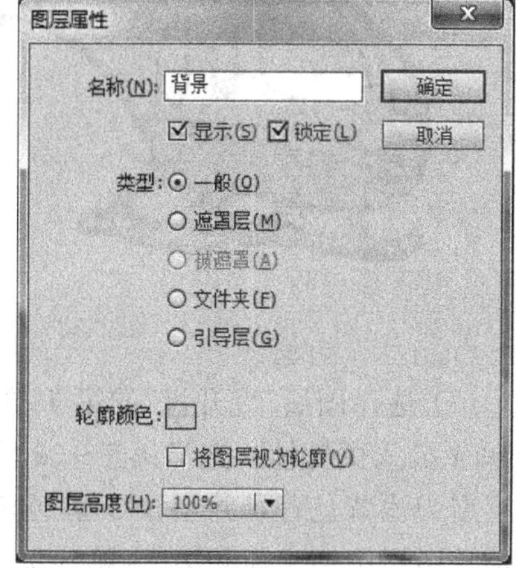

图 1-19　"图层属性"对话框

修改后的时间轴面板中"背景"图层如图 1-20 所示。

(5) 执行菜单命令"插入"|"时间轴"|"图层",该图层参照原来的图层延续至第 40 帧。修改图层名称为"直升机",如图 1-21 所示。

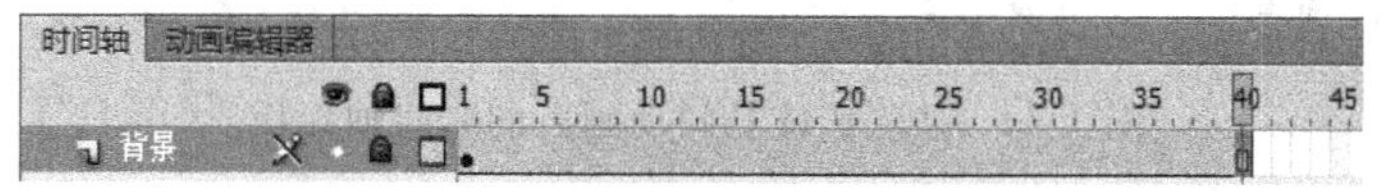

图 1-20　时间轴面板中的"背景"图层

(6) 选择图层"直升机"的第 1 帧,参照第(3)步,执行"文件"|"导入"|"导入到舞台"菜单命令,选择素材文件"直升机. PNG",将该图片导入到舞台。选中导入的对象,执行

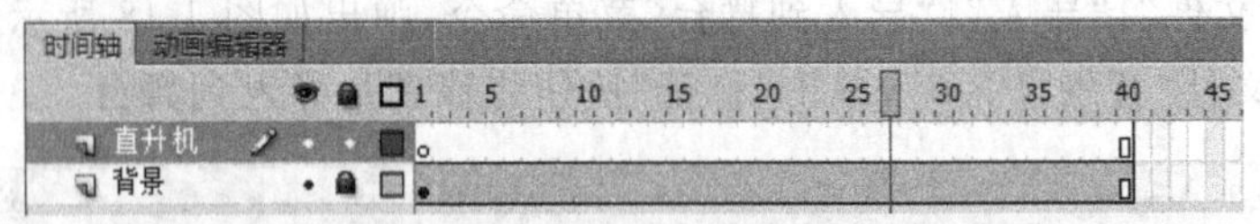

图 1-21 插入“直升机”图层

菜单命令“修改”|“位图”|“转换位图为矢量图”，弹出“转换位图为矢量图”对话框，保留默认参数并单击“确定”按钮将位图转换为矢量图。

注意：菜单命令是 Flash CS6 的基本功能，大部分的菜单命令的功能都可以通过功能面板、快捷键或右击相应对象弹出菜单来快捷实现，掌握这些快捷方法可以有效提高动画制作效率。但为了读者快速入门，本实训的讲解还是使用菜单命令为主。

在左侧的工具栏中单击选择工具，在工作区中逐个选择直升机的白色背景部分并删除，删除前后舞台效果如图 1-22 所示。拖动并选择直升机的全部内容，执行菜单命令“修改”|“转换为位图”，直升机的图形对象重新由矢量对象转换为位图对象，但是背景已经变为透明。

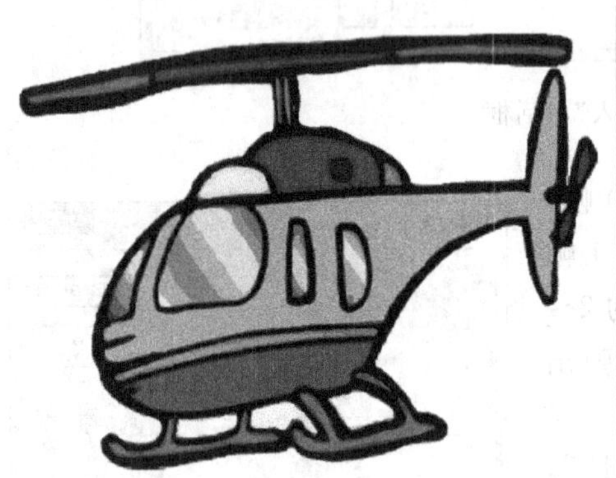
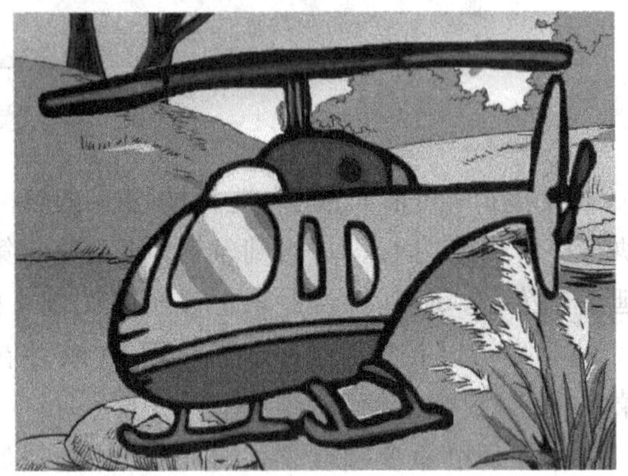

图 1-22 删除白色背景前后的效果对比

(7) 选择图层“直升机”的第 40 帧，执行菜单命令“插入”|“时间轴”|“关键帧”，在第 40 帧上插入关键帧。选择第 1～39 帧中的任一帧，执行菜单命令“插入”|“传统补间”，该图层变为浅紫色背景并增加了黑色箭头，表示传统补间动画创建成功，如图 1-23 所示。目前该图层中第 1 帧和第 40 帧为关键帧，第 2～39 帧为计算机自动生成的中间帧。

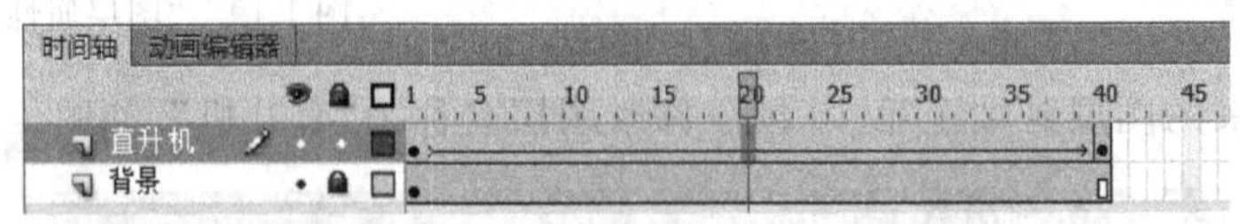

图 1-23 插入传统补间动画后的时间轴面板

(8) 选择图层“直升机”的第 1 帧，并选中直升机对象，将光标移动到该对象右下角的控制点，光标变为双向箭头时拖动进行对象缩放，然后将光标移动到该对象中间，光标变为四向箭头时拖动进行对象移动，最后效果如图 1-24 所示。

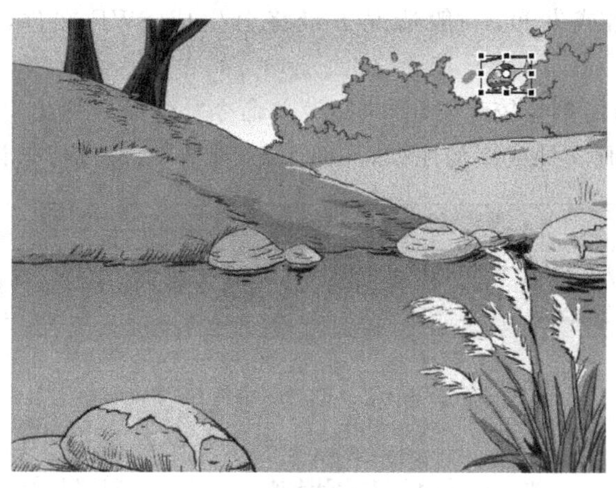

图 1-24　第 1 帧舞台内容

采取同样的方法，选中图层“直升机”的第 40 帧，并选中直升机对象，进行对象的缩放和移动，最后效果如图 1-25 所示。

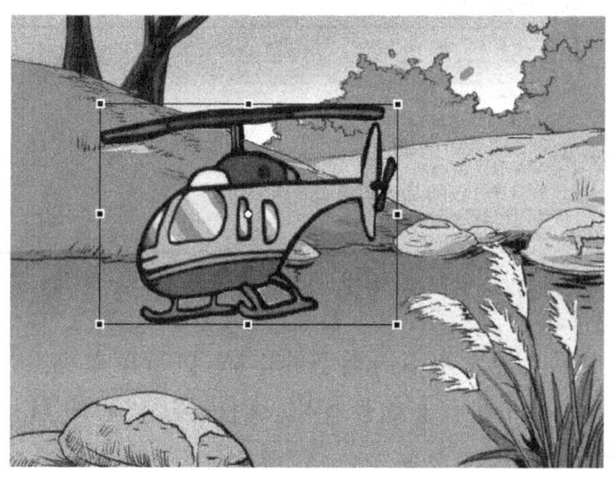

图 1-25　第 40 帧舞台内容

(9) 选择图层“直升机”的第 1～39 帧中的任一帧，在属性面板的“补间”类目中设置“缓动”参数为－100，如图 1-26 所示，对象的动画变化由慢到快，更好地表现直升机由远及近的视觉效果。

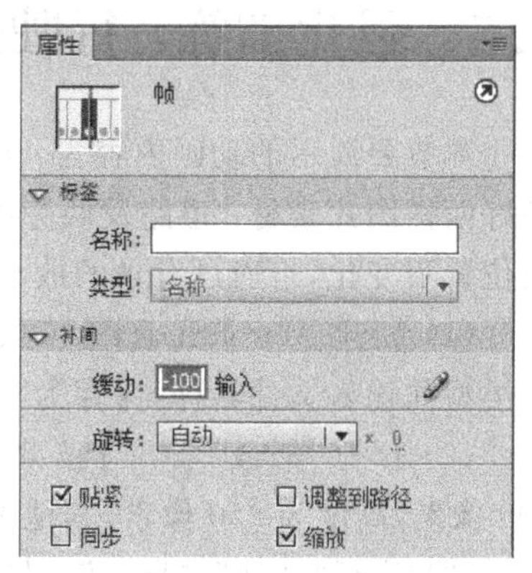

图 1-26　补间缓动参数设置

(10) 执行菜单命令“控制”|“播放”或者按 Enter 键，即可简单预览动画的播放效果。若要更好地预览动画效果，需要执行菜单命令“控制”|“测试影片”|“测试”或者按 Ctrl＋Enter 键来实现，此时会弹出一个播放窗口进行动画效果预览，同时会在 FLA 源文件所在的文件夹下生成同名的 SWF 文件。

(11) 为了使作品能够在不同的平台上正常运行，

还需要进行作品导出或发布，一般情况下最终会生成 SWF 文件，能够在大部分平台运行。

第一种方法较为简单且较为常用，执行菜单命令“文件”|“导出”|“导出影片”，可以导出 SWF 等格式的动画文件或图像序列，如图 1-27 所示，一般选择默认的 SWF 格式。

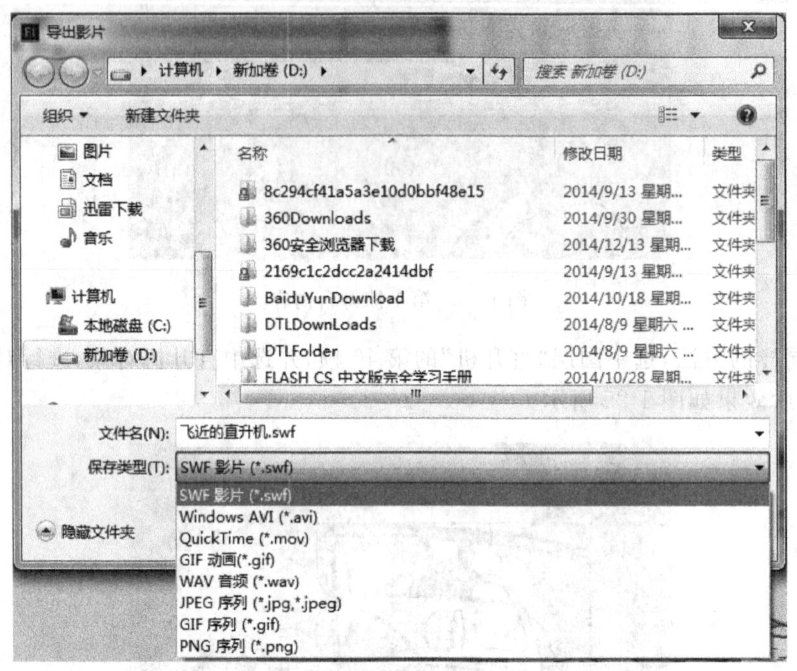

图 1-27 影片导出

第二种方法可以更灵活地发布不同类型的作品，执行菜单命令“文件”|“发布”，默认情况下会发布一个 SWF 文件和一个嵌有 SWF 文件链接代码的 HTML 网页文件。

(12) 文件保存并退出。

至此，已经完成了一个简单动画程序的制作。

1.5 强化训练：行驶的汽车

本节要演示的动画内容为：汽车沿着道路前行，路旁的树木急速向后逝去。提前准备好两幅图片素材：道路及两旁的景物(背景.fxg)；汽车(汽车.fxg)。本例中汽车大小及位置不变化，将通过背景的放大和移动来表现汽车的行驶动画。

(1) 新建 ActionScript 3.0 类型 Flash 文档，如图 1-28 所示选择合适的保存位置、保存类型并输入文件名称，保存为“行驶的汽车.fla”文件。

(2) 执行“修改”|“文档”菜单命令，弹出文档设置窗口。设置文档尺寸：宽度为 600 像素，高度为 450 像素，其他参数保留默认设置。

(3) 执行“文件”|“导入”|“导入到库”菜单命令，弹出如图 1-29 所示的“导入到库”对话框。选择素材文件“背景.fxg”和“汽车.fxg”，单击“打开”按钮将该图片导入到舞台。

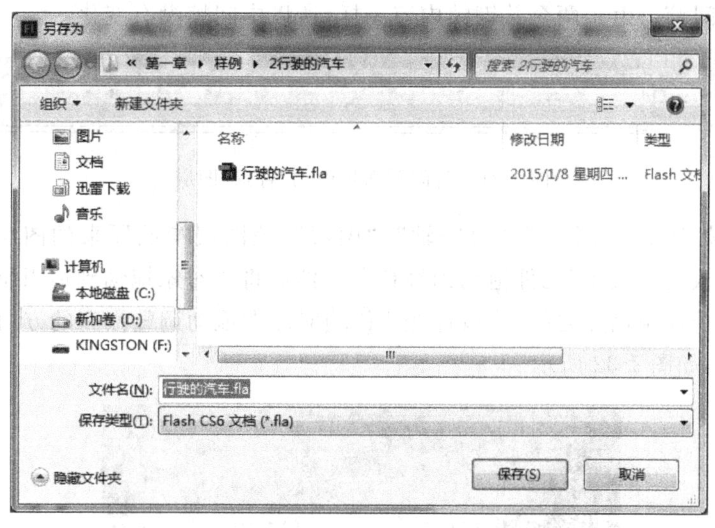

图 1-28　新建 fla 文档

(4) 修改图层名称为“背景”。执行菜单命令“修改”|“时间轴”|“图层属性”，在弹出的图层属性对话框，修改名称为“背景”，单击“确定”按钮。

(5) 如图 1-30 所示，打开库面板，将“背景”元件拖动到舞台上。调整舞台上该对象的控制锚点，使其与舞台大小一致。

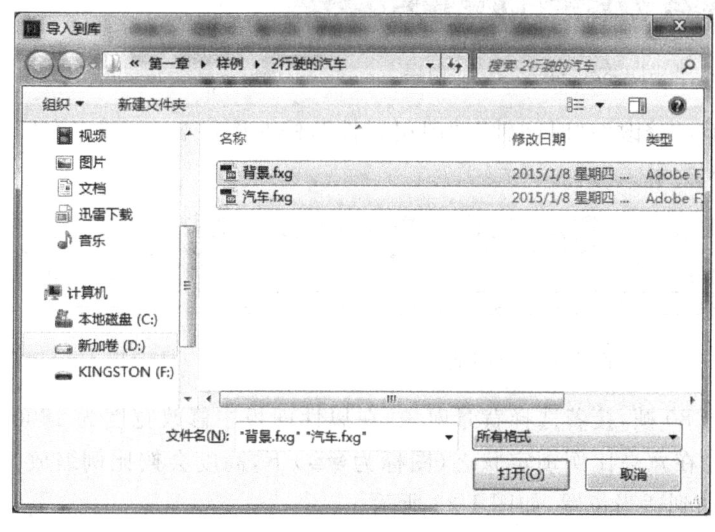

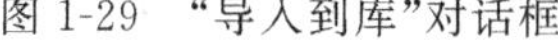
图 1-29　“导入到库”对话框

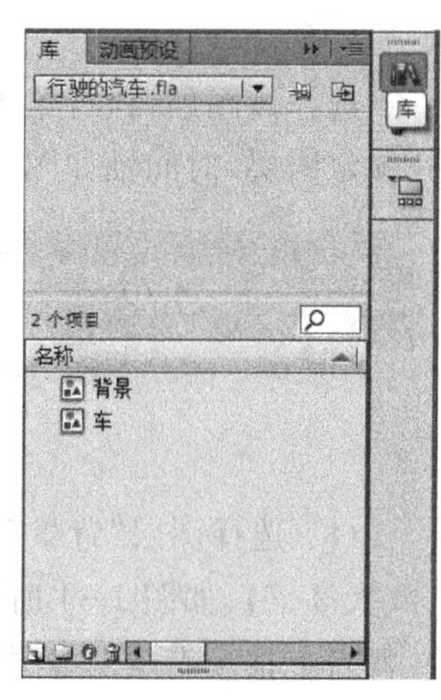

图 1-30　“库”面板

(6) 在时间轴面板上，选择图层 1 的第 80 帧，执行菜单命令“插入”|“时间轴”|“关键帧”后，第 80 帧的舞台对象就复制了第一帧的内容；也可以按 F6 键，或者右击第 40 帧并在弹出菜单中选择“插入关键帧”命令。然后选择第 1～79 帧中的任一帧，执行菜单命令“插入”|“传统补间”，该图层将变为浅紫色背景并增加了黑色箭头，表示传统补间动画创建成功，如图 1-31 所示。目前该图层中第 1 帧和第 80 帧为关键帧，第 2～79 帧为计算机

自动生成的中间帧。由于两个关键帧内容一样，所以中间帧没有变化。

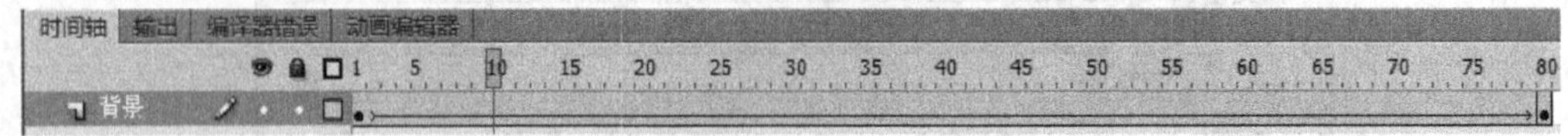

图 1-31 时间轴面板中的"背景"图层

(7) 执行菜单命令"插入"|"时间轴"|"图层"，该图层参照原来的图层延续至第 80 帧。打开库面板，将"汽车"元件拖动到舞台上。然后将该对象拖动到适当位置，并移动鼠标到左下方两个控制锚点之间，当鼠标变为⇆时左右拖动调整汽车的方向，使其与道路方向基本一致，如图 1-32 所示。

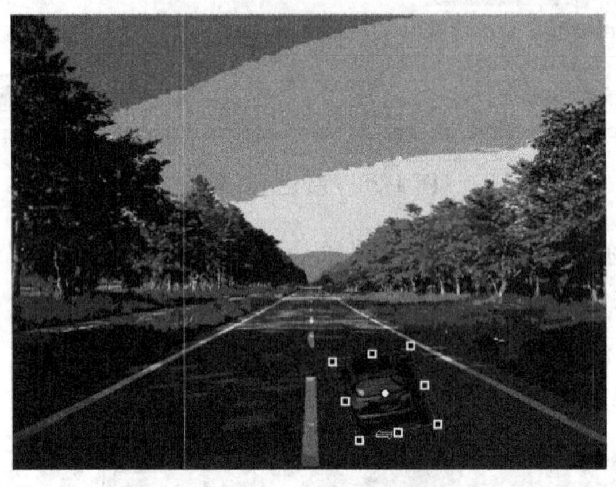

图 1-32 插入"汽车"图层

选择该图层，执行菜单命令"修改"|"时间轴"|"图层属性"，修改图层名称为"汽车"，并锁定图层，时间轴如图 1-33 所示。

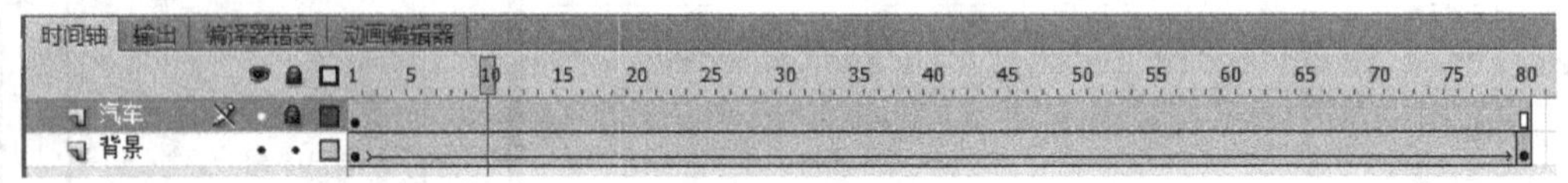

图 1-33 时间轴

(8) 选择图层"背景"的第 80 帧，接着选择背景对象，在属性面板中修改宽度为 1800(放大 3 倍)，如图 1-34 所示。在宽高比例锁定状态(图标为🔗)下，高度会按比例缩放。在舞台上拖动背景对象并移动到适当位置，如图 1-35 所示。

(9) 执行菜单命令"控制"|"播放"或者按 Enter 键，即可简单预览动画的播放效果。如果想要更好地预览动画效果，可以执行菜单命令"控制"|"测试影片"|"测试"或者使用 Ctrl+Enter 键来实现，此时会弹出一个播放窗口进行动画效果预览，同时会在 FLA 源文件所在的文件夹下生成同名的 SWF 文件。

该例的动画和直升机动画的不同之处主要在于视角的不同，或者说本例中摄像机是紧随移动的物体，即汽车，而在直升机动画中摄像机是固定位置。

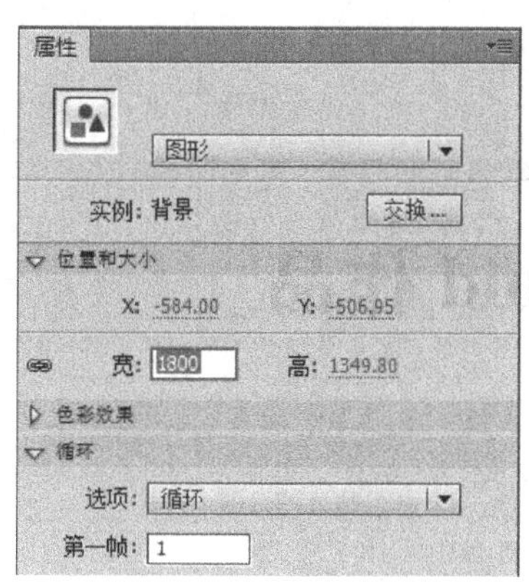

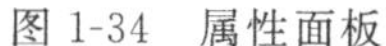
图 1-34　属性面板

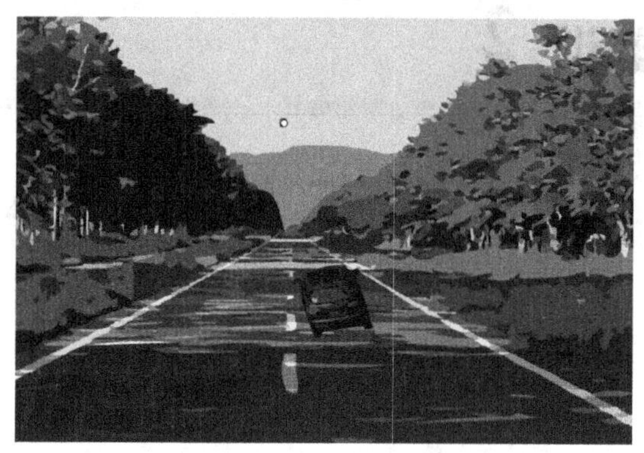
图 1-35　第 80 帧舞台内容

(10) 在步骤(9)中,明显感觉汽车的行驶速度越来越慢,这是由于背景缩放时,其尺寸匀速增加,舞台区域背景的放大比例速度越来越慢,因此视觉效果上汽车行驶越来越慢。为了使汽车行驶速度接近匀速,可以通过缓动效果来适当调整。选择图层"背景"的第 1～79 帧中的任一帧,在属性面板的"补间"类目中设置"缓动参数"为－100,可以相对较好地表现汽车行驶的视觉效果。

(11) 参照实训 1,进行作品导出和发布,并运行不同的作品。

(12) 文件保存并退出。

1.6　拓展研究及课后实训

1. 拓展研究

通过实训 1 可以初步掌握动画制作的一般步骤,但很多步骤的操作并没有过于深入的探究,在以后的实训中将更详细地介绍一些功能的实现。读者可以根据自己的能力进行拓展研究,可以参考以下内容。

(1) 强化训练中行驶的汽车,在测试影片时是默认循环播放的,如果重新设计背景,使得背景层的第 1 帧和最后一帧基本一样,会在循环播放时产生更好的视觉效果,感觉汽车一直持续不断地向前行驶。

(2) 可以插入新的图层,增加一些动画对象的设计,丰富动画效果。

(3) 在 Flash 中,除了菜单命令外,还可以通过右键菜单、快捷键等方法实现同样的功能,可以自行查找进行尝试。

(4) 进行发布参数设置的修改,测试发布作品的不同效果,初步体验作品发布的不同效果。

2. 课后实训

发挥自己的想象力,制作简单的 Flash 动画,并发布 SWF 和 HTML 作品。

实训 2

发布 AIR for Android 作品

任务描述

尝试发布实训 1 中强化训练的作品：行驶的汽车，使其在安卓设备上运行。

任务目标

(1) 了解动画作品的发布参数设置。

(2) 掌握 AIR for Android 作品发布的一般办法，并初步探究其他类型的作品发布。

2.1 相关知识：Flash CS6 作品发布

Flash 技术最早的应用是基于计算机的，并由于其自身的优势在互联网上得到了广泛的应用。近年来随着手机软硬件的快速发展，已经具备了运行 Flash 应用程序的条件，Flash 技术在手机等智能设备上也得到了广泛的应用。在 Flash CS6 中，可以根据不同需要生成不同类型的作品，并能够在不同平台上运行。

2.1.1 AIR 作品发布设置

在 Flash CS6 中提供了 AIR 技术支持，允许你利用现有的 Web 开发技能（包括 Flash、Flex、HTML、JavaScript、Ajax）优势，建立和配置跨平台（或跨操作系统）的桌面 RIA(Rich Internet Applications)应用。简单来说，Flash CS6 开发的应用程序不仅可以在 PC 中应用，还可以在 Android（安卓）手机和苹果手机等移动智能设备中应用，比如说可以将作品发布为安卓手机支持的 APK 格式应用程序。

在 Flash CS6 中，生成的 SWF 作品可以通过播放器在手机等设备中运行，特别是通过对 Flash Lite 播放器的支持，可以使用户在手机上体验到接近电脑视频的 Flash 播放画质，同时 Flash Lite 提供对多个系统功能和命令的访问，如初始化电话呼叫和短消息服务(SMS)消息、获取平台功能信息和使用设备的标准输入对话框获取用户输入的功能。

AIR 作品发布的一般步骤具体如下。

(1) 执行菜单命令“文件”|“发布设置”，弹出如图 2-1 所示的“发布设置”对话框。需要注意的是，Flash 文件名中不能包含汉字。

① 配置文件：可以将常用的发布设置保存起来，需要使用的时候直接调用即可，一般可采用默认设置。

② 目标："目标"下拉列表框(见图 2-2)中包括 3 部分：Flash Player 播放器下运行的作品、AIR 作品和 Flash Lite 播放器下运行的作品。有 4 种 AIR 类型可以选择，限于篇幅，本书中仅涉及用于安卓手机作品发布的 AIR 3.2 for Android 选项，其他 3 种方式读者可以根据需要参照使用。

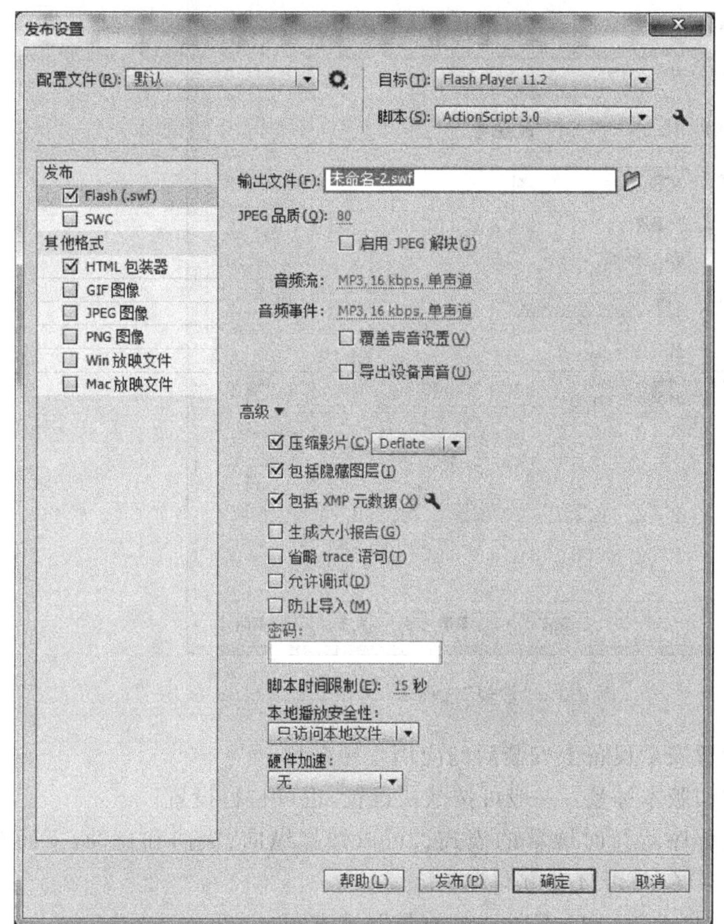

图 2-1　"发布设置"对话框

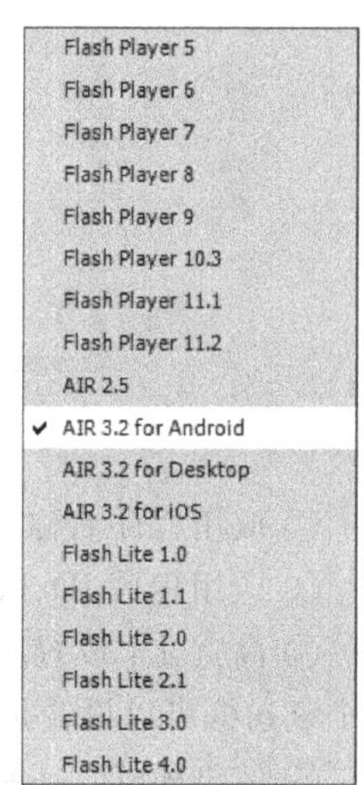

图 2-2　"目标"选项菜单

③ 脚本：可以选择 ActionScript 1.0、ActionScript 2.0 和 ActionScript 3.0，本书中仅涉及 ActionScript 3.0，和前两种脚本语言版本不完全兼容，不推荐使用。

④ 发布作品类型和详细参数设置：用于设置 Flash 动画发布的文件格式，以及每种格式的详细参数设置，发布 AIR 作品时不需要设置这些参数。

(2) 在"目标"下拉列表框中选择 AIR 3.2 for Android 后，右侧会出现 按钮，单击该按钮，弹出如图 2-3 所示的"AIR for Android 设置"窗口，包含 5 个选项卡，分别为："常规""部署""图标""权限"和"语言"。如图 2-3 所示为"常规"选项卡，主要包括以下内容。

① 输出文件：设置生成安卓安装程序的名称，扩展名为.apk。单击右侧的按钮 可以设置文件保存位置和名称。

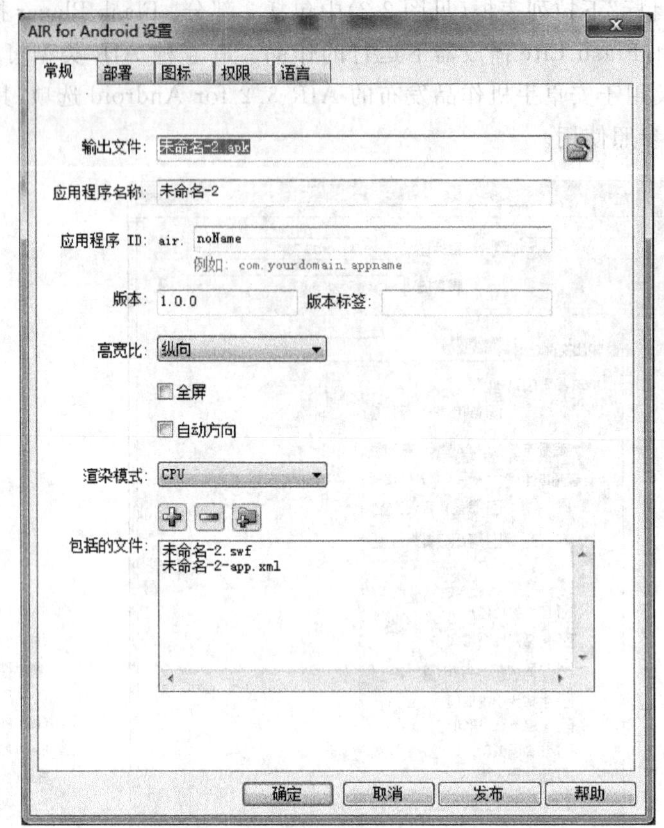

图 2-3 “常规”选项卡

② 应用程序名称：设置安卓设备上安装后的应用程序名称。

③ 应用程序 ID、版本和版本标签：一般可按默认设置，也可自行设置。

④ 高宽比：设置应用程序运行时屏幕的模式。可以选择纵向、横向和自动，下面有两个复选框可以设置是否全屏、是否自动方向。

⑤ 渲染模式：一般有“自动”、CPU、GPU 和“直接”4 种模式。

⑥ 包括的文件：生成打包程序包含的文件，可通过 3 个按钮进行文件添加、文件删除和文件夹添加。

(3) 选择“部署”选项卡，如图 2-4 所示，主要包括以下内容。

① 证书。单击“浏览”按钮在计算机上选择数字证书，或者单击“创建”按钮打开“创建自签名的数字证书”对话框，创建自签名的数字证书，如图 2-5 所示。

② 密码。必须与选择或者创建的数字证书一致才能正常发布应用程序。

③ Android 部署类型。有 3 个选项：“设备运行”“模拟器运行”和“调试”。

④ AIR 运行时。有两个选项，第一个是将 AIR 打包到应用程序，生成的安装程序较大，但安装后的应用程序在安卓设备中可以直接运行；第二个是打包后的安装程序不包含 AIR，在安卓设备中安装后需要 AIR 环境支持，如果没有的话从右面选定的网站下载安装 AIR。

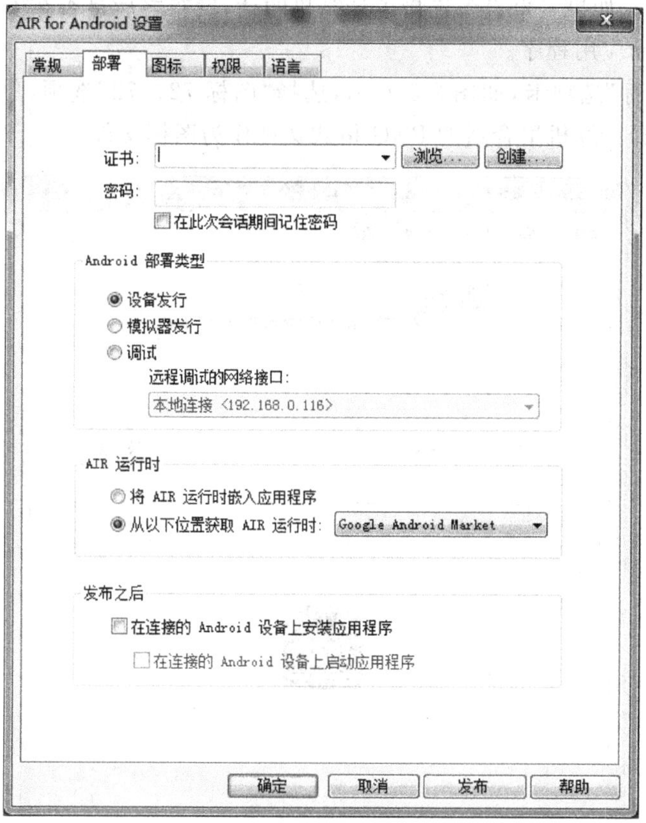

图 2-4 “部署”选项卡

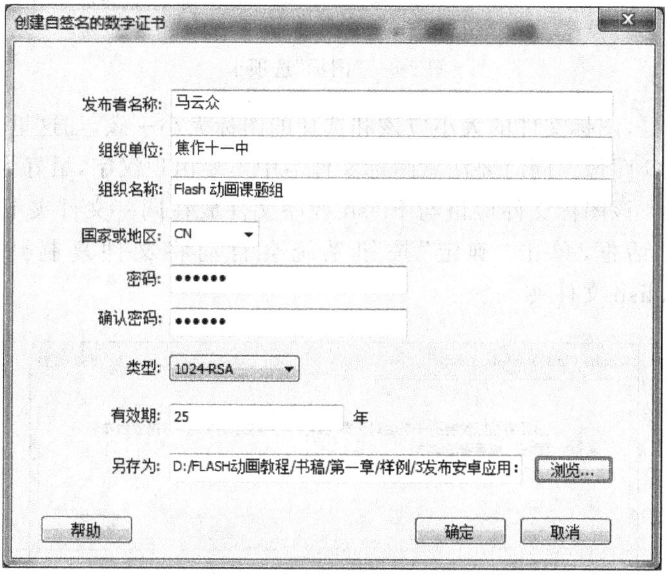

图 2-5 “创建自签名的数字证书”对话框

⑤ 发布之后。如果安卓设备连接了计算机的话，发布之后是否在安卓设备上运行安装程序及是否启动应用程序。

(4) 选择“图标”选项卡，如图 2-6 所示，选择“图标 72×72”选项，单击按钮，在弹出的对话框中选择计算机里合适的 PNG 格式文件作为图标文件。

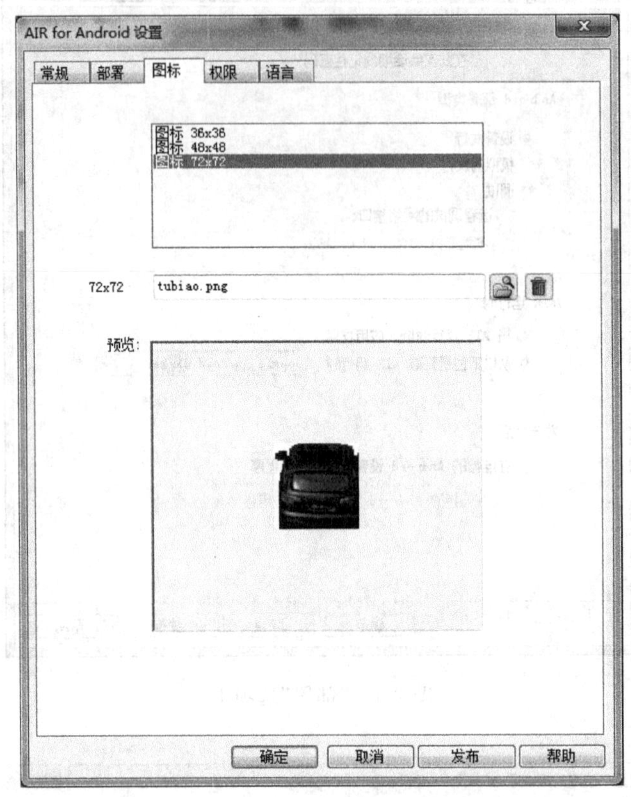

图 2-6　“图标”选项卡

需要注意的是，图标文件的大小应该和选择的图标大小一致，如这里应该选择宽高均为 72 像素的 PNG 图像。同时要注意图标文件名中不要出现汉字，最好为英文或数字，否则发布时会出错。该图标文件应该与 Flash 程序文件放在同一文件夹下，否则会出现如图 2-7 所示的对话框，单击“确定”按钮系统会自动将文件复制到该文件夹下的 AppIconsForPublish 文件夹。

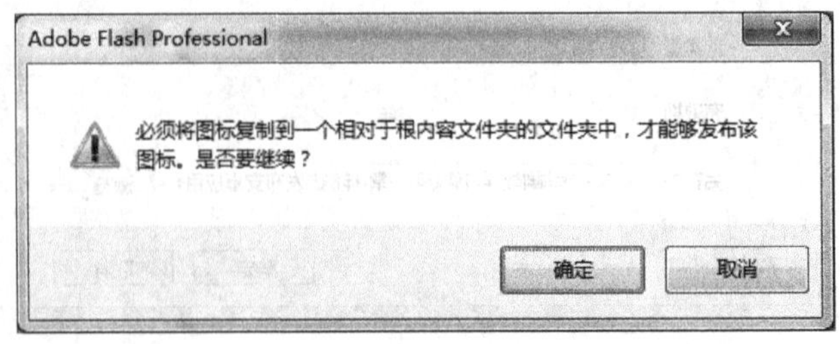

图 2-7　图标位置提示

同样的方式再设置 36×36 和 48×48 两种形式的图标。

(5)“权限”和“语言”选项卡。如图 2-8 所示,“权限”选项卡主要用于在安卓设备上运行上需要请求的系统权限;“语言”选项卡中可以选择运行时支持的语言种类。

(6) 设置完毕单击“发布”按钮。

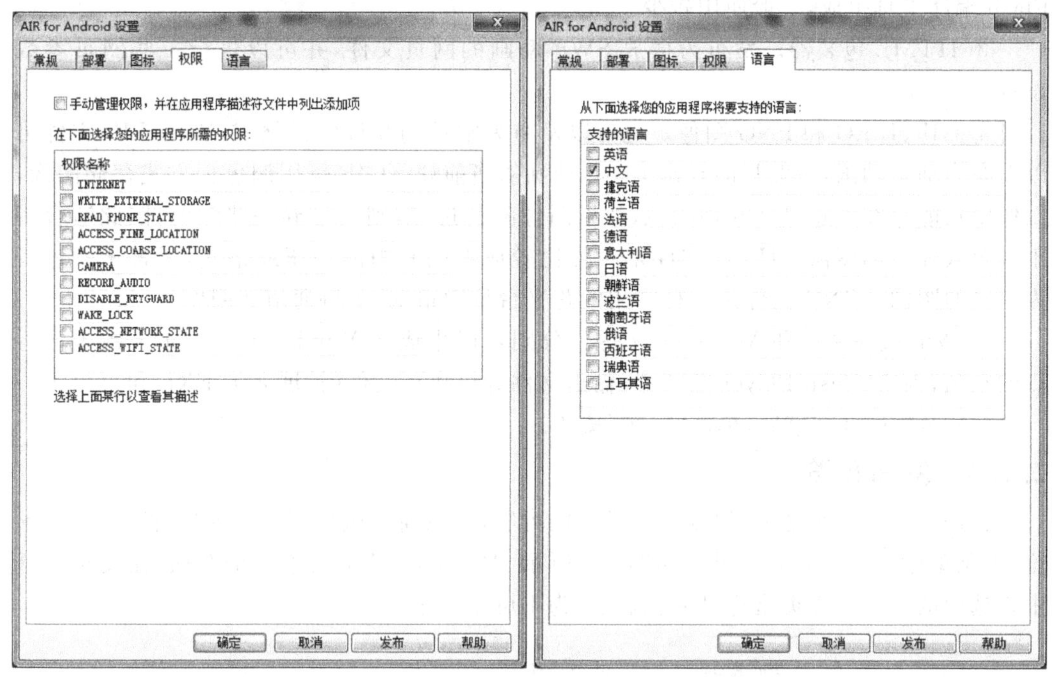

图 2-8　“权限”和“语言”选项卡

2.1.2　其他类型作品发布设置

Flash 动画更多地用于发布在计算机上运行的程序,具体步骤如下。

(1) 执行菜单命令“文件”|“发布设置”,弹出“发布设置”对话框。在“目标”下拉列表框(见图 2-1)中选择 Flash Player 的一种版本,一般选择最高版本。

(2) 配置文件和脚本参数的设置和前述一样,不再复述。

(3) 发布的类型可以多选,发布时将生成所有选中的发布类型作品。当前选中发布类型后,在右侧会出现该类型的详细发布参数设置。主要包括以下发布类型。

① Flash(.swf)。通常使用的导出格式,现就部分参数进行介绍。

输出文件:可以输入文件保存的位置和名称,也可以单击右侧的按钮,在弹出的“选择发布目标”对话框中设置文件保存的位置和名称。

JPEG 品质:Flash 动画主要用于矢量图的处理,但也支持位图的使用,发布作品时会对位图进行 JPEG 有损压缩,其数值越高,图像品质越高,但体积也越大,一般情况下按默认值即可。

音频设置:包括音频流和音频事件的声音设置。

防止导入:限制将该 SWF 作品导入到其他 Flash 应用中,选中该项后可通过在下面的密码文本框中设置密码来保护著作权。

本地播放安全性：设置发布的 SWF 文件的访问权有两个选项，即只访问本地文件和只访问网络。

② SWC。SWC 文件是类似 ZIP 的文件（通过 PKZIP 归档格式打包和展开），它由 Flash 编译工具生成，一般使用较少。

③ HTML 包装器。发布为播放 SWF 动画的网页文件，并可以进行一些网页参数设置。

④ GIF、JPEG 和 PNG 图像。也可以发布为常见的几种图像格式，除了 GIF 文件可以发布为动态动画，一般只能导出 Flash 动画的当前帧。GIF 采用调色板方式存储图像，图像中只能存在不超过 256 种颜色，如果图像颜色过多，则会舍弃一些颜色，因此适合用于颜色数较少的图像。JPEG 文件是一种比较成熟的有损图像压缩格式，适合于颜色较为丰富的图像。PNG 文件是一种常用的跨平台位图格式，支持通道透明度。

⑤ Win 放映文件和 Mac 放映文件。分别可以生成在 Windows 和 Macos 系统下运行的动画，内嵌 Flash Player 播放器，输出文件为可执行文件(扩展名为 EXE 和 APP)

(4) 参数设置结束后，单击“发布”按钮。

2.1.3 发布预览

在进行文件发布之前，根据发布设置的内容，可以通过执行菜单命令“文件”|“发布预览”来预览作品发布后的效果。如图 2-9 所示，“发布预览”子菜单 7 个选项，在发布设置中未选中的发布文件类型将呈灰色显示，为不可用状态。

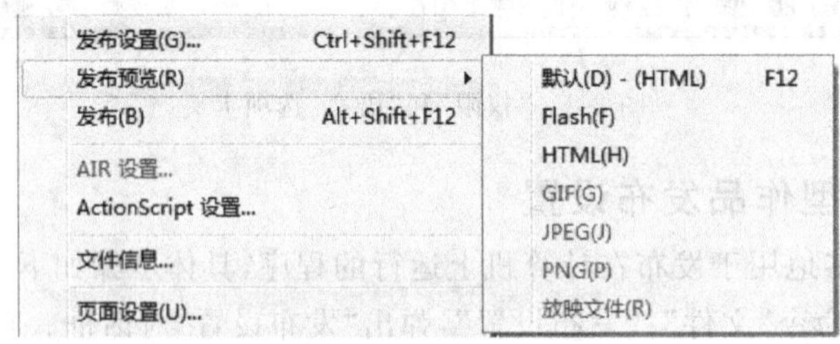

图 2-9 “发布预览”子菜单

2.2 实训步骤

(1) 在计算机中双击实训 1 中的 Flash 作品“行驶的汽车.fla”打开该文件，也可以通过前面介绍的其他方式打开该作品文件。执行菜单命令“文件”|“另存为”，将文件另存为 drivingcar.fla。

(2) 执行菜单命令“文件”|“发布设置”，也可以按 Ctrl+Shift+F12 键，或者在右侧文档属性面板中单击“发布设置”按钮，打开“发布设置”对话框，在目标选项中选择 AIR 3.2 for Android，如图 2-10 所示。

(3) 单击右侧的按钮 ，弹出“AIR for Android 设置”对话框，在“常规”选项卡中，为了便于识别也可以将“输出文件”更改为“行驶的汽车.apk”,“应用程序名称”改为“行驶的汽车”,如图 2-11 所示。

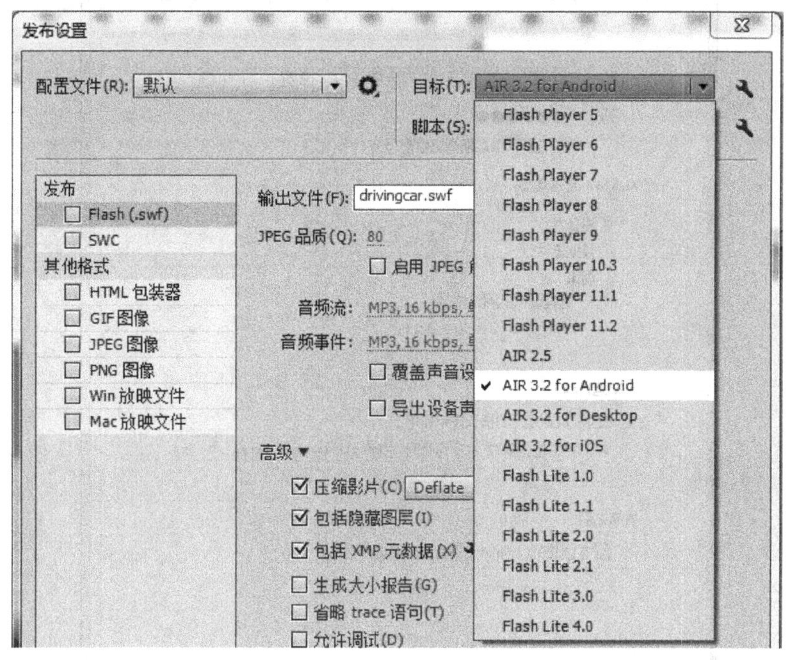

图 2-10　“发布设置”对话框

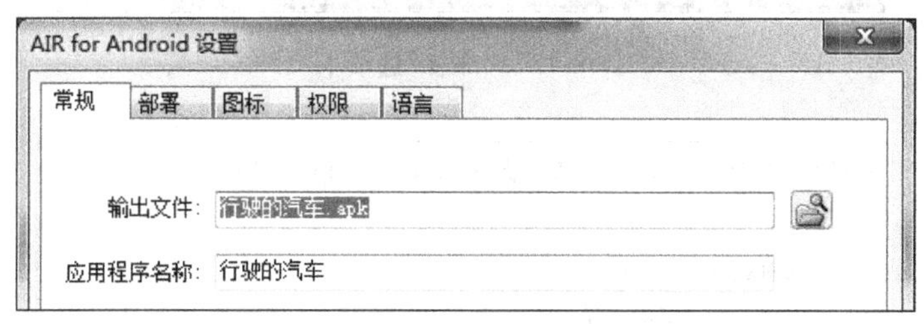

图 2-11　“常规”选项卡

(4) 选择“部署”选项卡,如图 2-12 所示,设置密码为 123456,并选中“在此次会话期间记住密码”复选框。单击右侧的“创建”按钮,弹出“创建自签名的数字证书”对话框。如图 2-13 所示设置“发布者名称”“组织单位”和“组织名称”。“国家或地区”选择 CN,“密码”及“确认密码”均输入 123456。单击“另存为”选项右侧的“浏览”按钮,设置数字证书文件(扩展名为 P12)的保存位置和名称。“类型”和“有效期”保持默认参数,单击“确定”按钮完成创建。

(5) 选择“图标”选项卡,如图 2-14 所示,选择“图标 36x36”选项,单击按钮,在弹出的对话框中选择计算机中事先准备好的 tubiao36.png 文件作为图标文件,如图 2-15 所示。需要注意的是,tubiao36.png 应为 36×36 像素,且文件名不包含中文字符,否则不能正常打包。同样的方式可再设置另外两种格式的图标。

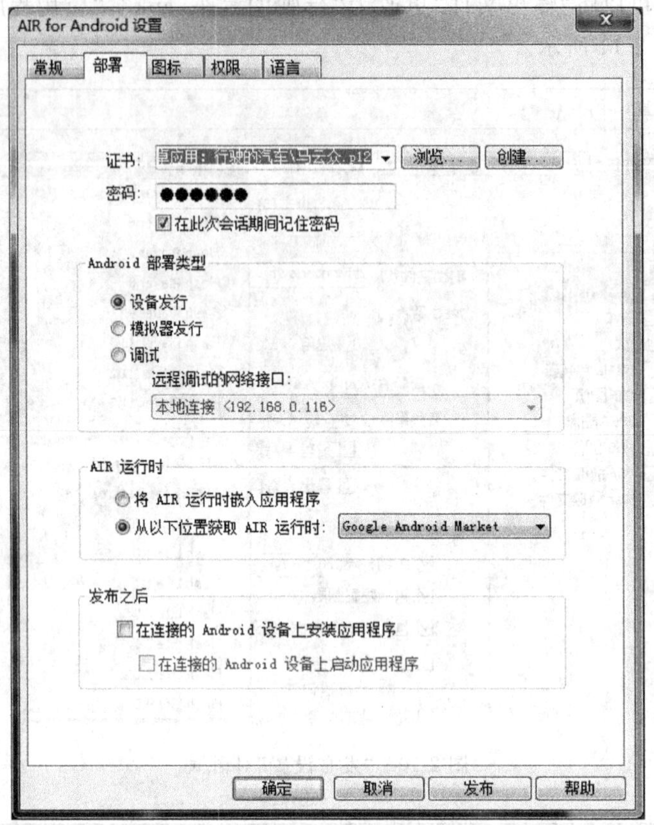

图 2-12 “部署”选项卡

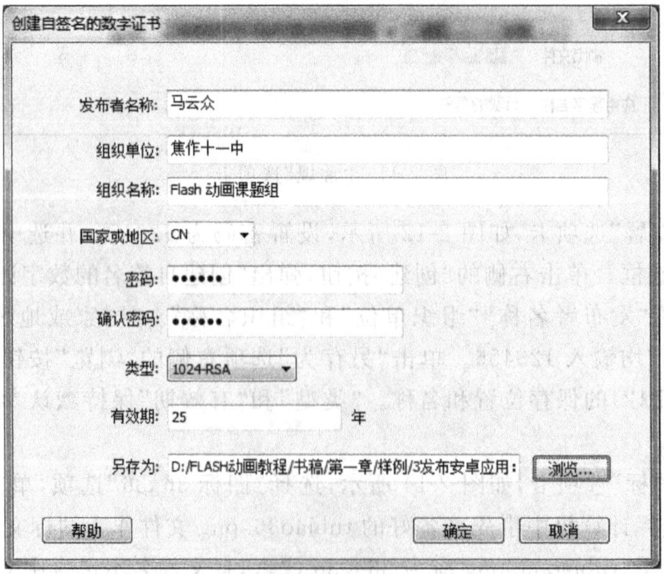

图 2-13 “创建自签名的数字证书”对话框

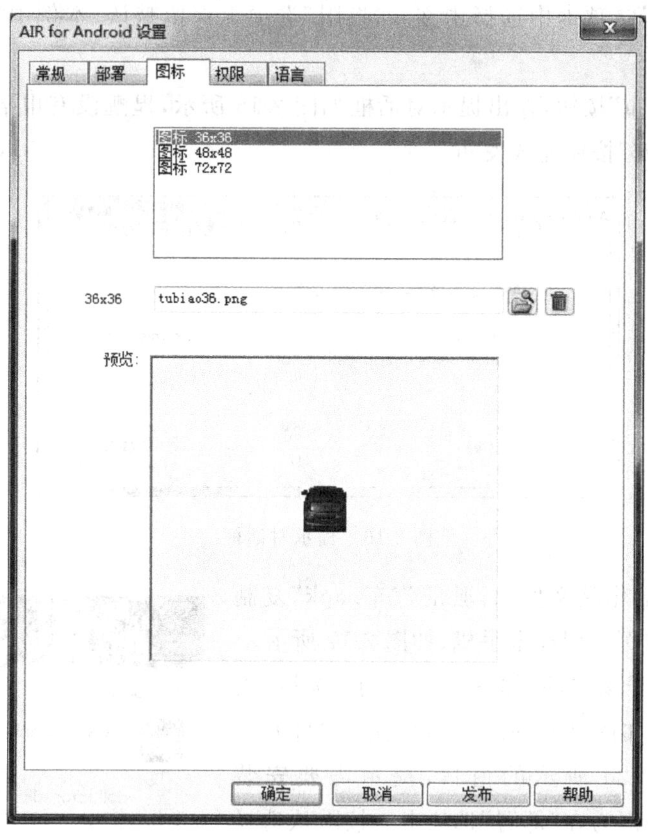

图 2-14　“图标”选项卡

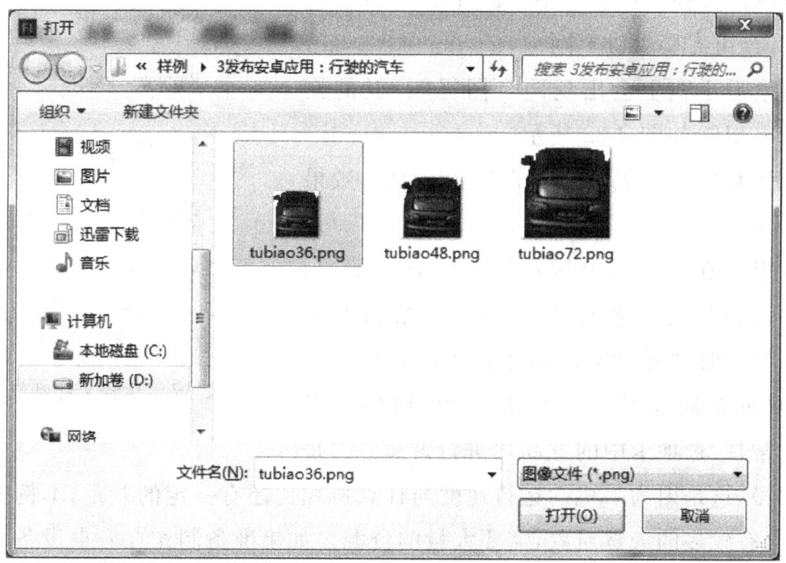

图 2-15　选择图标文件

(6) 在“语言”选项卡中选择中文。“权限”选项卡保留默认,本例中没有特别要申请的系统访问权限。

(7) 单击“发布”按钮,弹出提示对话框如图 2-16 所示,提醒没有申请权限,这一点不用理睬,单击“确定”按钮完成发布。

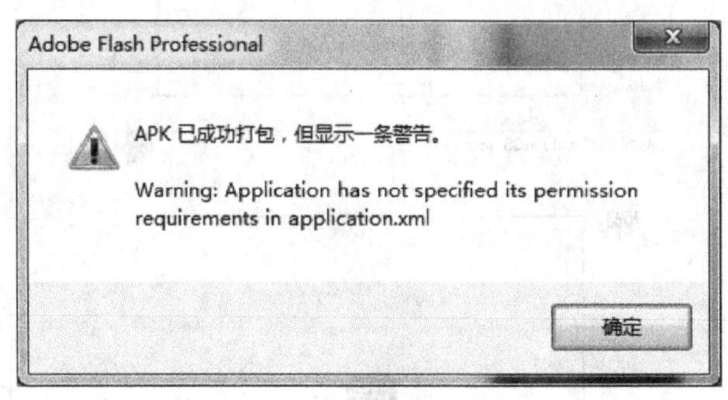

图 2-16 提示对话框

(8) 将发布的作品文件“行驶的汽车.apk”复制到安卓设备上,本例使用红米手机,如图 2-17 所示。

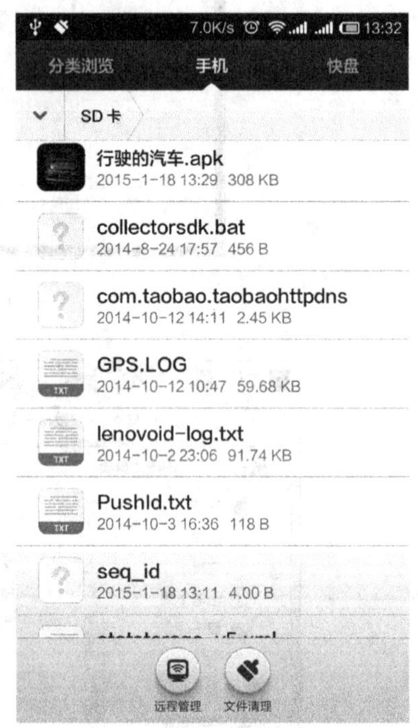

图 2-17 复制文件到红米手机

在手机上打开该文件,如图 2-18 所示,选择“安装”,完毕后出现如图 2-19 所示窗口,选择“打开”。然后出现如图 2-20 所示的窗口,提示需要安装 Adobe AIR,这是因为在“部署”选项卡中按默认选择了 AIR 运行时的第 2 个选项,没有将播放器嵌入应用程序。所以需选择“安装”按钮,如图 2-21 所示进行下载安装,这里需要手机上网。

安装结束后手机上会出现两个图标“行驶的汽车”和 Adobe AIR,如图 2-22 所示。

(9) 在手机上运行“行驶的汽车”应用程序,效果如图 2-23 所示。

运行效果和在计算机上运行的效果有所不同,一是手机的高宽比与原来的设置不同,一般情况进行安卓程序发布时需要对文档的宽高比进行重新设置,相应的页面布局也需要适当调整,也可以对“发布设置”里“常规”选项卡中的宽高比进行调整;二是运行速度较慢,这是因为手机的运行速度与计算机相比还有一定的差距,本例中背景图像为矢量图,含有较多的矢量对象,需要大量的资源。如果准备制作在安卓设备上的应用程序,一定要充分考虑这些因素。

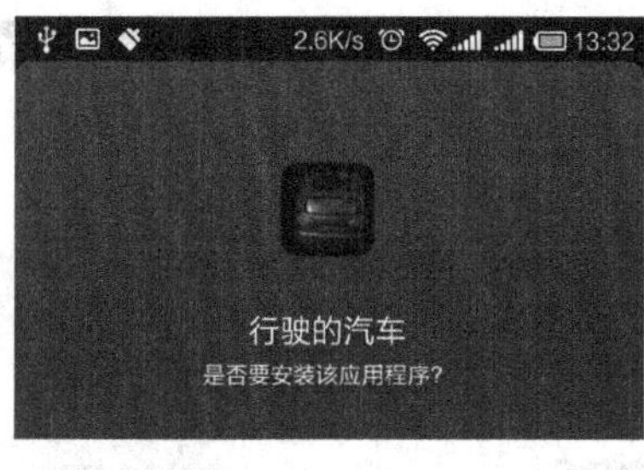

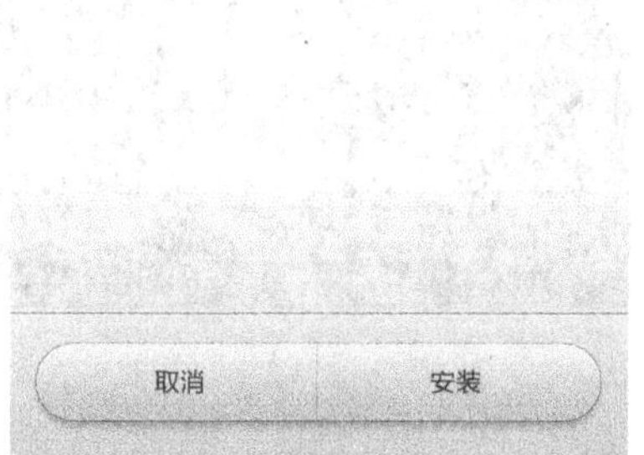

图 2-18　打开文件

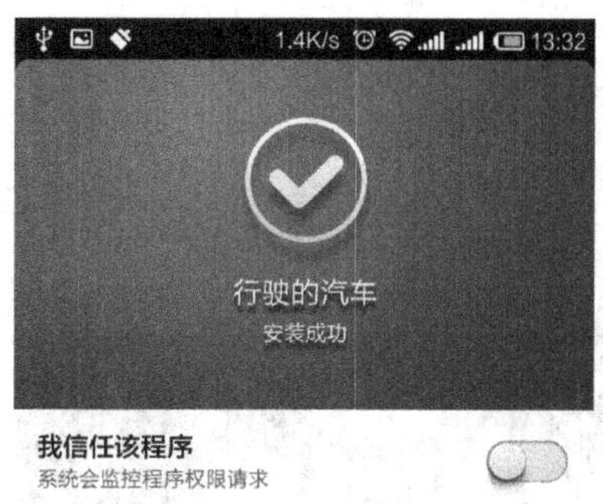

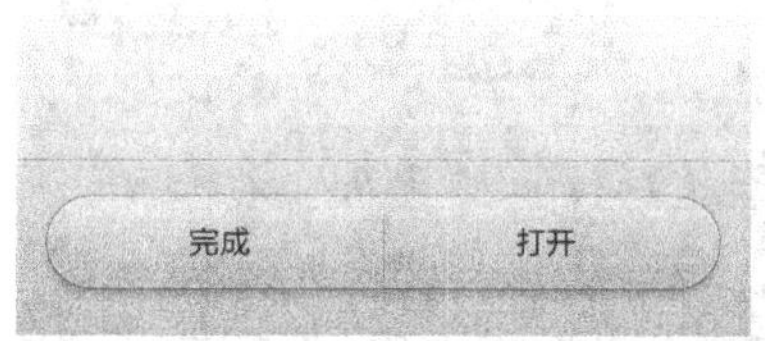

图 2-19　安装完毕界面

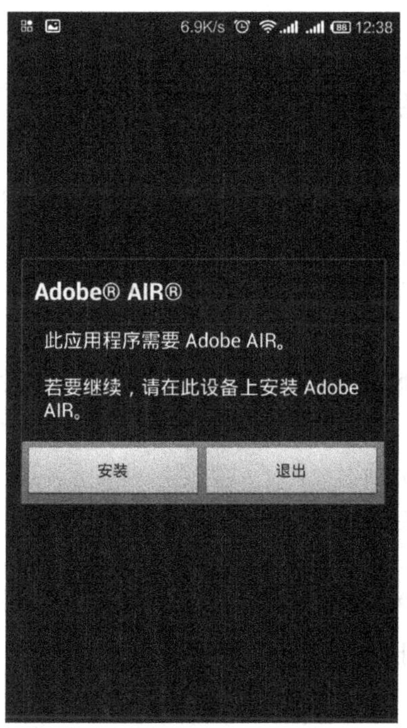

图 2-20　提示安装 Adobe Flash 界面

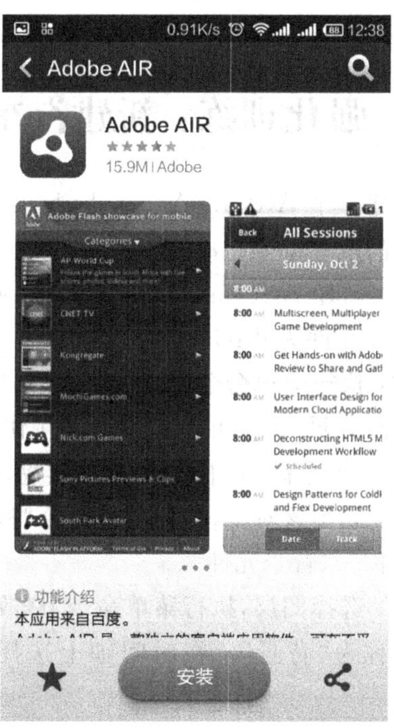

图 2-21　下载安装 Adobe Flash

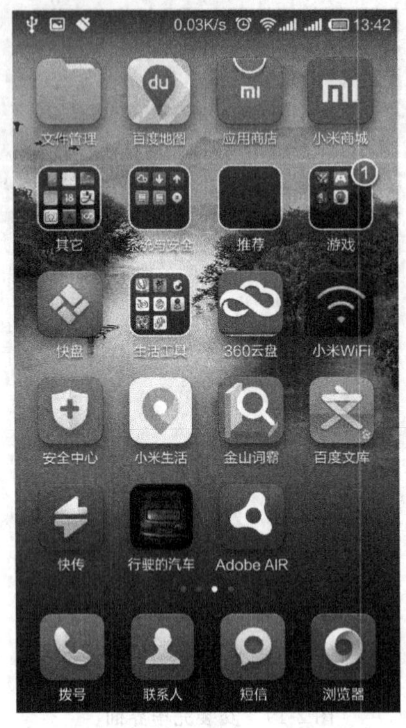

图 2-22 安装完成后手机界面

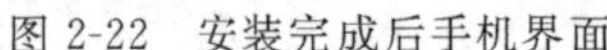

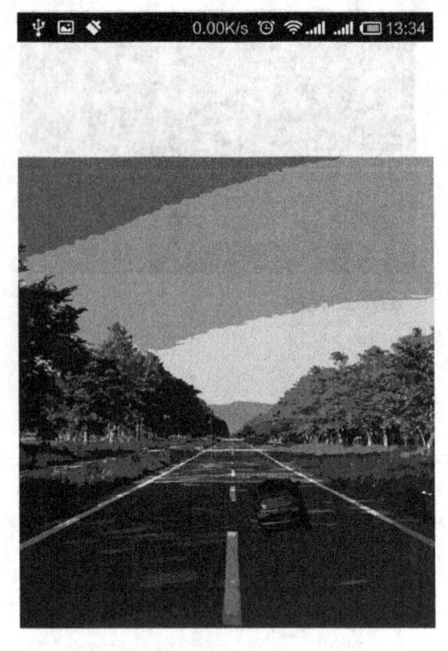

图 2-23 程序运行效果

2.3 强化训练：新建汽车行驶手机动画

新建一个 AIR for Android Flash 动画，参照一般安卓手机的分辨率宽高比，设计制作行驶的汽车动画。准备素材："背景.png"和"汽车.png"。

(1) 新建 AIR for Android 文档，文档属性保留默认设置，宽为 480 像素，高为 800 像素。保存文件为 drivingcar.fla。

(2) 执行菜单命令"文件"|"导入"|"导入到舞台"，弹出"导入"对话框如图 2-24 所示，选择"背景.png"并单击"打开"按钮，将背景导入到舞台。在舞台上选中该对象，在右侧的属性面板中修改位置和大小参数，如图 2-25 所示。

(3) 选中该对象，执行菜单命令"修改"|"转换为元件"，弹出对话框如图 2-26 所示，设置名称为"背景元件"。

(4) 选择图层，执行菜单命令"修改"|"时间轴"|"图层属性"，在弹出的对话框中修改图层名称为"背景"。在时间轴上选择第 35 帧，执行菜单命令"插入"|"时间轴"|"关键帧"。

(5) 执行菜单命令"插入"|"时间轴"|"图层"，插入新的图层并修改图层名称为"参照"。选择该图层的第 1 帧，在舞台上道路的最上边和最下边绘制两个矩形，用于图形变化的参照，如图 2-27 所示。

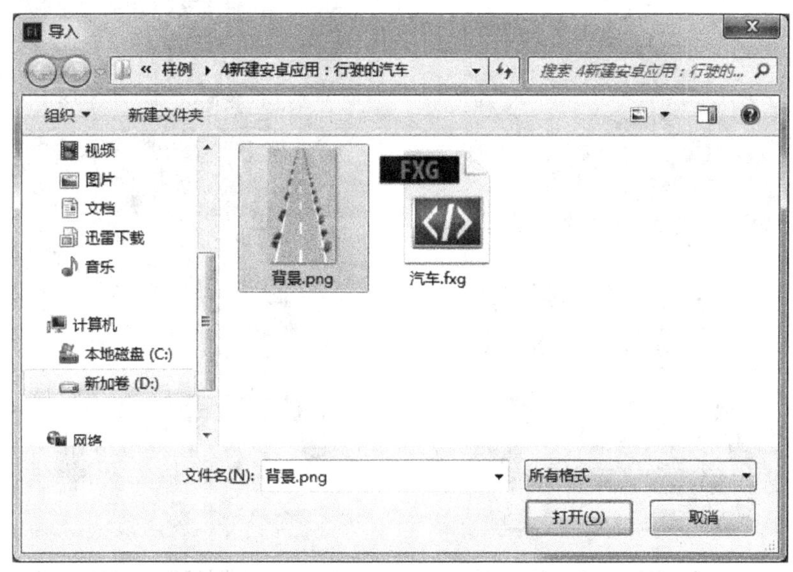

图 2-24 “导入”对话框

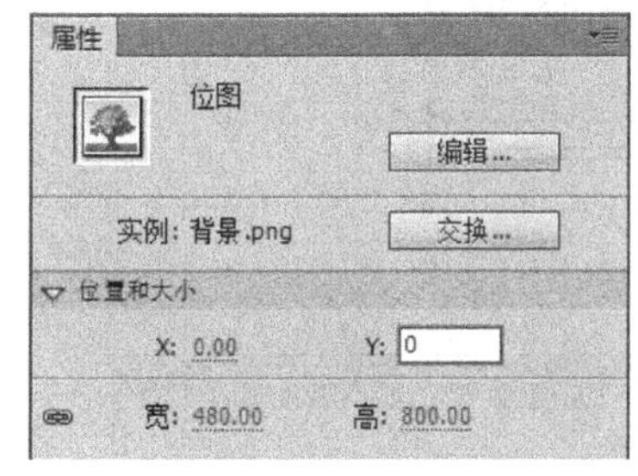

图 2-25 位图属性面板

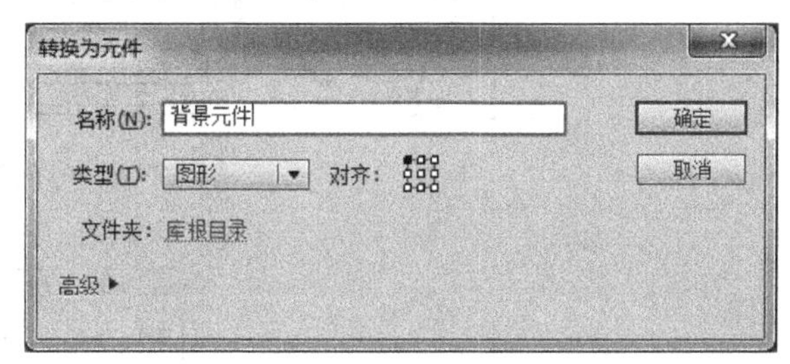

图 2-26 “转换为元件”对话框

(6) 选择“背景”图层的第 1 帧，执行菜单命令“插入”|“传统补间”，生成传统补间动画。选择该图层的第 35 帧，使用选择工具选中“背景元件”对象，执行菜单命令“修改”|“变形”|“缩放”，调整对象的大小并移动其位置，尽可能使参照图层中的两个矩形与调整后的图形位置关系如图 2-28 所示。此时的时间轴如图 2-29 所示。

(7) 执行菜单命令“编辑”|“时间轴”|“剪切图层”删除“参照”图层，也可在该图层上右击选择删除图层。该图层的存在就是为了绘制参照图形。

(8) 插入新图层并命名为“汽车”。执行菜单命令“文件”|“导入”|“导入到舞台”，在弹出的对话框中选择“汽车.png”，将汽车导入到舞台上并调整其位置。

(9) 在工作区域的空白处单击鼠标，右侧的属性面板中显示文档属性，如图 2-30 所示。单击“目标”选项右侧的按钮 ，弹出如图 2-31 所示的 AIR for Adroid 设置对话框，选择“常规”选项卡，选中“全屏”复选框。

(10) 在“部署”选项卡中，通过“浏览”按钮选择实训 2 中创建的数字证书，并输入密码 123456。其他选项卡操作方法同实训 2。

(11) 进行发布，并在安卓手机上运行，效果如图 2-32 所示。

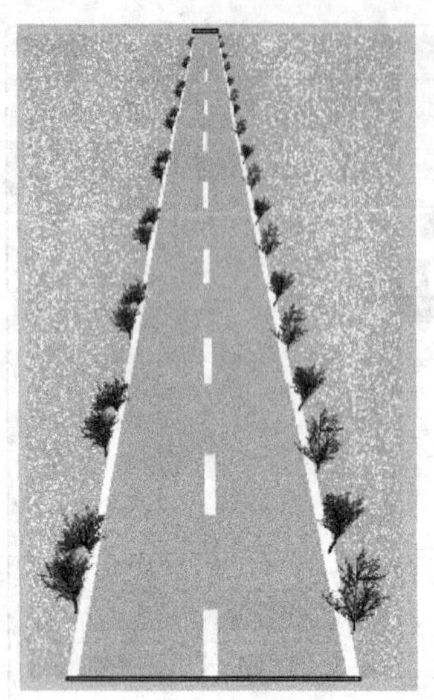

图 2-27 “插入”图像第 1 帧

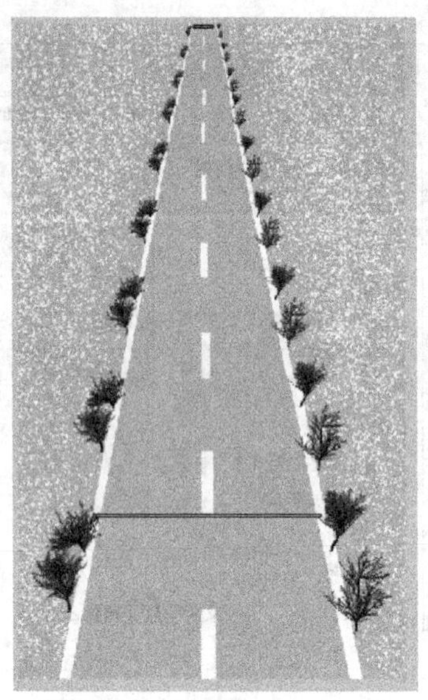

图 2-28 “背景”图层的第 35 帧

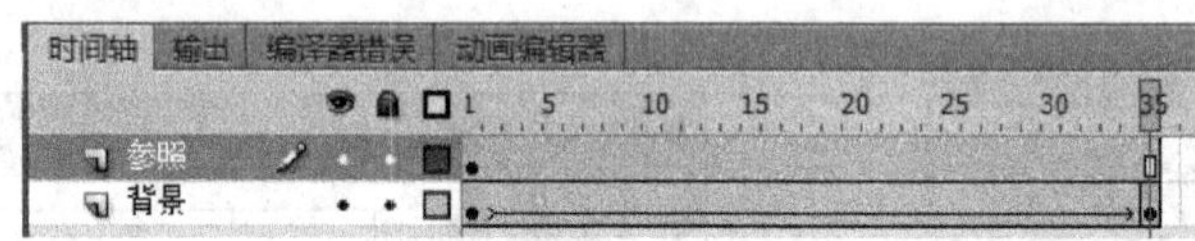

图 2-29 时间轴

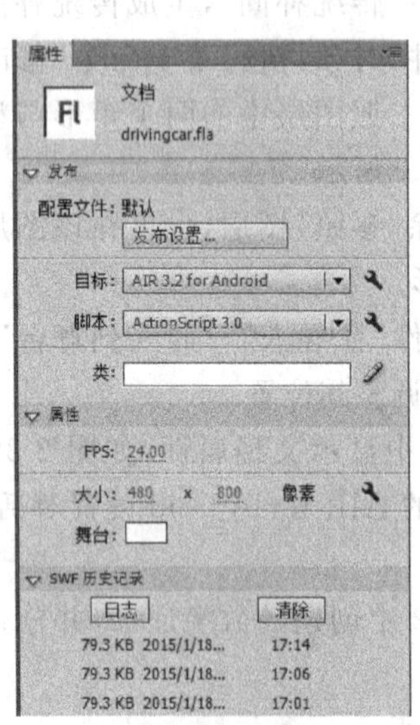

图 2-30 文档属性面板

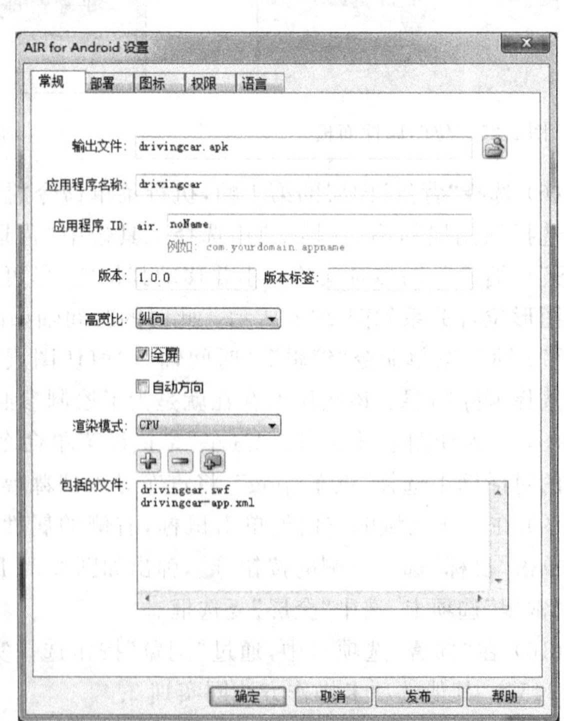

图 2-31 “常规”选项卡

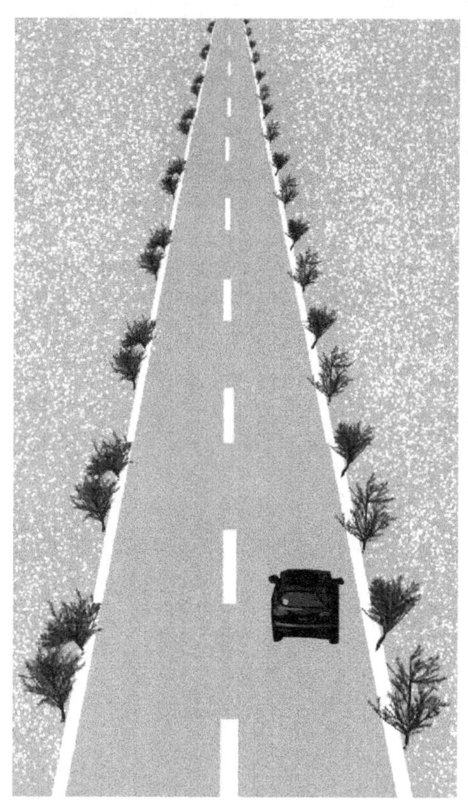

图 2-32　安卓手机运行效果图

2.4　拓展研究及课后实训

1. 拓展研究

通过本任务初步掌握了安卓设备动画作品的发布步骤,特别是在常用的安卓手机上可以欣赏自己制作的动画作品。以本任务为基础还可以进行一些拓展研究,参考内容如下。

(1) 在发布设置中调整不同的参数,体验不同设置对最终作品效果的影响。

(2) 导出苹果手机上运行的动画作品。

(3) 进一步了解 GIF、JPEG 和 PNG 格式图像文件的特点,并导出不同的图像,体验其区别。

(4) 查询相关资料,了解如何更有针对性地开发安卓或苹果设备应用程序。

2. 课后实训

按手机的一般分辨率制作 Flash 动画,并发布 APK 格式安卓设备作品,在手机上运行。

模块 2

图形的绘制与编辑

教学目标：

图形对象是 Flash 动画创作的主要组成部分，也是动画创作的基础，图形对象的质量将会直接影响 Flash 动画作品的品质。Flash CS6 提供了丰富的图形绘制工具，相对其他软件来说，具有矢量化、简单、实用等特点。使用这些图形绘制工具可以轻松地发挥自己的创意，制作出绚丽多彩的矢量图形对象。在本模块中，将详细介绍图形绘制工具的功能和使用方法，并通过大量的实例使读者快速掌握其使用方法。

教学重点与难点：

1. 基本图形绘制工具的使用
2. 图形的变换与调整
3. 骨骼工具组的使用
4. Deco 工具的功能和使用
5. 图形的编辑

实训 3

绘制道路

任务描述

利用线条工具和矩形工具，绘制道路图形，如图 3-1 所示。

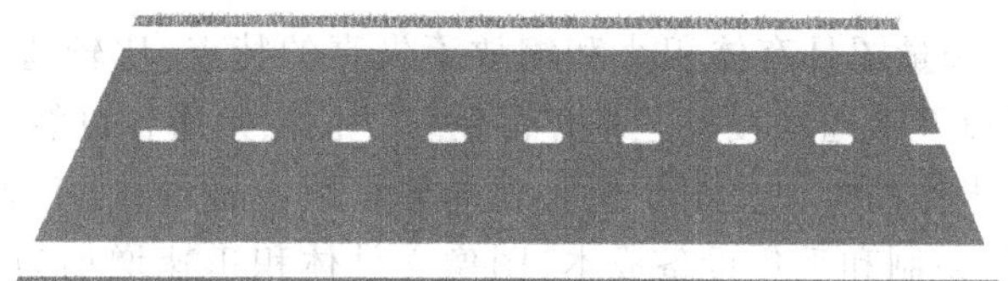

图 3-1　所需绘制道路图形

任务目标

(1) 掌握线条工具和矩形工具的操作方法。

(2) 掌握任意变形工具的操作方法。

3.1　相关知识：绘制图形基础知识及部分绘图工具

Flash 软件虽然也具备一定位图处理能力，但它处理的图像对象主要还是矢量图形，这是 Flash 的特点也是其优点。Flash 软件图形处理功能的特点是简单、实用，对于较为复杂的图形创建，也可以导入 PhotoShop、Illustrator 等专业的图形绘制和编辑软件创建的图形对象。Flash 本身提供的图形绘制工具完全可以满足一般的动画创建需求，并且使用起来容易上手，极大地提高了工作效率。

3.1.1　矢量图与位图

在计算机中图像一般可以分为两种：矢量图和位图。矢量图又称为面向对象的图像，可以包含若干个矢量对象，每个矢量对象自成一体，采用数学方式进行定义，一般包含曲线的函数定义、轮廓、填充、着色等属性。位图又称为像素图或点阵图，位图的两个重要属性是长和宽，由若干个包含位置、颜色等属性的像素点组成，其数量为位图长与宽的积。

由于矢量图与位图的定义不同，其特点和使用范围也具有明显的区别，具体如下。

(1) 文件大小。一般情况下矢量图的体积较小；位图的体积取决于其点数、颜色数及压缩算法。位图可以通过一定的算法进行压缩来达到减少体积的目的，如JPG格式的图像，但仍然比矢量图体积要大得多，而且压缩之后图像的质量一般都会有不同程度的损失。

(2) 缩放失真。矢量图采用数学函数方式定义，其图像的大小与体积无关，可以缩放而不失真。位图由若干个像素点组成，放大后就会发现像素点会变成小方格，在Windows自带的画图软件中使用放大镜工具会清楚地看到这一点。当然，在一些图像处理软件中，会自动采用一定的算法进行处理，但基于位图的特点放大后的位图失真是不可避免的，图像会变得非常模糊。图3-2所示为矢量图与位图放大之后的效果对比。

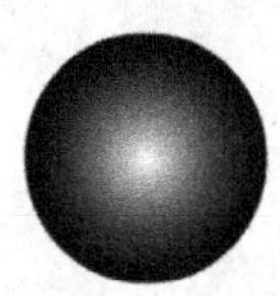

图3-2 原图、矢量图放大和位图放大

(3) 适用范围。矢量图具有体积小和缩放不失真的特点，比较适合互联网使用的图片、标志等图案设计以及卡通动漫等艺术作品制作。位图则适合自然真实的图像表现，一般用于照片、传统艺术作品等。位图要想表现局部细节，只能通过增加原始图像的大小，但是这是以增大图像绘制和采集设备成本、图像文件体积迅速增加为代价的。位图也可以转换为矢量图，但转换后真实、自然的优点也会降低。

Flash CS6主要采用了矢量图处理，同时也支持位图的处理，是软件具有强大表现力和动画制作能力的主要原因。

3.1.2 图形工具面板

熟练应用图形工具绘制动画对象，是制作优秀Flash动画作品的前提。图形工具面板提供了绘制动画对象的各种基本工具，利用这些工具能够快速有效地制作出绚丽的矢量图像。利用各种工具在计算机上绘制图形也称为鼠绘，是制作优秀动画作品的基础，下面讲解图形工具的基本用法，更多的鼠绘技巧还需要读者参考各种样例，多练习，多揣摩。

图形工具面板如图3-3所示，分为6个区域：选择变形区、绘图工具区、图形修改区、视图操作区、颜色设置区和选项区域，其中选项区域的内容在选择不同工具的时候，也会随之变化，后续在学习每个工具时会相应讲解。

单击工具按钮可以选择该工具。右下角有黑三角标志的代表工具组，显示图标为当前工具组中当前工具。选择后再单击一次弹出工具组选项菜单，当前工具前有黑方块标志，可以从选项菜单中选择工具。所有工具名称后括号中的字母代表快捷键，熟练使用快捷键代替鼠标可以有效提高工作效率。

通过执行菜单命令“编辑”|“自定义工具面板”，在弹出的窗口中可以自行设置工具面板的布局和内容，也可以在工具面板的右侧拖动鼠标调整面板的宽度，改变每行显示的工具数量。

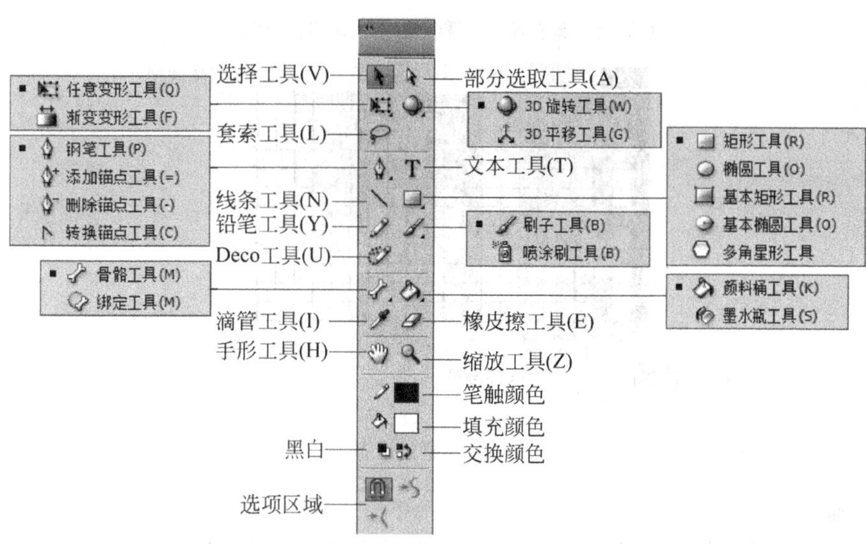

图 3-3 图形工具面板

3.1.3 颜色设置区

Flash 绘制的图形一般包括两项内容：笔触线条和填充色块。如图 3-4 所示，在绘制矩形时，轮廓是由笔触线条形成的，而内容则是由填充色块形成的，两部分相互独立，可以方便地单独选择和编辑其中的一部分。

Flash 在处理矢量图形时，针对笔触和填充的数学运算定义是不一样的，在实际使用中对它们进行编辑和调整都是不一样的。通过执行菜单命令“修改”|“形状”|“将线条转换为填充”可以将笔触线条转换为填充色块。

在工具面板中有 4 个工具可以用来设置笔触和填充的颜色，如图 3-5 所示。单击黑白标志设置笔触、填充的颜色分别为默认的黑色和白色，单击交换颜色标志将笔触颜色和填充颜色进行交换。单击笔触图标或填充颜色标志旁的色块，弹出如图 3-6 所示的颜色设置对话框。颜色设置有以下几种方法。

图 3-4 矩形

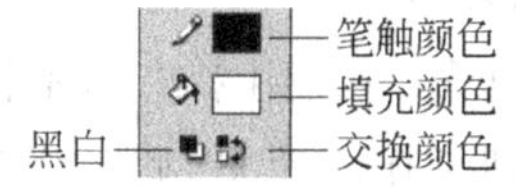

图 3-5 工具面板中的颜色设置

(1) 在其中单色方块中选择一种颜色作为笔触或填充颜色。

(2) 选择下侧的 7 个预设渐变颜色，分别为 1 个黑白线性渐变、4 个径向渐变和 2 个多色线性渐变。

(3) 单击颜色值，并输入十六位制 RGB 颜色值，格式为 #RRGGBB(R、G、B 分别代

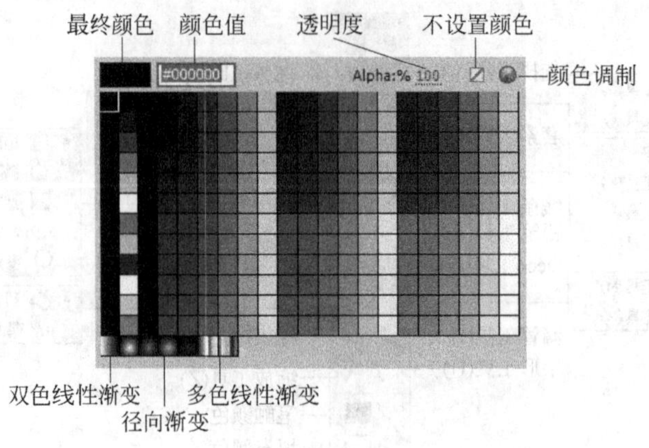

图 3-6 颜色设置

表红、绿、蓝)。

(4) 单击不设置颜色▨,取消颜色,此时绘制的图形将没有笔触图形或填充图形。

(5) 单击 Alpha:%右侧的数字,输入 0～100 的整数,设置选定颜色的透明度,仅对前面(1)、(3)两种情况的单色有效。

(6) 单击颜色调制,弹出如图 3-7 所示的调色板,也可以设置颜色。

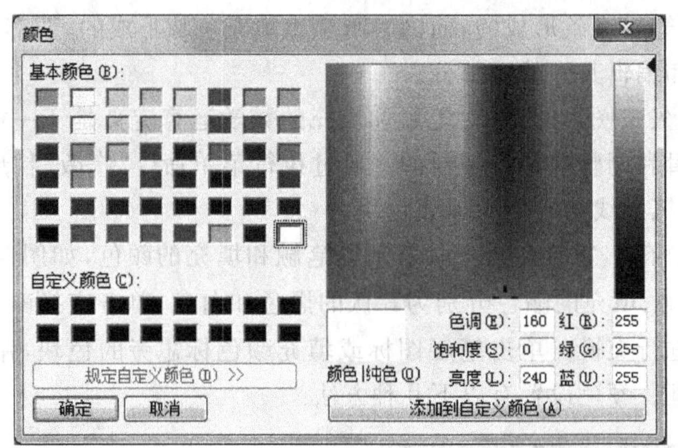

图 3-7 颜色调色板

3.1.4 线条工具

线条工具可以用来绘制不同方向的直线。在工具面板中单击选择线条工具,将光标移动到工作区域中,此时光标变为"＋"形状。光标移动到拟绘制直线的起始点,按住鼠标左键并拖动,到拟绘制直线的终点再松开鼠标左键,即可绘制起始点到终点确定的线段。

绘制直线时,如果同时按住 Shift 键,可以限制绘制的直线只能是水平、垂直或 45°斜线;如果同时按住 Alt 键,则可以绘制由起始点向两侧延伸的直线;如果同时按住 Shift 键和 Alt 键则可以绘制由起始点向两侧延伸的 45°斜线。

单击选择工具,在工作区域选择已绘制的直线,可以在属性面板中修改直线的参数,在这里可以通过输入位置与大小的参数来精确调整直线,如图 3-8 所示,在宽和高的左侧有一按钮表示宽高比不锁定,单击按钮变为,表示宽高比锁定。

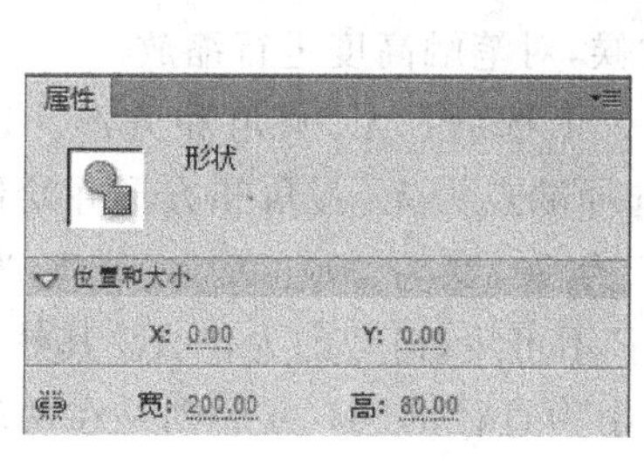

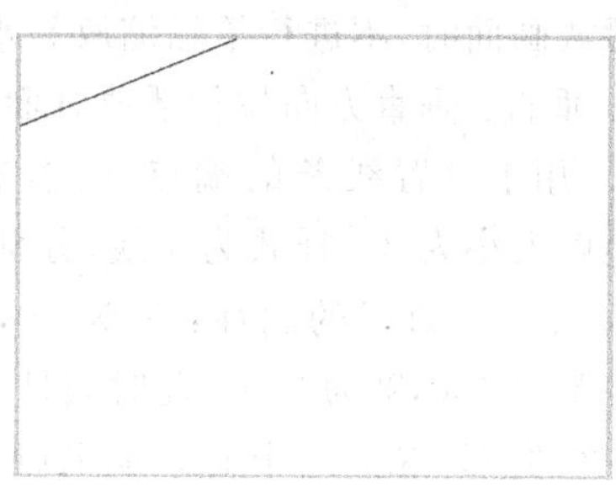

图 3-8　“属性”面板及舞台显示效果

绘制线条时可以通过工具面板中的颜色设置来调整笔触颜色,还可以通过属性设置和选项设置达到更灵活的绘制效果。

(1) 属性设置。选择线条工具后,右侧的属性面板如图 3-9 所示。

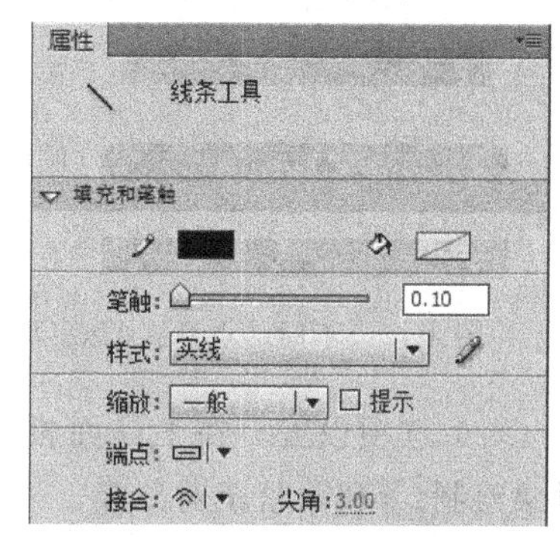

图 3-9　线条工具的属性面板

① 笔触颜色和填充颜色。由于线条是用来绘制笔触图形的,填充颜色不可用。笔触颜色的设置和工具面板中的笔触颜色设置一样。

② 笔触。用来设置线条的笔触大小,即线条宽度,可以通过拖动滑动杆或者在文本框中直接输入数值来实现。笔触的取值范围为 0.1～200。

③ 样式。“样式”下拉列表框中有 7 种线条样式可选,如图 3-10 所示,系统默认为实线样式。其中极细线样式下,线条无论如何放大,其笔触大小(即粗细)保持不变,当调整笔触大小后会自动变为实线样式。单击下拉列表框右侧的按钮,弹出如图 3-11 所示的“笔触样式”对话框。通过“类型”下拉菜单可以选择不同的样式,其下侧为样式参数设置,不同类型的样式参数选项各不相同。

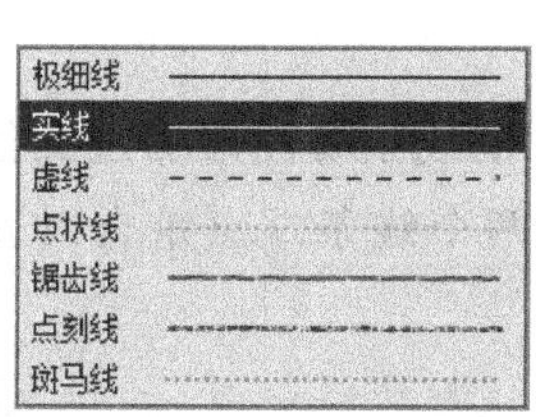

图 3-10　线条的样式

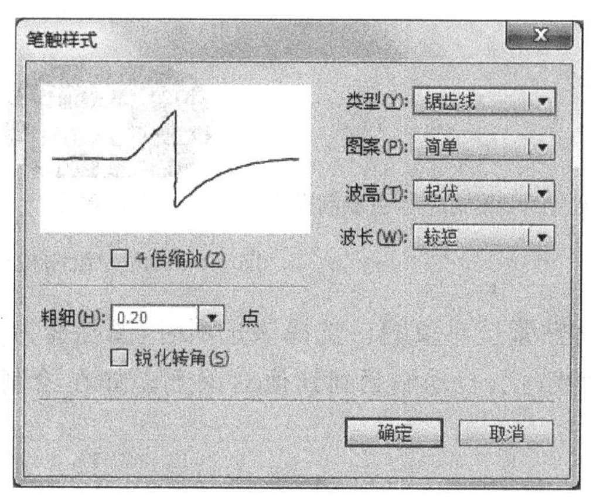

图 3-11　“笔触样式”对话框

④ 缩放。该选项不常用，在 Player 中播放时的缩放样式，仅在播放时有效，共有 4 个选项。一般：默认设置，当缩放所在播放画面时，对笔触高度按整体的宽高比例缩放。无：当放大播放画面时，不进行笔触缩放。水平：水平方向拉伸播放画面时候，对笔触高度进行缩放。垂直：垂直方向拉伸播放画面时候，对笔触高度进行缩放。

⑤ 端点。用于设置线条的端点样式，有 3 个选项：无、圆角和方形。选择线条工具，设置笔触大小为 20，样式为实线，分别选择端点为无、圆角和方形并绘制 3 条水平直线。分别设置 3 条直线的属性：X 为 50，Y 为 50，宽为 200；X 为 50，Y 为 100，宽为 200；X 为 50，Y 为 150，宽为 200。此时属性“高”不可用，请考虑为什么。其效果如图 3-12 所示，圆角是在两端以端点为中心添加笔触大小为直径的圆；方形则是在两端以端点为中心添加笔触大小为边长的正方形。

⑥ 接合。设置线条端点重合时的端点接合方式，有 3 个选项：尖角、圆角和斜角。当两个线条的端点接合方式不一致时无接合效果，选择尖角方式时可以设置尖角参数数值，默认为 3，如图 3-13 所示为各种接合效果。

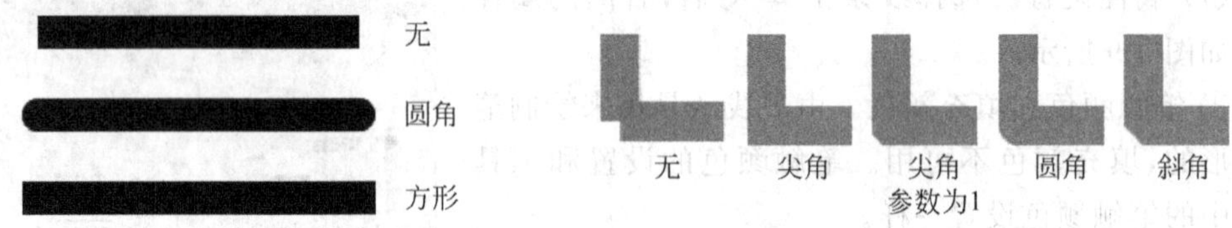

图 3-12　不同端点样式的效果　　图 3-13　不同接合样式的效果

(2) 选项设置。在工具面板中选择了线条工具后，在其选项区域有两个选项按钮：对象绘制和贴紧至对象。

① 对象绘制。默认为非选中状态，称为合并绘制模式，当绘制的多个图形重叠时会自动合并。单击该按钮图标变为，进入对象绘制模式，每个绘制的图形转换为独立的图形对象，重叠时不会相互影响，该状态下接合样式无效。如图 3-14 左侧所示为两个线条重叠时端点(也可看作控制锚点)变化效果对比，右侧为两个填充图形对象或图形重叠时再移开一个图形对象或图形时的效果对比。

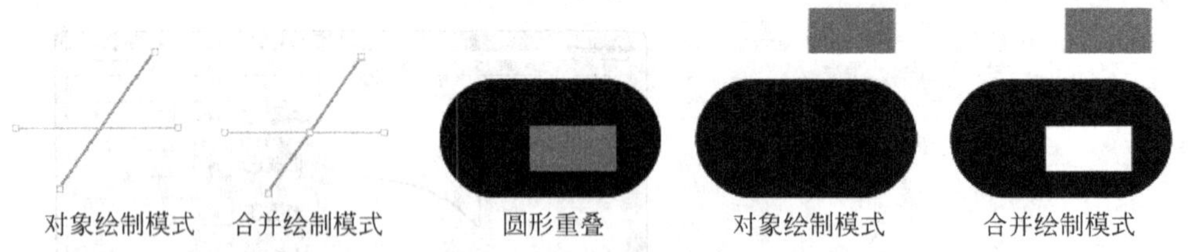

图 3-14　两种绘制模式效果对比

② 贴紧至对象。选择该选项时，图标变为，当绘制的线条等图形靠近其他图形或辅助线时会自动贴紧到其他对象上。如在绘制图 3-13 中两个线条端点重合时就非常有用。

3.1.5　矩形工具组

矩形工具组严格来说称为封闭图形工具组，包括 5 个工具：矩形工具、椭圆工具、基本矩形工具、基本椭圆工具和多角星形工具，默认工具是矩形工具。除了前面讲到的工具组中工具的选择方法外，还可以在工具组图标上按住鼠标左键，在弹出的工具菜单中选择，选中的工具将作为当前工具，下次使用时直接单击所在的工具组图标即可。

使用这些工具时，和线条工具一样在选项区域中有两个选项按钮：对象绘制和贴紧至对象。其中基本矩形工具、基本椭圆工具由于本身绘制的就是图元对象，不存在合并绘制模式，所以少了一个对象绘制选项。

矩形工具组中的工具绘制的图形均由两部分组成，图形轮廓的笔触线条和内部的填充颜色。其属性面板也由两部分组成，填充和笔触以及相应的图形选项，其中填充与笔触的参数设置与线条工具基本一样，仅仅是多了填充颜色设置，其设置方法和笔触颜色设置一样。

(1) 矩形工具。选择矩形工具，然后在工作区域拖动鼠标即可绘制矩形，该图形由 4 条边组成的笔触图形和内部填充图形组成。使用矩形工具绘制图形时，在属性面板中除了设置“填充与笔触”外，还可以设置“矩形选项”来调整矩形的 4 个边角样式。修改时可以直接输入数值，也可以拖动滑杆来实现，其数值范围在－100 和 100 之间。默认情况下，4 个边角设置处于锁定状态，修改时 4 个参数会同步修改，而单击解锁后可单独修改每个边角，如图 3-15 所示，分别为不同参数下的矩形效果图。

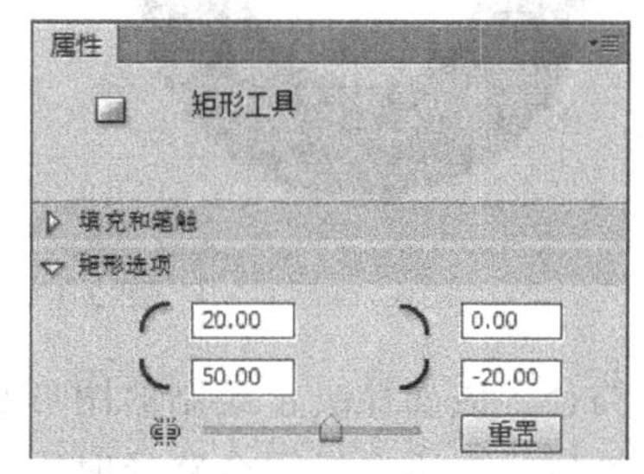

图 3-15　“矩形选项”设置及其效果

绘制矩形时，如果同时按住 Shift 键，可以限制绘制的矩形只能是正方形；如果同时按住 Alt 键，则可以绘制由起始点向四周延伸的矩形；如果同时按住 Shift 键和 Alt 键则可以绘制由起始点向四周延伸的正方形。

(2) 椭圆工具。选择椭圆工具，然后在工作区域拖动鼠标即可绘制椭圆，该图形由椭圆笔触图形和内部填充图形组成。绘制椭圆时，如果同时按住 Shift 键，绘制的图形为圆形；如果同时按住 Alt 键，则可以绘制由起始点向四周延伸的椭圆；如果同时按住 Shift 键和 Alt 键则可以绘制由起始点向四周延伸的圆形。属性面板中椭圆选项的内容具体如下。

① 开始角度与结束角度。椭圆可以看作是从 0°～360°的扇形，开始角度与结束角度用于设置起始与结束的角度值，中心点水平向右为 0°或 360°，设置的角度为顺时针旋转角度。当这两个值均为默认值 0 时绘制的是椭圆或圆，也可设置不同的数值来绘制顺时

针旋转不同角度的扇形，如图 3-16 所示。

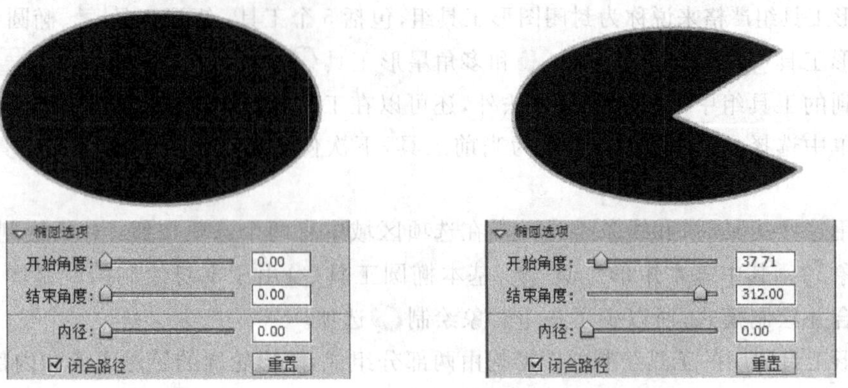

图 3-16 “开始角度”与“结束角度”设置效果

② 内径。设置内径参数(0～99)可以绘制圆环，即从椭圆中挖去一个同心的小椭圆，该参数为内径占原椭圆半径的百分比。如图 3-17 所示为设置内径为 50 时绘制的圆环。

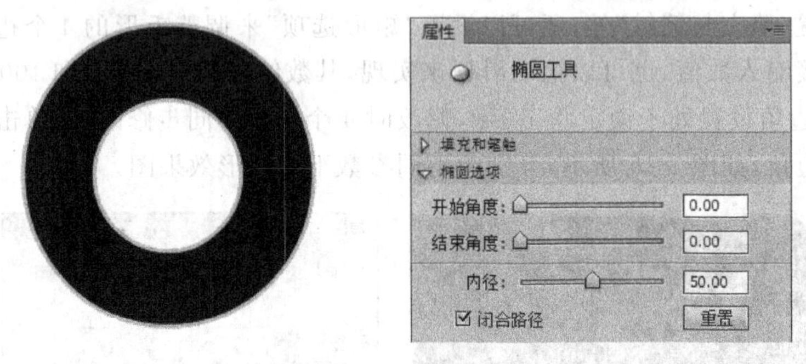

图 3-17 绘制圆环

③ 闭合路径。该属性决定绘制的图形是否自动闭合，如果没有闭合则不绘制填充颜色。如图 3-18 所示为不选择闭合路径时不同参数设置下的绘制效果。

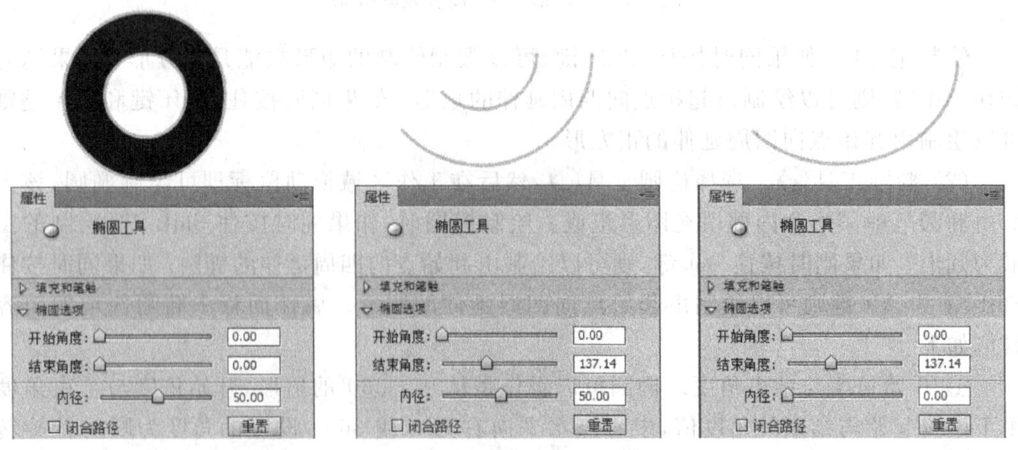

图 3-18 非闭合路径的几种绘制效果

④ 重置。单击该按钮后椭圆选项参数将全部设置为默认值。

(3) 基本矩形工具与基本椭圆工具。这两项工具与矩形工具和椭圆工具的使用类似,不同之处在于后者绘制的图形称为形状或绘制对象,而前者绘制的图形称为图元。创建的图元仍然包含有矩形或椭圆的属性,还可以重新调整参数,甚至可以使用鼠标直接拖动控制点来调整矩形或椭圆的形状。而形状或绘制对象并不具备这些特性,只能相对独立地调整笔触和填充。

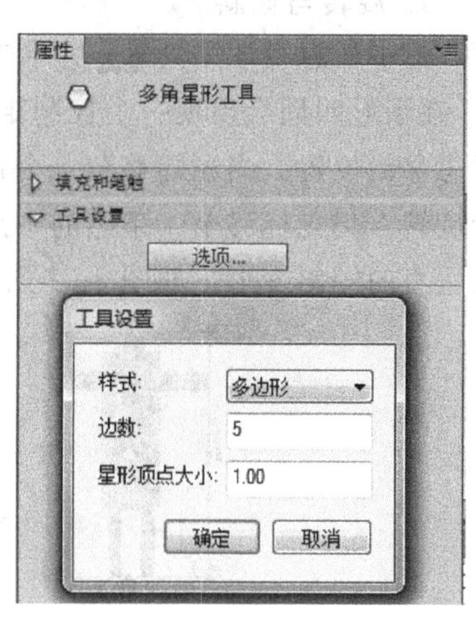

图 3-19 多角星形工具"属性"窗口和"工具设置"对话框

(4) 多角星形工具。该工具用来绘制多边形或星形。选择该工具后,在属性面板中单击"工具设置"按钮,弹出"工具设置"对话框,如图 3-19 所示。

① 样式。可以设置图形样式,有多边形和星形两种。

② 边数。用来设置图形的边数,星形的边为相邻两个顶点形成的线段,也可以看作设置图形的顶点数。

③ 星形顶点大小。用来设置星形样式的顶角角度大小,范围在 0~1 之间。

如图 3-20 所示为几种参数设置对应的绘图效果。

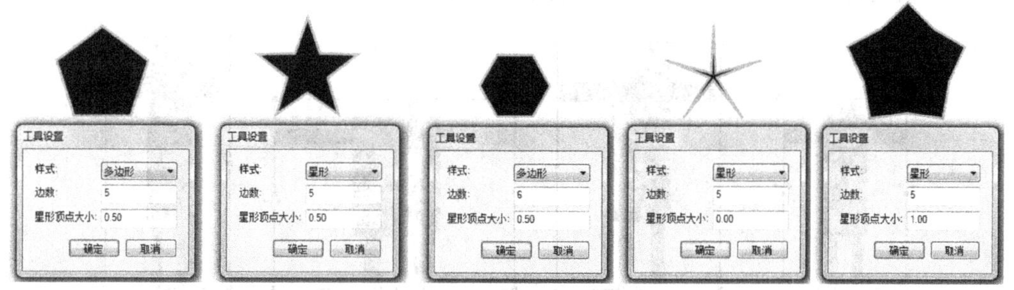

图 3-20 多角星形工具不同的参数设置和相应效果

绘制多边形或星形时,如果同时按住 Shift 键,绘制的图形有一个边为垂直或水平;如果同时按住 Alt 键,则可以绘制由起始点向四周延伸的图形。

3.1.6 任意变形工具

选择任意变形工具并选中要操作的图形后,在工具面板的选项区域出现 4 个选项,可以对选中的图形进行旋转与倾斜、缩放、扭曲和封套的变形编辑,贴紧至对象图标可以控制变形时是否自动贴紧到其他对象上。

需要注意的是,对于基本矩形(椭圆)工具绘制的图元以及后面要学到的组和元件,是不能够进行扭曲和封套变形的;对于对象绘制模式下绘制的图形对象,如果同时选中其他的图形或图形对象时是不能够进行封套变形的;对于合并绘制模式下绘制的一般图形则没有这些限制。

1. 旋转与倾斜

选中任意变形工具后单击工具面板中的选项区域按钮，并选中要操作的图形，在图形四周会出现一个控制矩形边框，在图形中心有一个旋转点标志○，可以拖动该标志移动位置。当光标移至4个顶点时光标变为，以○为旋转点拖动鼠标对图形进行旋转。当光标移至4条边的中点时光标变为⇌或‖，拖动鼠标可以对图形进行水平或垂直的倾斜变形。如图3-21所示为图形旋转与倾斜变形效果。

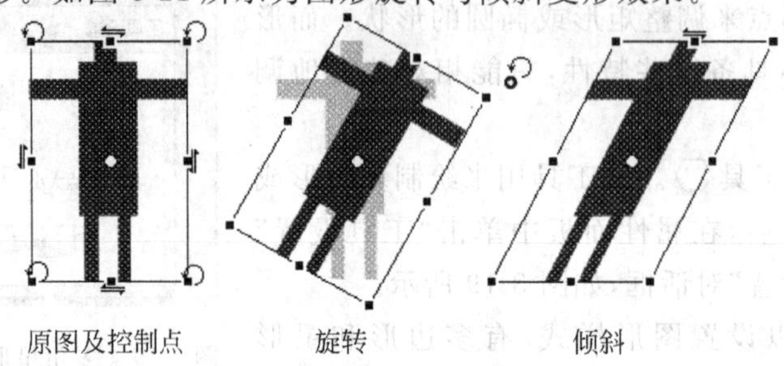

图3-21 旋转与倾斜效果

2. 缩放

与旋转与倾斜操作相似，当光标移至4个顶点时光标变为⤢，拖动鼠标可以对图形进行等比缩放。当光标移至4条边的中点时光标变为⟷或↕，拖动鼠标可以对图形进行水平或垂直的缩放变形。图3-22所示为图形缩放变形效果。

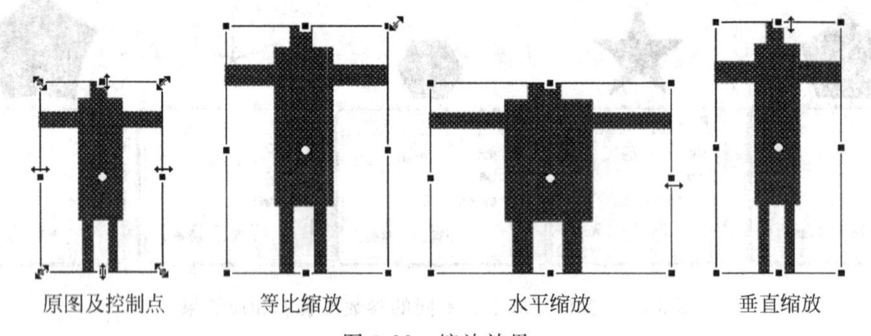

图3-22 缩放效果

3. 扭曲

选择扭曲变形时，图形共有8个控制点。当光标移至4个顶点或4条边的中点时光标变为▷，拖动鼠标可以移动该顶点或边的位置并带来整个图形的扭曲变化，如图3-23所示。

4. 封套

选择封套变形时，图形共有8个■控制点和16个●控制点，■控制点在矩形边框的4个顶点和4条边的中点，●控制点在■控制点的两边。光标移动到控制点上光标变为▷，拖动■控制点可移动该控制点并带来整个图形的扭曲变化，■控制点两边的●控制点可引起附近控制曲线的变化，如图3-24所示。

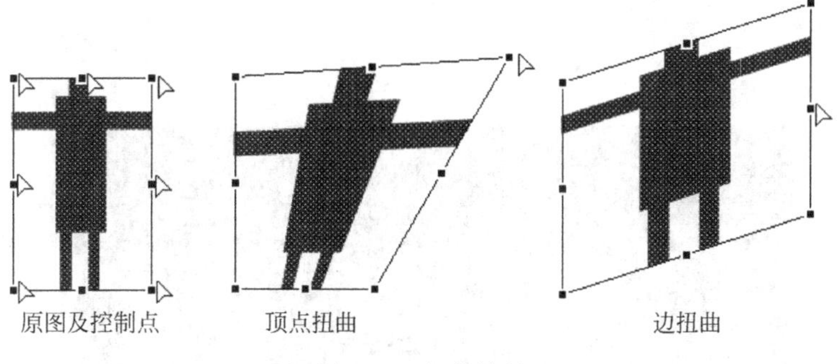

图 3-23　扭曲效果

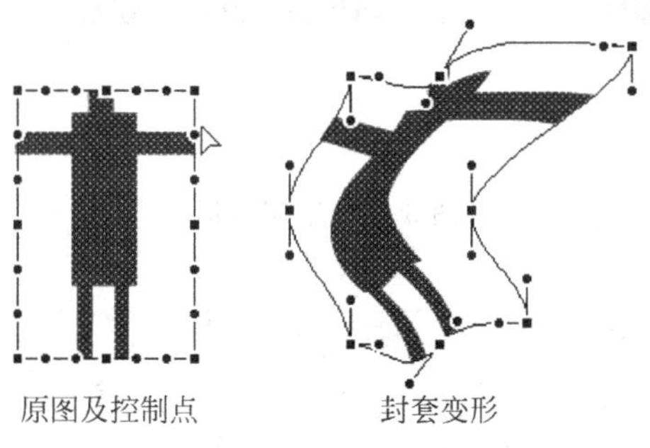

图 3-24　封套变形效果

未选中任何变形方式选项时，可以根据控制点的变化对图形进行旋转与倾斜或缩放的操作，不过控制点的变化位置会有所调整且在同时水平和垂直缩放时不受等比的限制。因此一般的旋转、倾斜和缩放操作也可以在默认不选中任何变形方式的情况下简单操作。

3.2　实训步骤

(1) 新建 Flash 文档“道路.fla”。

(2) 选择矩形工具，并在属性面板中设置笔触颜色为“不设置颜色”，设置填充颜色为＃999999，如图 3-25 所示。其他保留默认参数设置。在舞台上绘制一个矩形，如图 3-26 所示。

然后对矩形的位置和大小进行精确设置，使用选择工具选中已绘制的矩形，在属性面板中进行设置，如图 3-27 所示。该矩形和舞台宽度一样，垂直居中。

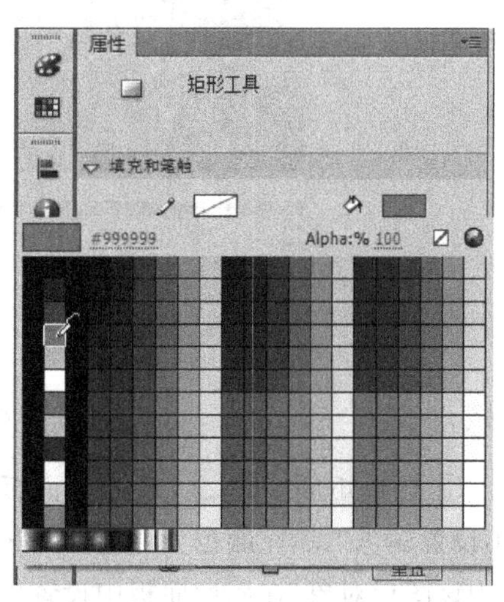

图 3-25　颜色设置

(3) 在道路上绘制交通标线，包括道路两边的白色实线和中间的白色虚线。为避免修改这些图形时与道路图形互相影响，绘制白色实线时采用对象绘制模式。绘制的图形效果如图 3-28 所示。

图 3-26　绘制矩形

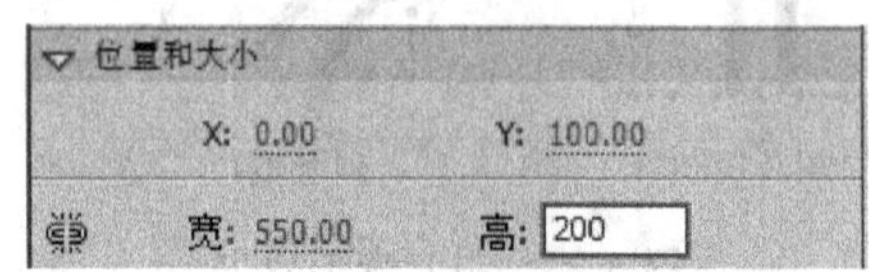

图 3-27　精确设置矩形位置和大小

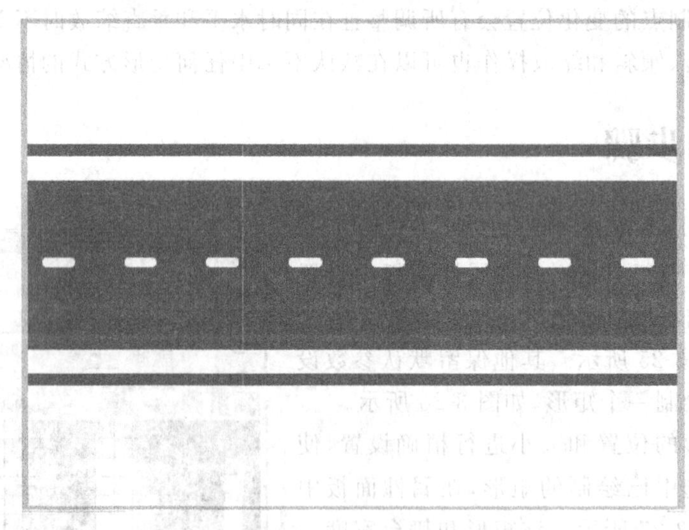

图 3-28　绘制道路交通标线

① 选择矩形工具，在工具面板的选项区域选择对象绘制模式，设置笔触颜色为“不设置颜色”，填充颜色为白色(＃FFFFFF)，在舞台上绘制白色矩形。使用选择工具选中该图形对象，在属性面板中设置位置和大小：X 为 0，Y 为 110，宽为 550，高为 20。

② 按 Ctrl＋C 键复制该矩形，再按 Ctrl＋V 键粘贴该矩形到舞台的中心位置。使用

选择工具选中粘贴得到的图形对象，在属性面板中设置位置和大小：X为0，Y为270，宽为550，高为20。

③ 选择线条工具，设置笔触颜色为白色(＃FFFFFF)，笔触为8，笔触样式为虚线，单击“编辑笔触样式”按钮，如图3-29所示设置间距为50。在道路中间绘制水平直线，有必要的话仍然可以修改其位置和大小参数来精确设置。

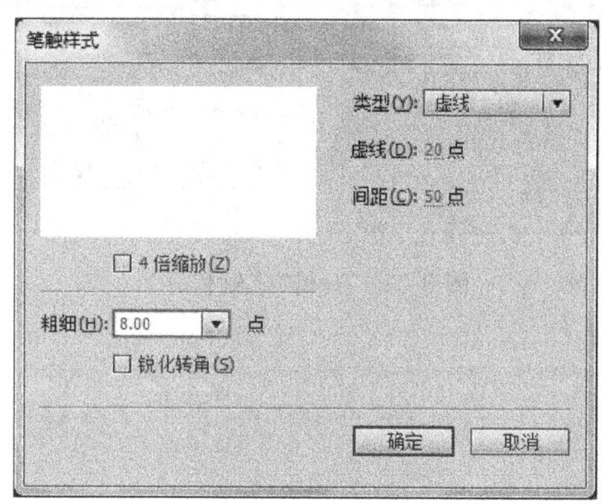

图3-29　编辑“笔触样式”

(4) 如图3-30所示绘制道路边沿绿草。选择线条工具，设置笔触颜色为绿色(＃00FF00)，单击“编辑笔触样式”按钮，如图3-31所示进行设置，然后在道路的两侧绘制水平线条。

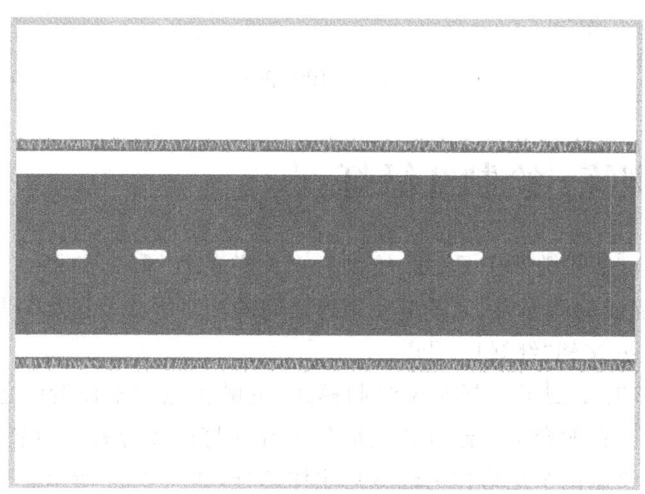

图3-30　绘制道路边的绿草

(5) 对所有绘制的图形进行扭曲变形，达到改变透视角度的效果。按Ctrl＋A键选择所有图形，然后选择任意变形工具，在选项区域选择扭曲变形，如图3-32所示进行扭曲。

(6) 图形绘制完毕，可以根据需要发布不同格式的作品。

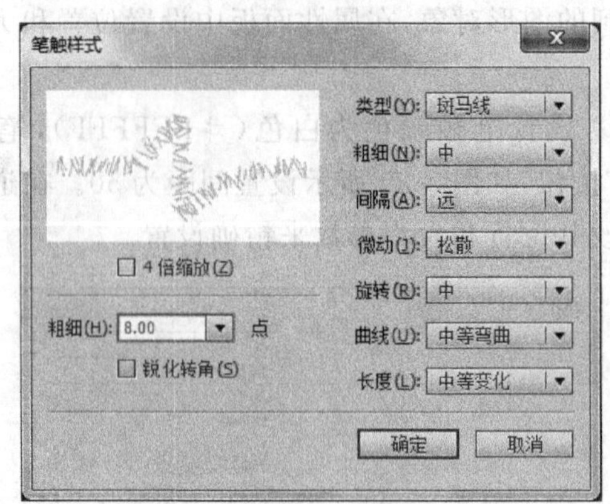

图 3-31 编辑"笔触样式"

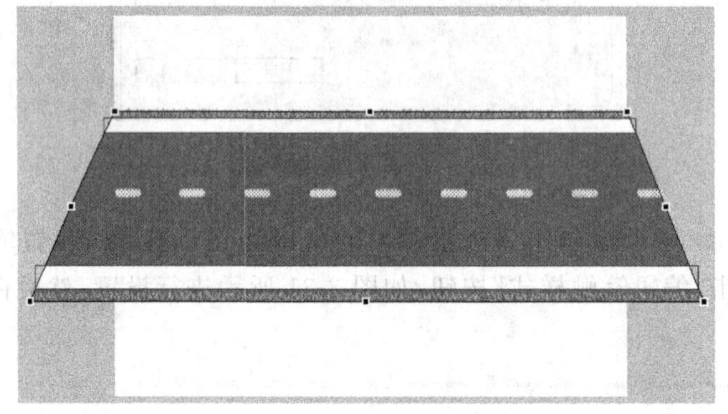

图 3-32 图形扭曲

3.3 强化训练：绘制红绿灯

使用矩形工具和椭圆工具，绘制一个简单的红绿灯，如图 3-33 所示。在绘制由若干图形组合而成的图形时，为了避免图形之间的相互干扰，可以采用对象绘制模式。

(1) 新建 Flash 文档"红绿灯.fla"。

(2) 选择矩形工具并选择对象绘制模式，笔触颜色为不设置颜色，填充颜色设置为灰色(#333333)，在舞台上绘制细长矩形作为红绿灯的支撑杆。设置填充颜色为黑色(#000000)，继续绘制两个矩形作为红绿灯主体部分，如图 3-34 所示。

注意：采用对象绘制模式绘制图形后，默认绘制的图形对象为选中状态，此时在属性面板中设置的是该图形对象，这一点和合并绘制模式是不同的，操作中应注意加以区别。

(3) 绘制左右两侧的灯罩。选择矩形工具并选择对象绘制模式，笔触颜色为"不设置颜色"，填充颜色设置为黑色，设置矩形选项参数如图 3-35 所示。在舞台上绘制一个矩形，如图 3-36 所示，拖到灯体上。复制该矩形，连续粘贴两次并拖动到适当位置。

(4) 绘制红、黄、绿三个灯。选择椭圆工具并选择对象绘制模式，笔触颜色为不设置颜色，填充颜色设置为红色，按住 Shift 键，同时拖动鼠标绘制一个适当大小的红色正圆，选择并拖动该圆到适当的位置。

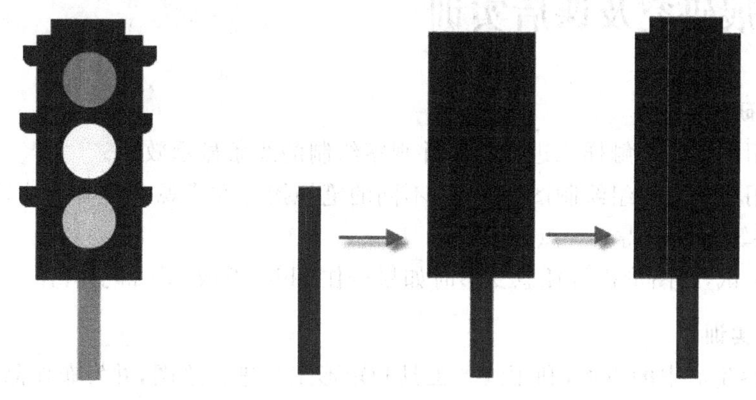

图 3-33　红绿灯　　图 3-34　绘制红绿灯主体部分

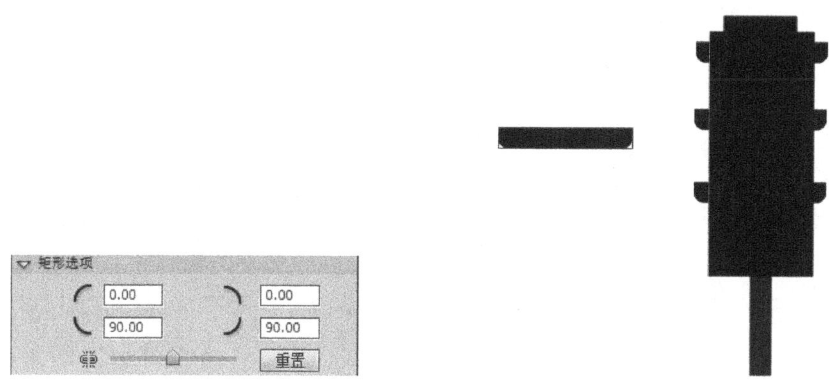

图 3-35　“矩形选项”参数设置　　图 3-36　绘制灯罩

按 Ctrl+C 键和 Ctrl+V 键分别复制和粘贴该红色正圆图形，设置复制后的正圆填充色为黄色，并拖动到适当的位置。同样的方式再绘制一个绿色的正圆，如图 3-37 所示。

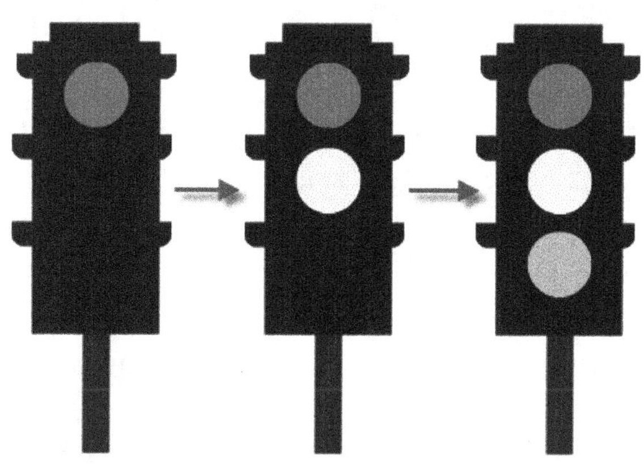

图 3-37　绘制红、黄、绿灯

(5) 一个简单的红绿灯绘制完毕。

3.4 拓展研究及课后实训

1. 拓展研究

(1) 选用不同的笔触样式进行绘制并观察绘制的线条显示效果。

(2) 使用矩形工具组绘制图形,采用不同的笔触接合方式观察其显示效果,为了便于观察,可以将笔触设置得粗一点。

(3) 试一试,对图形进行任意变形时如果按住 Shift 键或 Alt 键会有什么效果。

2. 课后实训

认真观察生活中的事物,利用线条工具和矩形工具进行绘图,并发布作品。

实训 4

绘制切开的西瓜

任务描述

利用图形工具，绘制切开的西瓜，如图 4-1 所示。

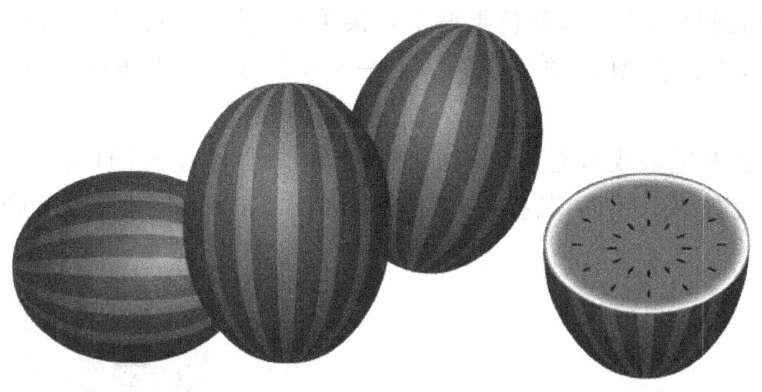

图 4-1 切开的西瓜

任务目标

(1) 掌握渐变变形工具、颜料桶工具、橡皮擦工具等基本作图工具的操作方法。

(2) 能够用颜色面板、变形面板等方法对一般的图形进行基本的编辑。

4.1 相关知识：部分绘图工具及图形变形

通过实训 3 的完成，学习并掌握了线条工具、矩形工具组及任意变形工具的操作方法，能够进行简单图形的制作。本实训将进一步学习更多的绘图工具、颜色面板和变形面板，更灵活地进行图形绘制和编辑。

4.1.1 颜色面板

前面已经学习了通过工具面板和属性面板来进行笔触和填充的颜色设置，在 Flash CS6 中还可以通过颜色面板来进行更为丰富的颜色设置。在传统界面下颜色面板位于绘图工作区右侧的面板栏中，单击颜色面板图标，弹出颜色面板，如图 4-2 所示。

其中样本面板的使用和前面学习的颜色设置类似，这里主要来学习一下颜色面板的

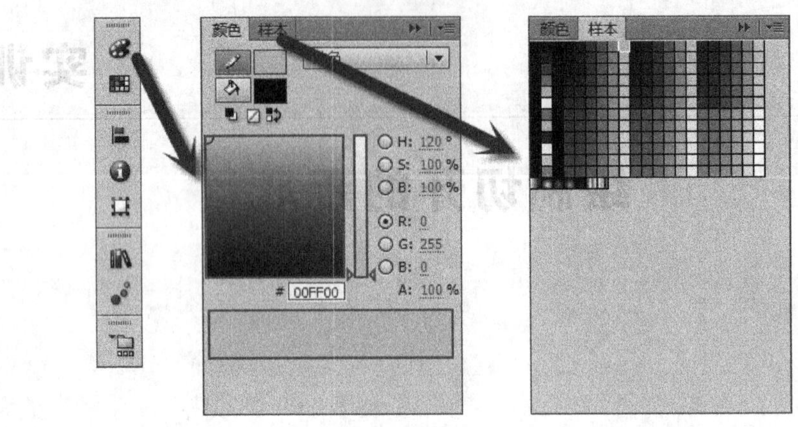

图 4-2 颜色面板

使用。使用颜色面板时，首先选择笔触图标或填充图标来确定要设置的目标是笔触颜色还是填充颜色，然后从颜色类型下拉菜单中选择一种：无、纯色、线性渐变、径向渐变和位图填充，不同类型的颜色设置大体一样，但根据不同的类型特点还是有一些区别。

（1）无。不设置笔触或填充颜色。如图 4-3 所示，图中笔触图标处于选中状态。

（2）纯色。设置单一颜色，其操作选项内容如图 4-4 所示。设置颜色通常有如下 3 种方法。

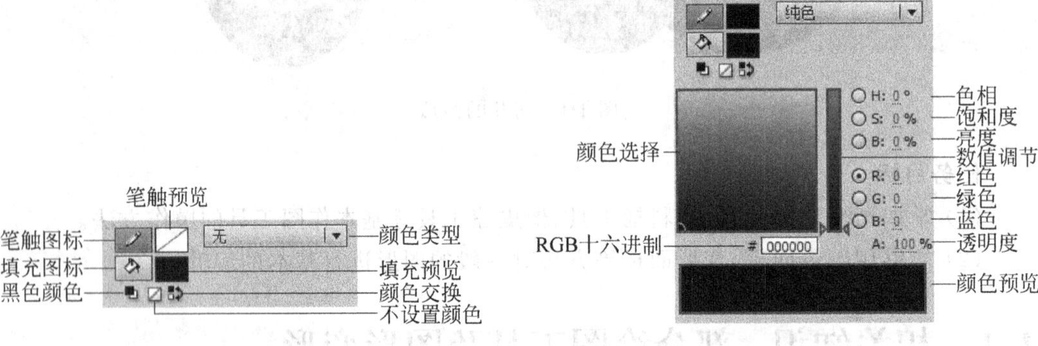

图 4-3 “无”颜色类型设置选项内容　　图 4-4 “纯色”颜色类型设置选项内容

① RGB 十六进制。输入 6 位十六进制的数值，通过 RGB 颜色的混合来完成颜色设置。

② RGB 颜色模式。通过设置红、绿、蓝三种颜色的数值来完成，可以直接在 R、G 和 B 右侧修改数值来完成；也可以选中其中一项，比如选择 R(红色)如图 4-5 所示，通过拖动数值调节杆来调节 R 的数值。然后在颜色选择区域拖动或点击选择一种颜色来确定 B 和 G 的数值，在拖动数值调节杆或在颜色选择区拖动过程中颜色预览会分为上下两种颜色，显示当前的颜色和拖动前的颜色对比。

③ HSB 颜色模式。通过色相、饱和度和亮度三个数值的设置来完成颜色设置，其操作方法和 RGB 颜色模式类似。

(3) 线性渐变。进行笔触或填充的线性渐变颜色设置，如图 4-6 所示。

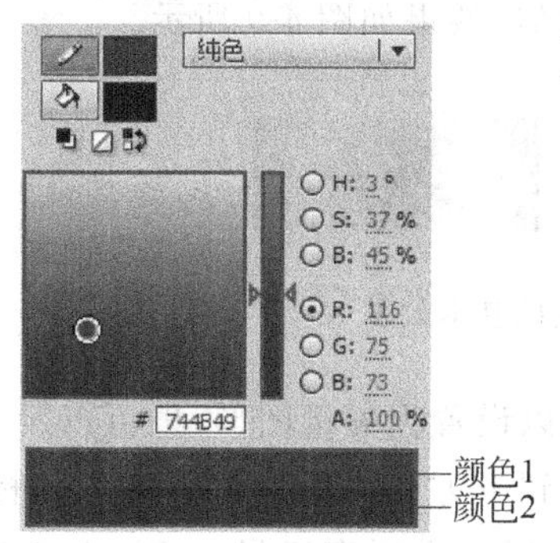

图 4-5　RGB 颜色调整

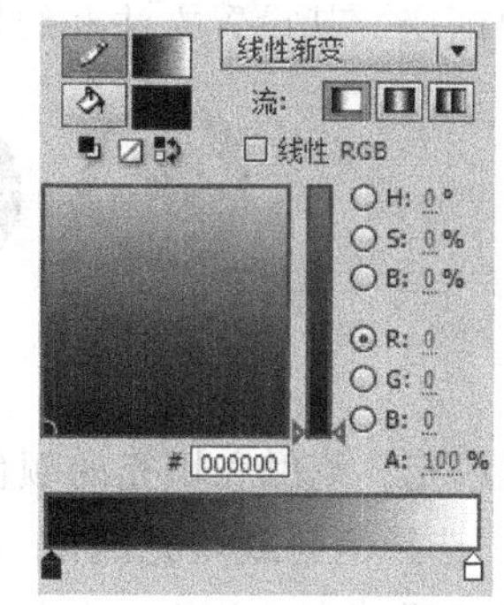

图 4-6　线性渐变设置

① 颜色控制节点。用于控制线性渐变的颜色及其位置，图 4-6 中为默认的两个控制节点和，该图标由三角形和正方形组成。上边的三角形实心时表示处于选中状态，可以对其颜色进行设置，其设置方法和纯色颜色设置类似，正方形的填充颜色为该颜色控制节点的当前颜色。左右拖动颜色控制节点可以调整影响区域和方式。此外，还可以增加节点来实现更丰富的线性颜色渐变，移动鼠标到控制节点区域光标变为时，单击鼠标左键可以增加节点；若要删除节点将其拖动到颜色面板外即可。图 4-7 为不同颜色控制节点设置时绘制的矩形效果，其中笔触颜色设置为无。

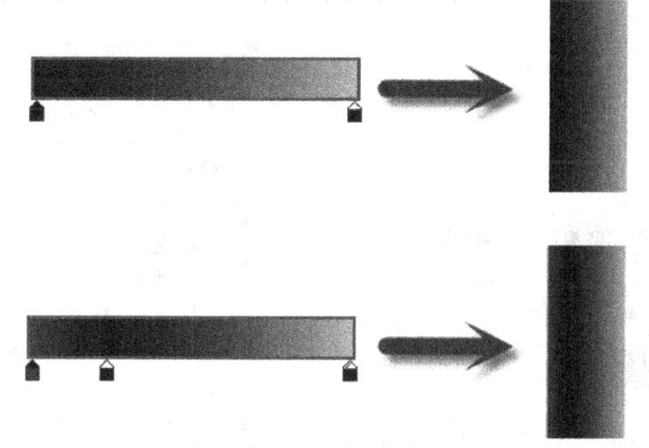

图 4-7　颜色控制节点设置效果

② 线性 RGB。选中该复选框，可以创建 SVG 兼容(可缩放矢量图形)的线性渐变。

③ 流。设置超出颜色填充范围的颜色填充方式。绘制图形时为完全填充，不存在超出颜色填充范围的情况，此时三个选项效果无区别，但是当采用渐变变形工具进行颜色变形时，就表现出很明显的效果区别。如图 4-8 所示为绘制填充图形时扩展颜色、反射颜色和重复颜色的效果对比，笔触图形效果类似。

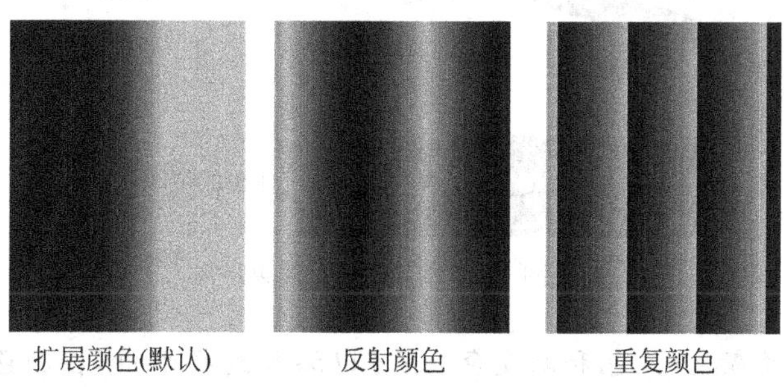

图 4-8　三种“流”方式的效果

(4) 径向渐变。线性渐变是沿直线进行颜色渐变,而径向渐变则是从圆心开始沿半径向四周扩散渐变。其设置方法和线性渐变类似,效果如图 4-9 所示。

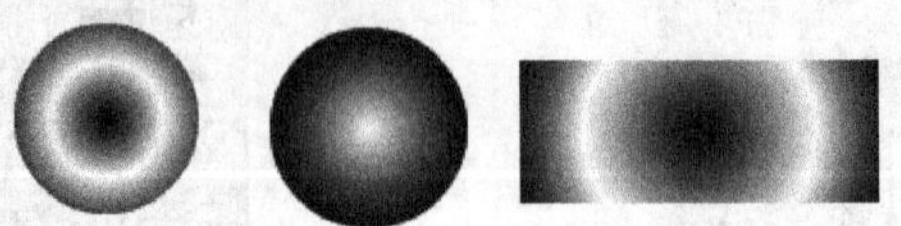

图 4-9　径向渐变的基本效果

(5) 位图填充。笔触和填充的颜色不仅可以设置为矢量图形,也可以设置为位图,如图 4-10 所示。选择笔触或填充图标,光标移动到下方的位图缩略图区域光标变为,单击图片即可选择要填充的位图。位图缩略图区域显示所有已导入 Flash 文档的位图,单击"导入"按钮弹出如图 4-11 所示的对话框,选择需要的位图文件即可导入。如果选择位图填充类型时 Flash 中还没有导入的图片,则会自动弹出如图 4-11 所示的对话框,用于导入位图。位图填充的效果如图 4-12 所示。

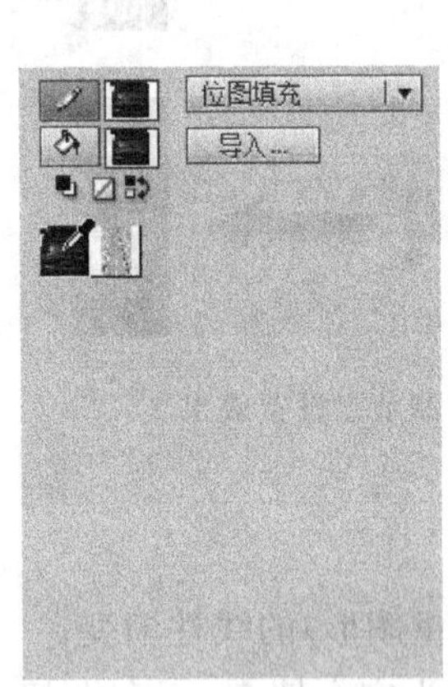

图 4-10　位图填充设置

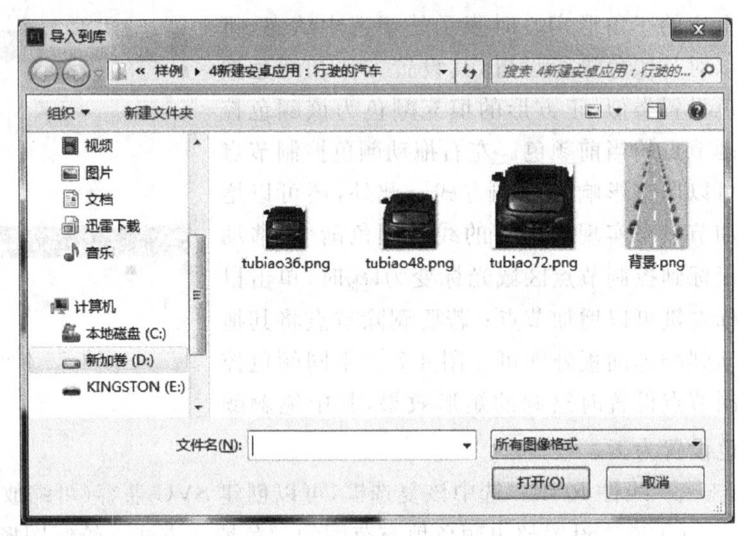

图 4-11　"导入到库"对话框

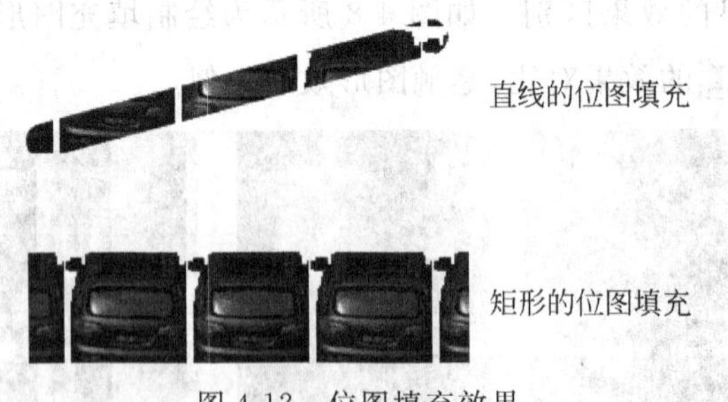

图 4-12　位图填充效果

注意:设置好的颜色(纯色和渐变色)还可以添加到样本中,在颜色面板的右上角单击按钮,从下拉菜单中选择"添加样本"命令即可,下次使用时可以直接在样本面板中选用。该样本也会同时出现在工具面板和绘制图形工具属性面板的颜色设置对话框中。

4.1.2 渐变变形工具

对于渐变颜色和位图填充,可以通过渐变变形工具来调整上色的方式,包括方向、中心位置和范围大小。使用时首先选择渐变变形工具,再选择目标图形就会出现渐变变形控制节点,进行合适的调整即可。

(1) 线性渐变颜色变形。图形共有 3 个控制节点:中心点、方向节点和范围节点,中心点两侧对称的两条直线为填充颜色的范围。如图 4-13 所示,分别为调整 3 个节点在扩展颜色、反射颜色和重复颜色模式下的变形效果。

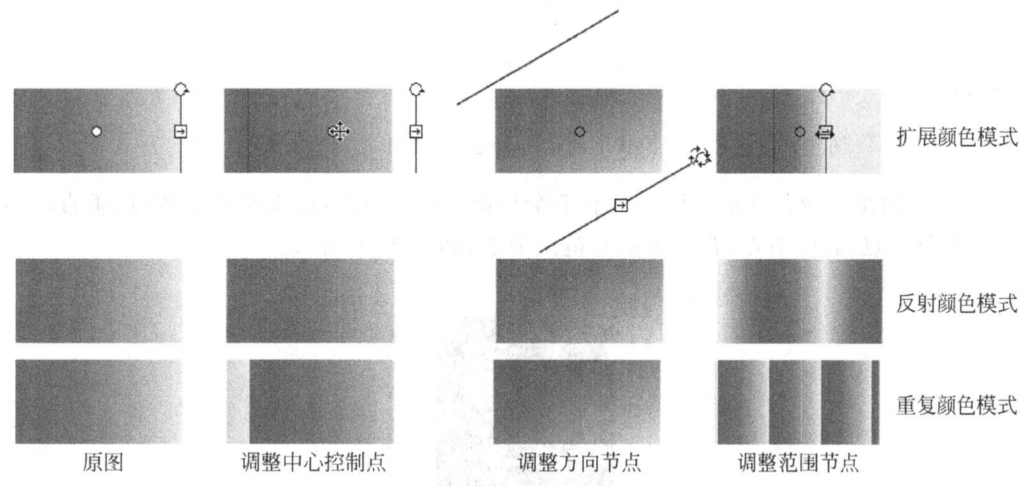

图 4-13 线性渐变颜色变形效果

(2) 径向渐变颜色变形。图形共有 5 个控制节点:中心点、焦点、方向节点、宽度节点和范围节点,经过中心点的直线为中心线,椭圆为范围,如图 4-14 所示。

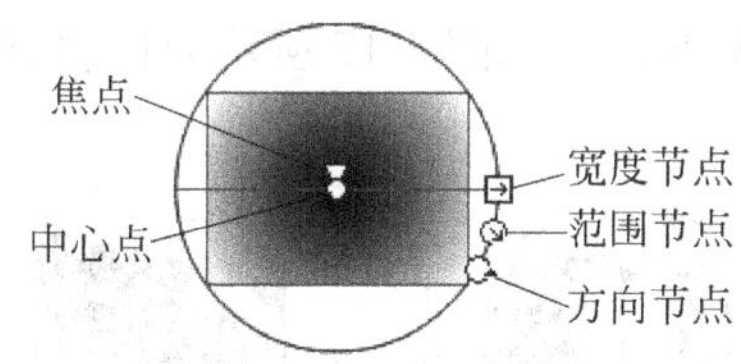

图 4-14 矩形图形的径向渐变颜色变形控制节点

中心点为用于调整径向渐变颜色的中心位置;焦点只能在中心线上移动,可以看作渐变的起始位置;方向节点用于控制渐变方向;范围节点用于控制渐变范围的大小;宽度节点用于控制渐变范围的宽度。渐变变形效果类似于线性渐变颜色的变形,如图 4-15 所示为扩展颜色模式下的控制节点调整的图形变化效果。其中调整方向节点时图形似乎没有变化,这是因为径向渐变的特点在原始状态下旋转方向并不产生图形的颜色变化,但在其他节点调整后就会有不同的效果,请读者自行练习体会。

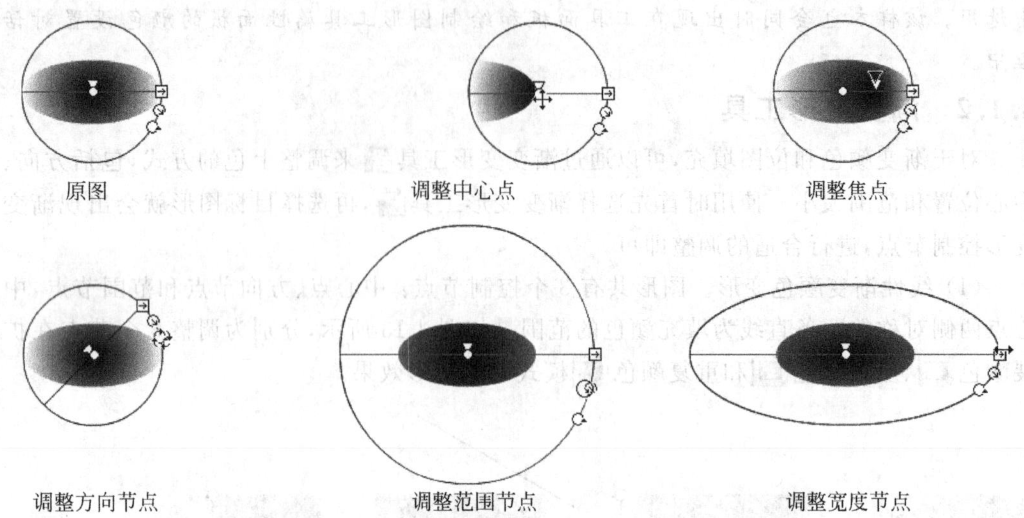

图 4-15　扩展颜色模式下的径向渐变颜色变形控制节点调整效果

(3) 位图填充颜色变形。图形共有 7 个控制节点：中心点、水平倾斜节点、垂直倾斜节点、方向节点、高度节点、宽度节点和范围节点，如图 4-16 所示。

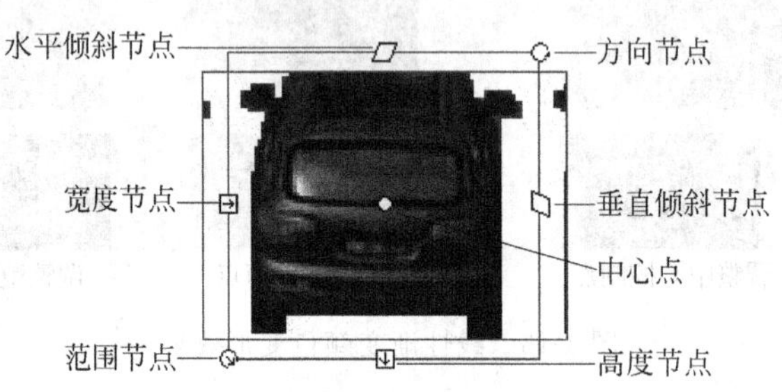

图 4-16　位图填充变形控制节点

位图填充颜色变形时，调整高度节点和宽度节点，位图填充同时从中心向两边变化，调整范围节点，高度和宽度等比例变化。如图 4-17 所示为控制节点调整的图形变化效果。

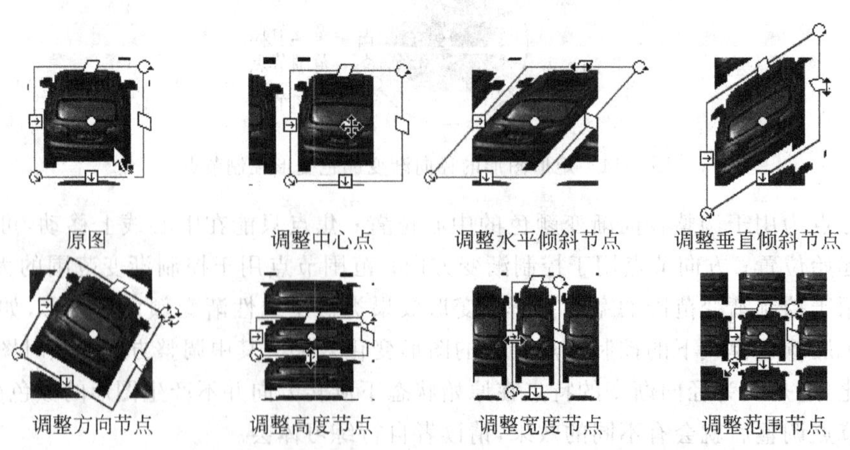

图 4-17　位图填充颜色变形控制节点调整效果

4.1.3 颜料桶工具与墨水瓶工具

颜料桶工具和墨水瓶工具均为颜色填充工具，属于同一工具组，前者用于设置图形填充颜色，后者用于设置笔触线条颜色。

1. 颜料桶工具

颜料桶工具不仅可以改变图形填充颜色，还可以对封闭区域进行颜色填充。使用颜料桶工具时，首先在图形工具面板中选择该工具，然后设置填充颜色，最后在填充图形或封闭区域中单击鼠标左键即可完成。

需要注意的是，使用颜料桶工具时，如果设置为径向渐变颜色，鼠标单击的位置为径向渐变颜色的中心点和焦点，如果设置为位图填充，图形的中心为位图的中心点。

(1) 选项设置。选择颜料桶工具后，在工具面板选项区域会出现两个选项：封闭空隙和锁定填充，如图 4-18 所示。

① 封闭空隙。填充颜色时，有时图形的封闭并不是很完整，可能会留有不同程度大小的空隙，特别是类似图 4-19 所示的情况，尽管显示的图形似乎已经封闭，但如果使用部分选择工具框选择该图形会发现锚点并不重合，如果采用默认的不封闭空隙方式并不能成功填充颜色。用户可以根据实际情况选用不封闭空隙、封闭小空隙、封闭中等空隙或封闭大空隙。

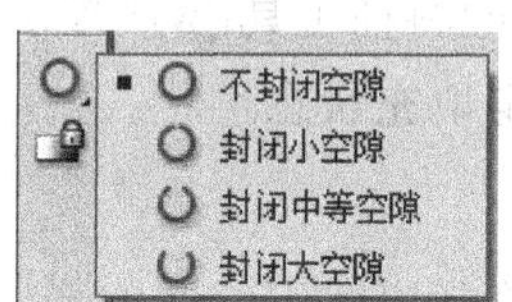

图 4-18 选项区域

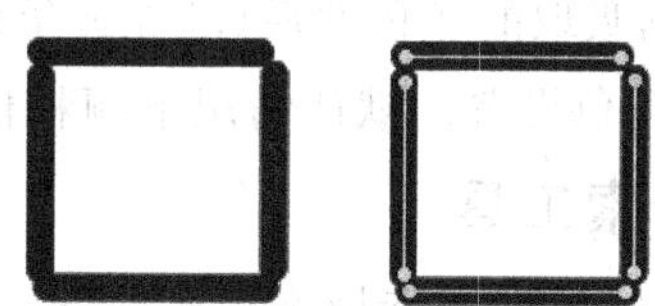

图 4-19 存在小空隙的图形

② 锁定填充。进行渐变颜色填充或位图填充时，如果选中锁定填充，可以同时对多个图形或封闭区域进行同步变形控制节点颜色设置，这些填充颜色的变形控制节点将保持一致且同步变化。默认情况下，如果选择锁定填充前，图形已经填充，则以上次的填充控制节点为准，否则以第一次填充的控制节点为准。对于单色填充没有实际效果。图 4-20 所示为对部分封闭区域进行位图填充的锁定填充效果。

(2) 颜色设置。选择颜料桶工具后，可以在其属性面板、工具面板的填充颜色设置或颜色面板中设置颜色，方法同前所述。

2. 墨水瓶工具

墨水瓶工具用来设置笔触颜色，一般步骤为：选择墨水瓶工具；在属性面板或者通过其他笔触设置方式设置笔触颜色，属性面板如图 4-21 所示，可以设置笔触颜色、笔触大小、笔触样式等；移动鼠标到笔触线条上，单击鼠标，完成笔触颜色设置。

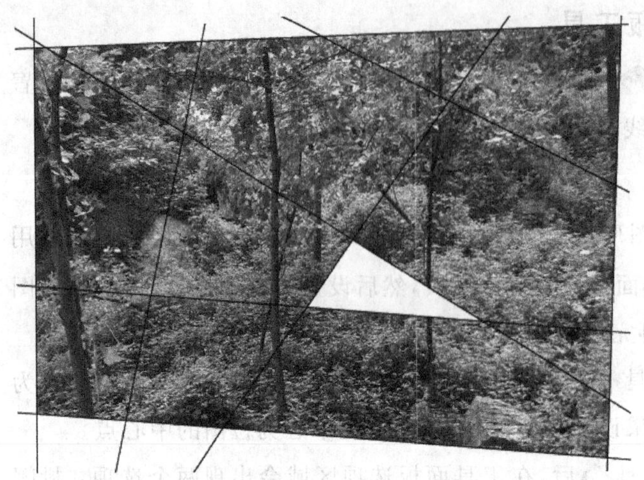

图 4-20 位图填充的锁定填充效果

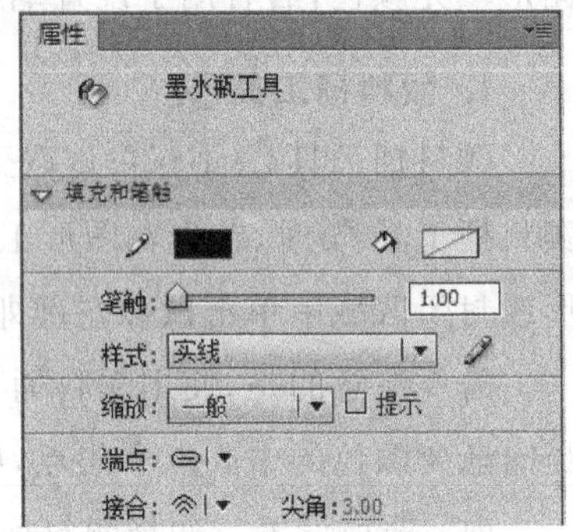

图 4-21 墨水瓶工具属性面板

4.1.4 滴管工具

滴管工具用于从绘图工作区域吸取填充或笔触颜色。其操作步骤如下。

(1) 选择滴管工具。

(2) 在工作区域移动鼠标,移动到填充图形上时光标变为,移动到笔触线条上时光标变为,移动到空白处时光标变为,单击鼠标左键吸取颜色。

(3) 根据吸取的颜色性质(填充或笔触)自动调整为颜料桶工具或墨水瓶工具,进行相应的颜色设置。默认情况下颜料桶工具为锁定填充状态。

4.1.5 套索工具

套索工具用于选择不规则的图形区域,对合并绘制模式下绘制的形状图形有效,且不包括基本矩形工具和基本椭圆工具绘制的图元。选择套索工具后,在绘图工作区域拖动鼠标绘制一个封闭区域,此区域的图形被选择,如图 4-22 所示。如果拖动鼠标时没有形成封闭图形,会自动直线连接起点和终点形成封闭图形。对于选中的图形,可以进行颜色的设置、变形等操作。

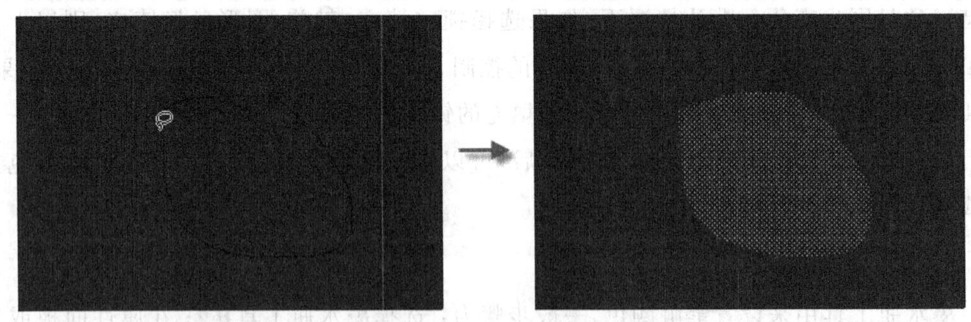

图 4-22 套索工具选择图形区域

该工具的选项区域主要有3个选项设置：魔术棒、魔术棒设置和多边形模式。

(1) 魔术棒。该选项仅用于位图形状，如位图填充图形。选择该选项后，单击位图上的一点，与该点相邻的近似颜色区域将被选中，如图4-23所示。使用该选项可以对导入的位图进行简单的编辑。

(2) 魔术棒设置。单击该选项，弹出如图4-24所示的“魔术棒设置”对话框，可以设置魔术棒的阈值和平滑程度。阈值表示近似颜色的范围大小，阈值越大颜色范围越大，选中的区域一般也越大。单击平滑下拉菜单，共有4个选项：像素、粗略、一般和平滑，用于定义选择范围的平滑程度。

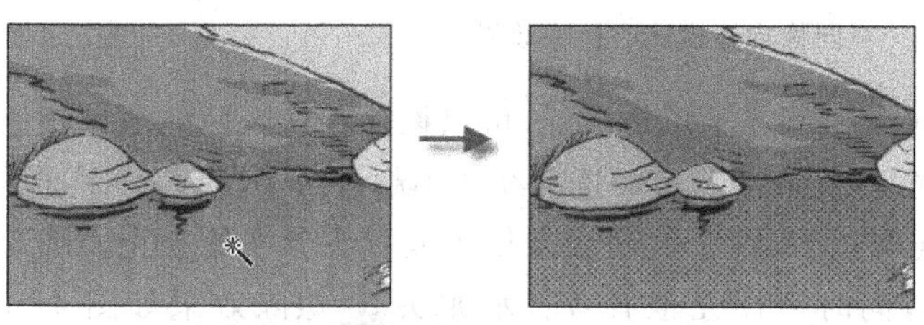

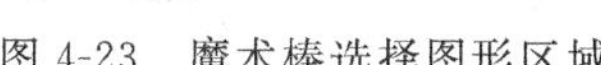

图4-23 魔术棒选择图形区域

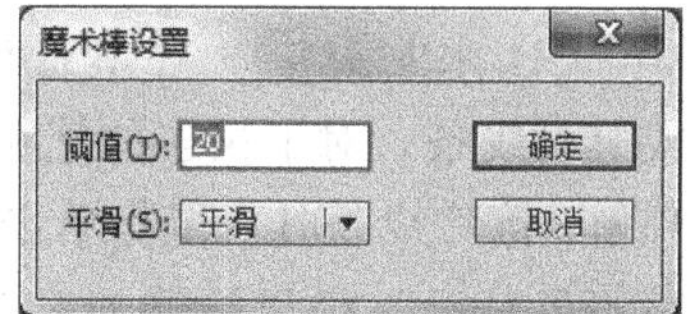

图4-24 “魔术棒设置”对话框

(3) 多边形模式。该选项可以进行多边形区域的选择。选择该选项后，在工作区域不同位置依次单击鼠标左键，相邻的两点间形成线段，最后双击鼠标结束，终点和起点自动连接形成封闭的多边形选择区域。

4.1.6 橡皮擦工具

橡皮擦工具用于擦除形状图形或绘制对象图形的填充颜色或笔触颜色，一般情况下对于基本矩形工具和基本椭圆工具绘制的图元无效。该工具不能用于后面要学到的组或元件图形擦除。

选择橡皮擦工具后，在工具选项区域共有3个选项：橡皮擦模式、水龙头和橡皮擦形状。

(1) 橡皮擦模式。用于定义擦除图形的模式，共有5种，默认为标准模式，如图4-25所示。

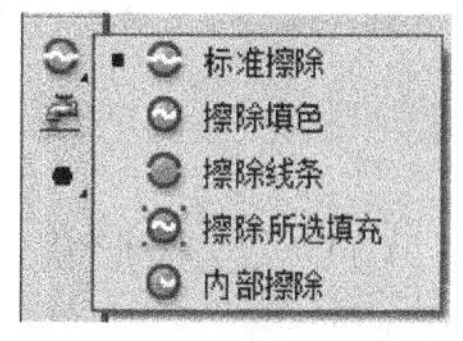

图4-25 橡皮擦模式

5种模式下的效果如图4-26所示。

① 标准擦除。默认擦除模式，在工作区域单击或拖动鼠标时，鼠标经过的区域图形会被擦除掉。

② 擦除填色。仅擦除填充图形，不能擦除笔触线条。

③ 擦除线条。仅擦除笔触线条，不能擦除填充图形。

④ 擦除所选填充。如果已经选择了部分图形，橡皮擦在该模式下只对选择区域内的填充色有效，不能擦除笔触线条或未选择区域的填充颜色。

⑤ 内部擦除。只擦除橡皮擦起点处的填充，以这种模式使用橡皮擦并不影响笔触。该选项和擦除所选填充选项类似，只不过可以影响的区域是由鼠标单击时的起点确定的，该区域是鼠标起点所在的相连区域的填充颜色。

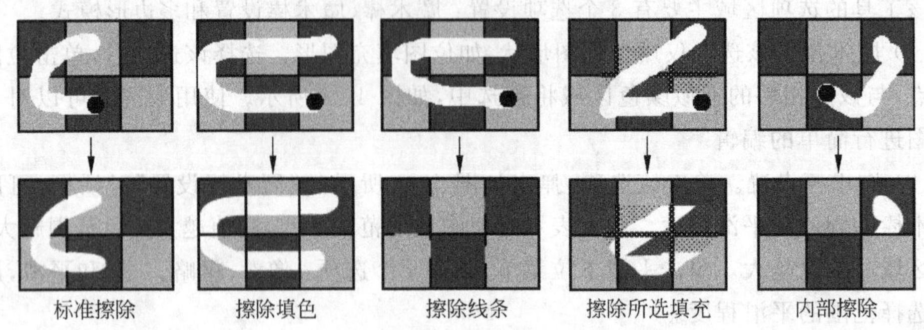

图 4-26 不同橡皮擦模式的擦除效果

(2) 水龙头。在填充颜色或笔触线条上单击鼠标,可以擦除相连区域的填充颜色或笔触线条。对于相连的笔触线条上的锚点,与其相连的线条不超过两个,或者可以这样理解:擦除线条时从鼠标单击处向两边擦除,一直到线条尽头或者有分叉处为止。该选项不仅对于形状和绘制对象有效,同时对图元也有效。水龙头擦除效果如图 4-27 所示。

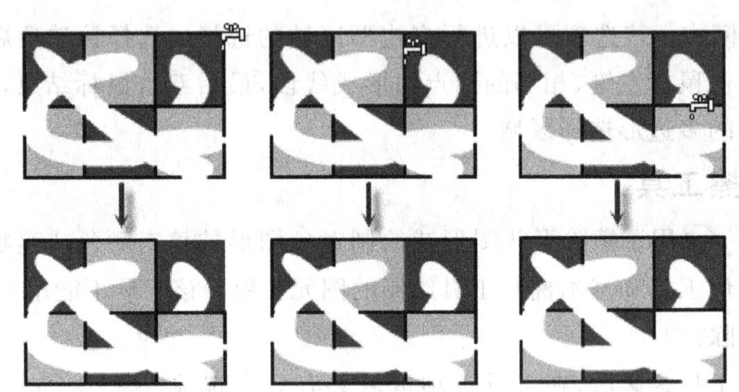

图 4-27 水龙头擦除效果

(3) 橡皮擦形状。橡皮擦有 5 种不同大小的圆形和 5 种不同大小的正方形,可以根据需要选择。

4.1.7 手形与缩放工具

在绘制图形时,为了方便用户操作,Flash 提供了手形工具和缩放工具进行视图的调整,对图形的实际大小和位置没有影响,其效果和文档窗口的滚动条类似。

(1) 手形工具。用来移动舞台在文档窗口中的显示位置,使用时有以下注意要点。

① 基本步骤:单击选择手形工具,移动鼠标到工作区域光标变为,在工作区域的任意位置按下鼠标左键并进行拖动,舞台随之被拖动,如图 4-28 所示为实际操作效果。

② 双击手形工具,舞台在文档窗口中最大化显示。

③ 临时快速切换。在使用其他绘图工具绘制图形时,按 Space 键不要松开,可以临

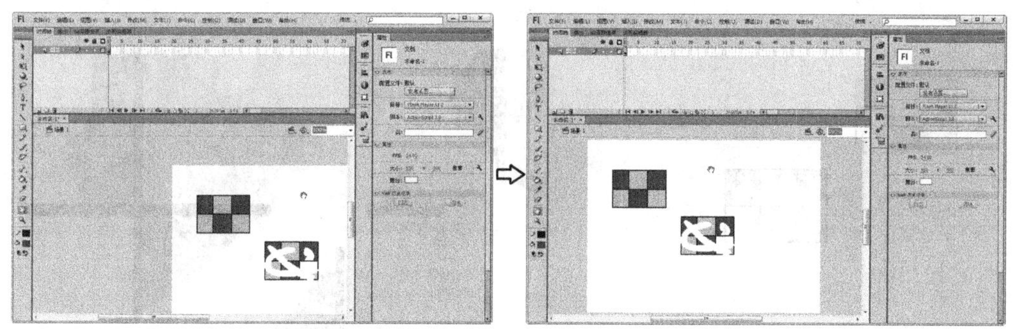

图 4-28　手形工具使用效果

时选择手形工具状态进行操作，松开 Space 键将恢复到原绘图工具状态。在进行复杂的图形绘制时，该功能可以有效提高工作效率。

(2) 缩放工具。用于放大或缩小视图，选择该工具后，在工具选项区域有放大和缩小两个选择。如果需要精确缩放，可以在文档窗口右上角的 100% 组合框中进行数值设置或者通过下拉菜单选择缩放比率。通常有以下几种使用方法。

① 基本步骤：单击选择缩放工具，在工具选项区域选择或，移动鼠标到工作区域光标变为或，在工作区域的某个位置单击鼠标，舞台显示大小变为原来的 2 倍或者 1/2，同时舞台自动进行位置的变化，在窗口中的显示以鼠标单击时的点为中心。图 4-29 所示为使用缩放工具放大一倍的效果。

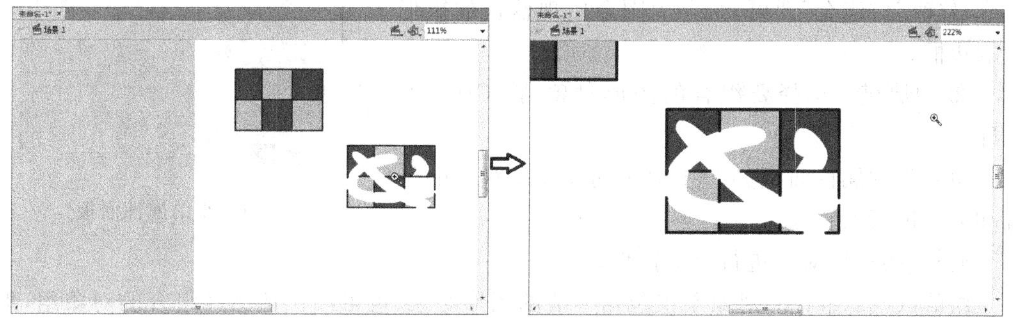

图 4-29　缩放工具使用效果

② 快捷键方式。其快捷键为按住 Ctrl 键和"+"或"－"键。

③ 区域放大。可以选择工作区域中特定的范围进行放大，如图 4-30 所示。选择缩放工具后，在工作区域按下鼠标左键并拖动，创建一个矩形选择区域，选择的区域将放大显示。当矩形宽高比例与窗口不一致时，以其中较大的为准，确保最大化的显示全部选择区域。

④ 100% 比例显示。双击缩放工具，舞台显示比例切换为实际尺寸，即 100% 显示。

注意：使用缩放工具时，可以按住 Art 键来进行放大和缩小之间的切换。

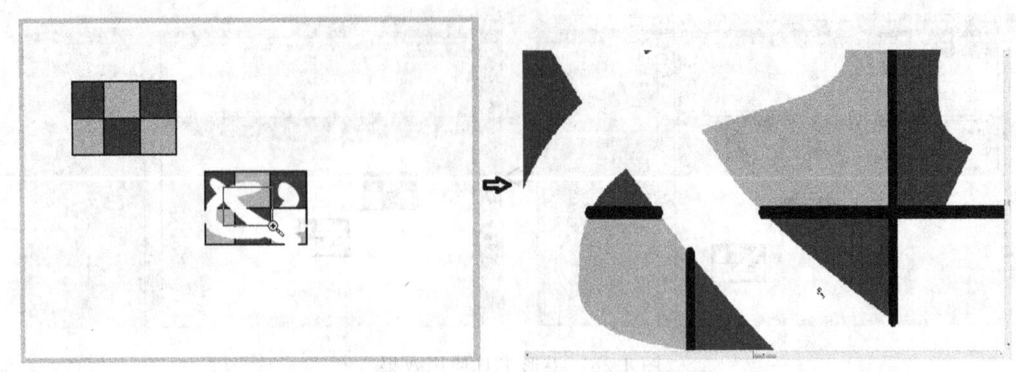

图 4-30　区域放大效果

4.1.8　图形组合与分离

在对图形进行编辑时，可以将多个图形对象组合成一个对象，也可以将图形对象进行取消组合或分离，从而更灵活地对图形进行编辑加工。

(1) 图形的组合。顾名思义，组合是将多个图形对象打包成一个整体，成为一个封闭的单一对象，可以对它们进行统一的编辑和调整，也可以避免一些误操作。组合的对象类型可以是所有的 Flash 图形对象，包括形状、绘制对象、图元、位图、元件和其他组等，组合后的对象名称可以在属性面板中看到，称作组。常用的组合方法有以下两种。

① 菜单命令。选择要组合的图形对象，执行菜单命令“修改”|“组合”即可，组合周围会出现蓝色的矩形轮廓边框。

② 快捷键。选择要组合的图形对象，按 Ctrl＋G 键即可。

组对象的属性面板如图 4-31 所示，可以对组的位置和大小进行设置。

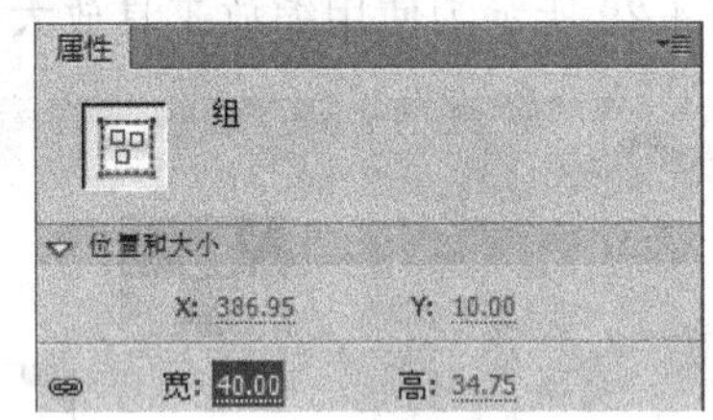

图 4-31　组的属性面板

此外，还可以对组进行以下操作。

组的嵌套：组合的对象不仅包括一般的图形对象，也可以包括已经组合的对象组，形成多层组嵌套。

组的取消：组的取消比较简单，选择组合并执行菜单命令“修改”|“取消组合”或按 Ctrl＋Shift＋G 键。

组内的对象编辑：组内的对象编辑有两种方式，一种是取消组合再进行对象编辑；另一种是使用选择工具，然后双击组合对象，也可以执行菜单命令“编辑”|“编辑所选项目(或在当前位置编辑)”。此时可以对组合内的对象进行编辑，但组合外的对象只能显示不能进行编辑。

当打开多层嵌套的组合时，在文档窗口上方会出现类似 场景 1 组 组 组 的内容，表示目前处于嵌套组合的第三层，可以单击场景名称“场景 1”或其他层的组转到相应的位置进行编辑，也可以单击图标向上返回一级，或者执行菜单命令“编辑”|“全部编辑”关闭所有组合回到场景。

(2) 图形的分离。Flash 中的各种图形对象都可以进行分离,使用方法十分简单,首先选择要分离的对象,执行菜单命令"修改"|"分离"或者按 Ctrl+B 键即可完成。对于不同类型的图形对象分离操作的效果不太一样:对于组合,该操作相当于取消组合;对于形状图形,不需要也不能再进行分离;对于绘制对象、位图、元件等,可以将图形转换为形状,如果是元件则取其中的第 1 帧而舍弃其他帧;对于文本对象,可以分离成单个文字的文本对象,单个文字的文本对象再进行分离可以转换为形状图形。需要注意的是并不是所有的分离操作都是可逆的。

4.1.9 变形面板

在实训 3 中已经学习过通过任意变形工具来完成图形的变形操作,Flash 中还可以通过菜单命令来完成同样的任务:执行菜单命令"修改"|"变形",出现如图 4-32 所示的变形子菜单,根据需要选择相应的工具。关于该子菜单此处不再讲解,请读者自行练习。

如果要精确地控制图形缩放、旋转、倾斜等变形,还可以使用变形面板来完成:单击功能面板中的图标,弹出如图 4-33 所示的变形面板。在变形面板相应的参数位置可以直接输入数值来精确控制变形。

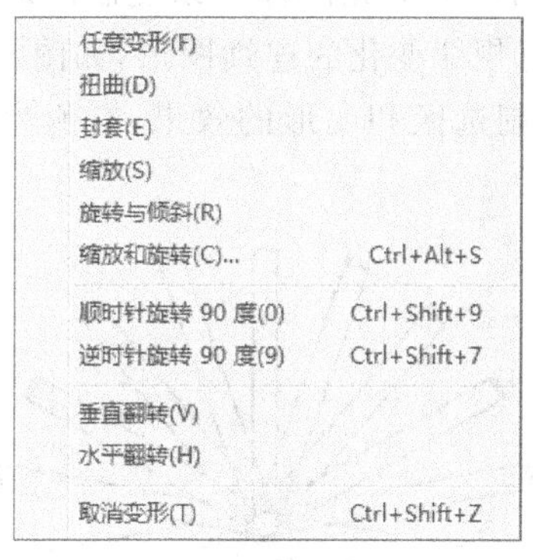

图 4-32 变形子菜单

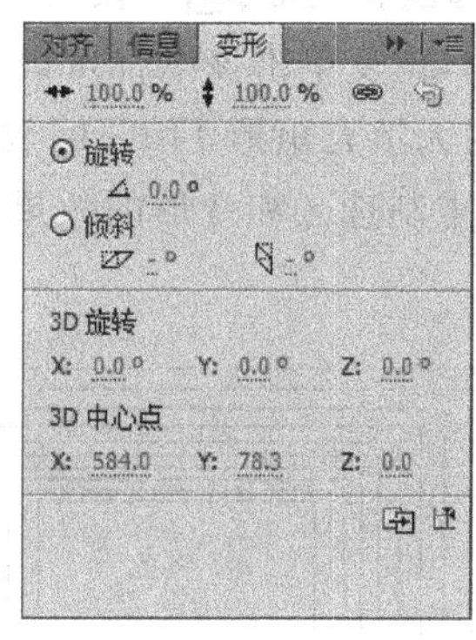

图 4-33 变形面板

(1) 大小变形。共有 4 个图标:宽度比例变形、高度比例变形、约束和重置。单击宽度比例变形图标或高度比例变形图标后的数值,就可以修改其数值大小了,用来改变图形的宽度或高度的缩放比例。在约束状态下改变高度比例或宽度比例时其缩放比例会同步发生变化,单击约束图标可以切换为取消约束状态,此时高度比例和宽度比例可以单独设置互不影响。单击重置图标可以将高度比例和宽度比例重置为 100%,即均不发生变化。

(2) 旋转和倾斜。

① 旋转:选中"旋转"单选按钮后,可以通过修改右侧的数值进行图形的旋转。旋转时以图形的中心点为圆心,旋转参数是正数时以顺时针方向旋转,旋转参数是负数时则以逆时针方向旋转。

② 倾斜:选中"倾斜"单选按钮后,可以修改水平倾斜或垂直倾斜右侧的参数,进行水平或垂直倾斜。倾斜变形后中心点保持位置不变,原图形的矩形(能够容纳图形的

最小矩形)轮廓变为平行四边形且四条边保持长度不变。水平倾斜时水平中轴线不发生变化,垂直倾斜时垂直中轴线不发生变化。如图 4-34 所示为倾斜变形的一些效果,这些效果和利用任意变形工具进行倾斜变形时的效果不尽相同,请进行练习并认真体会。

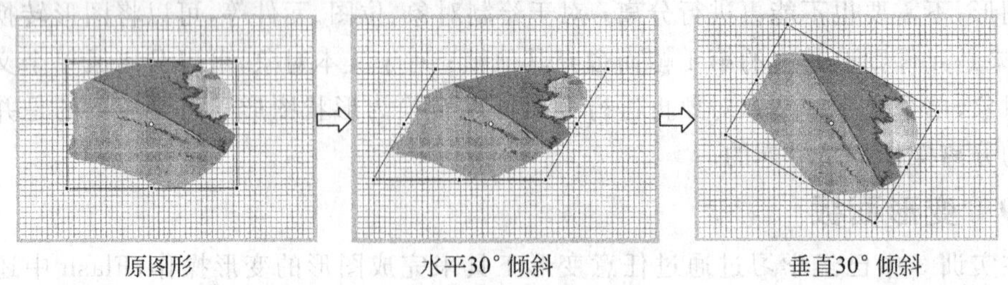

图 4-34 利用变形面板进行倾斜变形

(3) 3D 旋转和 3D 中心点。该变形仅作用于影片剪辑元件,随后再进行详细讲解。

(4) 重制选区和变形及取消变形。这两个图标在变形面板的右下角,其中左侧为重制选区和变形,右侧为取消变形。

① 重制选区和变形。设置好变形参数后,单击此图标可以复制图形并对得到的图形进行变形,重复单击该图标可以得到一些有规律变化的连续图形,如图 4-35 所示,左侧为最内侧的无填充矩形 110%缩放后应用重制选区和变形的效果,右侧为长条矩形旋转 20°后应用重制选区和变形的效果。

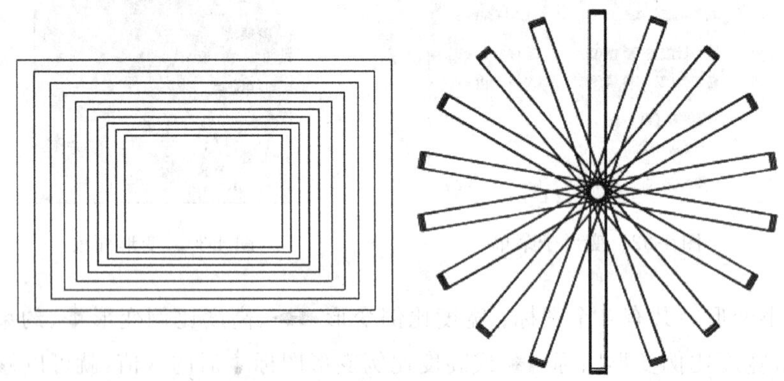

图 4-35 重制选区和变形效果

② 取消变形。单击此图标可以取消前面设置的变形,将图形对象恢复到原来的状态。

4.2 实训步骤

(1) 新建 Flash 文档“切开的西瓜.fla”。

(2) 西瓜的填充颜色设置。在这里要使用径向渐变,并设置亮部、暗部和反光部。单击功能面板中的图标弹出颜色面板并进行设置,如图 4-36 所示。在颜色面板中设置颜色类型为径向渐变,设置三个颜色控制节点,其中左侧的颜色控制节点为亮部颜色,设置 RGB 颜色，R 为 0，G 为 200，B 为 0；中间偏右的颜色控制节点为暗部颜色，R 为 0，G 为 90，B 为 0；右侧的颜色控制节点为反光部颜色，R 为 0，G 为 120，B 为 0。当然，这里的颜色只是参考值，实际操作时也可以根据自己的理解进行适当的调整，尽可能达到最好的效果。

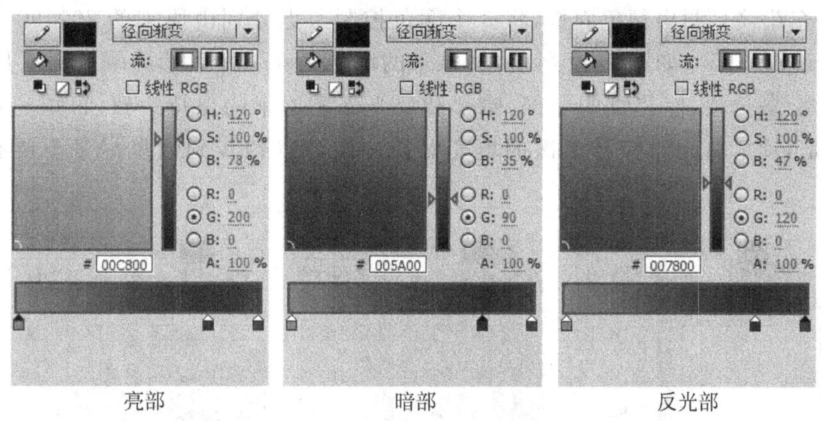

图 4-36　颜色面板设置

(3) 绘制西瓜。选择椭圆工具，设置笔触颜色为黑色，笔触大小为 1，其他参数不变，在舞台上绘制一个椭圆，如图 4-37 所示。

(4) 调整颜色变形。选择渐变变形工具，单击选择椭圆填充，参考图 4-38 调整变形控制节点。如果对颜色不太满意，还可以调出颜色面板进行调整。此处在选择了渐变变形工具和椭圆填充的情况下，调整颜色并观察椭圆颜色的变化，再配合变形控制节点的使用，力争达到最理想的效果。

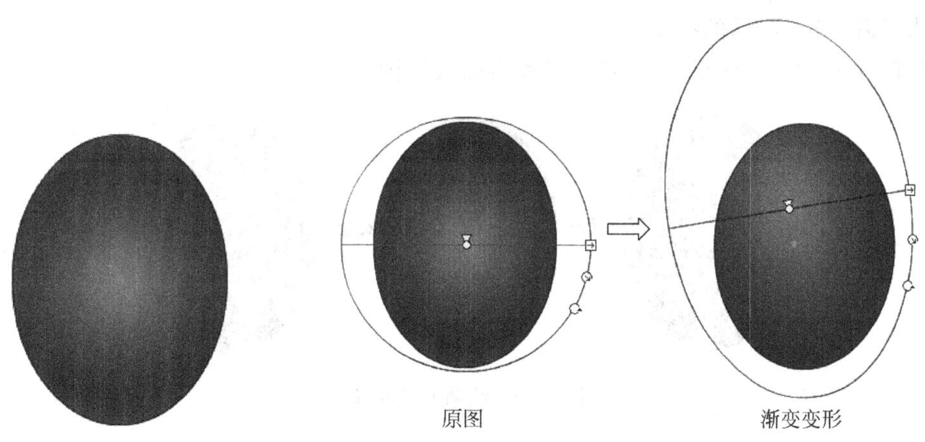

图 4-37　绘制椭圆　　图 4-38　颜色变形

(5) 绘制西瓜花纹。

① 使用选择工具单击椭圆笔触线条，然后依次执行菜单命令"编辑"|"复制"和菜单命令"编辑"|"粘贴到当前位置"。

② 粘贴后的椭圆笔触线条处于选中状态，单击功能面板中的图标，弹出变形面

板，在变形面板中设置约束状态为，然后设置变形宽度为80。即完成了一个椭圆线条的复制和变形。

③ 执行菜单命令"编辑"|"粘贴到当前位置"，参照上个步骤并设置适当变形宽度值，可以参照分别设置为70、50、35和10。

④ 填充花纹。调出颜色面板，将3个颜色控制节点分别由原来的200、90和120更改为250、120和150，如图4-39所示，将原来的绿色调亮。然后选择颜料桶工具并使用锁定填充选项，使花纹的亮部、暗部和反光部和原来的保持一致，再填充花纹。需要注意的是，锁定填充时应与上次的填充保持一致，第(4)步到这里尽量不要有多余的操作。

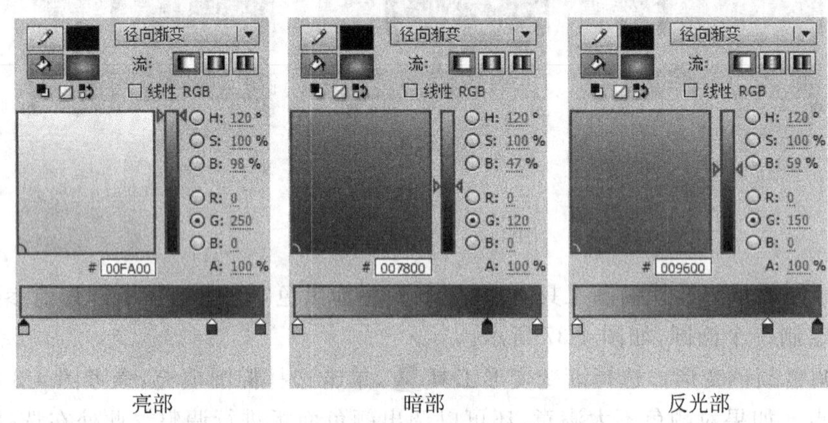

图 4-39　西瓜花纹颜色设置

⑤ 擦除笔触线条。选择橡皮擦工具，并选择擦除线条模式，选择橡皮擦大小为较大，擦除整个西瓜的线条。

如图4-40所示为绘制西瓜花纹过程后的效果图。

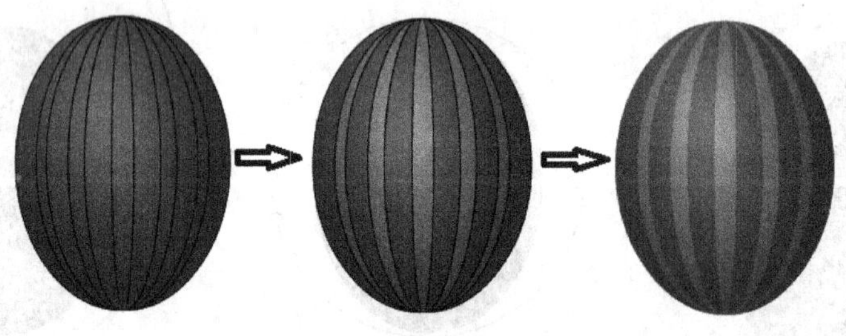

图 4-40　绘制西瓜花纹

(6) 摆放西瓜。

① 组合对象：首先选择西瓜包含的所有图形，在进一步学习选择工具之前，也可以采用套索工具来完成，然后按Ctrl+G键进行组合。

② 复制西瓜并摆放。选择创建的组对象，先按Ctrl+C键和Ctrl+V键复制粘贴若干个西瓜，再使用任意变形工具分别对不同的西瓜进行变形，调整西瓜的摆放方式，如图4-41所示。其中准备切开的西瓜不要进行变形并单独放置。

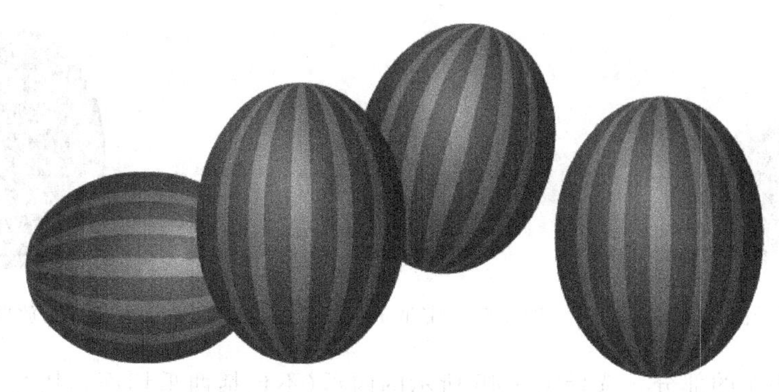

图 4-41　摆放西瓜

(7) 切开西瓜。

① 绘制西瓜切面。调出颜色面板,如图 4-42 所示设置径向渐变颜色。

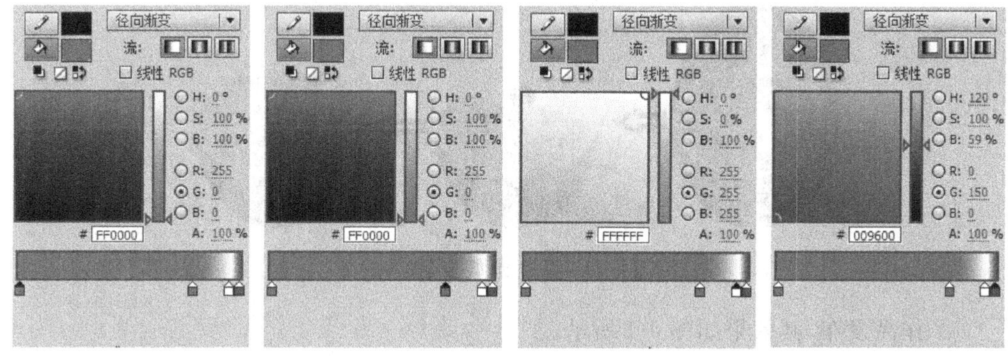

图 4-42　西瓜切面颜色设置

选择椭圆工具,设置笔触颜色为无,按住 Shift 键在舞台空白处绘制一个圆,如图 4-43 所示。

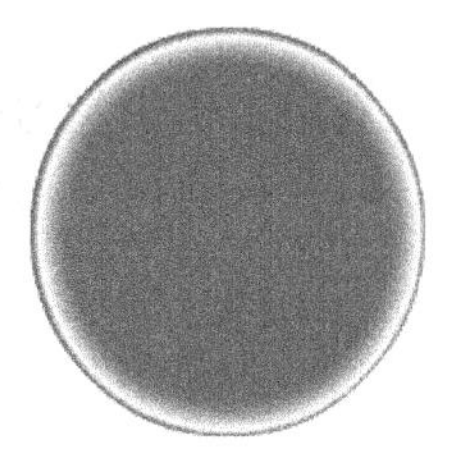

图 4-43　绘制西瓜切面

② 绘制切面中的瓜子。这里并不准备绘制无子西瓜,需要在切面上增加瓜子,可以利用变形面板快速完成。选择缩放工具,在舞台上拖动鼠标选择绘制的西瓜切面,在窗口中最大限度地显示整个西瓜切面图形,便于下面的操作。选择椭圆工具,设置笔触颜色为无,填充颜色为黑色,绘制适当大小和靠近瓜皮位置的黑色椭圆作为瓜子。选择任意变形工具并选中刚绘制的椭圆瓜子,将变形中心点拖动到西瓜切面的中心,如图 4-44 所示。调出变形面板,修改旋转参数为 30°,连续单击变形面板上的重制选区和变形,复制出若干个瓜子。同样的方法在中心的位置绘制出一系列的瓜子,如图 4-45 所示。

③ 放置并调整西瓜切面。选择西瓜切面内的所有图形,按 Ctrl+G 键进行组合以免下一步会出现误操作,将此组对象放置在准备切的西瓜上面,使用任意变形工具调整其位置、大小,使两边与西瓜的两边相重叠,如图 4-46 所示。

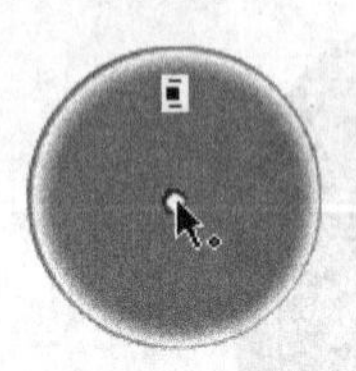
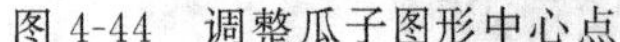
图 4-44 调整瓜子图形中心点

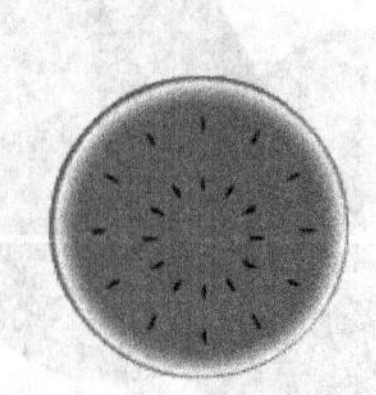
图 4-45 带瓜子的西瓜切面

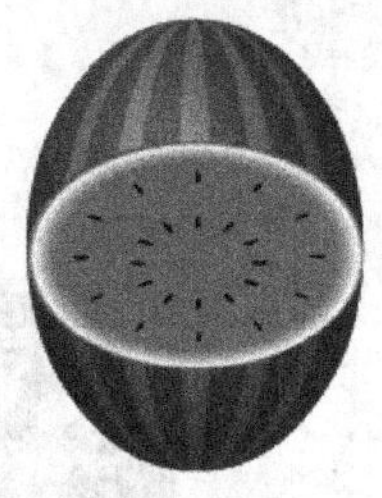
图 4-46 放置西瓜切面

④ 擦除多余的部分。选择图 4-46 所示的西瓜(不包括西瓜切面),执行菜单命令"修改"|"取消组合",转换为形状图形。选择西瓜的上半部分,然后选择橡皮擦工具,并选择擦除所选填充模式,选择较大的橡皮擦擦除上半部分,由于西瓜切面是组对象并没有受到影响,如图 4-47 所示。

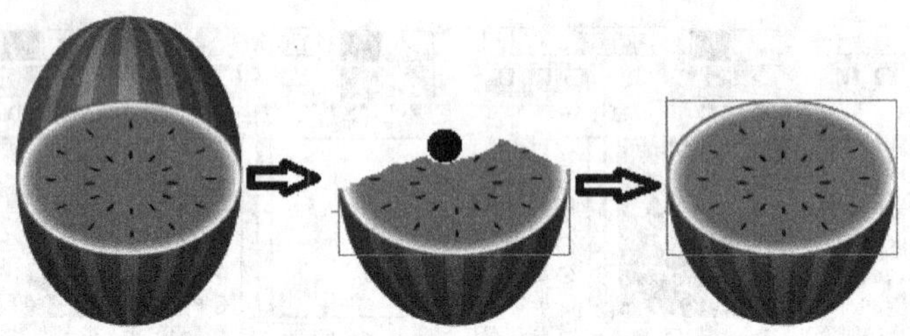
图 4-47 擦除西瓜多余部分

(8) 作品发布,其效果如图 4-1 所示。

4.3 强化训练:草原风光

利用本实训学习过的内容,绘制如图 4-48 所示的草原风光,操作步骤具体如下。

(1) 新建 Flash 文档"草原风光.fla"。文档大小保持默认的宽为 550 像素,高为 400 像素。

图 4-48 草原风光

(2) 绘制天空与草地背景。

① 选择矩形工具，打开颜色面板，设置笔触为无，设置填充为线性渐变并设置5个颜色控制节点，如图4-49所示。

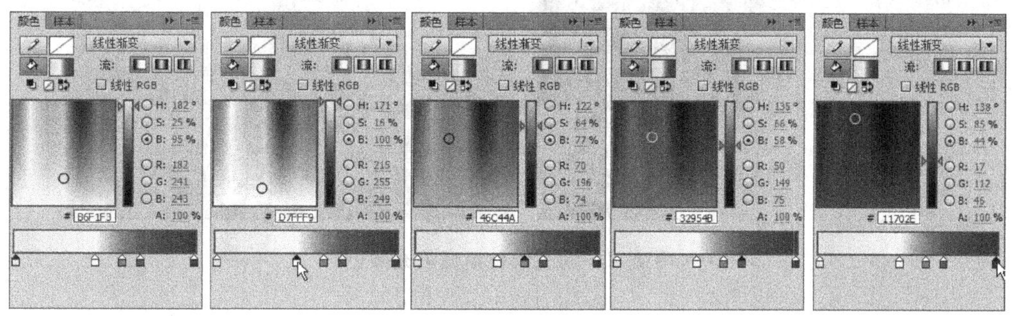

图4-49 颜色面板设置

② 在舞台上绘制矩形，与舞台大小相同。也可以使用选择工具选择绘制的矩形，然后在属性面板中设置矩形的大小和位置，如图4-50所示。

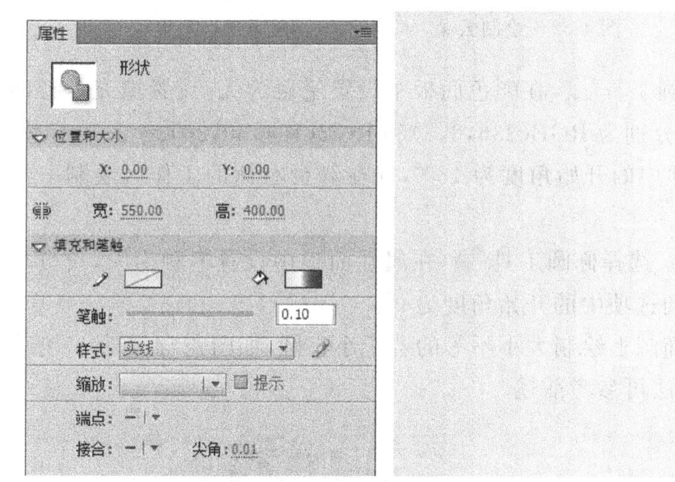

图4-50 矩形属性面板及效果

③ 选择渐变变形工具并选中已绘制的矩形，拖动方向节点顺时针旋转90°，如图4-51所示调整线性渐变填充颜色。

(3) 绘制简单的云朵。绘制云朵时采用椭圆叠加的方式，为了避免编辑调整图形时对其他图形造成干扰，采用对象绘制模式。

① 选择椭圆工具，在工具面板选项区域选择对象绘制模式。

② 设置笔触为无，填充为白色。

③ 在天空背景中绘制大小不等的椭圆形成云朵效果，如图4-52所示。

当然，这里也可以采用基本椭圆工具来达到同样的效果。

(4) 绘制几个大小不等的蘑菇。为了避免编辑调整图形时对其他图形造成干扰，还可以采用组合的方式。

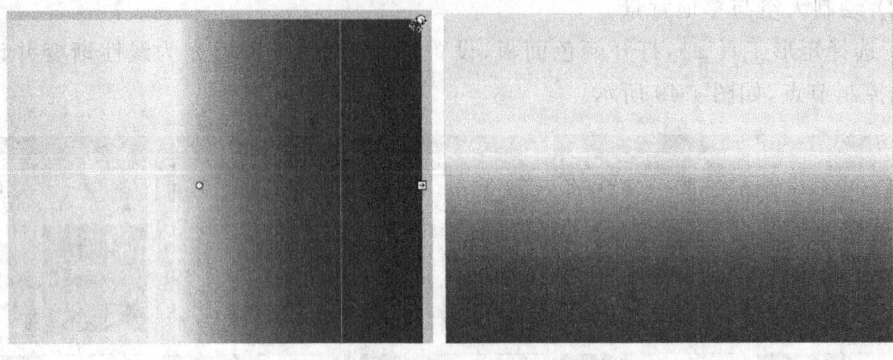

图 4-51　调整线性渐变填充颜色

图 4-52　绘制云朵

① 绘制蘑菇菌盖。选择椭圆工具，在颜色面板中设置笔触为无，设置填充为径向渐变，渐变的两个颜色控制节点分别为 RGB(236,3,3)和 RGB(154,36,36)。

在属性面板中设置椭圆选项中的开始角度为 180°，并在舞台右侧的工作区绘制一个半椭圆，如图 4-53 所示。

② 在蘑菇菌盖上增加斑点。选择椭圆工具，在属性面板中设置笔触为无，设置填充为 RGB(CC9900)，并设置椭圆选项中的开始角度为 0°。

按住 Shift 键，在绘制的半椭圆上绘制大小不等的若干小正圆，如图 4-54 所示。为了便于操作可以放大视图，具体方法可参考前述。

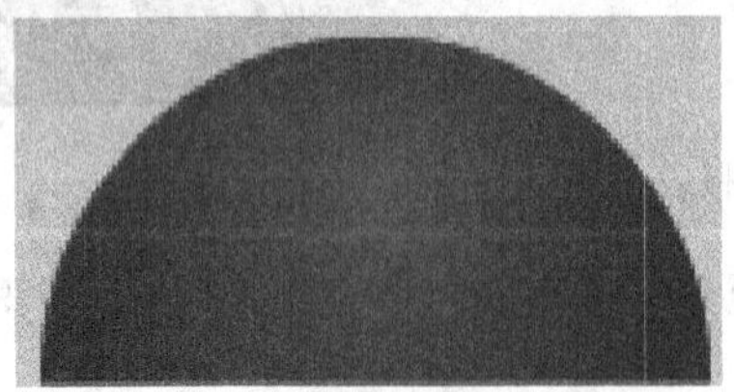

图 4-53　半椭圆参数设置

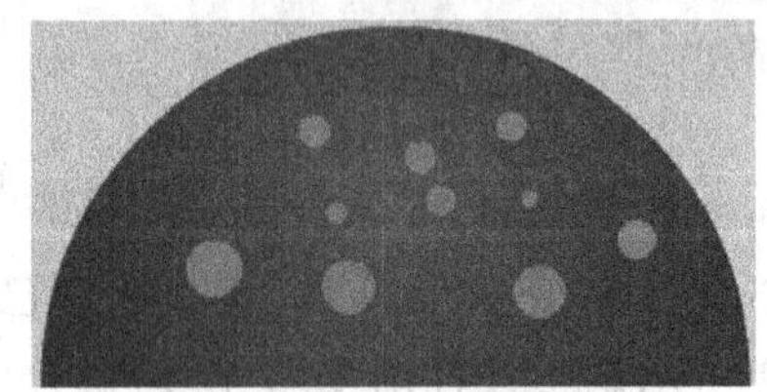

图 4-54　绘制斑点

③ 绘制蘑菇茎。选择矩形工具，在属性面板中设置笔触为无，设置填充为 RGB(663300)。在半椭圆的正下方绘制一个矩形，如图 4-55 所示。

④ 组合蘑菇。选择蘑菇的各个绘制对象，并按 Ctrl+G 键进行组合。

⑤ 复制并调整蘑菇的位置和大小。执行复制(Ctrl+C 键)、粘贴(Ctrl+V 键)，会有一个同样的对象粘贴到舞台中心，使用选择工具调整其位置并使用任意变形工具调整其大小。重复此过程得到若干个大小不等的蘑菇。

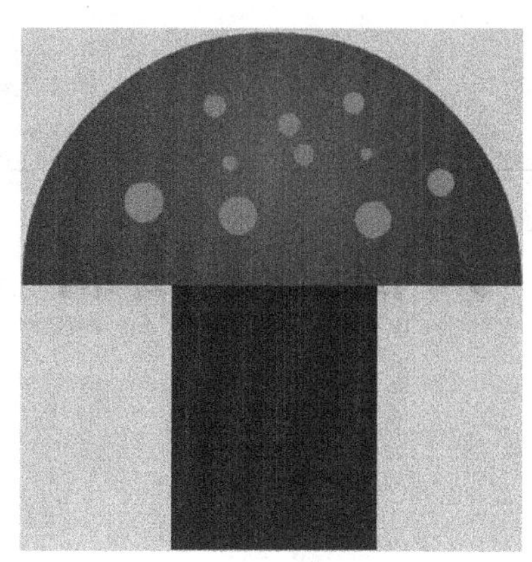

图 4-55 绘制蘑菇茎

(5) 完成图形绘制，如图 4-48 所示。

在本例中，读者可以根据自己的理解和想象设计天空与草原的颜色变化，还可以绘制更多的图形来丰富画面。需要说明的是，本例中采用了组合的命令来整合画面中的各个对象，在实际应用中可以更多地采用元件的方式来达到类似的目的，在后面的章节中会涉及元件的使用方法。

4.4 拓展研究及课后实训

1. 拓展研究

使用任意变形工具进行缩放、旋转和倾斜变形时，图形的轮廓矩形哪些属性有变化，哪些属性没有变化。进行这些变形时，如果同时按住 Alt 键，变形的方式会有哪些变化？试一试，与变形面板的效果进行对比。

2. 课后实训

利用绘图工具及变形面板制作机械手表表盘。

实训 5

人物头像绘制

任务描述

利用图形工具，绘制人物头像，如图 5-1 所示。

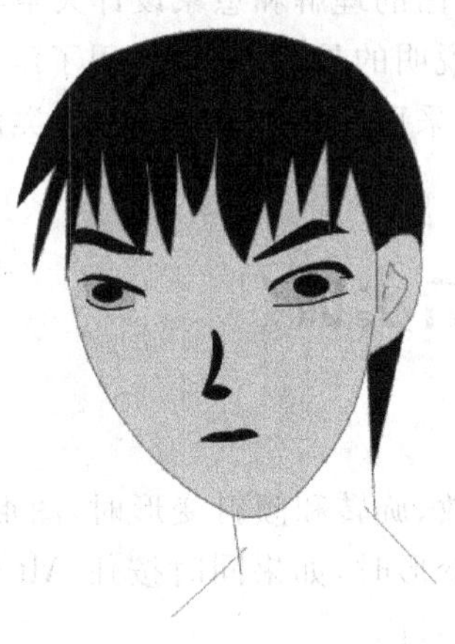

图 5-1　人物头像

任务目标

(1) 掌握钢笔工具组等基本作图工具的操作方法。

(2) 能够对一般的图形进行基本的编辑。

5.1　相关知识：部分绘图工具

通过实训 4，可以掌握一些绘图工具的操作方法，能够进行简单图形的制作。本实训需要进一步学习更多的绘图工具，更灵活地进行图形绘制和编辑。

5.1.1　钢笔工具组

钢笔工具组包括 4 个工具，钢笔工具、添加锚点工具、删除锚点工具和转换锚点工具，能够绘制路径并对路径进行形状调整。

(1) Flash 中的路径知识。路径由一个或多个直线线条或曲线线条组成，可以是封闭图形也可以是开放图形，一般用钢笔工具来生成的图形称为路径。实际上，线条工具、铅笔工具等绘制的笔触线条，以及填充图形的控制轮廓，也可以作为路径来进行编辑处理。在Flash内部用贝济埃曲线来定义路径。

一条曲线由4个点来控制，起始点、终止点以及两个相互分离的中间点，在使用钢笔工具绘制的图形中称为两个锚点和两个控制点，如图5-2所示。曲线AB是由A、B、A′和B′控制生成的贝济埃曲线，A、B两个点称作锚点，是曲线的起始点，B点为实心显示处于选中状态；线段AA′和BB′也称为方向线，其方向用来控制曲线的弧度，是各自锚点处曲线的切线，其长度控制曲线的深度。直线也可以看作弧度和深度均为0的曲线。

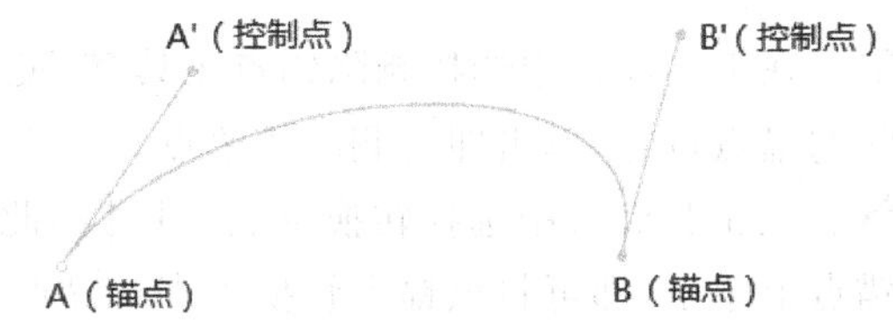

图5-2 曲线线条控制点

路径可以由多个线条组成，如图5-3所示，其中A、B、C、D、E和F为锚点。锚点主要分为以下几种类型。

① 平滑锚点。两端的方向线在同一条直线上且在锚点的不同方向，如图5-3中的C。两端的控制点关于锚点对称时该锚点称为对称锚点。

② 直线锚点。两端均没有方向线，如图5-3中的B和D。

③ 拐角锚点。两端的方向线不在同一条直线上如图中的E，或者在同一条直线上且在锚点的同一方向。

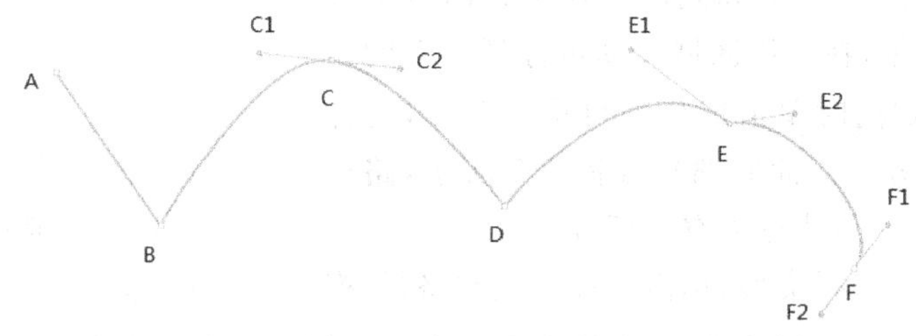

图5-3 路径中的锚点类型

(2) 钢笔工具。以绘制路径的方式来创建线条，主要步骤如下。

① 在图形工具面板中选择钢笔工具，将光标移动到舞台上，光标变为×。

② 在钢笔工具属性面板中设置笔触参数，在图形工具面板的选项区域选择是否对象模式绘制和是否紧贴至对象。其用法和绘制线条时一样，不再赘述。

③ 绘制起点。有两种模式，一种是在起点位置单击绘制出直线锚点；另一种是在起点位置按下并拖动鼠标到沿路径方向的一个锚点，可以绘制出一个对称锚点。

④ 绘制中间点。绘制方法同绘制起点，可以绘制出上一个锚点到该锚点的路径。

⑤ 绘制终点。光标移动到起点处，光标变为。，单击鼠标左键完成一个封闭路径的

绘制。或者也可在其他位置双击完成一个开放路径的绘制。

(3) 添加锚点工具。在工具面板中选择添加锚点工具，此时光标变为。将光标移动到路径上适当的位置，单击即可添加一个锚点，如图 5-4 所示。

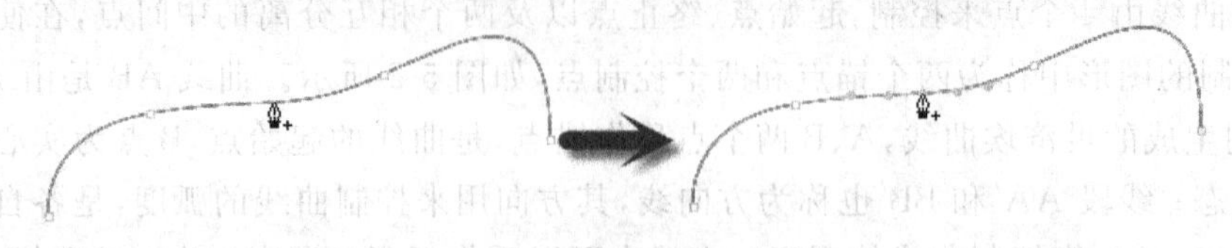

图 5-4　添加锚点

(4) 删除锚点工具。在工具面板中选择删除锚点工具，此时光标变为。将光标移动到路径上需要删除的锚点位置，单击即可删除该锚点。

(5) 转换锚点工具。在工具面板中选择转换锚点工具，此时光标变为。在路径上的平滑锚点或拐角锚点上单击，即可将该锚点转换为直线锚点；拖动锚点(可以是平滑锚点、直线锚点或拐角锚点)，可以将该锚点转换为平滑锚点并控制其方向，松开鼠标左键完成操作。

锚点的编辑工具不仅仅可以对钢笔工具绘制的路径进行操作，也可以对一般的绘制图形如笔触、形状和绘制对象进行操作。编辑前，一般要让该路径处于选中状态，便于准确地进行编辑处理。如果该路径未选中，可利用部分选择工具来选择路径。

5.1.2　部分选择工具

部分选择工具主要用于对路径及其锚点进行选择、移动和删除，以及对路径方向进行调整。

(1) 路径的选择、移动和删除。在工具面板中选择部分选择工具，在工作区域移动鼠标到已有的路径上，当光标变为时单击鼠标即可选择路径，光标右下角为实心正方形。此时路径如图 5-5 所示，路径在选中状态下为绿色，锚点为空心正方形。

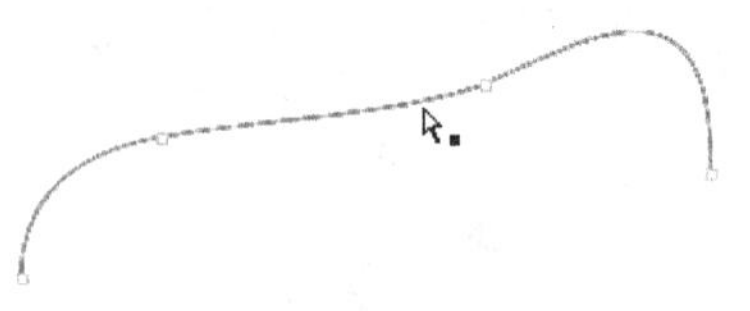

图 5-5　选择路径

路径的移动和选择类似，单击鼠标为选择路径，拖动鼠标为移动路径。选择路径后，在键盘上按 Delete 键即可删除路径。

(2) 锚点的选择、移动和删除以及路径方向的改变。在工具面板中选择部分选择工具，在工作区域移动鼠标到路径上的锚点处，当光标变为时单击鼠标即可选择路径上的锚点，与选择路径时的光标稍有不同，右下角为空心正方形。此时路径如图 5-6 所示，也处于选中状态，选中状态的锚点为实心正方形，该锚点两侧的控制点、左侧锚点的右控制点及右侧锚点的左控制点也显示出来了。

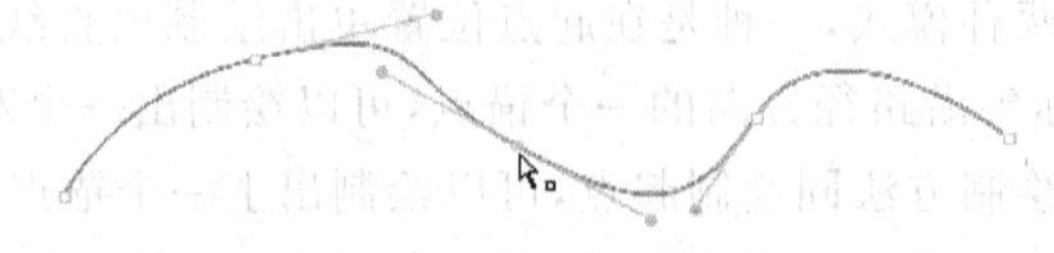

图 5-6　选择锚点

当光标变为时,拖动鼠标可以移动该锚点的位置。选择锚点后按 Delete 键即可删除该锚点。

选择锚点后,该锚点旁的控制点和方向线会显示出来,鼠标移动到控制点时光标变为,如图 5-7 所示,拖动鼠标可以移动控制点的位置,从而达到改变路径方向的目的。

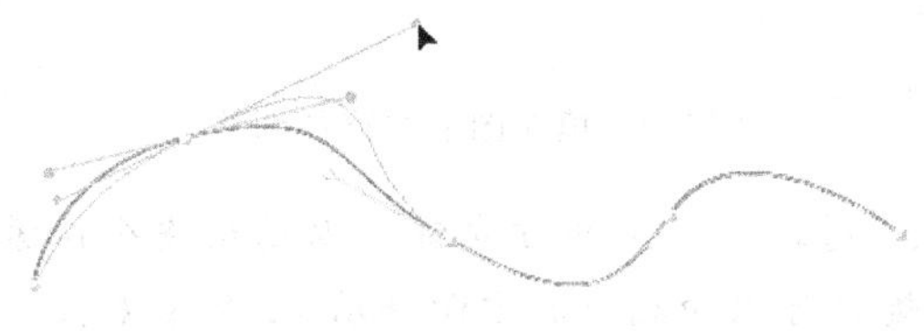

图 5-7 改变路径方向

当该锚点为平滑锚点时,锚点两侧的方向线在同一直线上,当光标变为移动调整控制点位置时,该锚点另一侧的控制点的方向会同步发生变化,深度则不受影响。如果想单独改变一侧的控制点,只需要同时按住 Alt 键即可。

按住 Alt 键,当光标为时拖动鼠标可以复制新的路径并移动到新的位置;当光标为时拖动鼠标可以将该锚点重置为对称锚点,并对锚点的弧度和深度进行调整。

(3) 路径和锚点的多选。按住 Shift 键,使用部分选择工具可以同时选择多个路径或锚点,并可以对选中的对象同时进行移动和删除等操作。需要注意的是,如果同时选中了路径及其锚点,操作的对象优先针对锚点。

锚点的多选还可以通过拖动鼠标,选择矩形选取框内所有合并绘制模式下的路径锚点,该方法对于对象绘制模式下的路径无效,如图 5-8 所示,左侧图形中上方两个路径为对象绘制模式下的绘制对象,下方两个路径为合并绘制模式下的形状,用矩形框选择之后的效果如右侧图形所示,此时可以对选中的锚点进行移动、删除等操作。

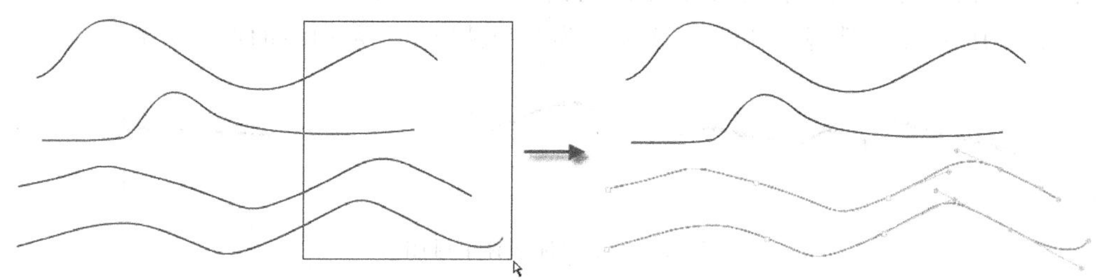

图 5-8 框选多个锚点

(4) 临时切换为任意变形工具。使用部分选择工具时,按住 Ctrl 键,可以临时切换为任意变形工具,对图形进行编辑和调整,当松开 Ctrl 键后,又恢复为部分选择工具。熟练掌握这些功能有利于提高制作效率。

(5) 填充图形的路径调整。一般情况下,进行路径调整时针对的是笔触图形,特别是钢笔工具绘制的图形,实际上,对于填充轮廓同样可以通过路径调整,达到改变填充图形的目的。如图 5-9 所示,设置笔触为无,填充为黑色,绘制出左侧无边框的椭圆填充图形,通过调整填充轮廓的路径,可以转换为右侧的图形。

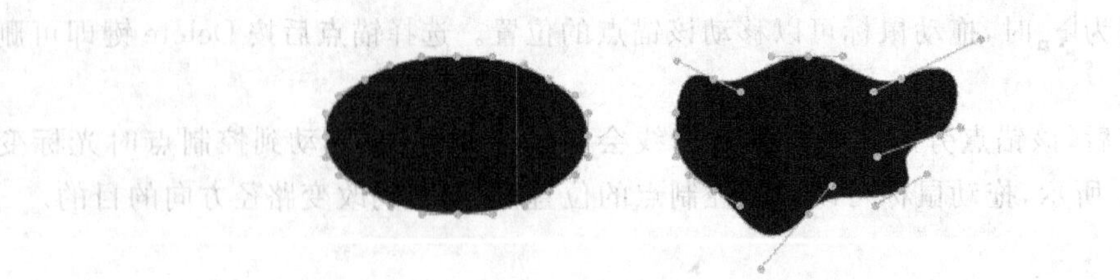

图 5-9 填充图形的路径调整

注意：锚点被选择后，通过键盘上的方向键可以精确逐个像素的移动锚点。如果同时按住 Shift 键，按方向键时可以向相应的方向移动 10 个像素。

5.1.3 选择工具

选择工具是进行对象编辑的前提，只有选择了对象才能对其进行相应的操作。前面的学习里已经在不同的场合中使用了选择工具，这里对选择工具进行较为详细地讲解。使用选择工具时，在工作区域的空白区域光标变为，在不同的对象上会显示不同的光标，其使用方法也不尽相同。

(1) 单击鼠标选择对象。使用选择工具在工作区域单击对象即可选择该对象，这是选择工具最基本的用法。根据对象类型的不同，其使用方法也略有不同。

① 绘制对象、组、元件等相对独立的封装对象。对于这些图形，鼠标移动到对象上时光标会变为，单击鼠标会对该对象进行整体选择，选择结果如图 5-10 所示。

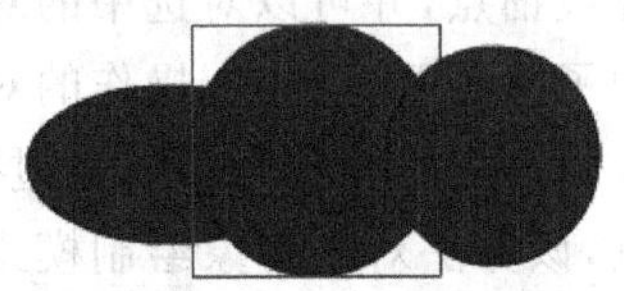

图 5-10 单击鼠标选封装对象

② 笔触形状。使用选择工具，当鼠标移动到笔触形状两端时光标变为，当鼠标移动到笔触形状中间时光标变为。单击鼠标会选择较为平滑相连的曲线，对于交叉节点之外的曲线不再选择。如图 5-11 所示为几种情况下笔触曲线的选择结果。

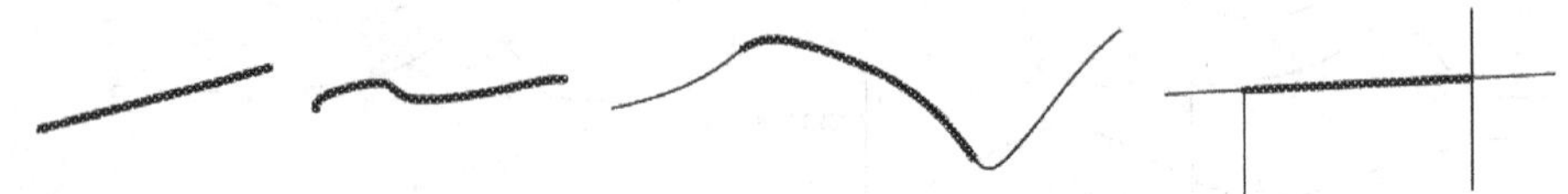

图 5-11 单击鼠标选择笔触图形

在这里，所谓"较为平滑相连的曲线"的定义较为模糊，需要在实际运用中认真体会并灵活掌握。

③ 填充颜色。使用选择工具，鼠标移动到填充颜色时光标变为，单击鼠标会选择相连的同样填充内容的填充区域，如图 5-12 所示。

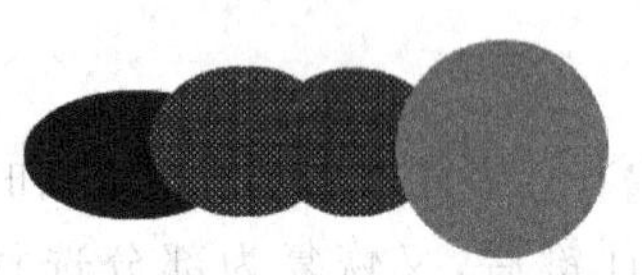

图 5-12 单击鼠标选择填充颜色

(2) 拖动鼠标利用选取框选择部分或多个对象。使用选择工具，在工作区域适当的空白处开始拖动鼠标，创建一个选取框，可以选择对象的一部分或者多个对象。如图 5-13 为拖动鼠标选择的几种效果，其中最右侧为绘制对象图形，其他均为不同的形状图形。

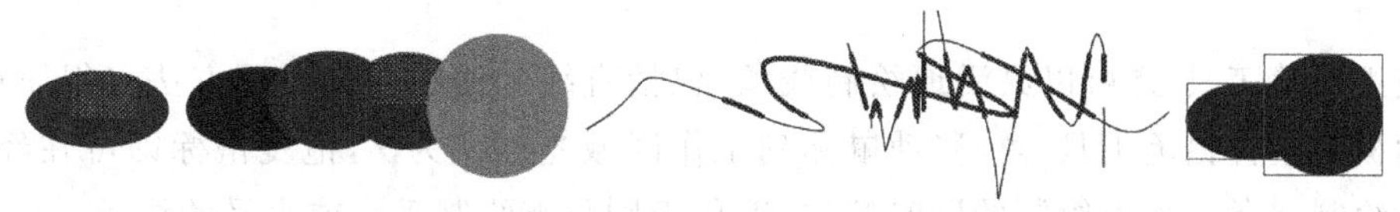

图 5-13　拖动鼠标选择对象

（3）双击鼠标选择对象。在笔触形状上双击鼠标可以选择相连的笔触形状图形，在填充颜色上双击鼠标可以选择相连的同样填充内容的填充区域以及相邻的笔触形状，如图 5-14 所示。

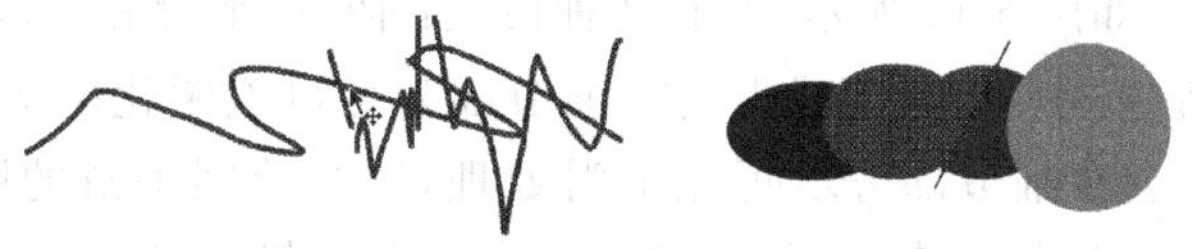

图 5-14　双击鼠标选择对象

在绘制对象、组、元件等封装对象上双击鼠标时，会打开封装内容，可以进行相应内容的修改，操作方法类似于组的使用。

（4）按住 Shift 键进行选择。使用选择工具选择对象后，按住 Shift 键可以继续添加选择对象，选择方法可以灵活采用以上方法的任一种，甚至包括前面学习过的套索工具。

（5）路径调整。选择工具还可以对路径的端点（或顶点等较为尖锐的锚点）位置和路径形状进行调整。

① 调整端点位置。使用选择工具，移动鼠标到路径对象的端点，光标变为，可以拖动并改变该端点的位置，如图 5-15 所示。

② 调整路径形状。使用选择工具，移动鼠标到路径对象的端点，光标变为，可以拖动并改变该位置路径的形状，如图 5-16 所示。

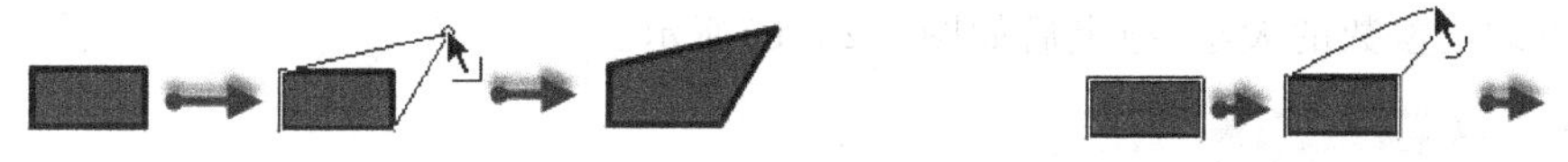

图 5-15　移动端点位置

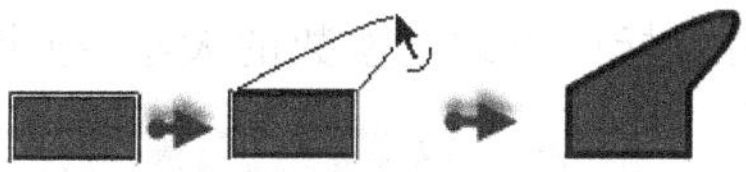

图 5-16　调整路径形状

（6）对象移动、复制等其他操作。使用选择工具选择对象后，鼠标移动到其他位置单击鼠标左键可以取消原选择，移动到已选择的对象上光标变为，此时可以拖动选中的内容完成该内容的移动，如果同时按住 Alt 键或 Ctrl 键则可以复制选择的对象内容。移动时如果按住 Shift 键则对象被限制只能沿 45°或 90°方向移动。对象选择后，除了可以对操作目标进行以上调整外，还可以根据对象的类型进行不同的操作，具体方法参照相关对象的介绍。

5.1.4　铅笔工具

铅笔工具与钢笔工具、线条工具类似，可以绘制笔触。相比较而言，铅笔工具绘制的笔触更为灵活自由，读者可以根据实际需求和使用习惯采取合适的工具进行绘图。

使用铅笔工具可以灵活地绘制线条，包括直线和曲线。其使用方法也很简单，在工具面板中选择铅笔工具，移动鼠标到工作区域光标变为，拖曳鼠标即可在经过的路径上绘制线条。如果绘制的同时按住 Shift 键则只能绘制垂直或水平的线条。

使用铅笔工具绘制图形时，可以通过工具面板中的选项设置和工具属性设置来调整绘制线条时的参数。

(1) 选项设置。选择铅笔工具后，工具选项面板如图 5-17 所示。

① 对象绘制模式。和前述其他工具的含义和使用方法一样，不再赘述。

② 铅笔模式。如图 5-17 所示，共有 3 种模式：伸直、平滑和墨水，用来控制绘制线条时细节部分的处理模式。伸直模式下会在细节部分尽可能锐化图形，适合绘制有棱角的图形；平滑模式下会在细节部分尽可能平滑处理，适合绘制平滑的图形；墨水模式下则尽可能使图形接近于鼠标拖曳的真实轨迹，适合绘制更倾向于手绘效果的图形。三种模式绘制效果如图 5-18 所示，读者可以自行绘制一些线条进一步的体会其效果。

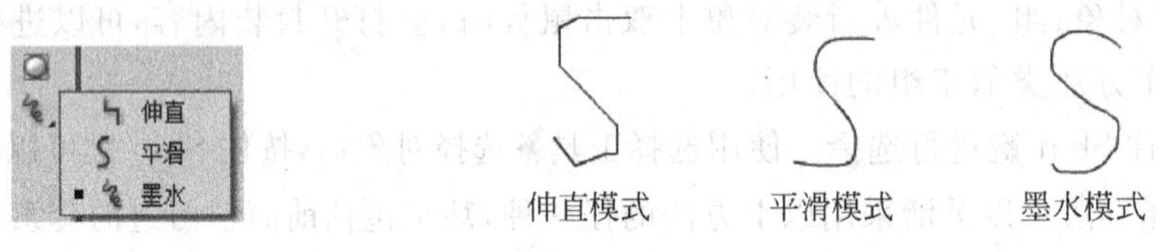

图 5-17 选项设置　　图 5-18 三种铅笔模式效果

(2) 属性设置。选择铅笔工具后，工具属性面板如图 5-19 所示。

主要分为两项：填充和笔触、平滑。其中填充和笔触的使用方法和其他笔触工具的使用方法一样，平滑选项只有在选项设置中选择了平滑模式时才有效，可用于设置平滑程度。平滑选项有两种设置方式，一种是单击平滑右侧的数值，直接输入平滑的参数数值，范围为 0～100；另一种是将鼠标移动到平滑右侧的数值上，如图 5-20(a)所示，然后左右拖曳鼠标可以改变参数的大小，拖曳后如图 5-20(b)所示。

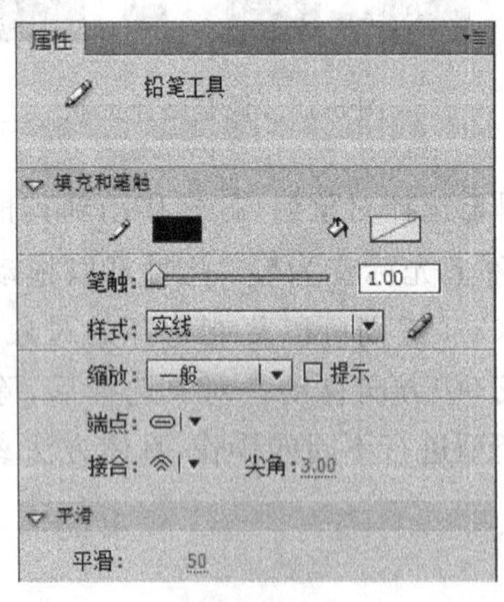

图 5-19 铅笔工具的属性面板

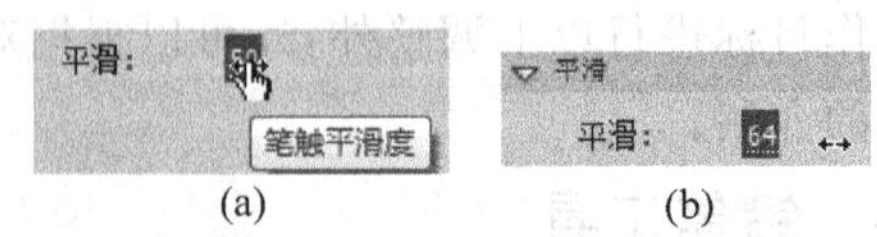

图 5-20 铅笔工具的属性面板

5.1.5　刷子工具与喷涂刷工具

刷子工具与喷涂刷工具属于同一个工具组，和铅笔工具类似可以较为灵活地绘制图形。主要不同在于铅笔工具绘制的图形为笔触，刷子工具绘制的图形为填充，喷涂刷工具绘制的图形为包含预设置图形的组。

1. 刷子工具

用于绘制类似于毛笔效果的填充图形，选择刷子工具后，在工作区域拖曳鼠标即可绘制图形，如图5-21所示。

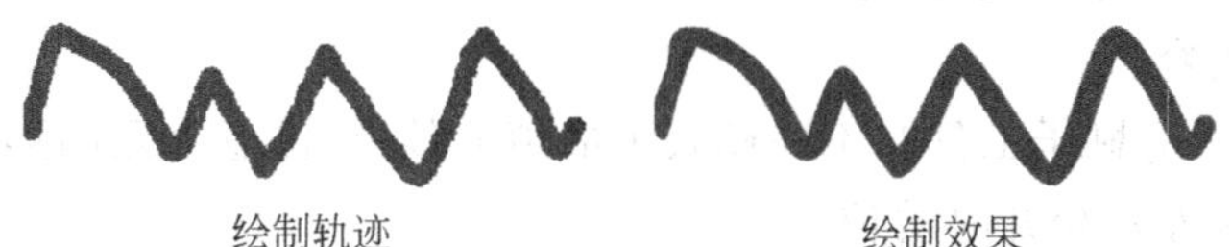

图5-21　刷子工具绘制效果

选择刷子工具后，其属性面板的内容较为简单，如图5-22所示，可以设置填充颜色及平滑参数。

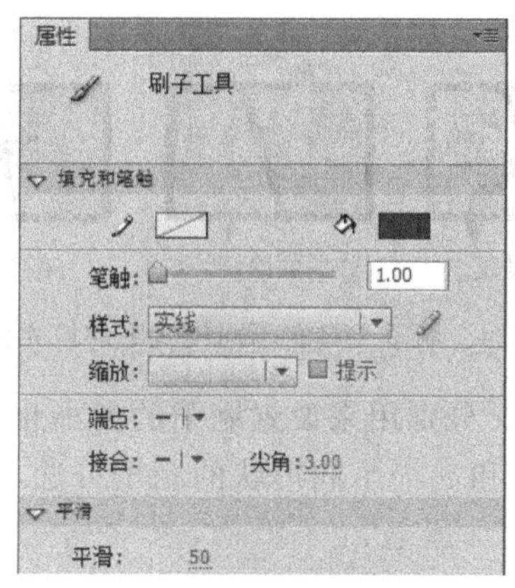

图5-22　刷子工具属性面板

刷子工具共有5个工具设置选项：对象绘制、锁定填充、刷子模式、刷子大小和刷子形状，用来设置绘制图形的方式。

① 对象绘制。和前述其他工具的含义和使用方法一样，不再赘述。

② 锁定填充。当填充颜色设置为渐变颜色填充或位图填充时，如果选中锁定填充，使用刷子工具绘制多个图形时，填充颜色的变形控制节点将保持一致且同步变化。相关使用方法参照颜料桶工具使用。

③ 刷子模式。单击该按钮，共有5种模式可选：标准绘画、颜料填充、后面绘画、颜料选择和内部绘画，如图5-23所示。

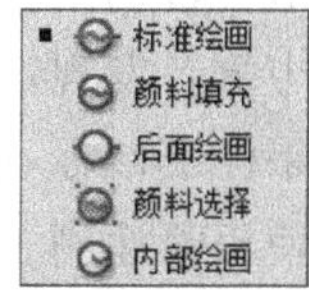

图5-23　刷子模式

标准绘画：在该模式下，绘制图形的区域，包括笔触线条、填充颜色和空白区域，均被填充为刷子填充内容。

颜料填充：在该模式下，绘制图形时只改变填充颜色和空白区域的内容，保留原有的笔触线条。

后面绘画：在该模式下，绘制图形时只改变空白区域的内容，保留原有的填充颜色和笔触线条。

颜料选择：使用该模式首先需要选择填充图形，图形绘制限制在被选中的填充图形中，非选择区域、笔触线条及空白区域不受影响。

内部绘画：在该模式下绘制图形时，只对按下鼠标时所在的填充颜色区域进行刷子填充，一般对笔触线条没有影响。如果是从空白区域开始，则相当于后面绘画，只改变空白区域的内容。

如图 5-24 所示为刷子工具在不同模式下的填充效果，注意上侧图形中光标所在位置为绘制图形时鼠标左键松开时的位置。

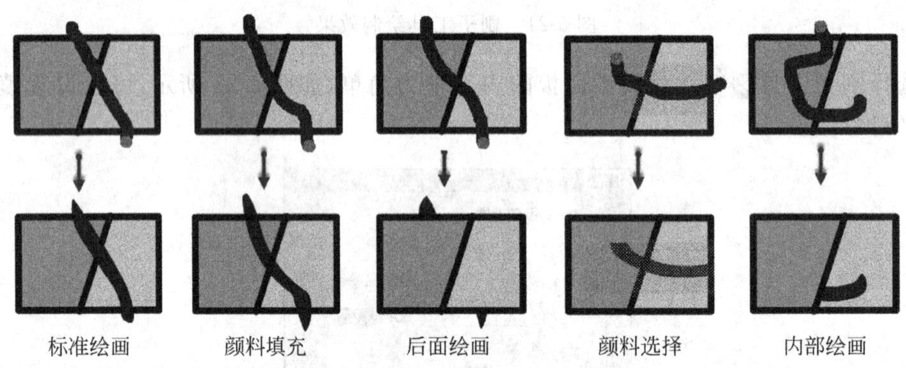

图 5-24 刷子工具在不同模式下的填充效果

④ 刷子大小和刷子形状。分别用来设置刷子的大小和形状，共有 8 个不同大小的刷子和 9 个不同形状的刷子可选，如图 5-25 所示。

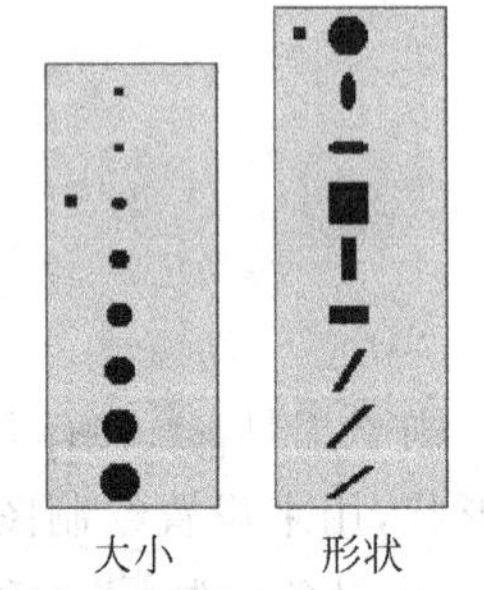

图 5-25 刷子大小和形状

2. 喷涂刷工具

喷涂刷工具实际上就是一个粒子喷射器，其功能从图标上就可以看出来，用于将预设图案的图形喷射到舞台上。默认情况下，预设的图案为圆形的填充图形，也可以设置为元件。关于元件的概念及详细使用将在以后的章节中讲到。

使用喷涂刷工具时，首先在工具面板中选择该工具，将鼠标移动到工作区域，光标变为，拖曳鼠标即可在经过的区域喷涂图形粒子，生成的所有图形会自动组合成一个组。在拖曳鼠标时，拖曳的速度直接影响喷涂粒子的密度。在实践中笔者发现，在舞台上和在舞台之外的工作区域使用该工具时有所不同，拖曳的过程中如果停下鼠标，前者会暂停喷涂，后者则不会暂停。

使用喷涂刷工具时，可以通过设置工具属性面板的参数来改变喷涂的效果，可以分为两类：喷涂粒子和喷涂元件。

(1) 喷涂粒子。如图5-26所示,在喷涂刷工具属性面板中,勾选默认形状前的复选框,可以喷涂默认的圆形填充图形。

① 填充颜色。单击图5-26中默认形状右侧的填充颜色色块,弹出如图5-27所示的颜色设置面板,可以根据需要设置填充颜色。需要注意的是,使用颜色面板等其他方式设置的颜色对喷涂工具无效。

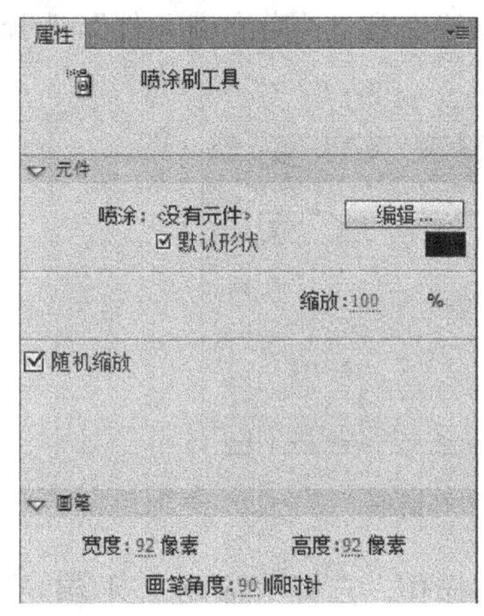

图5-26　喷涂刷工具属性面板默认形状

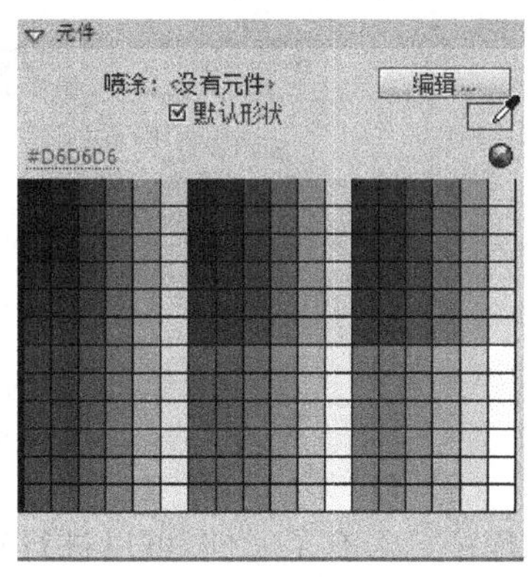

图5-27　喷涂刷工具填充颜色设置

② 缩放。默认为100%,通过设置其数值大小可以控制喷涂的粒子大小。

③ 随机缩放。以缩放参数设置为基础,喷涂的粒子大小随机控制。如图5-28所示为不同的缩放喷涂效果。

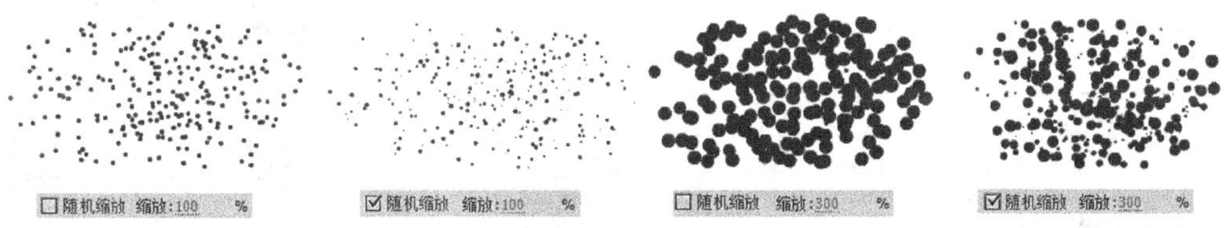

图5-28　喷涂刷工具缩放设置效果对比

④ 画笔。控制喷涂刷喷射的范围大小及方向,类似于洗车时控制喷头。为了更好地理解这一点,选择喷涂刷工具,设置不同的画笔参数,在舞台之外的工作区域按下鼠标几秒,对比其效果,如图5-29所示。

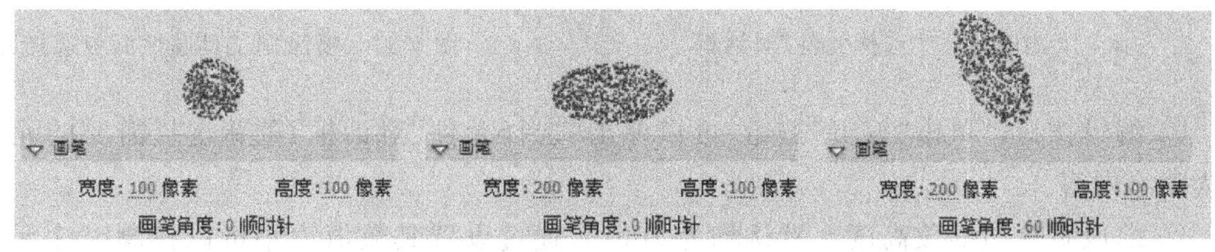

图5-29　喷涂刷工具画笔参数设置效果对比

(2) 喷涂元件。元件是 Flash 中较为重要的一个概念,与组合类似,但它的使用更加灵活,内容更加丰富,可以包含声音、动画、程序等内容,并且可以通过库的管理重复调用。在这里只是简单的涉及一些。

选择线条工具 ,在工具属性面板中设置笔触大小为 6,按住 Shift 键在舞台上绘制一段水平线条 。选择该线条,执行菜单命令“修改”|“转换为元件”,或者按 F8 键,弹出如图 5-30 所示的“转换为元件”对话框,设置名称为“喷涂刷元件”,选择类型为“图形”,单击“确定”按钮完成转换。

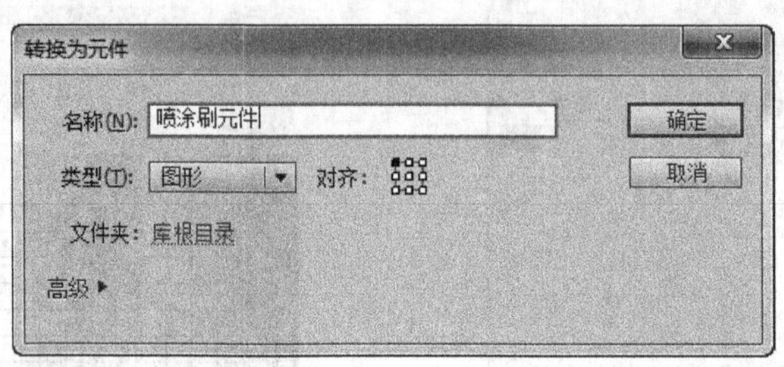

图 5-30 “转换为元件”对话框

现在库中已经有了元件,可以进行喷涂元件的操作。选择喷涂刷工具 ,在工具属性面板中不勾选默认形状前的复选框。没有了喷涂内容,软件系统会自动弹出“选择元件”对话框如图 5-31 所示,要求选择一个元件作为喷涂内容。选择前面生成的“喷涂刷元件”,并单击“确定”按钮完成选择。

选择元件后喷涂刷工具属性面板和选择默认图形时略有不同,如图 5-32 所示。

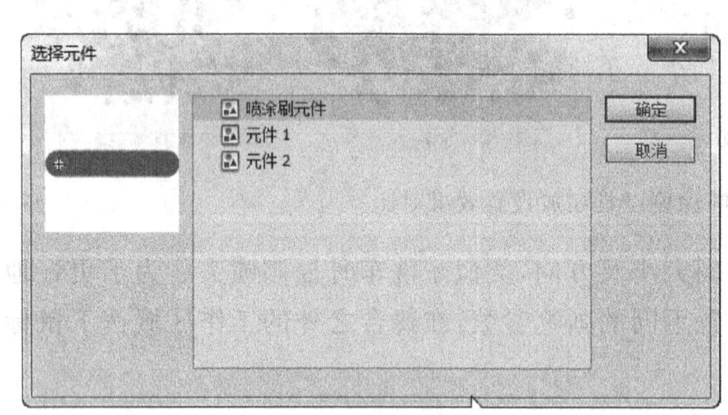

图 5-31 “选择元件”对话框

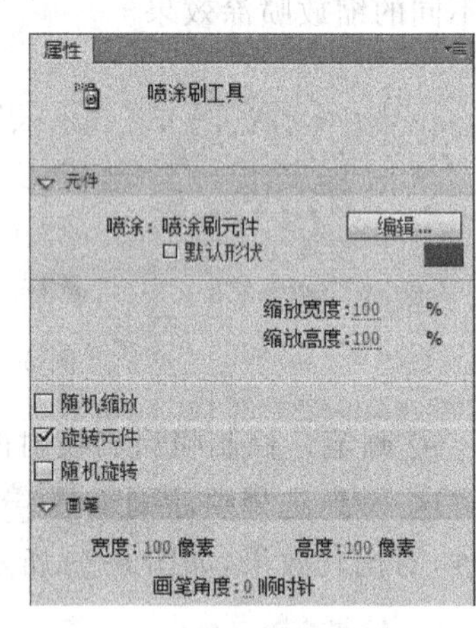

图 5-32 喷涂刷工具属性面板选择元件

① 编辑按钮。单击“编辑”按钮,可以弹出“选择元件”对话框,重新选择需要的元件作为喷涂内容。

② 缩放宽度与缩放高度。默认均为 100%,通过设置其数值大小可以控制喷涂元件的宽度与高度。需要注意的是,作为矢量处理软件,图形的大小等在实际应用时并不是那么精确,需要在使用中认真体会。

③ 随机缩放。以缩放宽度与缩放高度参数设置为基础，喷涂的元件大小随机控制。

④ 旋转元件。喷涂过程中，控制元件的方向是否随路径旋转。图 5-33 所示为两种效果的对比。

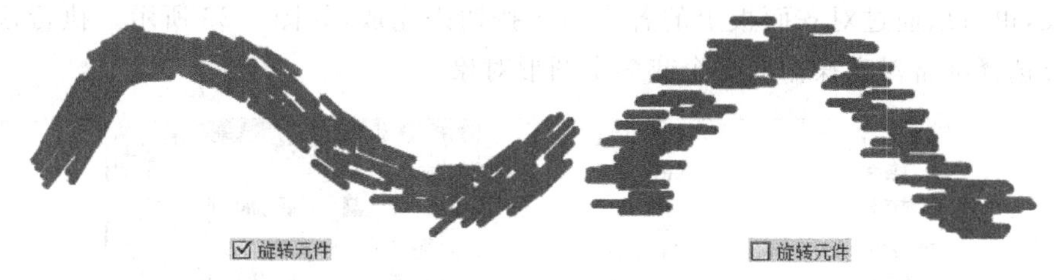

图 5-33 旋转元件效果对比

⑤ 随机旋转。喷涂过程中，控制元件是否随机旋转。

⑥ 画笔。控制喷涂刷喷射的范围大小及方向。

5.1.6 图形的排列、锁定和对齐

在实训 4 中已学习了图形的组合和分离，在 Flash CS6 中还可以对多个对象进行排列、对齐和锁定等操作。

(1) 图形的排列。在 Flash CS6 中，最先创建的图形将被放置在最底层，随后创建的对象将依次放置在顶层。或者也可以这样理解，每次创建图形时该图形都会遮盖以前创建的对象，而将新创建的图形放置在最前方。对于已经创建的同一图层的多个图形对象，可以通过菜单命令“修改”|“排列”来进行前后顺序的调整。需要注意的是，这里的图形对象包括绘制对象、图元、位图、元件和组，但是不包括形状，形状在创建时会自动和以前创建的形状合并。执行菜单命令“修改”|“排列”后出现 4 个子菜单命令用来调整图形对象的叠放顺序：移至顶层、上移一层、下移一层和移至底层，可以调整所选中的对象的叠放顺序，如图 5-34 所示。

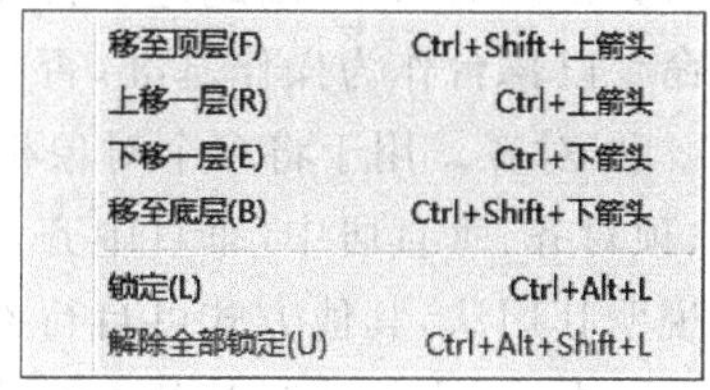

图 5-34 排列图形子菜单命令

图 5-35 所示为对象绘制模式下绘制的矩形进行图形排列后效果对比。

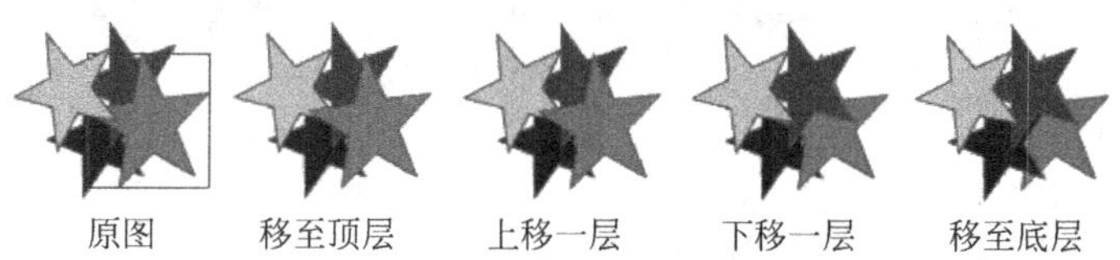

图 5-35 排列图形对象

进行图形排列时可以选择一个图形对象，也可以选择多个图形对象。

(2) 图形的锁定。当舞台上图形对象较多时，单独编辑某个图形对象容易影响到其他图形对象。此时可以将不需要编辑的图形对象进行锁定操作，避免编辑其他图形对象时对该图形对象的误操作。使用也较为简单，选择需要锁定的图形对象，执行菜单命令“修改”|“排列”|“锁定”即可。如果需要对锁定的图形对象进行操作，选择该图形对象，执

行菜单命令“修改”|“排列”|“解除全部锁定”即可。

(3) 图形的对齐。对舞台上的多个图形按照指定方式进行对齐操作，和排列、锁定不同的是，其操作对象包括形状。可以通过执行菜单命令“修改”|“对齐”下的相关子菜单命令来完成，也可以通过对齐面板上的各个命令按钮来完成，如图 5-36 所示。执行该命令时首先要选择准备对齐操作的一个或多个图形对象。

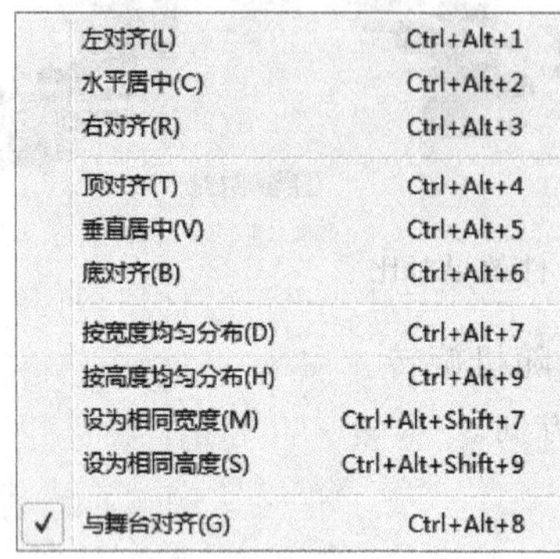

图形对齐子菜单

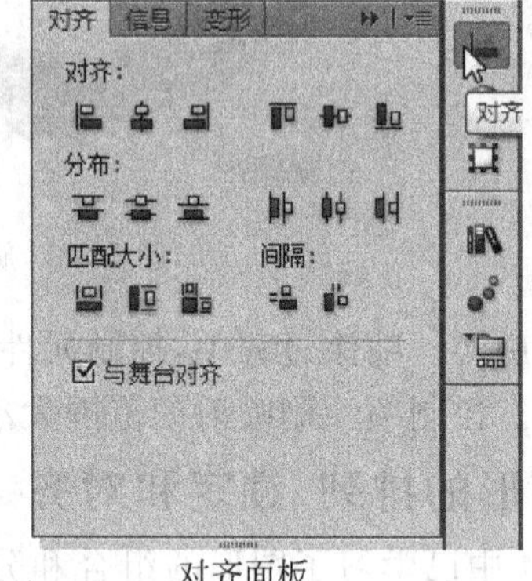

对齐面板

图 5-36 对齐子菜单命令和对齐面板

对齐命令包括 5 部分：与舞台对齐、对齐、分布、匹配大小、间隔。

① 与舞台对齐。与舞台对齐本身不执行对图形对象的对齐，但它可能影响到其他几种对齐方式的结果，因此这里首先介绍与舞台对齐。如果勾选了该选项，则对齐的其他操作命令以舞台作为操作基准，否则以选择的图形对象作为操作基准。

② 对齐。用于将多个对象根据基准线对齐，包括左对齐、水平居中(水平中齐)、右对齐、顶对齐、垂直居中(垂直中齐)和底对齐。几种对齐方式的用法基本类似，以左对齐为例说明其用法，其他方式可自行参照进行练习。当勾选与舞台对齐时，左对齐的基准线为舞台的左边，未勾选时其基准线为所有图形对象的最左侧；图形对象与此基准线对齐的位置为每个图形对象的最左侧。左对齐效果如图 5-37 所示。

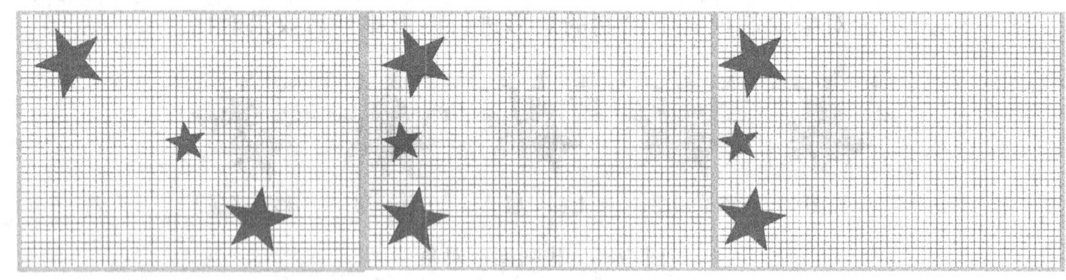

图 5-37 左对齐效果

③ 分布。用于调整多个图形对象水平或垂直均匀分布。对应的命令在对齐面板中有顶部分布、垂直居中分布、底部分布、左侧分布、水平居中分布和右侧分布；菜单命令中按宽度均匀分布和按高度均匀分布，相当于对齐面板中的水平居中分布和垂直居中分布。

设置时有 3 个关键因素：分布区域、对象基准线和两边对象。

分布区域：当勾选与舞台对齐时，则以舞台的上下边或左右边为分布区域，两侧的图形对象边线与舞台边线重合，否则以两侧的图形作为分布区域。其他图形在分布区域中均匀分布。图 5-38 所示为水平居中分布(按宽度均匀分布)的效果。

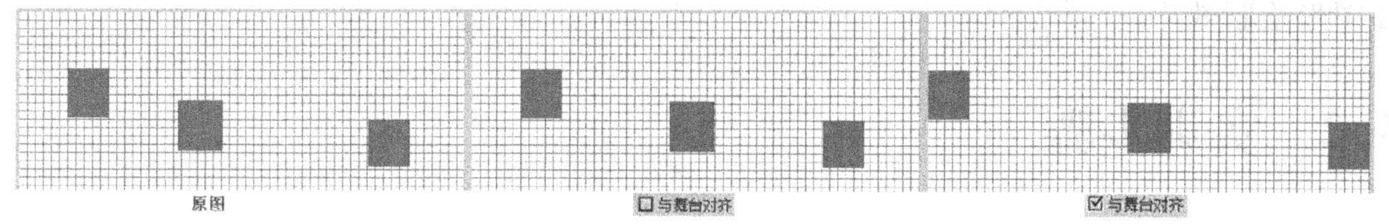

图 5-38　水平居中分布(按宽度均匀分布)效果

对象基准线：对应于选择的对齐方式，所有图形对象本身的基准线分别为该对象的顶、垂直中线、底、左侧、水平中线和右侧。图 5-39 为顶部分布、垂直居中分布、底部分布的效果对比。

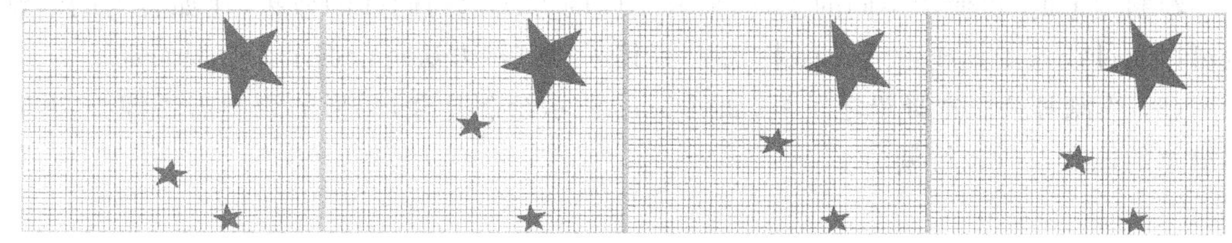

图 5-39　原图、顶部分布、垂直居中分布和底部分布

两边对象：根据选择的对齐方式确定图形对象的基准线，基准线在两侧的图形对象保持位置不变(勾选与舞台对齐时移动到舞台边缘)，其他对象根据相应规则均匀分布在中间。

④ 匹配大小。用于设置多个图形对象保持相同的高度或宽度，以最高或最宽的图形对象为基准。使用该命令时，是否勾选与舞台对齐不受影响。如图 5-40 所示为三种匹配大小的效果。

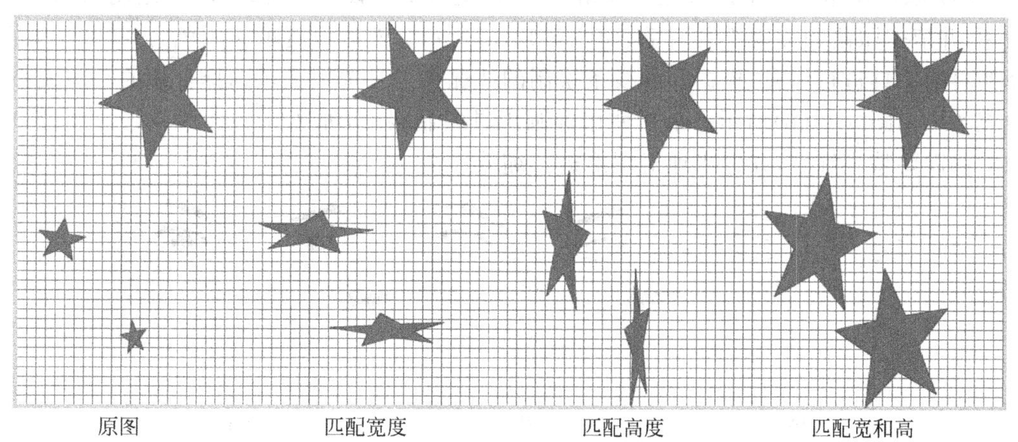

图 5-40　匹配大小

⑤ 间隔。包括垂直平均间隔和水平平均间隔，和分布的功能类似，不同之处在于分布是以图形对象的基准线来平均分布，间隔则是以图形对象之间的间隔空隙大小为标准平均分布。对齐子菜单中不包含该项功能。

菜单命令中相应的操作也可以通过快捷键来完成，熟记相关的快捷键能够有效地提高图形绘制效率。

5.2 实训步骤

(1) 新建 Flash 文档"人物头像绘制.fla"。

(2) 绘制脸庞。选择钢笔工具，设置笔触大小为 1.00，笔触颜色为＃999999，绘制人物脸庞，并使用部分选择工具对路径锚点位置进行调整，如图 5-41 左图所示。绘制的脸庞比较生硬，可使用选择工具来调整每个线条的弧度，当然，也可以通过调整路径锚点的方向来完成。

绘制图形时，可使用不同的工具、采取不同的方法达到同样的效果，比如脸庞的绘制也可以通过线条工具或铅笔工具来实现，具体采用哪种方法可依据个人习惯而定。

(3) 绘制耳朵。选择铅笔工具，如图 5-42 所示绘制耳朵，图形的绘制需要细心，并对不满意的地方及时进行调整。

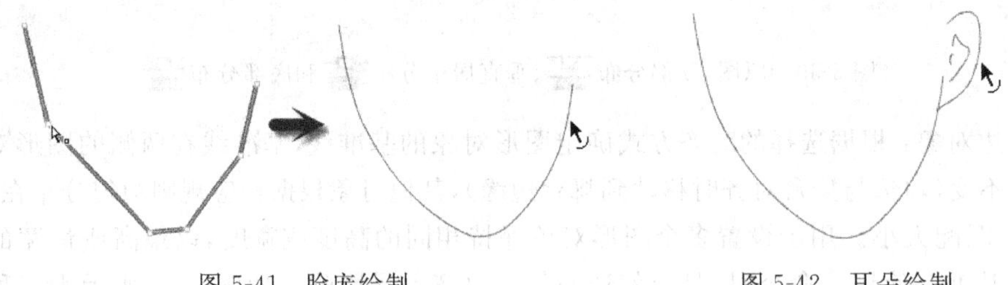

图 5-41 脸庞绘制　　　　图 5-42 耳朵绘制

(4) 绘制眼睛和眉毛。首先选择铅笔工具，笔触颜色设置为＃000000，绘制眼睛上下轮廓，并依据眼睛的方向绘制眉毛，如图 5-43(a)所示。然后设置填充颜色为＃000000，选择颜料桶工具进行填充，根据实际线条绘制的情况在工具选项区域选择合适的空隙大小，填充效果如图 5-43(b)所示。最后使用椭圆工具绘制眼珠，如图 5-43(c)所示。绘制图形的时候需要特别细心，并适当地对图形进行缩放。

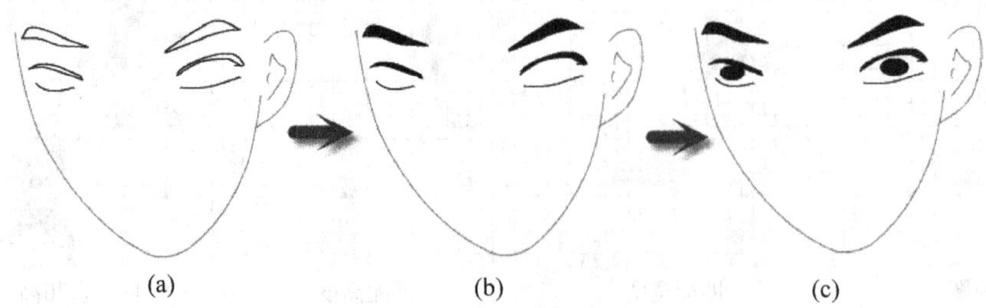

图 5-43 眼睛和眉毛的绘制

(5) 绘制鼻子和口。选择刷子工具进行绘制,如图 5-44 所示。

(6) 绘制头发并着色。选择线条工具,绘制头发,并使用选择工具适当调整线条的弧度,如图 5-45(a)所示。然后使用颜料桶工具对头发进行填充,最后再删去多余的线条,如图 5-45(b)所示。

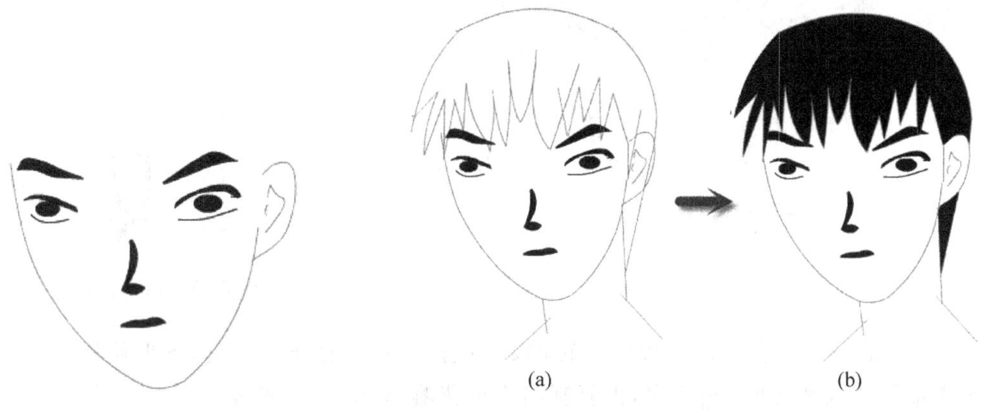

图 5-44　鼻子和口的绘制　　图 5-45　头发线条的绘制

(7) 为眼睛着色。由于眼睛的区域为明显非封闭区域,着色时需要一点小技巧。选择线条工具,并设置一种明显区别于画面的笔触颜色,这里设置笔触颜色为＃00FF00,将眼睛的区域封闭起来,如图 5-46(a)所示,这里的线条仅仅用作填充辅助。然后选择颜料桶工具,设置填充颜色为＃CCCCCC,为眼睛着色,如图 5-46(b)所示。最后再将填充辅助线条删去,如图 5-46(c)所示。

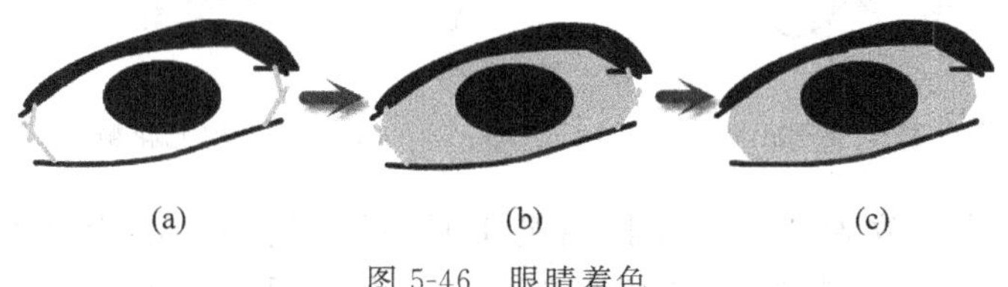

图 5-46　眼睛着色

(8) 为脸部着色。选择颜料桶工具,设置填充颜色为＃FFCC99,填充脸部区域,最终效果如图 5-1 所示。至此,任务完成。

人物的绘制是比较复杂的,本任务要求的是一个简单人物头像绘制,如果要绘制更加逼真形象的人物形象,还需要学习有关绘画知识,并认真练习,掌握绘制技巧。当然,足够的耐心和毅力也是必不可少的。

5.3　强化训练:绘制花丛

本练习主要通过喷涂刷工具绘制一片花丛,如图 5-47 所示,具体步骤如下。

(1) 新建 Flash 文档“花丛.fla”。

(2) 绘制单个花瓣形状。选择椭圆工具,设置填充颜色为无,笔触颜色随意设置,这里设置为黑色(＃000000),在舞台上绘制一个椭圆。使用选择工具,调整椭圆的形状为花瓣状，然后使用任意变形工具，移动图形中心点到椭圆的下方，如图 5-48 所示。

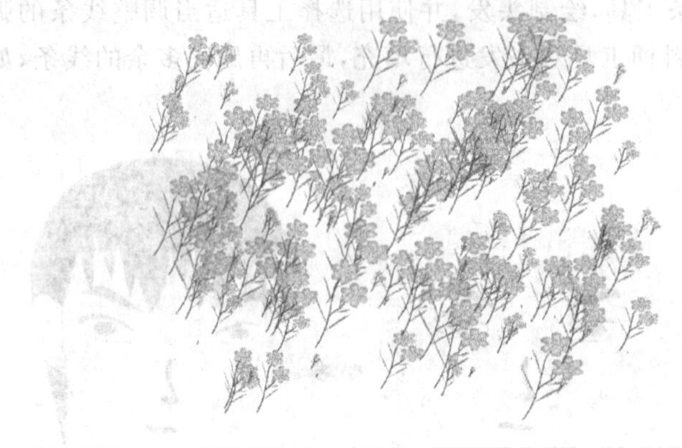

图 5-47 花丛

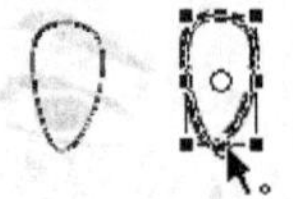

图 5-48 单个花瓣

(3) 复制花瓣。在变形面板的旋转参数中输入 60 并按 Enter 键，图形旋转 60°。然后单击重制选区和变形 5 次，再复制出 5 个花瓣，如图 5-49 所示。

(4) 填充花瓣。选择颜料桶工具，设置填充颜色为径向渐变，颜色设置为＃EDF390 和＃FFA043，填充每个空白区域。然后双击线条任一位置，选择所有线条，按 Delete 键删除所有线条。最后，使用选择工具框选所有图形，按 Ctrl＋G 键进行组合，再选择任意变形工具，调整其高度，如图 5-50 所示。

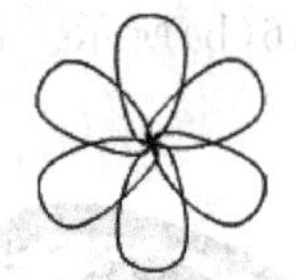

图 5-49 复制花瓣

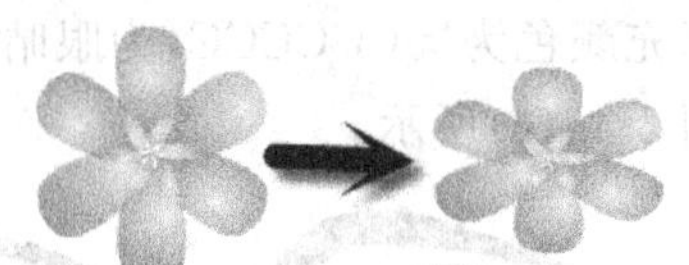

图 5-50 填充花瓣

(5) 绘制花茎并放置花朵。选择铅笔工具，设置笔触大小为 3.00，笔触颜色为＃669933，绘制花茎。复制花朵并放置在合适的位置，如图 5-51 所示。

(6) 绘制叶子。选择刷子工具，设置填充颜色为＃66CC66，在花茎上绘制若干叶子，如图 5-52 所示。

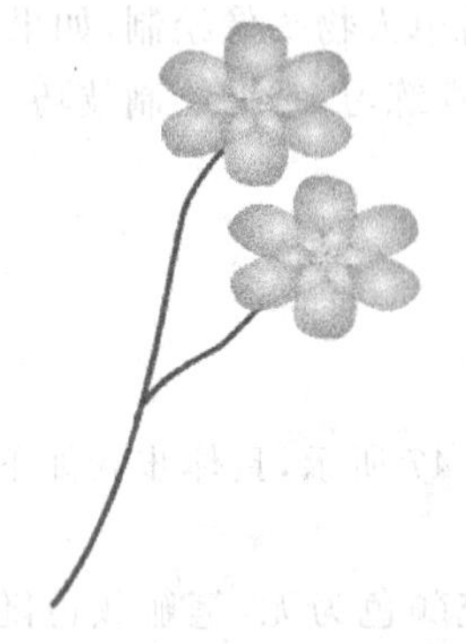

图 5-51 绘制花茎并放置花朵

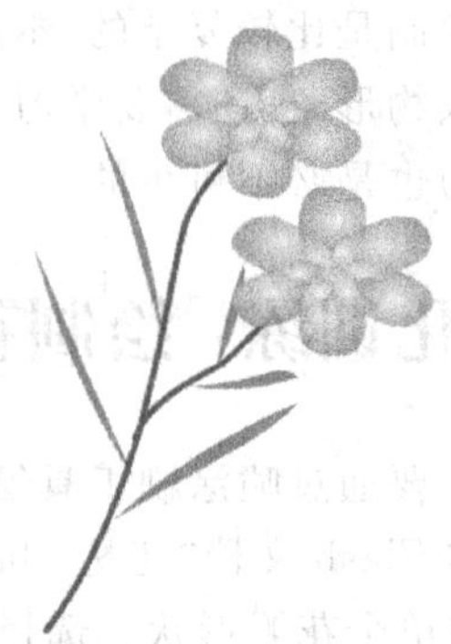

图 5-52 绘制叶子

(7) 转换为元件。使用选择工具框选绘制的鲜花，按 F8 键将该图形转换为元件“鲜花”。

(8) 绘制花丛。选择喷涂刷工具，在工具属性面板中单击“元件编辑”按钮，然后选择元件“鲜花”；设置缩放高度和宽度均为 30%；勾选“随机缩放”复选框；设置画笔高度为 400 像素，宽度为 200 像素。完成设置后在舞台上拖曳鼠标即可完成喷涂。至此，完成图 5-47 所示的效果。

读者可以参照以上练习内容，发挥想象制作出更美丽的花丛。

5.4 拓展研究及课后实训

1. 拓展研究

(1) 使用钢笔工具也可以完成锚点与路径的修改，试一试，对比一下与钢笔工具组中的其他工具使用时的优势与劣势。

(2) 在绘制图形时可以根据个人习惯采用不同的工具来完成同样的效果，针对人物头像绘制和强化训练换用不同的工具来完成。

(3) 总结选用不同绘图工具、不同方式绘制的图形类型，以及不同的图形编辑功能可以操作的目标对象类型。

2. 课后实训

选择一处风景，认真观察并利用已经学习的知识进行绘制。

实训 6

散文欣赏

任务描述

利用文本等绘图工具，制作散文欣赏动画，运行的 5 个页面(帧)效果如图 6-1 所示。

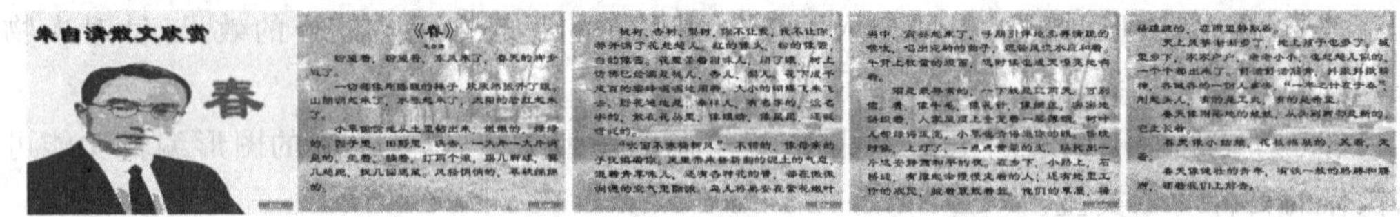

图 6-1 散文欣赏

任务目标

(1) 掌握文本工具的操作方法。

(2) 初步了解按钮和 ActionScript 3.0 的用法。

6.1 相关知识：文本工具

在 Flash CS6 中文本工具具有强大的功能，它和图形一样可以作为对象使用，是 Flash 动画中重要的对象元素。文字也可以看作是一种特殊的图形，和一般图形对象相比，文字具有更多的编辑和交互功能，在交互动画中具有独特的功能。其使用方法和其他绘制图形工具类似，选择文本工具T，在舞台上单击或拖曳鼠标即可创建文本对象。

创建文本对象时，在舞台上单击产生的文本对象和拖曳鼠标产生的文本对象是有所区别的，一般有以下两种区别。

(1) 选择文本工具后，在舞台上单击产生的文本对象高度和宽度由系统根据文本工具属性面板中的设置确定，拖曳鼠标产生的文本对象高度与宽度由鼠标拖曳的范围确定。

(2) 在大部分情况下，单击产生的文本对象的文本框右侧会出现一个小圆圈，称作点文本框，文本框的宽度根据文本内容的宽度而自动变化；拖曳产生的文本对象的文本框右侧会出现一个小方块，称作区域文本框。但需要注意的是，在动态传统文本等情况下产生的文本对象并没有这种区别。各类文本框示例如图 6-2 所示。

对于已创建的文本对象，使用选择工具单击可以选择该对象，使用选择工具双击或使

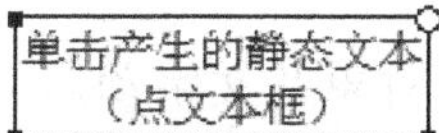

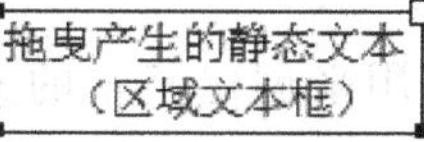

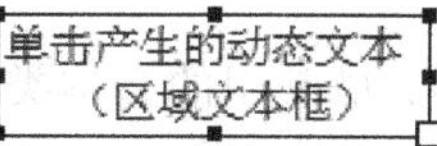

图 6-2　点文本框与区域文本框

用文本工具单击可以进入该文本对象的编辑状态。

6.1.1　TLF 文本与传统文本

在 Flash CS6 中文本有两种引擎：传统文本和 TLF 文本。传统文本延续了 Flash 早期版本的特点及使用方法，TLF 文本则采用了新的文本引擎，支持更多的文本布局功能和文本属性。Flash CS6 中默认的文本格式为 TLF 文本，但仍保留对传统文本的支持。

选择文本工具 T，在该对象属性面板中可以通过工具属性面板选择文本引擎为 TLF 文本或传统文本，在舞台上单击或者拖曳鼠标生成一个文本对象，创建的文本对象仍然可以通过对象属性面板类型下拉菜单修改文本类型，如图 6-3 所示。TLF 文本与传统文本相比较来说，增加了以下几方面的功能。

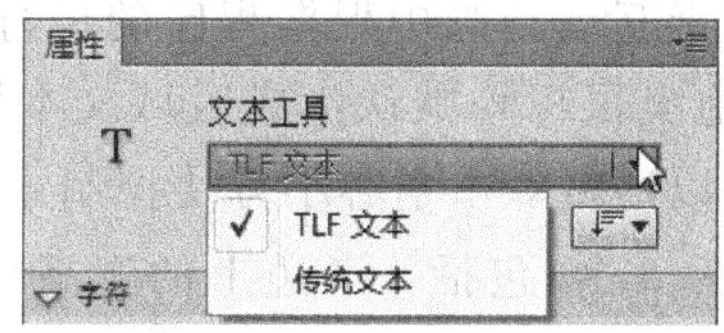

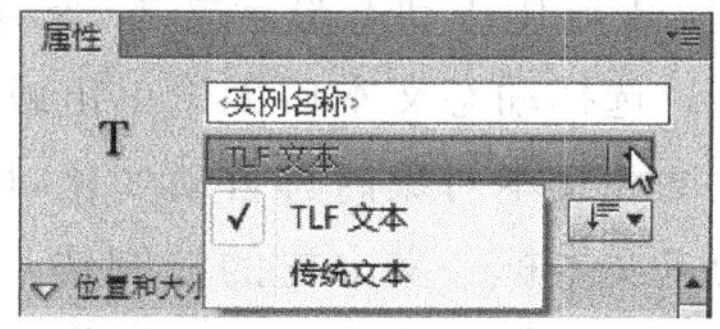

图 6-3　文本工具属性面板和文本对象属性面板

(1) 更多字符样式，包括行距、连字、加亮颜色、下划线、删除线、大小写、数字格式及其他。

(2) 更多段落样式，包括通过栏间距支持多列、末行对齐选项、边距、缩进、段落间距和容器填充值。

(3) 控制更多亚洲字体属性，包括直排内横排、标点挤压、避头尾法则类型和行距模型。

(4) 可以为 TLF 文本应用 3D 旋转、色彩效果以及混合模式等属性，而无须将 TLF 文本放置在影片剪辑元件中。

(5) 文本可按顺序排列在多个文本容器，这些容器称为串接文本容器或链接文本容器。

(6) 能够针对阿拉伯语和希伯来语文字创建从右到左的文本。

(7) 支持双向文本，其中从右到左的文本可包含从左到右文本的元素。主要针对阿拉伯语或希伯来语文本中嵌入英语单词或阿拉伯数字等情况。

6.1.2　创建传统文本

(1) 传统文本的工具属性面板设置。选择文本工具 T 并设置为传统文本后，工具属性面板如图 6-4 所示，主要包括以下参数。

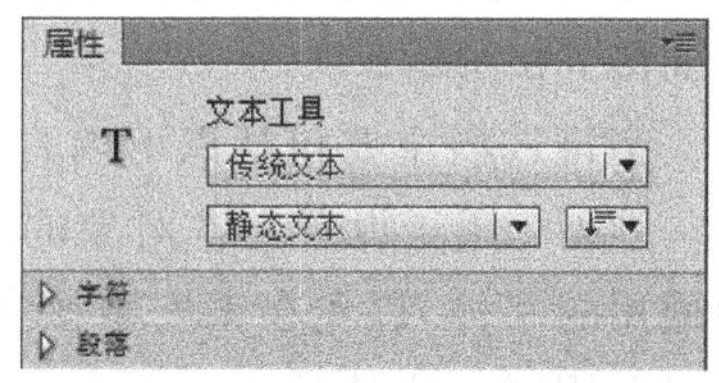

图 6-4　传统文本的工具属性面板

① 文本类型。传统文本引擎有 3 种文本类型：静态文本、动态文本和输入文本，可通过下拉菜单进行

选择。

静态文本：最常用的文本类型，用来创建基本的文字对象及文字动画。静态文本的未选状态、选中状态、编辑状态和调整大小的显示效果如图 6-5 所示。

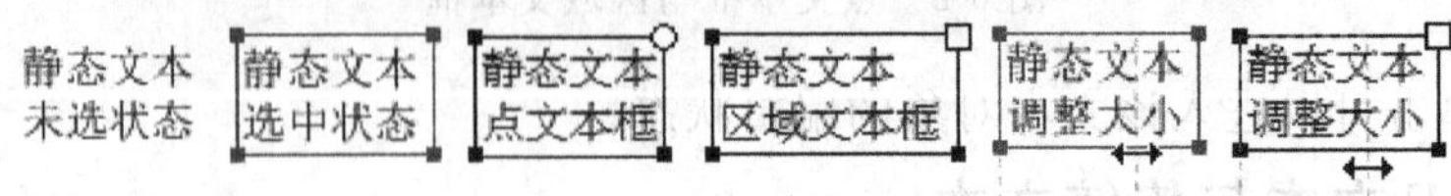

图 6-5 静态文本不同状态下的显示效果

静态文本只能调整文本的宽度，在选中状态和编辑状态下均可通过拖动控制锚点进行调整，其高度根据文本框的宽度和文本对象内容自动变化。当点文本框的宽度进行人工调整后，转换为区域文本框，双击区域文本框的空心小方块控制锚点□可以转换为点文本框。

静态文本不允许空内容，因此静态文本未输入文字时，系统会自动舍弃该对象。

动态文本：主要用于动态显示文本，常用于互动动画中根据程序的运行状态显示不同的文本内容。选择动态文本后无论单击或拖曳鼠标均默认生成区域文本框，其高度根据文本框的宽度和文本对象内容自动变化，可以通过双击空心小方块控制锚点□将区域文本框转换为点文本框。文本框的控制锚点为 8 个，包括 4 条边上的宽高控制锚点和 4 个顶点上的宽高自由控制锚点。在不同状态下的显示效果如图 6-6 所示。

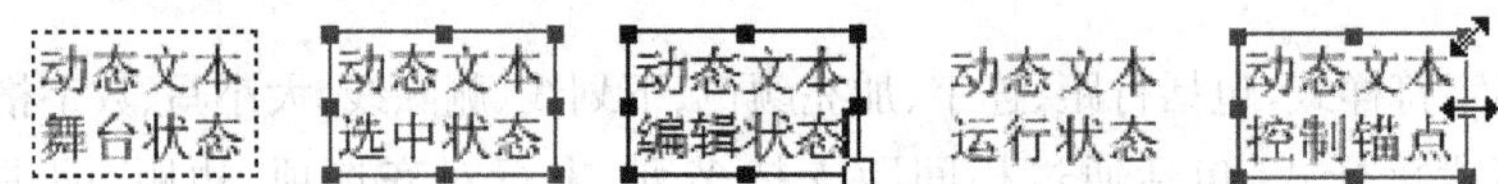

图 6-6 动态文本不同状态下的显示效果

输入文本：和动态文本一样主要用于交互程序，用户在动画运行时向软件提交文字信息，实现人机互动。输入文本的操作及显示类似于动态文本，其文字内容作为文本初始值可以为空，也可以在运行时由用户编辑。

令人遗憾的是，Flash CS6 对输入文本中的汉字录入支持不理想，使用快捷键 Ctrl+Enter 播放影片时不能输入汉字。此时，可以在导出 SWF 影片后播放该文件，或者尝试采用不同的输入方法如微软拼音等，也可以使用复制、粘贴的方式将汉字粘贴到输入文本框。

② 文本方向。单击文本类型右侧的文本方向按钮，在弹出的下拉菜单中可以选择“水平”“垂直”和“垂直，从左到右”三种文本方向，排版效果对比如图 6-7 所示。

③ 字符。用来设置文本的字体、样式、大小等基本属性，文本工具属性面板的字符选项如图 6-8 所示。

字符选项主要包括以下内容。

系列：用于设置文本对象的字体。单击下拉菜单选择合适的字体，一般建议采用较为通用的字体，以免在未安装该字体的计算机上无法正确显示。如果有特殊字体需要，也可以采用嵌入字体的方法。

样式：用于设置字体的样式，共有 6 种，如图 6-9 所示，包括瘦细(Narrow)、正常

(Regular)、倾斜(Italic)、加粗(Bold)、粗斜(Bold Italic)和黑体(Black)。部分字体不支持该选项，选择该字体后样式下拉菜单中以灰色显示，不能使用。

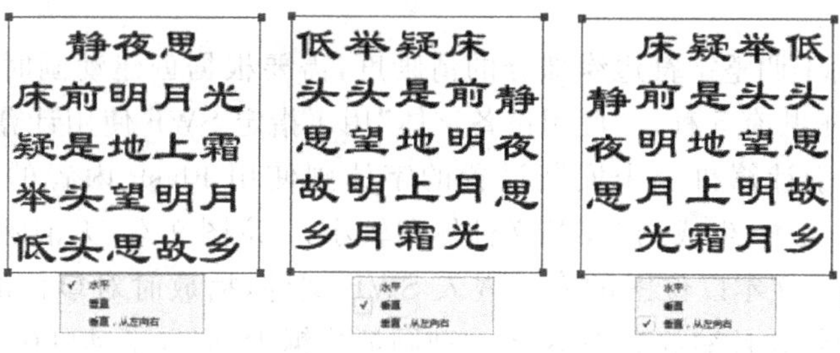

图 6-7　文本方向效果对比

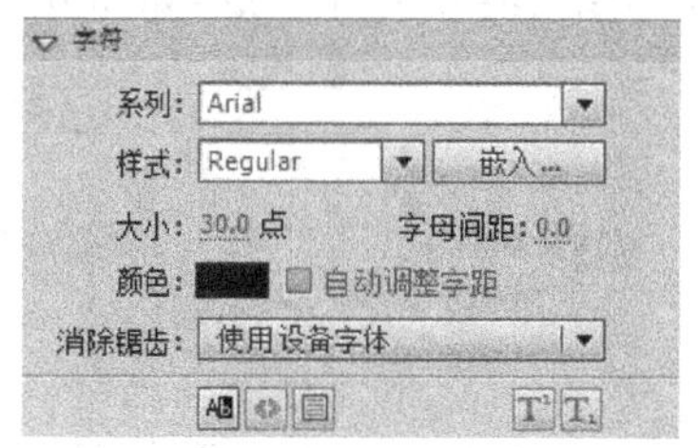

图 6-8　字符选项图

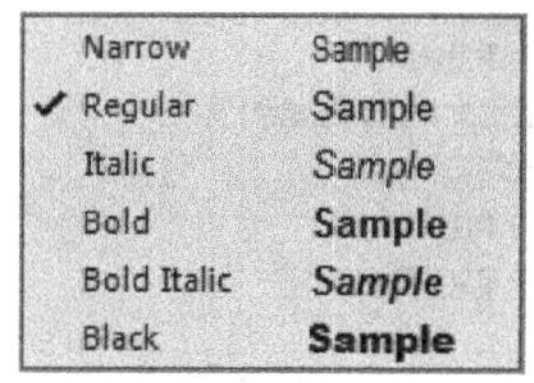

图 6-9　字体样式

嵌入字体 嵌入... ：嵌入字体后可以解决在其他未安装相应字体的计算机上运行影片时无法显示该字体的问题，不过嵌入字体后会增加 SWF 文件的大小。单击嵌入字体按钮 嵌入... ，弹出如图 6-10 所示的“字体嵌入”对话框。字体范围勾选“全部”，也可以根据需要进行选择，然后单击“确定”按钮即可。

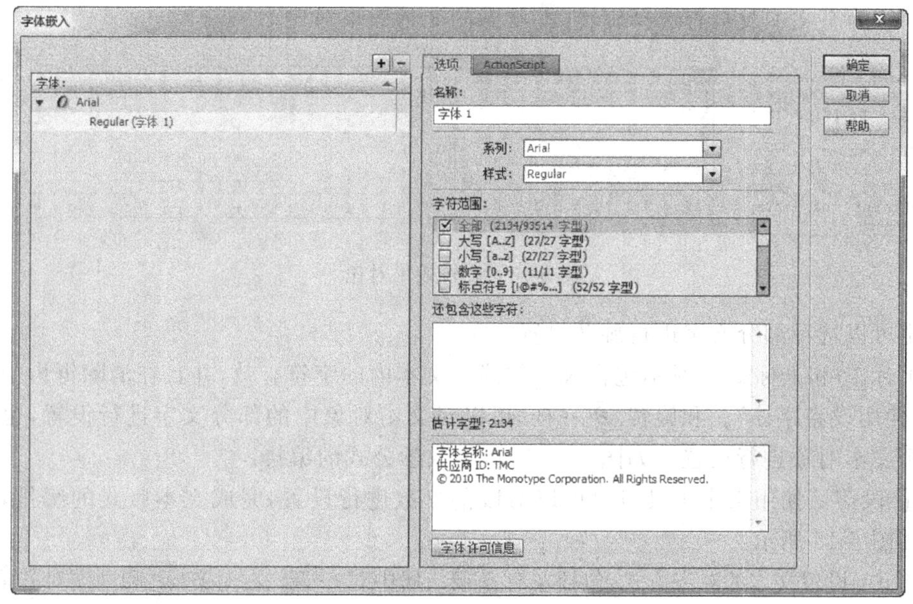

图 6-10　“字体嵌入”对话框

大小、字母间距和颜色：用来设置字体的大小、字符间距和文字的颜色。

自动调整字距：勾选后可以自动调整字符的间距。但当消除锯齿选择"使用设备字体"时无效。

消除锯齿：用于调整字符边缘部分的清晰度，需要根据创建动画时的实际需求来选择。如图 6-11 所示共有 5 种。"使用设备字体"用于指定 SWF 使用计算机上的安装的字体来显示文本，对于计算机上未安装设置的字体则使用 Flash 内置的_sans、_serif 和_typewriter 来显示文本，生成的 SWF 文件体积较小；"位图文本（无消除锯齿）"用于关闭消除锯齿功能，并对文本以位图的方式嵌入 SWF 文件，播放时对字体的安装要求较低，但 SWF 文件体积较大且缩放效果不佳；"动画消除锯齿"嵌入了动画中使用的字体信息，SWF 文件体积较大；"可读性消除锯齿"，使用可读性消除锯齿引擎，改进了部分字体的可读性；"自定义消除锯齿"可用来根据需要设置精细、清晰度等参数，如图 6-12 所示。

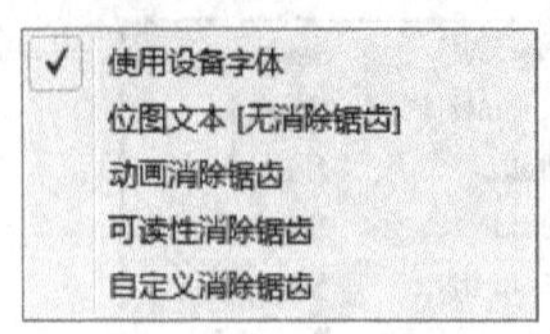

图 6-11 消除锯齿

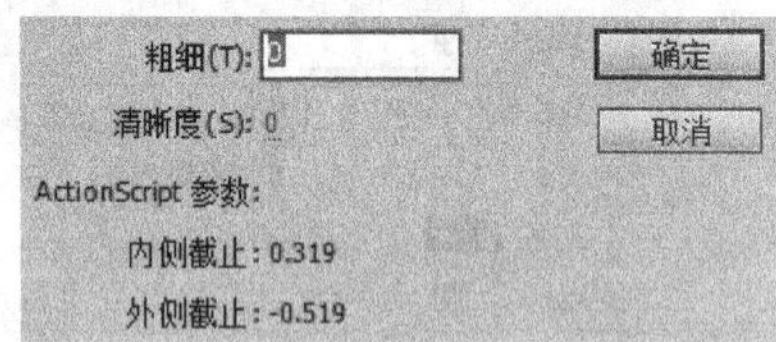

图 6-12 自定义消除锯齿

可选：影片播放时文本内容是否可以选中，从而进行复制等操作。该选项针对静态水平文本和动态文本有效，输入文本本身就是可选状态。

将文本呈现为 HTML 和在文本周围显示边框：可用于动态文本和输入文本。

旋转：仅对"垂直"和"垂直，从左到右"两种文本方向的静态文本有效，使用其他文本对象不出现此图标。单击可以调整字符的方向，对汉字无实际效果。如图 6-13 所示为"水平"静态文本及是否选择旋转状态的 3 种效果对比。

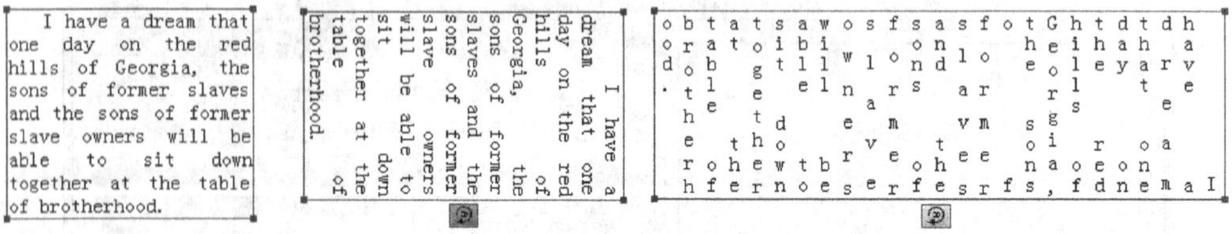

图 6-13 旋转效果对比

也可以选择部分文字进行旋转设置。

上标和下标：对不包含汉字的静态文本内的字符有效，并且在消除锯齿中不能选择"使用设备字体"。和旋转一样，可以对文本对象中的部分文字进行设置，也可以对整个文本对象进行设置。如图 6-14 所示为数学公式的编排。

④ 段落。使用文本工具时也可以对段落参数进行设置，完成文本版式的编排，选项参数如图 6-15 所示。

格式：设置文本的对齐方式，包括左对齐、居中对齐、右对齐和两端对齐。

间距：设置首行缩进和行距。

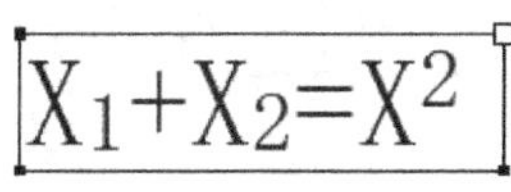

图 6-14　数学公式

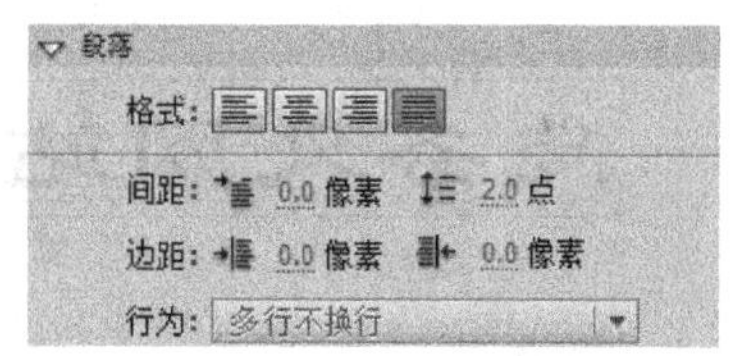

图 6-15　段落选项

边距：设置左边距和右边距。

行为：设置文本框内的显示方式，对静态文本无效，包括以下选项：单行，所有字符显示在一行上，即使有段落标记；多行，文字到达右边框时自动换行，段落标记有效；多行不换行，与多行类似，唯一不同在于文字到达右边框时不会自动换行；密码，仅对输入文本有效，单行显示为＊。

(2) 传统文本对象属性面板设置。创建文本对象后，使用选择工具选中该文本对象，或者在编辑状态选中部分字符，在对象属性面板中可以设置文本参数。不同类型的文本对象其属性面板也不尽相同，但都包含工具面板中的参数选项。以下仅对其他参数加以介绍。

① 实例名称。静态文本无此选项，用于动态文本和输入文本，在交互动画设计中使得程序能够识别文本对象，便于对该文本对象发出指令，如图 6-16 所示。

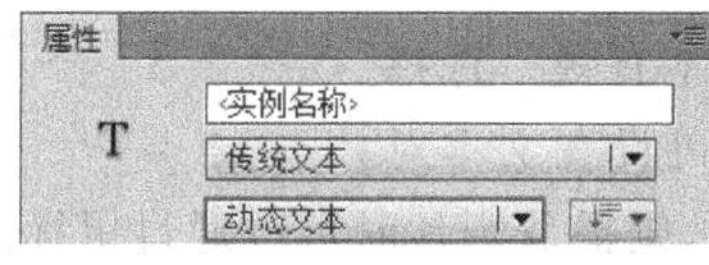

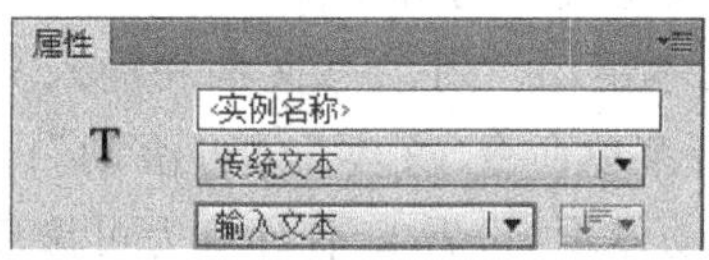

图 6-16　实例名称

② 位置和大小。对文本对象的位置和大小进行设置，静态文本的高自动生成，不能设置，如图 6-17 所示。

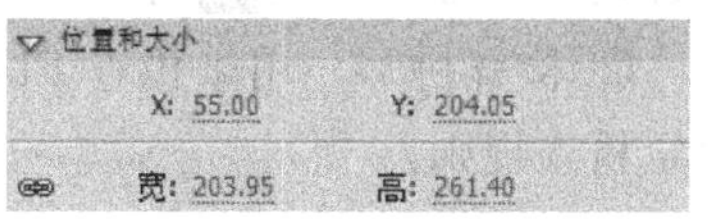

图 6-17　位置和大小

③ 选项。3 种类型文本对象的选项如图 6-18 所示。

链接和目标：和网页的超链接设置一样，可以设置影片播放时的交互行为，单击该文本可以打开相应的网页。通过目标下拉菜单可以选择_self、_blank、_parent 和_top 四种不同的网页打开方式。如图 6-19 所示进行文本的链接设置，影片播放时单击文本即可打开相应网页。输入文本无此选项。

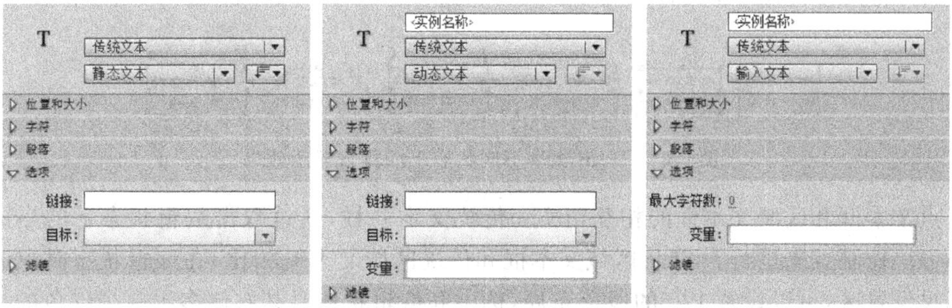

图 6-18　三种文本类型的选项参数

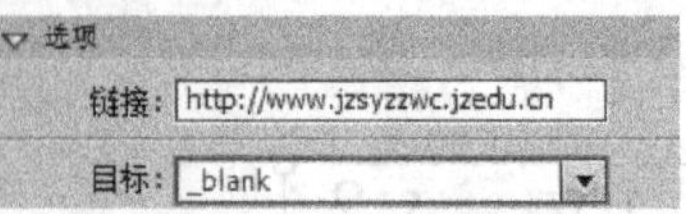

图 6-19 文本的链接设置

变量：动态文本和输入文本均可使用该变量来传递文本的内容。ActionScript 3.0已经不再支持该选项，改用实例名称的方式，如果要使用变量只能将文档脚本语言选项设置为旧版本。

最大字符数：仅对输入文本有效，设置可输入字符的最大值。

④ 滤镜。文本对象和元件一样可以应用滤镜效果，后面章节中将涉及元件的使用。

(3) 传统文本的菜单命令。除了通过工具属性面板和对象属性面板对文本对象进行设置外，还可以使用菜单命令设置部分文本参数。执行菜单命令"文本"，在如图 6-20 所示的菜单命令中选择执行。使用菜单命令还可以设置文本滚动显示以及检查拼写等功能。

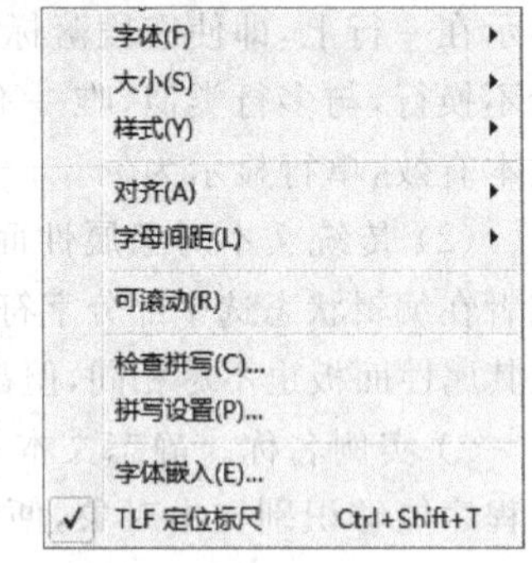

图 6-20 "文本"菜单命令

① 设置文本滚动。对动态文本和输入文本有效。选择文本对象，执行菜单命令"文本"|"可滚动"即可设置文本对象是否可以滚动显示，设置文本对象为可滚动，则播放影片时可以通过鼠标滚轮来方便地显示文本信息。也可在文本编辑状态下，按住 Shift 键并双击空心小方块□，当空心小方块转换为实心小方块■时，即快速启动了可滚动功能。

② 检查拼写。用来检查 Flash 文档中的文本拼写是否正确，可以通过"拼写设置"来制定检查规则。

6.1.3 创建 TLF 文本

Flash CS6 默认的文本引擎是 TLF 文本，它可以支持更多的文本布局功能及更合理有效的属性控制。

在舞台上同样可以通过单击和拖曳鼠标两种方式来创建 TLF 点文本框和 TLF 区域文本框，选中状态、编辑状态下的点文本框和区域文本框及文本内容较多时的区域文本框的舞台显示效果如图 6-21 所示。

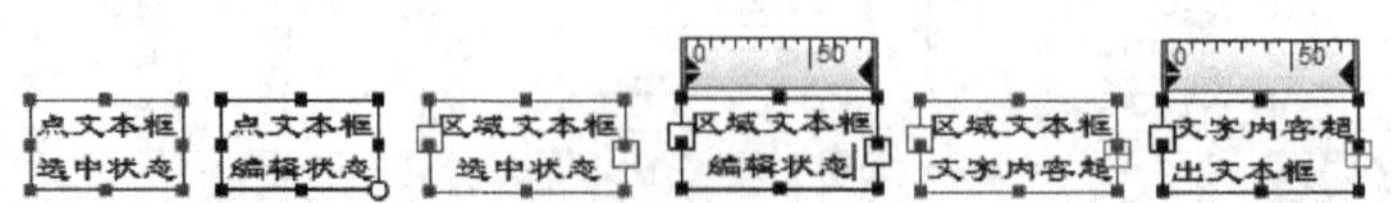

图 6-21 TLF 文本不同状态下的舞台显示效果

点文本框和区域文本框的相互切换和传统文本一样，通过双击编辑状态下的小圆圈和小方块控制点来进行。TLF 区域文本框和传统区域文本框相比，在编辑状态时上方多了标尺设置区，可以设置丰富的段落布局，选中和编辑状态时其右侧多了一个红色的控制锚点，可以用来设置文本串接。

(1) TLF 文本工具属性面板设置。选择 TLF 文本引擎，工具属性面板如图 6-22 所示。

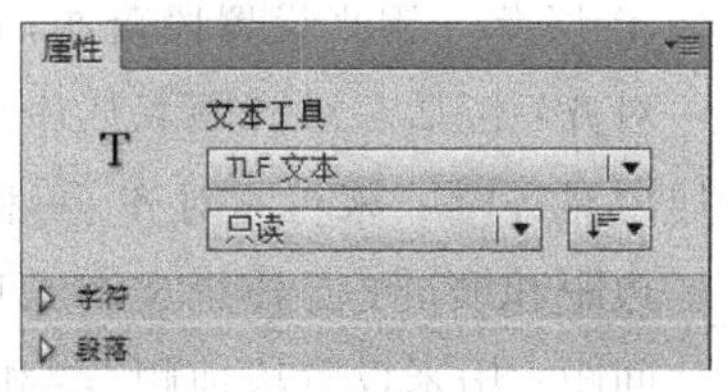

图 6-22 TLF 文本工具属性面板

① 文本类型。TLF 文本引擎有 3 种文本类型：只读、可选和可编辑，可通过下拉菜单进行选择。在 TLF 文本引擎中实际上已经取消了静态文本，3 种文本类型的使用更加相似，仅仅是在影片播放时用户对文本的操作权限不同。

只读：播放影片时，文本内容只能显示，不能被选中或编辑。

可选：播放影片时，文本内容可以显示，也可以被选中，从而进行复制等操作。

可编辑：播放影片时，文本内容可以显示，也可以被选中，还可以被重新编辑。但在选择密码选项时较为特殊，稍后详述。

和静态文本一样，TLF 点文本框不允许为空，否则系统会自动舍弃该对象，但动态文本、输入文本和 TLF 文本都允许文本框为空，为了便于文本未选中时仍能被找到，会在舞台上显示其虚线边框，但影片播放时不显示。

② 改变文本方向。单击文本类型右侧的文本方向按钮，可以设置为“水平”和“垂直”两种状态，文本方向从相应图标上可以直观看到，如图 6-23 所示。

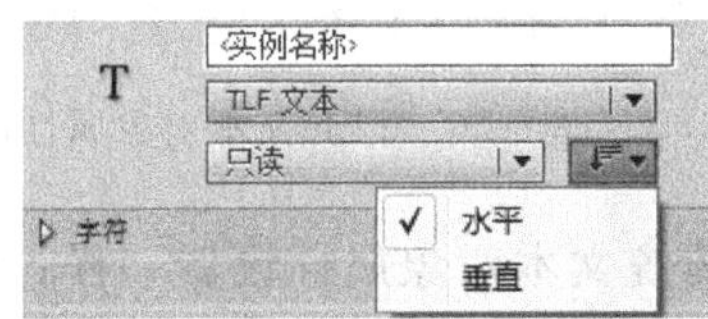

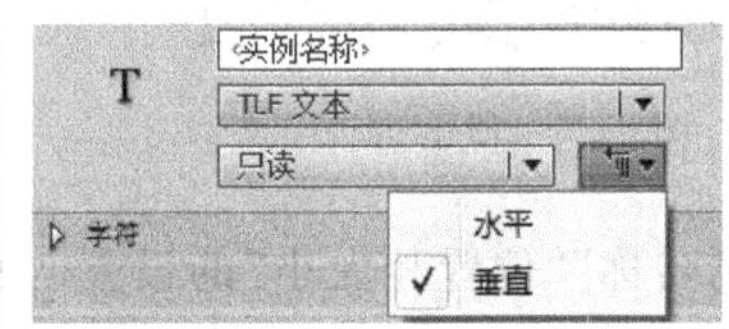

图 6-23 改变文本方向

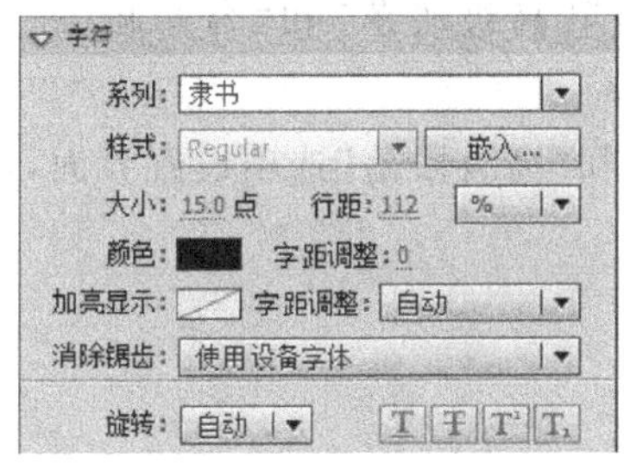

图 6-24 字符选项

③ 字符。用来设置字符的字体、大小等，如图 6-24 所示。大部分和传统文本工具的字符设置一样，但还存在以下几点不同选项。

行距：设置文本的行距，以字符的基线为标准，也可理解为行高。通过右侧下拉菜单可以选择百分比和点两种方式进行设置。

字距调整：调整字间距。

加亮显示：设置字符背景，只有进入编辑状态时才有效。

字距调整下拉菜单：用来设置是否自动进行字距微调，有 3 个选项：自动、开和关。

消除锯齿：TLF 文本引擎改进了消除锯齿的方式，并整合为 3 种方式：使用设备字体、可读性和动画。

旋转：用于设置文字的旋转：自动、0°和 270°。右侧有 4 个按钮用来对文本框内的文本格式进行调整，只有进入编辑状态时才有效，包括下划线、删除线、上标和下标。

④ 段落。用来设置段落布局，文本工具面板上的相应选项如图 6-25 所示。

对齐：包括左对齐、居中对齐、右对齐和 4 种两端对齐(末行左对齐、末行居中对齐、末行右对齐和全部两端对齐)。

边距和缩进：与传统文本工具中的选项一样。

间距：用来设置段前距和段后距。

文本对齐：设置调整间距的方式，有单词间距和字母间距两种方式。

(2) TLF 文本对象属性面板设置。和传统文本一样，创建文本对象后，在对象或字符选中状态下，对象属性面板中可以设置参数来进行排版，如图 6-26 所示。

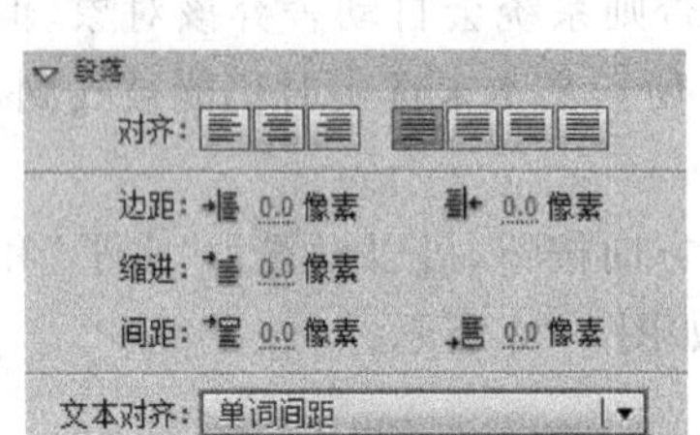

图 6-25 段落选项

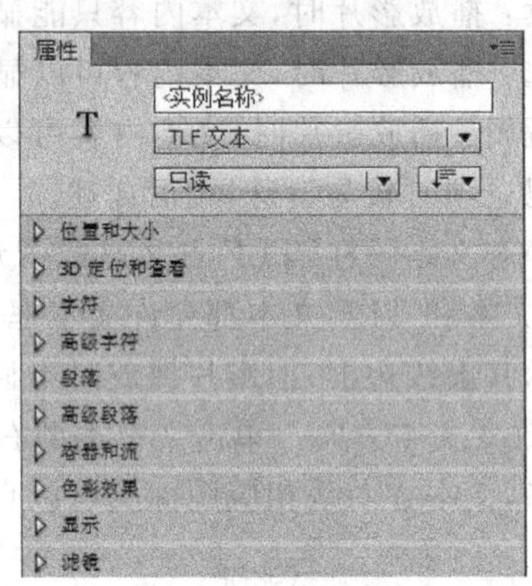

图 6-26 TLF 文本对象属性面板

其中“实例名称”“位置和大小”的设置与传统文本对象属性设置一样；“字符”和“段落”可以参照 TLF 文本工具面板的使用；同时 TLF 文本对象可以像影片剪辑元件实例一样设置“3D 定位和查看”“色彩效果”“显示”和“滤镜”来完成丰富的编辑效果，相关内容将在后面元件相关模块中介绍。下面对“高级字符”“高级段落”和“容器和流”进行讲解。

高级字符和高级段落：如图 6-27 所示为“高级字符”和“高级段落”选项设置界面，可在此进行设置以达到更精细的排版效果。

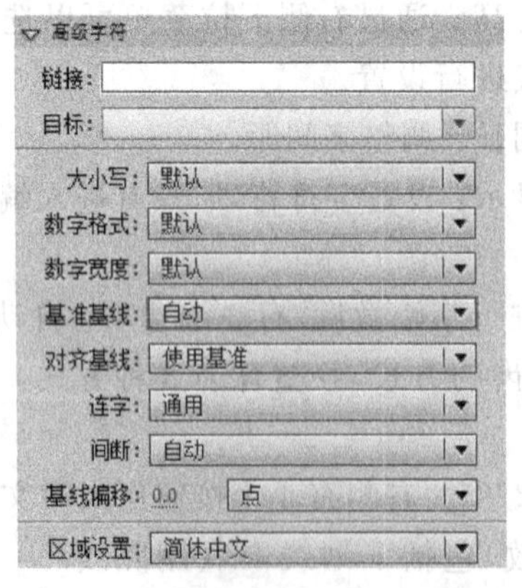

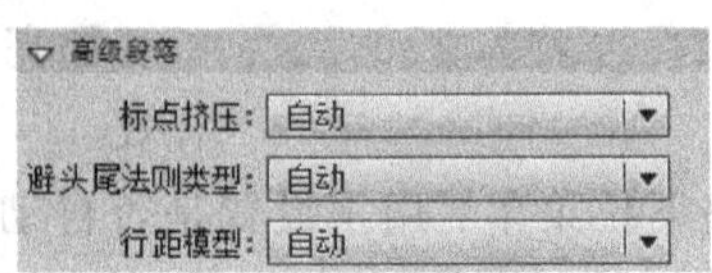

图 6-27 “高级字符”和“高级段落”选项

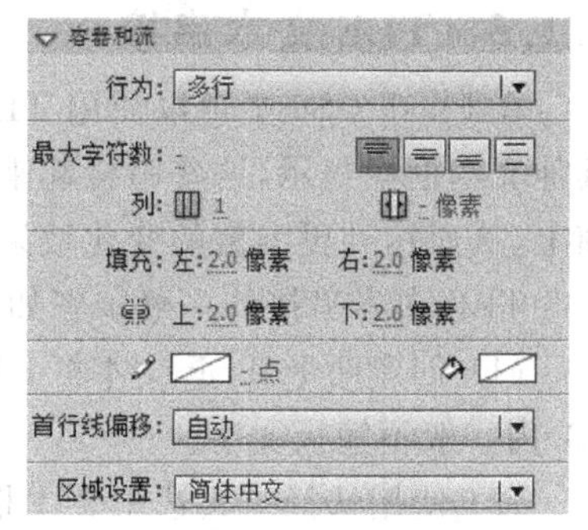

图 6-28　"容器和流"选项

容器和流：用来对放置字符的文本框及字符排列的方式进行设置，如图 6-28 所示。

行为：用来设置字符的显示方式，和传统文本一样有单行、多行、多行不换行和密码 4 种方式。其中密码选项只有在选择了可编辑类型 TLF 文本时有效。

最大字符数：设置文本框中可容纳的最多字符数，最多可设置为 65535，只有在选择了可编辑类型 TLF 文本时有效。

对齐方式：当文本方向为水平时，可以设置所有文本在容器中的垂直对齐方式为顶部对齐、居中对齐、底部对齐或两端对齐。当文本方向为垂直时，对齐方式会相应发生变化。

列与列间距：相当于 Word 等字处理软件中的分栏，如图 6-29 所示为参数设置及效果。

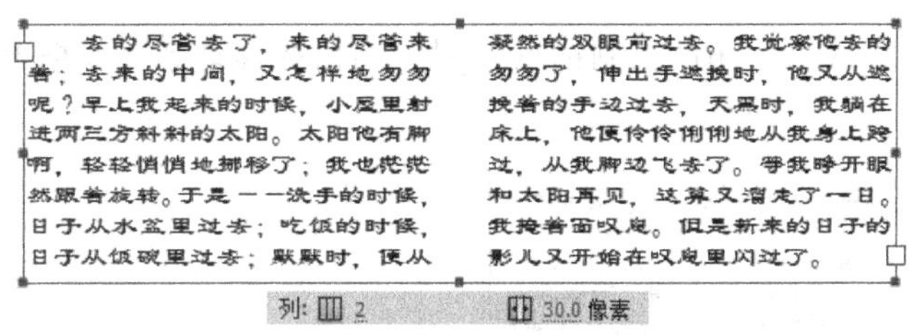

图 6-29　列与列间距

填充：设置文本边距与文本框边缘之间的宽度。处于锁定状态时左、右、上和下 4 个参数同步发生变化，保持一致，处于解锁状态时可以分别设置这 4 个参数。

笔触颜色和填充颜色：可以设置文本框的边框和背景颜色，设置边框颜色后还可以设置边框的宽度。

首行线偏移：设置首行文本与文本框的对齐方式。

区域设置：设置文本的语言种类。

(3) TLF 文本菜单命令。除了通过工具属性面板和对象属性面板对文本对象进行设置外，还可以使用菜单命令设置部分文本参数。其用法和传统文本菜单命令一样。

6.1.4　文本对象的分离

文本对象的分离可以执行菜单命令"修改"|"分离"，或者按 Ctrl+B 键。文本对象分离后每个字符均转换为形状对象，若再执行一次分离命令则将转换为形状。如图 6-30 所示为连续执行分离命令的效果。

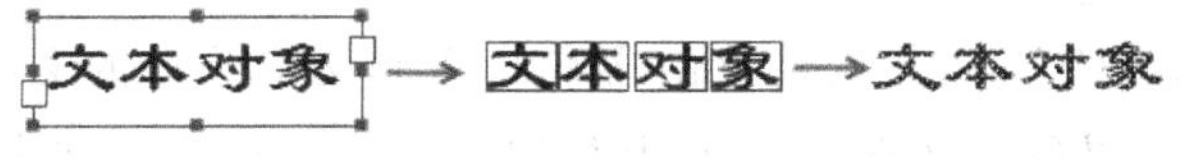

图 6-30　文本对象的分离

6.1.5 TLF 文本串接

在 Flash CS6 中可以使用 TLF 文本的串接功能，使文本框中未显示出的内容接着在其他文本框中显示，这些串接起来的文本框可以在同一帧上，也可以在同一时间轴的不同帧上，从而达到更丰富的变化效果。

TLF 文本串接的一般步骤如下。

(1) 创建两个 TLF 文本框，在其中一个文本框(A)内输入文本内容，另一个文本框(B)内一般不输入文字。

(2) 使用选择工具选中文本框 A。文本框如果能够容纳所有文字内容，其控制锚点如图 6-31 左图所示，否则如图 6-31 右图所示。

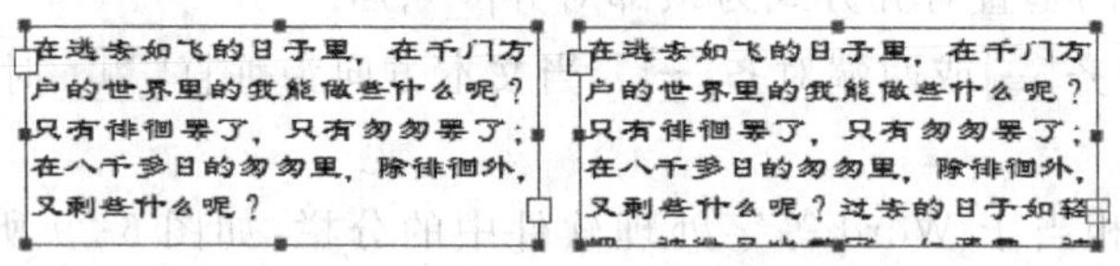

图 6-31　文本框的控制锚点

(3) 单击文本框 A 右下角的控制锚点□或⊞，鼠标移动到文本框 B 上，光标变为，如图 6-32 所示。

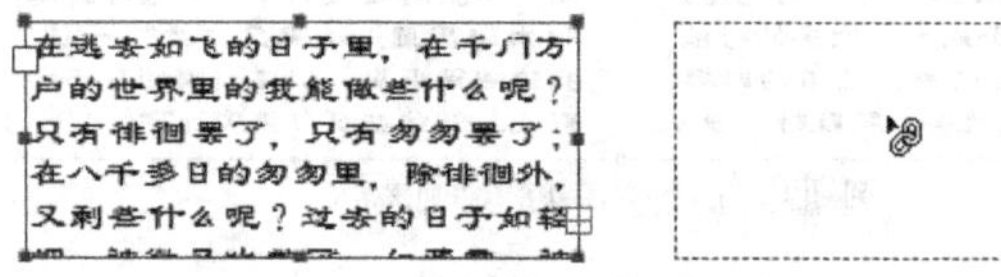

图 6-32　串接文本

(4) 在文本框 B 上单击鼠标完成文本框 A 与文本框 B 之间的文字串接，如图 6-33 所示。文字的串接顺序为由 A 到 B。此时文本框 A 的右下角和文本框 B 的左上角的空心小方块变为▶。

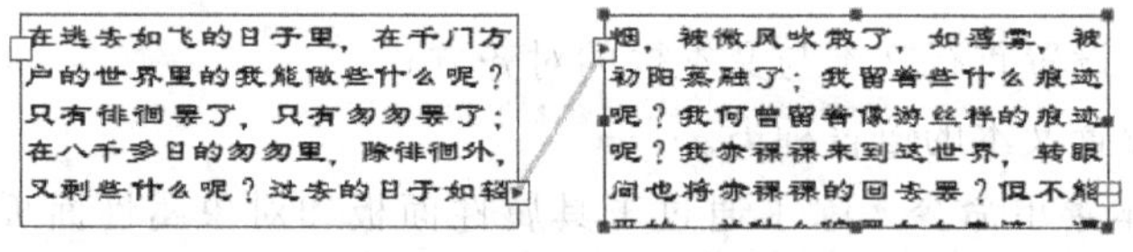

图 6-33　串接文本效果

(5) 当文本框 A 中的文字发生变化时会自动影响到文本框 B 中的文字。同样的方法还可以对文本框 B 和其他文本框进行串接。

根据不同的需求，在进行串接的时候还可以调整以下做法达到不同的效果。

① 第 3 步中单击□或⊞后，移动鼠标到舞台空白处，光标变为，单击鼠标可以在该位置创建一个文本框(C)，并同时建立由文本框 A 到文本框 C 的文本串接。

② 第 3 步中也可以单击文本框 A 左上角的□或⊞，然后与文本框 B 建立串接，此时的串接顺序为由文本框 B 到文本框 A。

③ 无论是与已有文本框串接还是与新建文本框串接，均可在不同帧间完成。

文本框进行串接后，只需要在连接串接文本框的锚点上双击即可取消文本串接。

6.1.6　TLF 文本定位标尺

对于 TLF 文本，使用属性面板可以精确地进行排版，也可以利用定位标尺进行直观的简单排版。TLF 文本定位标尺对 TLF 区域文本有效，可通过菜单命令“文本”|“TLF 定位标尺”来打开或关闭该功能。

(1) TLF 文本定位标尺的范围为文本所在区域，当在“容器和流”选项中设置填充：左为 20 像素，右为 20 像素后，显示效果如图 6-34 所示。标尺与文本框(容器)的左、右距离均为 20 像素。

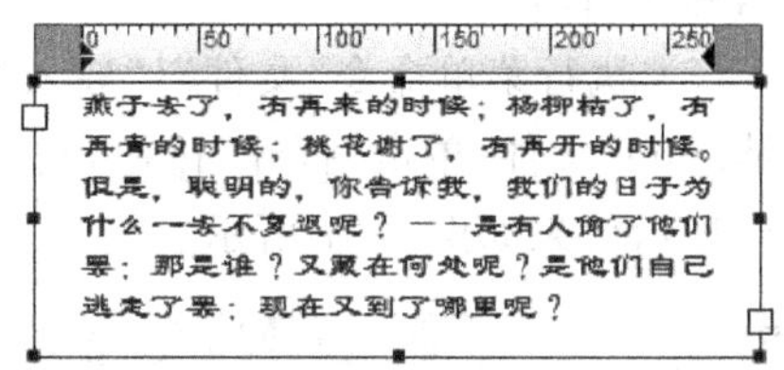

图 6-34　TLF 文本标尺

(2) 设置段落左、右边距及首行缩进。在 TLF 定位标尺上有 3 个三角形标记：首行缩进、段落左边距和段落右边距。鼠标移动到标记时光标变为左右箭头，此时可以拖曳标记来调整位置。拖曳段落左边距标记时，首行缩进标记会随之移动。如图 6-35 所示，调整 3 个标记的位置，文本的段落布局随之变化，同时在属性面板的段落选项中，边距和缩进参数也随之变化。

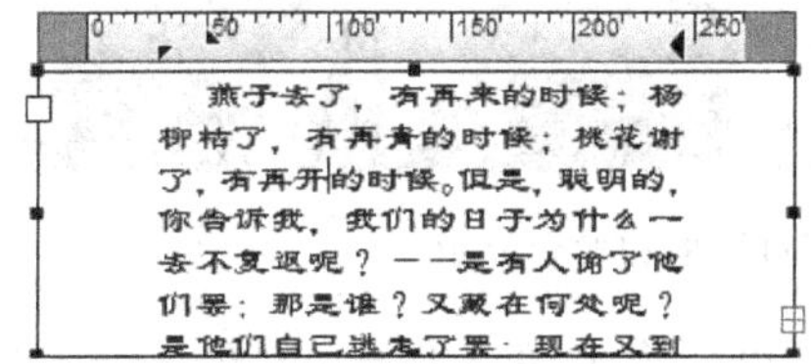

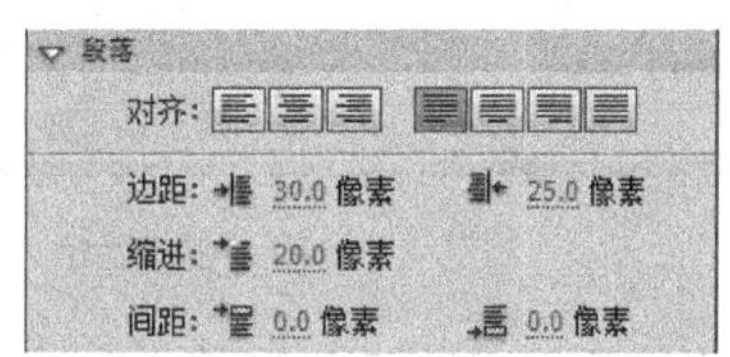

图 6-35　段落边距与缩进调整

(3) 编辑对齐标签。对于一些简单的文本数据列表，可用 Tab 键将数据间隔开，并在对齐标签的控制下，达到简单的数据对齐设计效果。如图 6-36 所示的数据对齐效果，可通过以下操作步骤完成。

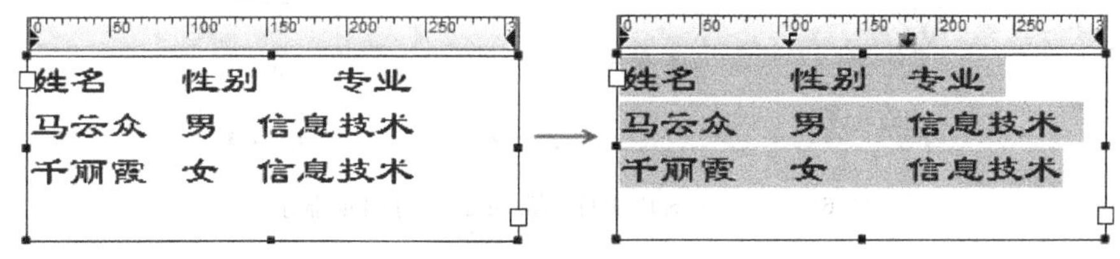

图 6-36　编辑对齐标签

① 输入三行文字，并用 Tab 键隔开姓名、性别和专业。

② 选择所有的文字。

③ 将鼠标移动到标尺上，光标变为，在适当位置单击后，该位置将出现对齐标签标记。可以拖动调整其位置。加入两个标记用来控制性别和专业数据的左边对齐。

默认情况下标尺的度量单位为像素，可以通过执行菜单命令“修改”|“文档”打开“文

档设置”对话框来修改。

6.2 实训步骤

(1) 新建 Flash 文档“散文欣赏.fla”，选择类型为 ActionScript 3.0。

(2) 执行菜单命令“修改|时间轴|图层属性”，在弹出的“图层属性”对话框中修改图层名称为“背景”。

(3) 执行菜单命令“文件”|“导入”|“导入到舞台”，在弹出的“导入”对话框中选择“朱自清.png”文件，单击“打开”按钮，然后使用选择工具调整位图的位置。“导入”对话框和舞台显示效果如图 6-37 所示。

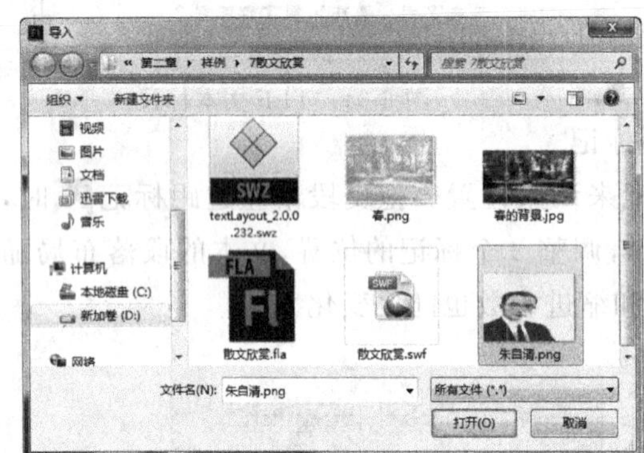

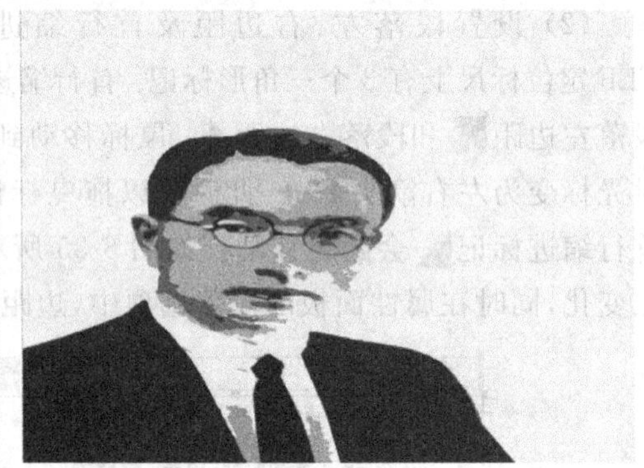

图 6-37　“导入”对话框和舞台显示

(4) 单击第 2 帧，按 F7 键新建空白关键帧。参照第 3 步导入“春.png”文件，并调整图像位置。单击第 5 帧，按 F5 键新建普通帧延长第 2 帧的显示范围。此时第 1 帧将作为封面的背景，第 2～5 帧将作为文章的背景。舞台图形内容及时间轴如图 6-38 所示。

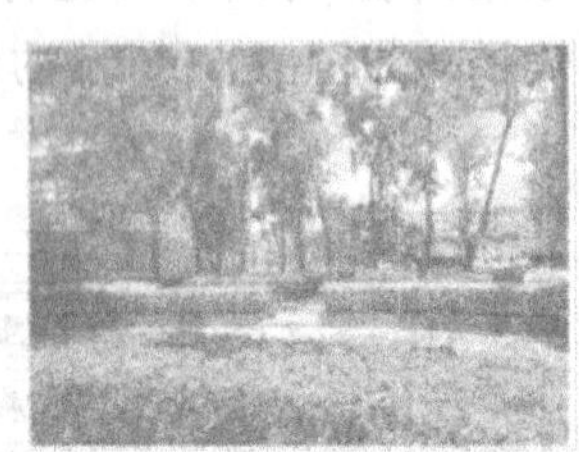

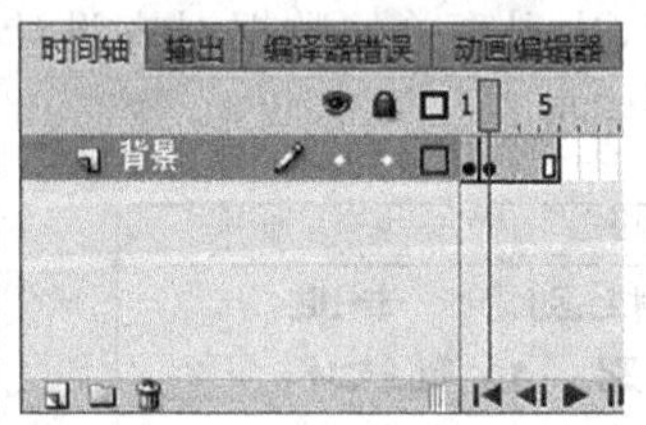

图 6-38　导入图片文件“春.png”及时间轴显示

(5) 执行菜单命令“插入”|“时间轴”|“图层”，并重命名该图层为“散文欣赏”。

(6) 选择文本工具 T，在工具属性面板中选择 TLF 文本引擎，并设置字体为隶书，颜色为 #000066，大小为 50，在舞台上拖曳鼠标并在创建的区域文本框中输入“朱自清散文欣赏”。使用选择工具适当的调整文本位置，然后在对象属性面板的滤镜选项中，单击添加滤镜按钮，并选择下拉菜单中的“投影”滤镜。

(7) 选择文本工具 T，在工具属性面板中选择 TLF 文本引擎，并设置字体为隶书，颜色为♯339933，大小为 128，在舞台上拖曳鼠标并在创建的区域文本框中输入“春”。使用选择工具适当调整文本的位置，然后在对象属性面板的滤镜选项中，单击添加滤镜按钮，并选择下拉菜单中的“模糊”滤镜；再继续单击添加滤镜按钮，选择下拉菜单中的“发光”滤镜。最终效果如图 6-39 所示。

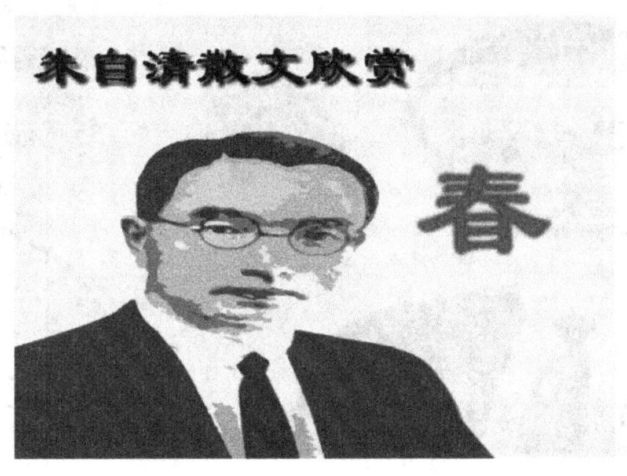

图 6-39　封面效果

(8) 单击“散文欣赏”图层的第 2 帧，按 F7 键新建空白关键帧。选择文本工具，在工具属性面板中选择 TLF 文本引擎，并设置字体为隶书，颜色为♯003300，大小为 25，在舞台上拖曳鼠标并在创建的区域文本框中输入朱自清散文《春》的全文。由于该文章内容较多，可以采用复制粘贴的方式来完成文字输入，然后对文章标题、作者等字符进行适当调整。

(9) 单击“散文欣赏”图层的第 3 帧，按 F7 键新建空白关键帧。单击“散文欣赏”图层的第 2 帧并选择刚创建的文本框，单击其右下角的串接控制锚点，接着单击第 3 帧并将鼠标移动到舞台上，当光标变为时，单击鼠标创建一个文本框并与第 2 帧的文本框串接。

(10) 参照第(9)步，完成第 4 帧和第 5 帧的文本框串接。第 2～5 帧显示效果如图 6-40 所示。

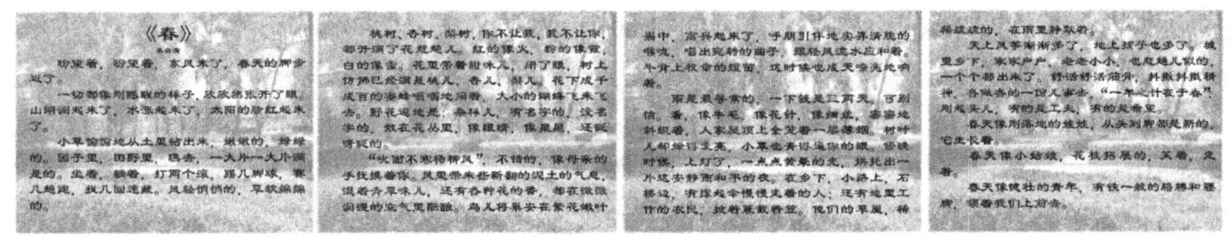

图 6-40　文章显示页面效果

(11) 加入按钮及简单的 ActionScript 3.0 代码来控制影片的播放。右击“散文欣赏”图层的第 1 帧，选择“动作”命令，在弹出的动作面板中输入“stop()；”，使得影片播放时不再自动逐帧显示，而是将控制权交给代码。

(12) 新建图层“按钮”。执行菜单命令“窗口”|“公用库”|“buttons”激活外部库面板，如图 6-41 所示拖曳 bar blue 按钮到舞台的右下角。选中舞台上的按钮，在属性面板

中设置实例名称为“ButtonNext”。

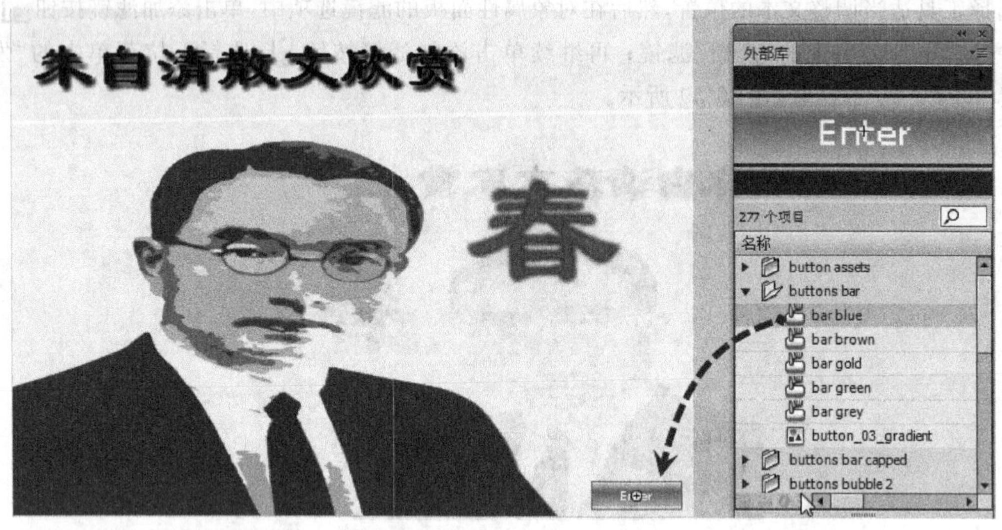

图 6-41 加入按钮

(13) 右击“按钮”图层的第 1 帧，在弹出的动作面板中输入代码，如图 6-42 所示。

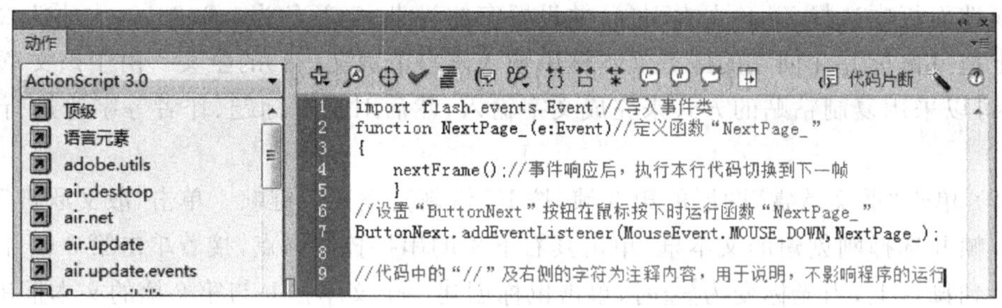

图 6-42 “按钮”图层第 1 帧代码

(14) 单击“按钮”图层的第 4 帧，按 F5 键创建普通帧，使按钮在第 2～4 帧上显示。第 5 帧为最后一页，不需要该按钮。时间轴如图 6-43 所示。

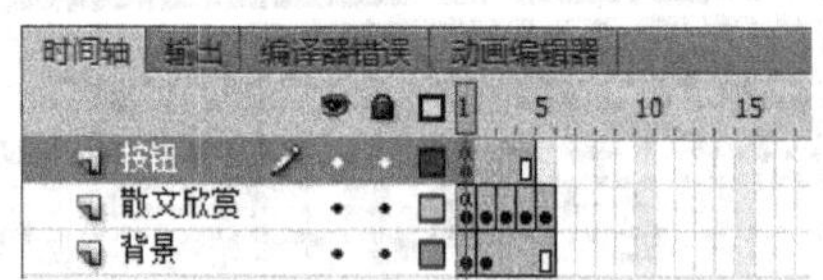

图 6-43 时间轴

(15) 至此，就完成了动画制作。按 Ctrl+Enter 键测试影片，单击按钮控制页面(帧)切换显示。

本例中涉及一些时间轴的概念、ActionScript 3.0 编程及按钮的知识，在后面的实训中还会详细介绍，这里仅要求一般性了解。

6.3　强化训练：用户登录

使用静态文本、动态文本和输入文本制作模拟运行用户登录系统，需要输入用户名和密码，并显示录入是否正确。操作步骤具体如下。

(1) 新建 Flash 文档“用户登录.fla”，选择 ActionScript 3.0 脚本。

(2) 选择文本工具，在工具属性面板中设置传统文本引擎，并选择静态文本类型，在舞台上单击鼠标并输入文字“用户名：”，创建一个静态文本。同样的方法创建静态文本“密码：”。设置文本的字体、大小等参数并调整文本的位置，如图 6-44 所示。

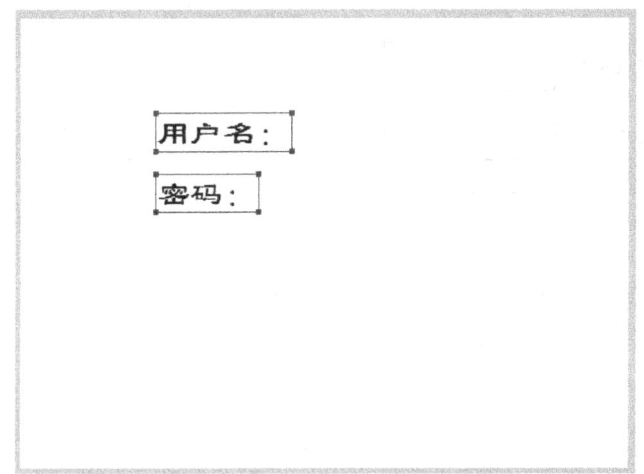

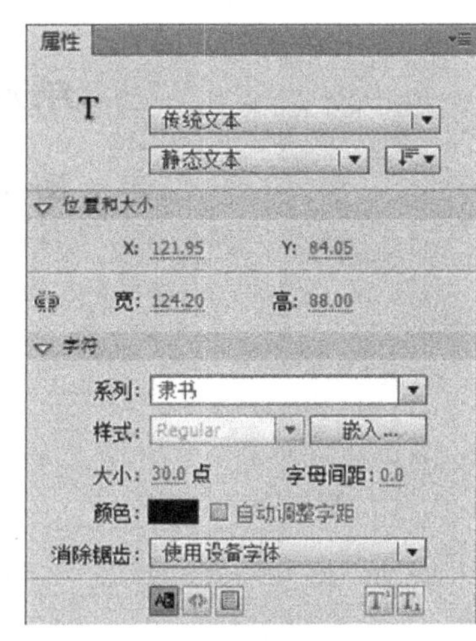

图 6-44　创建静态文本“用户名：”和“密码：”

(3) 选择文本工具，在工具属性面板中设置传统文本引擎，并选择输入文本类型，在舞台上拖曳鼠标创建输入文本。调整其位置与大小，并在对象属性面板中设置实例名称为 user；在字符选项中设置字体为_sans 并选中“在文本周围显示边框”；在段落选项中设置“行为”为“单行”；在“选项”中的设置最大字符数为 12。舞台图形及设置选项如图 6-45 所示。

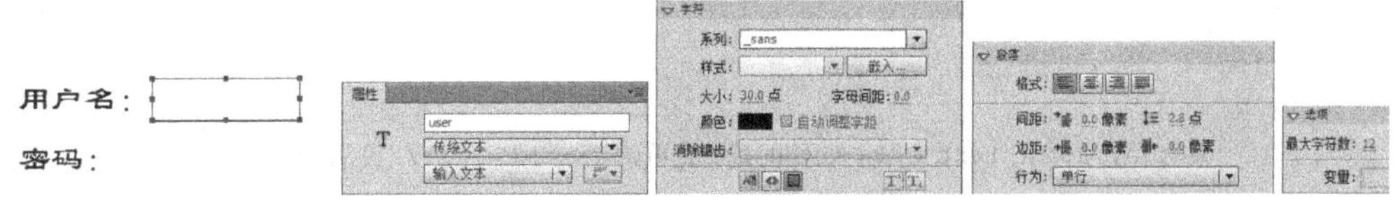

图 6-45　舞台图形及设置选项

(4) 选择文本工具，在工具属性面板中设置传统文本引擎，并选择输入文本类型，在舞台上拖曳鼠标创建输入文本。调整其位置与大小，并在对象属性面板中设置实例名称为 pass_wd；在字符选项中设置字体为_sans 并选中“在文本周围显示边框”；设置段落选项中的“行为”为“密码”；“选项”中的设置最大字符数为 12。

该文本和实例 user 一样，区别仅在于实例名称和段落行为不同。因此也可以采用复制、粘贴再修改这两个属性的办法来完成。

(5) 选择文本工具，在工具属性面板中设置传统文本引擎，并选择动态文本类型，在舞台上拖曳鼠标创建动态文本。设置实例名称为 display_about，字体颜色为 #FF0000，在动态文本中输入“请输入用户名和密码”作为初始值。

(6) 执行菜单命令“窗口”|“公用库”|buttons 激活外部库面板，拖曳 bar blue 按钮到舞台中。选中舞台上的按钮，在属性面板中设置实例名称为 Button_Input。舞台图形对象如图 6-46 所示。

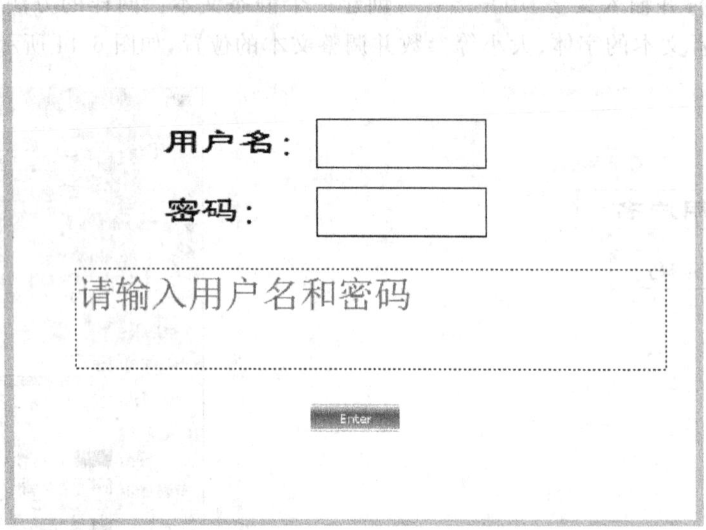

用户名：

密码：

请输入用户名和密码

Enter

图 6-46 舞台图形

(7) 右击第 1 帧选择“动作”命令，并在弹出的动作面板中输入以下代码。

```
import flash.events.Event;                              //导入事件类
function CheckPass(e:Event)                             //定义函数 CheckPass
{
    if(user.text == "myz" && pass_wd.text == "123456")  //如果用户名和密码正确
    {
        display_about.text = "输入正确，成功登录!"          //设置动态文本
        }
    else
    {
        display_about.text = "输入不正确，请重新登录!"       //设置动态文本
        }
    }
//设置 Button_Input 按钮在鼠标按下时运行函数 CheckPass
Button_Input.addEventListener(MouseEvent.MOUSE_DOWN,CheckPass);
```

(8) 导出影片，可以测试影片的运行效果。实际上用户登录系统一般要调用后台数据库进行验证，这里制作的作品严格来说只能算是模拟登录。

6.4　拓展研究及课后实训

1. 拓展研究

(1) 查阅资料，初步了解文本在交互动画中的作用，并尝试制作简单的文本交互动画。

(2) 通过查询相关资料和实践，了解TLF文本的高级字符和高级段落用途和使用方法。

(3) 分析总结传统文本与TLF文本的区别。

(4) 文本对象和元件的滤镜、3D定位和查看、显示等知识将在后面章节中介绍，有兴趣的话可以查阅有关资料，并尝试练习，体会其效果。

(5) 参照强化训练内容，使用TLF文本引擎制作用户登录系统。

2. 课后实训

确定一个主题，以小组创作的方式，制作该主题宣传动画或广告动画。

模块 3

基本动画的创建

教学目标：

前面模块学习了基本图形的绘制和编辑，为动画创作打下了坚实的基础。本模块将通过一些具体任务的完成，初步掌握基本动画的制作。在本模块中，将详细介绍 3D 变形工具、Deco 工具等特殊绘图工具的使用，图层与帧的使用，元件、实例与库的应用以及逐帧动画、传统补间动画、补间动画和补间形状动画等基本动画的创建。

教学重点与难点：

1. 特殊图形工具的使用
2. 图层与帧的使用
3. 元件、实例与库的应用
4. 基本动画的创建

实训 7

跑步分解动作

任务描述

利用逐帧动画，完成跑步分解动作的绘制，如图 7-1 所示。

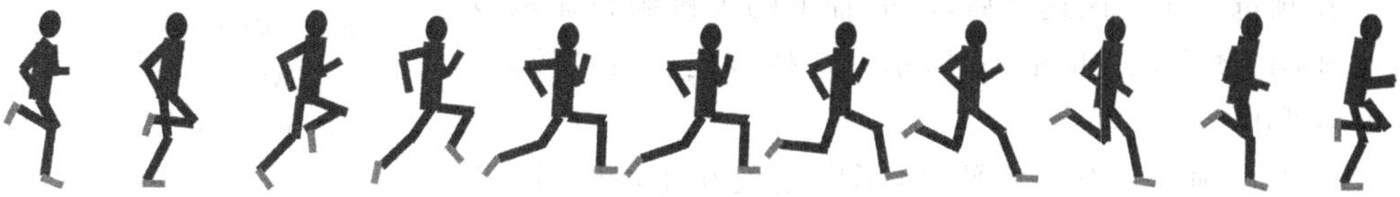

图 7-1　跑步分解动作

任务目标

(1) 掌握位图导入及编辑的操作方法。

(2) 掌握图层和帧的操作方法并能够制作简单的逐帧动画。

(3) 了解 Deco 工具的使用方法并能利用该工具绘制图形和创建动画。

7.1　相关知识：时间轴、逐帧动画、位图导入和 Deco 工具

在前面的模块中已经初步接触了时间轴，它是 Flash 动画制作的基础。本实训将进一步介绍时间轴的相关知识，并初步掌握逐帧动画的创建，以及位图的导入和 Deco 工具的使用。

7.1.1　时间轴

利用时间轴可以直观、方便地创建动画，如图 7-2 所示为实训 1 中删除了背景图层的时间轴，由两部分组成：左侧的图层窗格和右侧的帧窗格。图层窗格可以显示图层的信息并进行编辑，随后详细介绍。帧窗格显示了时间轴上帧的信息并包含一些基本的帧操作功能。

帧窗格主要包括以下内容。

(1) 下拉菜单按钮。严格来讲不属于帧窗格，应该称作时间轴下拉菜单按钮，可用来实现设置时间轴样式等功能。如图 7-3 所示，当制作较为复杂的动画时，用来调整时间轴样式，便于更好地制作动画。

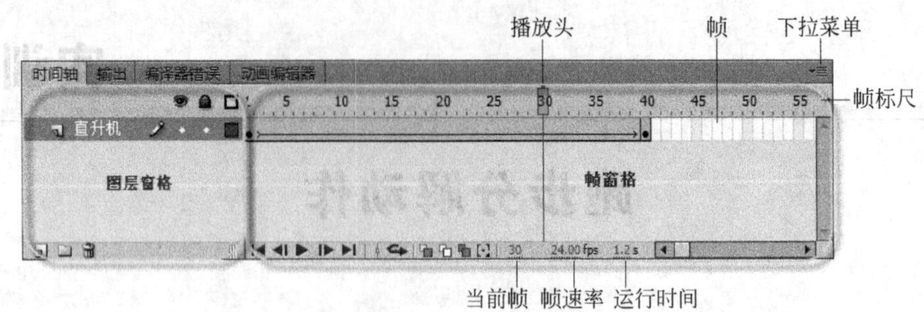

图 7-2 时间轴

① 很小、小、标准、中和大。调整每帧在时间轴上显示的宽度，当用户需要对较小范围的帧进行操作时，可以选用较大的选项；当用户需要对较大范围的帧进行操作时，可以选用较小的选项。

② 预览。选择该选项后，时间轴上的关键帧将显示该帧上图形的预览图，如图 7-4 所示。选择该选项后，“较短”选项不可用。

③ 关联预览。类似于预览，不同之处在于，动画图形内容的大小、位置等变化将在时间轴上体现，如图 7-5 所示。

④ 较短。减少图层的高度，便于显示更多的图层。

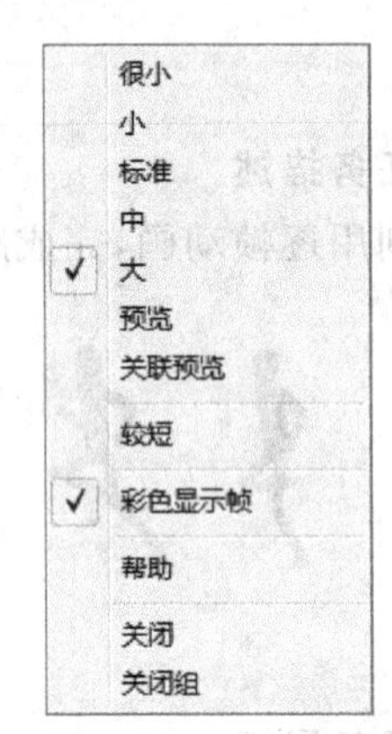

图 7-3 时间轴面板下拉菜单

⑤ 彩色显示帧。为了方便制作动画，时间轴上可以对不同的帧显示不同的颜色，取消该复选项后将显示为白色。

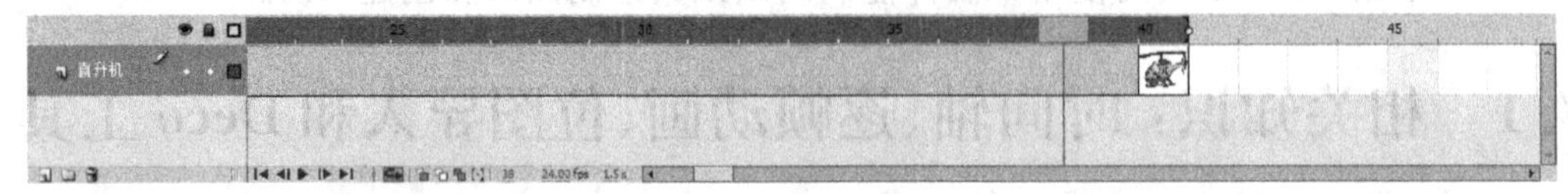

图 7-4 显示预览图

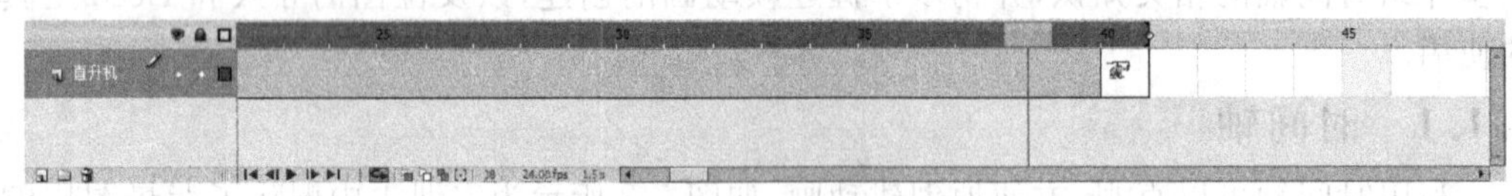

图 7-5 显示关联预览图

⑥ 其他选项。单击关闭选项将关闭时间轴面板的显示，可通过按 Ctrl＋Alt＋T 键或执行菜单命令“窗口”|“时间轴”重新显示该面板。

(2) 帧。时间轴上每个单元格称作帧，每一帧中可以包含不同的图形内容，相当于电影胶卷中的一张胶片，当 Flash 动画影片播放时，时间轴上每个帧上的图形内容依次显示，形成动画。

(3) 帧标尺。显示帧的位置，比如图 7-5 中显示的关键帧为第 40 帧。

(4) 播放头、当前帧和运行时间。拖曳播放头或单击时间轴可以选择当前帧的位置，播放动画时播放头会随之移动，舞台上也会随之显示当前帧的图形内容。当前帧和运行时间用来显示当前帧的数值和当前帧的运行时间，可以直接修改这两个数值来改变当前帧的位置。

(5) 帧速度(fps)。用来设置动画播放的速度，默认为每秒播放 24 帧，也可以通过文档的属性面板来设置。

(6) 播放控制按钮。用来控制动画影片的播放，包括转到第一帧 、后退一帧 、播放 、前进一帧 和转到最后一帧 。

(7) 帧居中 。当时间轴上帧数或图层较多时，单击该按钮可使选中的帧和图层居中显示，便于操作。

(8) 循环 。该按钮为复选按钮。默认情况下单击播放 ，动画会从当前帧开始播放，到最后一帧停止。如果单击选中循环 ，Flash 将在帧标尺上设置一段帧区域(标记范围)，如图 7-6 所示，播放时将在此区域循环播放。可以拖曳该循环标记范围两侧的控制点来调整标记范围。

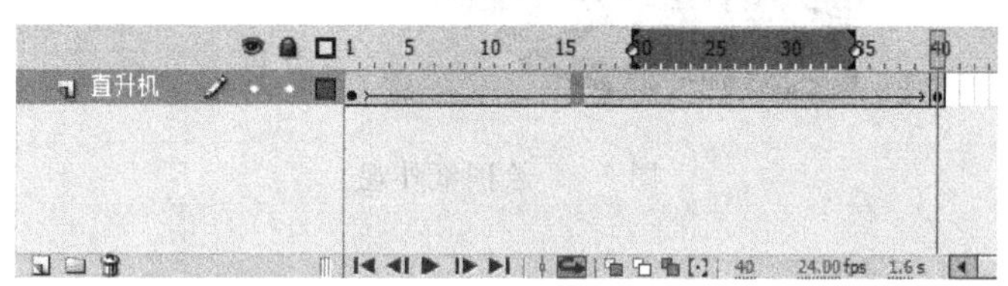

图 7-6　循环播放

(9) 绘图纸的应用。绘图纸功能共有 4 个按钮，分别为绘图纸外观 、绘图纸外观轮廓 、编辑多个帧 和修改标记 ，可用来辅助进行动画的编辑，能够更直观的通过单个画面显示出动画的效果。

① 绘图纸外观 。该按钮为复选框按钮，选中时 Flash 将在帧标尺上设置一段标记范围，并在舞台上显示标记范围内的动画效果。和循环标记范围一样，可以通过两侧的控制点来调整标记范围。舞台上将显示该区域内所有帧的图形内容，只有当前的关键帧以不透明方式显示，其他帧的图形会根据距离当前帧的远近以不同的透明程度显示，距离当前帧越远越透明，如图 7-7 所示。

② 绘图纸外观轮廓 。该按钮也是复选框按钮，和绘图纸外观 用法类似，并且不能同时起作用，选中其中一个则会自动取消另外一个按钮的选中状态。应用后效果如图 7-8 所示。

③ 编辑多个帧 。选择绘图纸外观 或绘图纸外观轮廓 后，当前的关键帧不透明完全显示，可以进行编辑，动画效果也会随之显示。如果想要不透明显示或编辑标记范围内所有的关键帧，则需要选中编辑多个帧 。

④ 修改标记 。用于修改标记范围的显示方式及快速调整标记范围。单击该按钮弹出如图 7-9 所示的菜单。

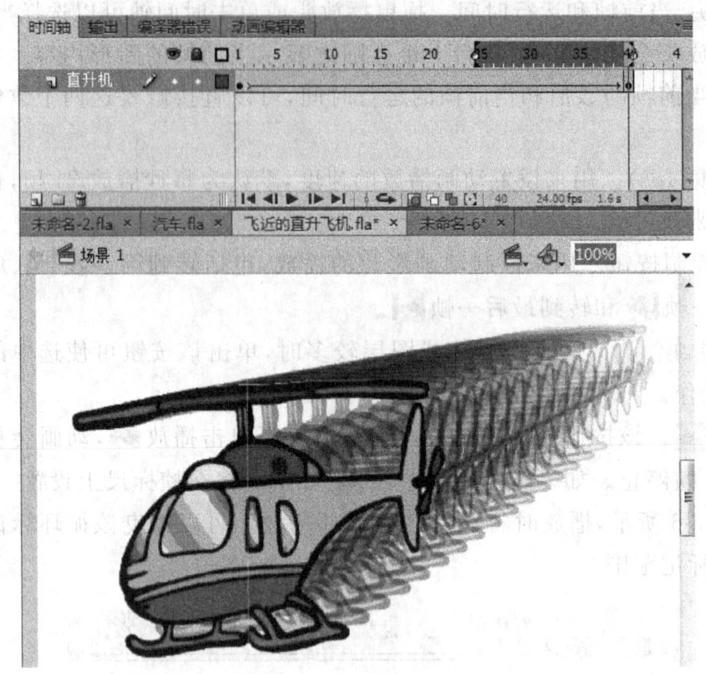

图 7-7　绘图纸外观

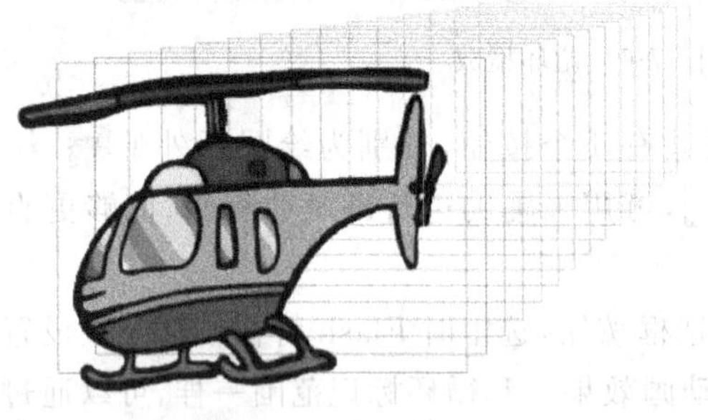

图 7-8　绘图纸外观轮廓

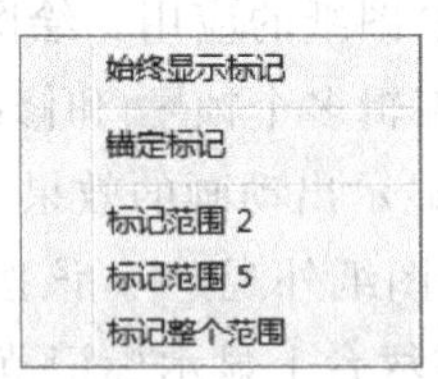

图 7-9　修改标记菜单

始终显示标记：当绘图纸工具关闭时，标记范围不显示，如果想要显示，可以选择“始终显示标记”选项。

锚定标记：当前帧改变时，标记范围也会随之改变，如果希望锁定该标记范围而不受当前帧移动的影响，则可以选择该命令。

标记范围 2：以当前帧为中心，两侧分别增加 2 个帧作为标记范围。

标记范围 5：以当前帧为中心，两侧分别增加 5 个帧作为标记范围。

标记整个范围：选择时间轴上所有帧作为标记范围。

7.1.2　帧

Flash 动画运行的过程就是时间轴上帧依次显示的结果。帧的基本操作主要有创建、编辑和属性设置。

（1）帧的创建。Flash 动画的创建实质上就是用户创建出若干帧，并设置一定的方式在这些帧之间自动生成中间帧，进而形成动画。Flash 中帧有 3 种类型：关键帧、空白关键帧和普通帧。关键帧和空白关键帧就是用户创建的这些帧，它们的不同之处在于前者的舞台上有动画对象，可以包括图形、导入的声音、视频等，而后者的舞台上没有动画对象。空白关键帧也可以看作是特殊的关键帧。普通帧是计算机根据前后关键帧按一定的方法自动生成动画对象的帧，用户不能够在普通帧上插入动画对象。

① 创建空白关键帧：新建 Flash 文档时，时间轴的第 1 帧自动产生一个空白关键帧，根据动画创建的需要，用户也可以自行创建空白关键帧。首先在时间轴上单击选择要插入空白关键帧的位置，然后可以采用以下几种方法来创建空白关键帧：执行菜单命令“插入”|“时间轴”|“空白关键帧(B)”；右键弹出菜单中选择“插入空白关键帧”命令；执行菜单命令“修改”|“时间轴”|“转换为空白关键帧”；使用 F7 快捷键。插入空白关键帧后，一般需要绘制动画对象，当空白关键帧的舞台上有图形对象时，该帧将自动转换为关键帧。

② 创建关键帧：通过创建空白关键帧，在舞台上添加图形可以得到关键帧。创建关键帧还可以通过以下几种方法（和创建空白关键帧一样，首先需要在时间轴上单击选择要插入关键帧的位置）：执行菜单命令“插入”|“时间轴”|“关键帧(K)”；右键弹出菜单中选择“插入关键帧”命令；执行菜单命令“修改”|“时间轴”|“转换为关键帧”；使用 F6 快捷键。关键帧会自动复制其左侧的关键帧图形对象，如果其左侧为空白关键帧则得到的仍为空白关键帧，需要加入图形对象才能真正成为关键帧。

③ 创建普通帧。普通帧本身没有图形内容，该帧舞台上显示的图形内容根据左右两侧关键帧（含空白关键帧）的变化而变化。在没有动画设置的情况下，其图形内容和左侧的关键帧一致，编辑该帧舞台上的图形对象实质上就是编辑其左侧关键帧的图形对象。创建普通帧时需要先在时间轴上单击选择要插入关键帧的位置，然后可以采取以下方法：执行菜单命令“插入”|“时间轴”|“帧(F)”；按 F5 键；右键弹出菜单中选择“插入帧”命令。

（2）帧的编辑。帧的编辑主要包括选择、剪切、复制、粘贴、移动、删除和翻转。

① 帧的选择。对帧进行编辑前首先要完成帧的选择，选择帧的同时其舞台上的对象也被选择。帧的选择通常有以下几种方法。

单帧选择：在时间轴面板的时间线上单击某一帧，即可完成对该帧的选择。这也是 Flash 动画编辑中最常用的帧选择方法。

相邻多帧选择：进行单帧选择后，按住 Shift 键并在该图层上单击另一帧，则可以选择这两帧之间的所有帧。也可以直接拖曳鼠标选择相邻多帧。另外，执行菜单命令“编辑”|“时间轴”|“选择所有帧”或按 Ctrl＋Alt＋A 键可以选择时间轴面板上所有的帧。

不相邻多帧选择：进行单帧选择后，按住 Ctrl 键并在该图层上单击另一帧，则可以选择这两帧。同样的方法可以进行更多帧的选择。

多图层帧的选择：帧的选择不仅可以针对同一图层，还可以在多个图层上同时选择多个帧，请在学习图层的概念之后尝试其方法和效果。

② 帧的剪切、复制和粘贴。类似于文字处理时的相关命令，通过剪切和复制可以将帧及其舞台对象放入系统剪贴板内存中，利用粘贴可以将系统剪贴板内存的内容放在其他位置。通常有以下 3 类方法供选择使用。

菜单命令：选择需要剪切、复制或粘贴的帧，执行菜单命令“编辑”|“时间轴”，在子菜单中选择“剪切帧”“复制帧”或“粘贴帧”命令，即可完成帧的相应操作。

快捷键：效果等同于菜单命令。选择需要剪切、复制或粘贴的帧，依次按 Ctrl＋Alt＋X 键、Ctrl＋Alt＋C 键或 Ctrl＋Alt＋V 键即可完成帧的剪切、复制和粘贴。

右键菜单：选择需要剪切、复制或粘贴的帧，右击鼠标弹出菜单，选择“剪切帧”“复制帧”或“粘贴帧”命令即可。

③ 帧的快速复制和移动。选择要操作的帧，将鼠标移动到已选择的帧上，此时光标变为，拖曳鼠标即可将已选择的帧移动到其他位置。如果拖曳鼠标的同时按住 Alt 键则可完成帧的复制操作。此处的“复制”相当于前述的“复制”＋“粘贴”，“移动”相当于“剪切”＋“粘贴”，不同之处在于没有将作为操作对象的帧放入系统剪贴板内存中。

④ 删除帧、清除帧和清除关键帧。

删除帧：选择对象帧后，删除帧可以采用 3 种方法：执行菜单命令“编辑”|“时间轴”|“删除帧”；使用 Shift＋F5 键；右键弹出菜单选择“删除帧”命令。删除帧后，时间线右侧的帧向左平移，如图 7-10 所示。需要注意的是，删除的帧如果为关键帧（包括空白关键帧）且其右侧为普通帧，则如图 7-10 左图所示，右侧的帧全部左移，且其右侧的第一个普通帧转换为关键帧并继承其舞台对象内容。

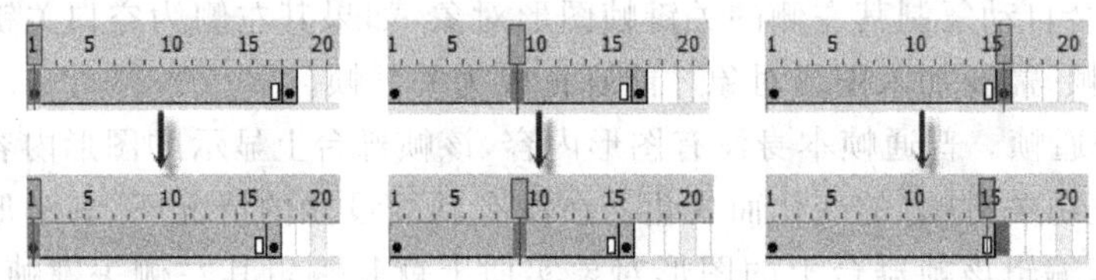

图 7-10　帧的删除

清除帧：清除帧可以将帧上的图形对象全部清除，但同时会引起时间轴上相邻帧类型的变化。选择对象帧后，清除帧可以采用 3 种方法：执行菜单命令“编辑”|“时间轴”|“清除帧”；使用 Alt＋Backspace 键；右键弹出菜单选择“清除帧”命令。清除帧后，该帧类型和右相邻帧类型都可能会发生变化。该帧类型变化：当该帧为普通帧时将转换为空白关键帧，否则将分为两种情况，左侧帧舞台无图形对象时转换为普通帧，左侧帧舞台有图形对象时转换为空白关键帧。右邻帧变化：清除帧之后其右侧的帧类型也会随之变化，普通帧会转换为关键帧或空白关键帧并保留原有图形对象，关键帧保持原状，空白关键帧则转换为普通帧。不同情况下清除帧的效果显示如图 7-11 所示。

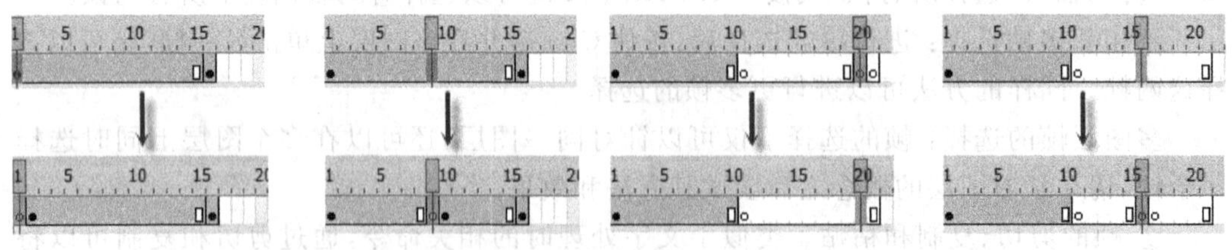

图 7-11　清除帧

清除关键帧：可以清除关键帧或空白关键帧，其操作对象不能是普通帧。选择对象帧后，清除关键帧可以采用 3 种方法：执行菜单命令“修改”|“时间轴”|“清除关键帧”；使用 Shift+F6 键；右键弹出菜单选择“清除关键帧”命令。该操作使关键帧(包括空白关键帧)转换为普通帧并清除原有图形对象，右侧相邻的普通帧将随其左侧的关键帧舞台对象发生变化。右侧相邻的帧如果是关键帧或空白关键帧则不发生变化。如果清除的关键帧为第 1 帧则该帧及相邻的普通帧均被清除，右侧最近的关键帧或空白关键帧移动到第 1 帧。各类情形下清除关键帧的效果如图 7-12 所示。

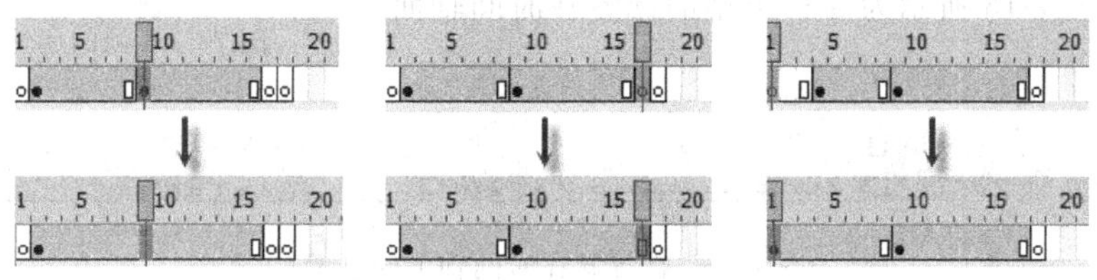

图 7-12　清除关键帧

⑤ 帧对象的删除。删除帧舞台上的所有图形对象，相当于在该帧舞台上选择所有对象并删除，不影响时间轴上所有帧的类型。选择对象帧后，删除帧对象可以采用 3 种方法：执行菜单命令“编辑”|“清除”；按 Backspace 键；按 Delete 键。对于关键帧，删除图形对象后，其右侧的普通帧图形内容是依据关键帧变化的，因此会随之被删除；对于空白关键帧，其舞台并没有图形对象，因此没有实际效果；对于普通帧，对其图形对象进行编辑相当于对其左侧的关键帧进行编辑，因此帧对象删除相当于删除其左侧的关键帧或空白关键帧帧对象。各类情形下删除帧对象的效果如图 7-13 所示。

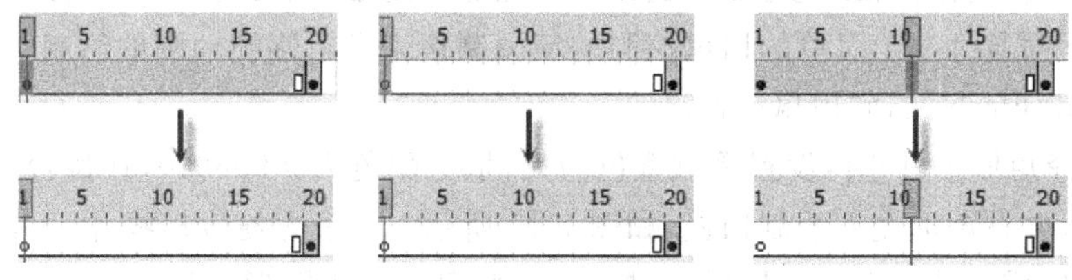

图 7-13　帧对象删除

⑥ 帧的翻转。逆向改变动画播放的顺序，其操作对象为时间轴上相邻的若干帧，这些帧必须包含两个以上的关键帧(含空白关键帧)。如图 7-14 所示为直升机由远及近的飞来，选择直升机图层的所有帧，执行菜单命令“修改”|“时间轴”|“翻转帧”或者右键在弹出的快捷菜单中选择“翻转帧”命令，动画将变为飞机由近及远飞去。

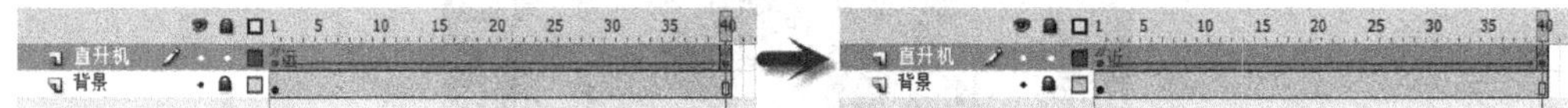

图 7-14　帧的翻转

(3) 帧的属性设置。在 Flash CS6 中还可以对创建的帧属性进行编辑，修改选项主要分为 3 项：Actionscript、声音和标签。其中 Actionscript 和声音将在以后学习，这里介绍一下标签的用法。帧标签有 3 种类型：名称、注释和锚记。其属性设置界面如图 7-15 所示。

帧标签加入标记名称后，可以在时间轴面板上显示其名称，同时还可以在程序互动设计时准确跳转。其中名称类型用于 Flash 程序本身的互动程序编辑；锚记类型用于网页中使用 SWF 时的跳转；类型注释则不具备互动功能，定义注释名称时必须在前面加入“//”。如图 7-16 所示为 3 种类型的标签在时间轴面板上的显示。

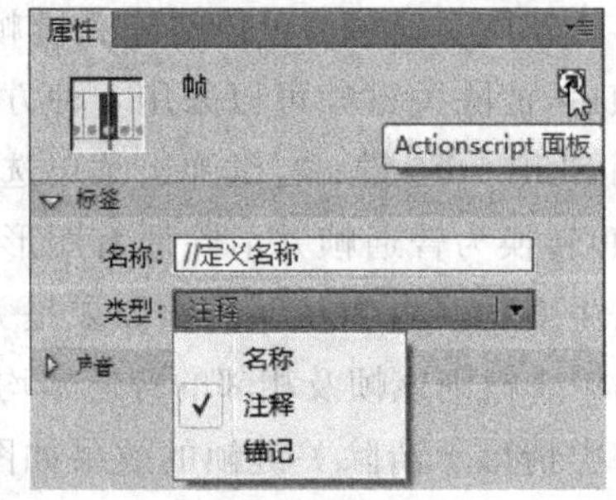

图 7-15 帧的属性设置

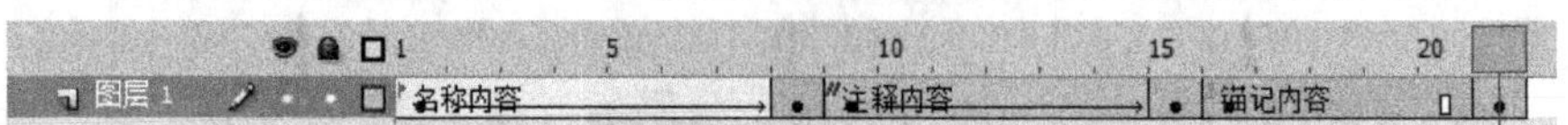

图 7-16 帧标签在时间轴上的显示

7.1.3 逐帧动画

逐帧动画是最初动画电影的主要制作方式，其主要特点是制作灵活，能够充分发挥创作者的想象。但其缺点也很明显，制作效率非常低，需要创作者一帧一帧地绘制动画。尽管逐帧动画制作烦琐，但基于其强大的灵活性，几乎可以表现任何创意，因此在动画制作中仍然占有一席之地。

制作逐帧动画可以分为两类方法：绘制逐帧动画和导入逐帧动画。

1. 绘制逐帧动画

逐帧动画的制作比较麻烦，需要创作者有足够的耐心，同时还需要了解运动力学等多方面知识，下面通过一个简单的田鼠挖洞的动画制作来学习逐帧动画的绘制。

(1) 新建 Flash 文档“田鼠挖洞.fla”。

(2) 选择矩形工具，设置笔触颜色为无，填充颜色为＃996600，在舞台上绘制适当大小的矩形，并在矩形左方绘制田鼠，如图 7-17 所示。为了方便以后操作，可以将田鼠进行组合或者生成元件。选择田鼠图形，按 F8 键将其转换为图形元件并命名为“田鼠”。

图 7-17 绘制矩形

(3) 单击时间轴上的第 2 帧，按 F6 键将该帧转换为关键帧，一般也常称作插入关键帧。

(4) 选择第 2 帧，然后选择橡皮擦工具，将田鼠右侧的矩形擦去一块。使用选择工具，选择田鼠元件，向右移动适当的位置。

(5) 重复前面两个步骤，绘制多个关键帧，如图 7-18 所示为绘制的第 2～5 帧。

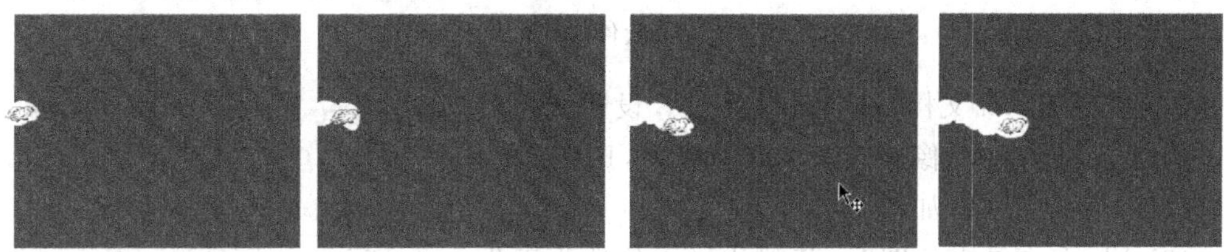

图 7-18　逐帧绘制

(6) 单击空白区域，在窗口右侧的属性面板中设置文档属性，修改 FPS 为 10 来调整动画运行的速度。

(7) 逐帧动画制作完毕。按 Ctrl＋Enter 键即可观看动画效果，绘图纸外观(显示标记为"标记整个范围")如图 7-19 所示。

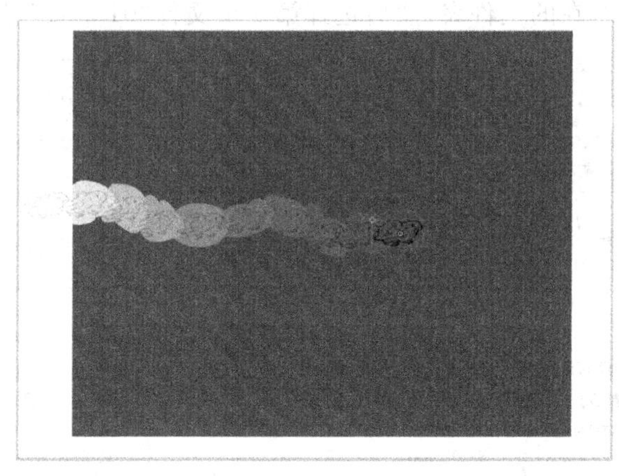

图 7-19　绘图纸外观

一般在绘制逐帧动画时，每一帧都是在前一帧的基础上进行调整得到的，既减少了工作量，同时又能保证图形内容具有延续性。

2. 导入逐帧动画

逐帧绘制较为复杂的动画时，也可以采取第三方软件来达到更理想的效果，或者已经有现成的图片序列时，可以用导入位图的方式来完成逐帧动画。下面通过过滤效果动画练习来学习其基本用法，该动画导入由 Photoshop 滤镜生成的图像序列生成。

(1) 通过 Flash CS6 可以实现图片的各种过渡效果，但有时出于特殊要求也可以由其他软件生成过渡图片序列，再导入 Flash 中生成逐帧动画。如图 7-20 所示为使用 Photoshop 滤镜生成的图像序列。该图片大小为 400×533 像素。

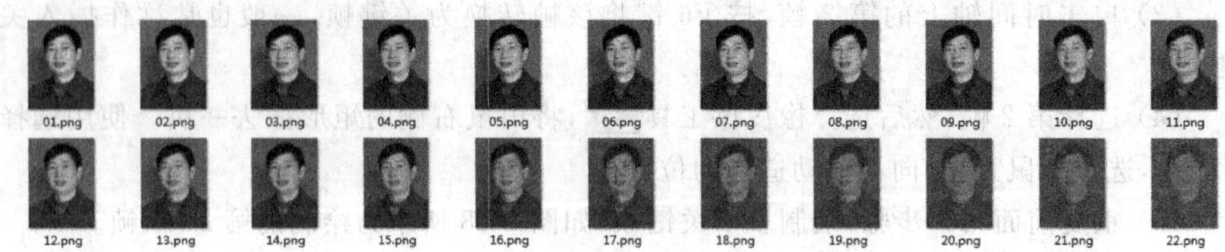

图 7-20 第三方软件生成的图像序列

(2) 新建 Flash 文档“过渡效果.fla”。设置文档属性中的舞台宽为 400 像素，高为 533 像素，FPS 设为 12，即每秒播放 12 帧，如图 7-21 所示。

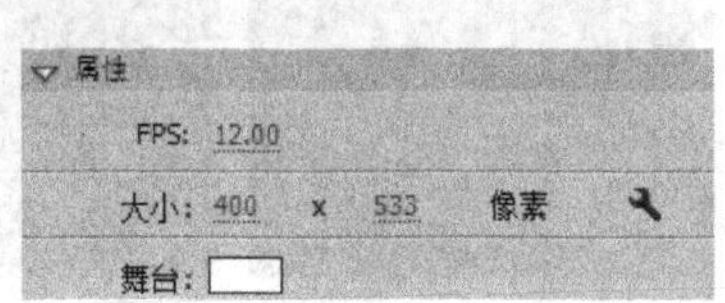

图 7-21 文档属性设置

(3) Flash 在导入位图时，其默认导入位置为工作区域的中心。为了使图像序列能够放置在舞台的中央，还需要进行一些操作来让舞台位于工作区域的中心。为了实现这一目标，可以采取多种方法，这里选择其中的一种：双击手形工具，使舞台在文档窗口中最大化显示。

(4) 执行菜单命令“文件”|“导入”|“导入到舞台”，或者按 Ctrl+R 键，弹出“导入”对话框。选择图像序列所在的文件夹，然后选择第 1 个文件“01.png”，如图 7-22 所示。

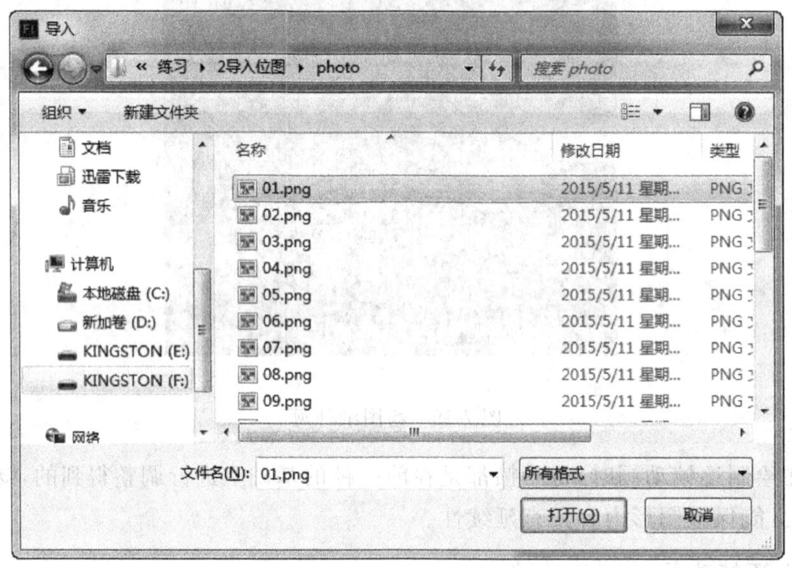

图 7-22 选择要导入的图像

单击“打开”按钮，弹出对话框如图 7-23 所示。当该文件夹中多个图像文件的名称相似且以一定的序列呈现时，导入位图就会自动弹出该对话框，选择“否”则只导入选中的单个图像，选择“是”则图像序列中的所有图像被导入，并被依次放置在各帧舞台上的同样位置。

单击“是”按钮，导入序列中所有图像，时间轴面板如图 7-24 所示。

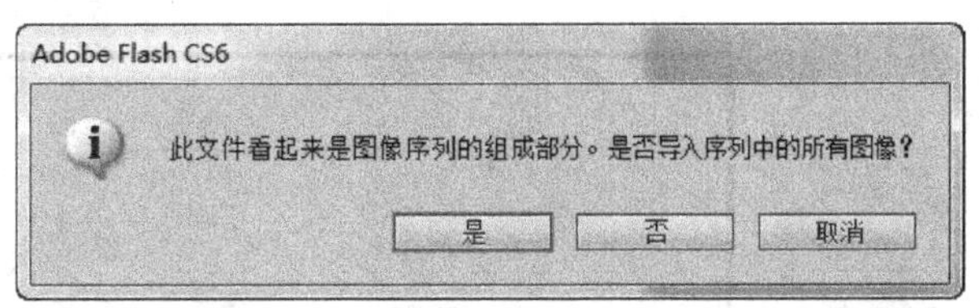

图 7-23 是否导入图像序列对话框

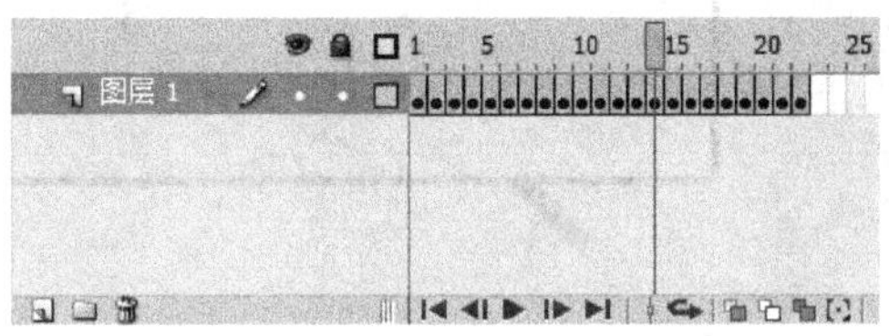

图 7-24 时间轴

(5) Flash 动画制作完毕,按 Ctrl+Enter 键可观看动画播放效果。

通过该练习初步了解了 Flash CS6 导入位图生成逐帧动画的基本方法。在练习中也得到了一个图像消失过渡动画,此外还可以加入另一人物头像的出现过渡动画(图像序列顺序相反),从而生成两个图像的渐变过渡。

除了导入位图外,Flash CS6 还可以直接导入 SWF 格式的动画影片、GIF 动画等来创建逐帧动画,有兴趣的话可以自行查询相关资料并进行练习。

7.1.4 Deco 工具

FLASH 中的 Deco 工具是一种类似"喷涂刷"的填充工具,使用 Deco 工具可以快速完成大量特定图形的绘制,能够比较容易地完成复杂的动画效果。

Deco 工具的使用方法非常简单,首先选择 Deco 工具,在工具属性面板的绘制效果下拉菜单中可以选择 13 种不同的效果,如图 7-25 所示。

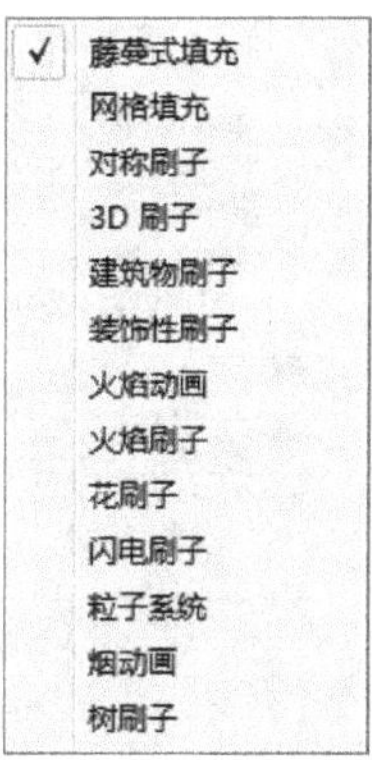

图 7-25 绘制效果下拉菜单

对于不同的绘制效果,其工具面板中的设置选项也各自不同。设置合适的参数后移动鼠标到舞台上,光标变为,单击或者拖曳鼠标即可完成绘制。

(1) 藤蔓式填充。可以迅速创建藤蔓式的图形或其生长的动画。如图 7-26 所示为属性面板及绘制的效果。

树叶:设置树叶的形状或颜色。单击"编辑"按钮可以在库中选择元件作为树叶,或者单击右侧的颜色块,选择合适的颜色。

花:和树叶的使用方法一致,用来设置花的开关或颜色。

分支角度:用来设置藤干的角度,单击右侧的颜色块可以设置藤干的颜色。

图案缩放:用来设置藤蔓的大小,设置范围为 50%~300%。

段长度:用来协调每段藤干的长度,每段藤干上约长出两个树叶,其值越小图案

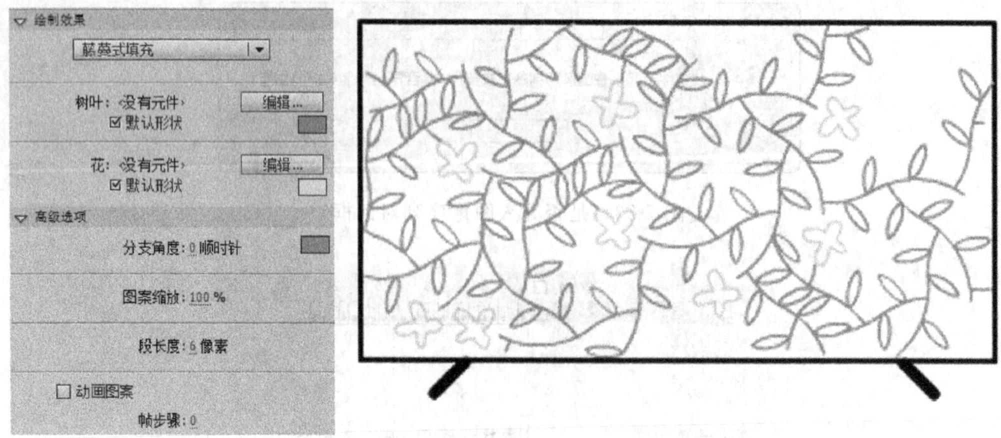

图 7-26 藤蔓式填充属性面板及其绘制效果

越密。

动画图案和帧步骤：勾选其左侧的复选框可以生成藤蔓生长的逐帧动画，帧步骤数值的设置可以调整藤蔓生长的速度。

(2) 网格填充。可用来创建网格填充的效果，如图 7-27 所示为属性面板及绘制的效果。

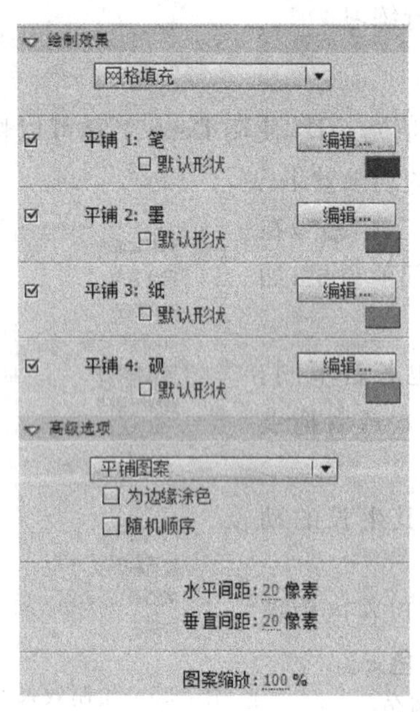

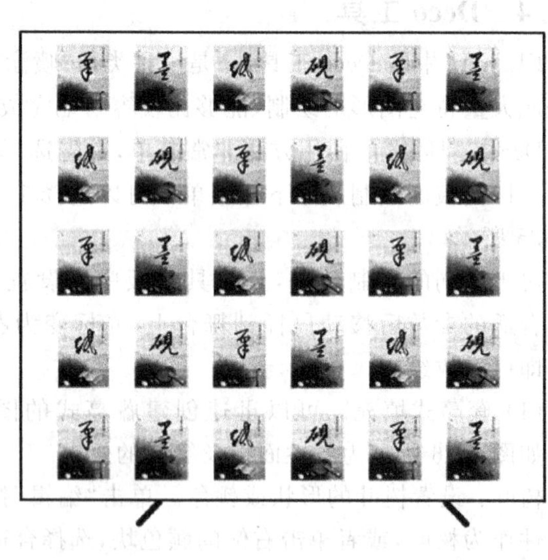

图 7-27 网络填充属性面板及其绘制效果

平铺 1～平铺 4：用来设置网格平铺图案的形状或颜色。勾选其左侧的复选框可用来设置是否采用该图案，如果全部取消勾选则使用黑色方块来进行填充。每个图案都可以使用库中的元件或设置颜色填充方块。

填充方案共有 3 种：平铺图案(默认)、砖形图案和楼层模式，效果如图 7-28 所示。

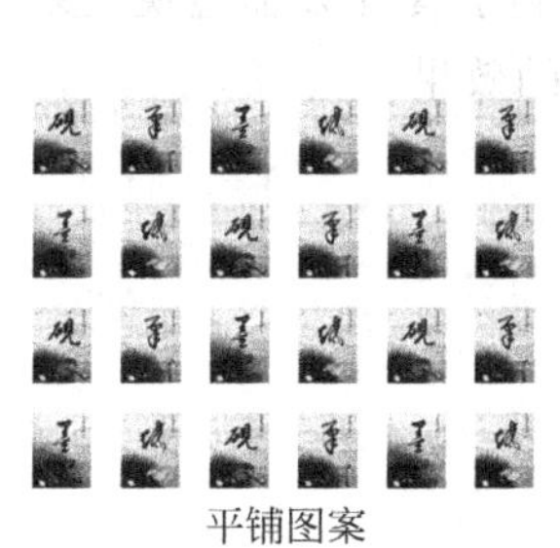

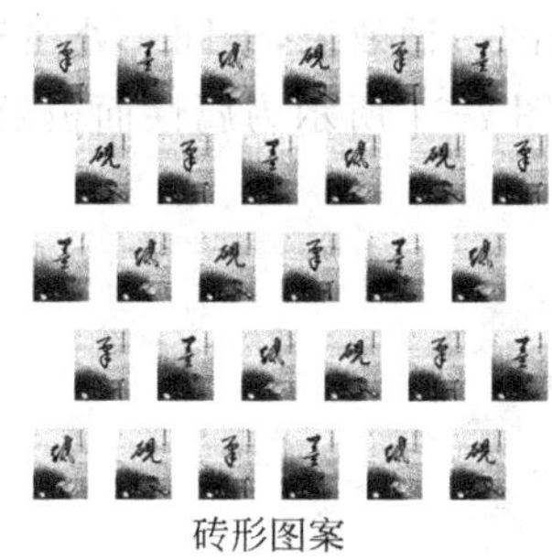

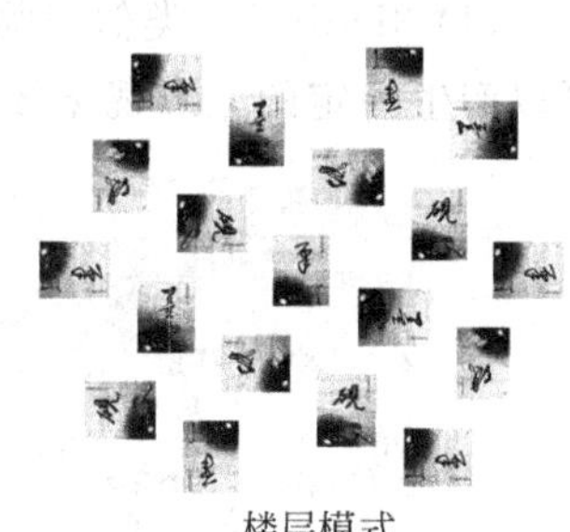

图 7-28　网格填充方案

为边缘涂色：默认情况下为取消勾选，与填充区域边缘重叠的图案不会填充，勾选后与填充区域边缘重叠的图案也会被填充。

随机顺序：勾选后所选择的平铺图案(最多四种)以随机顺序填充，而不是按照固定的顺序填充。

水平间距和垂直间距：用来设置填充图案之间的距离。

图案缩放：用来设置图案填充时的大小。

(3) 对称刷子。用于填充对称图形。如图 7-29 所示为属性面板及绘制的效果。移动鼠标到控制手柄上，光标变为▶，此时拖曳控制手柄可以调整图形的形状。

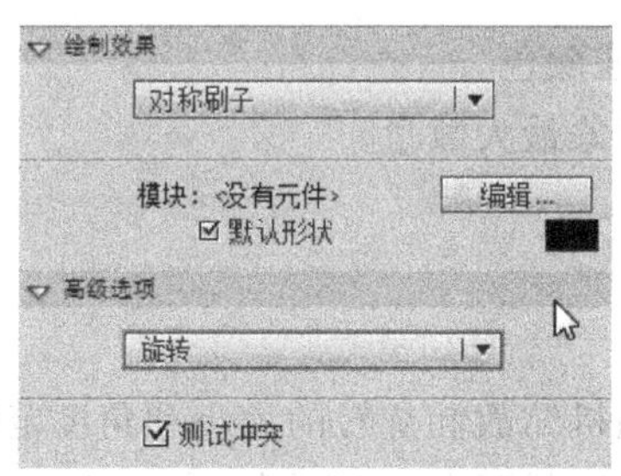

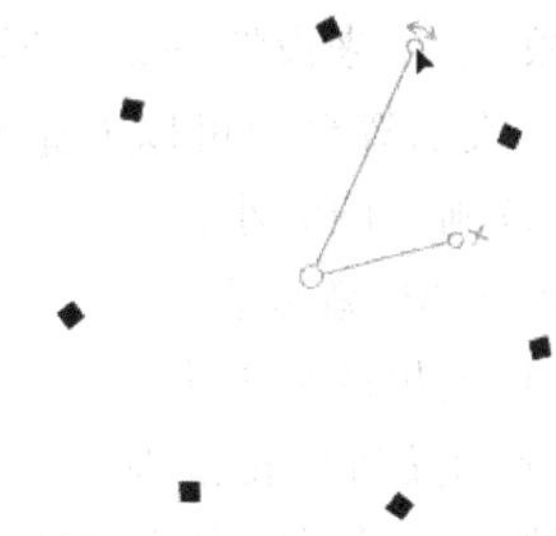

图 7-29　对称刷子属性面板及其绘制效果

模块：用来设置图案的形状或颜色。

对称方式共有 4 种：跨线反射、跨点反射、旋转和网格平移，其效果如图 7-30 所示。

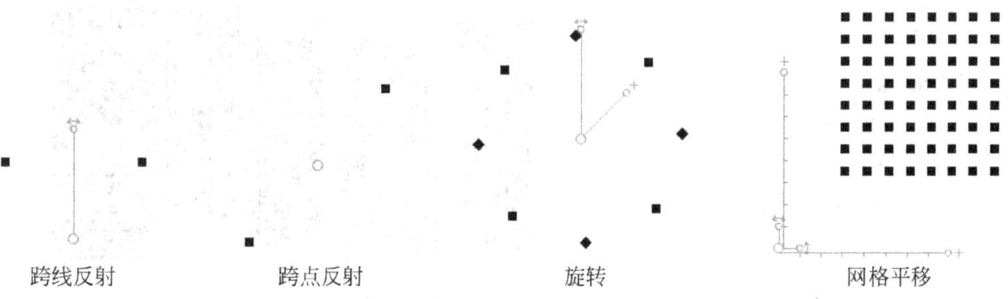

图 7-30　对称刷子的 4 种对称方式效果

测试冲突：用于设置图案重叠冲突时是否显示。

(4) 3D 刷子。类似于喷涂刷的一种效果，不同之处在于 3D 刷子具有 Z 轴透视效果，可以产生一定的三维视觉效果。图 7-31 所示为属性面板及绘制的效果。

图 7-31　3D 刷子的属性面板及绘制的效果

对象 1～对象 4：用来设置图案的形状或颜色。

最大对象数：表示舞台中可以喷涂的对象最大数量。

喷涂区域：3D 刷子的大小。

透视：是否产生 3D 效果。

距离缩放：3D 效果的程度大小。

随机缩放范围和随机旋转范围：对象随机缩放和旋转的大小和角度范围。

(5) 建筑物刷子。鼠标向上拖曳即可快速搭建各种建筑物，如图 7-32 所示为属性面板及绘制的效果。在属性面板中可以设置建筑物的类型和大小。

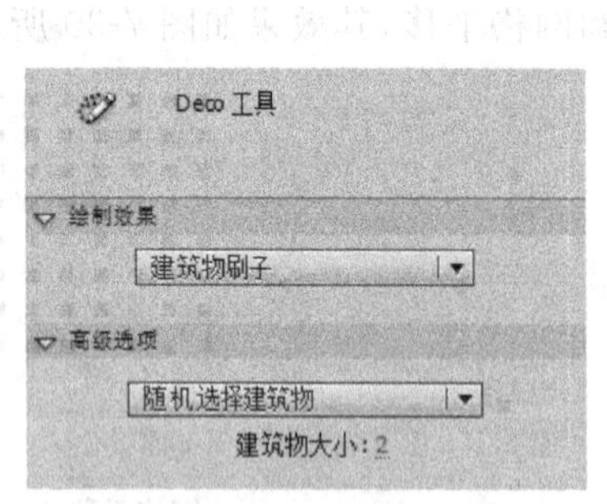

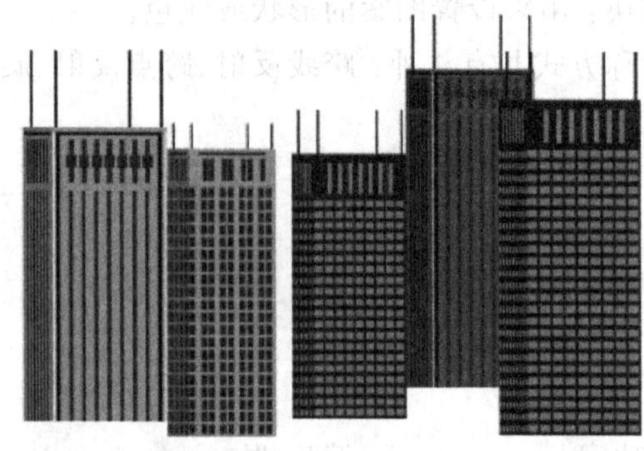

图 7-32　建筑物刷子的属性面板及绘制的效果

(6) 装饰性刷子。用来绘制预设图案的线条，如图 7-33 所示，可以对图案的颜色、大小和宽度进行设置。

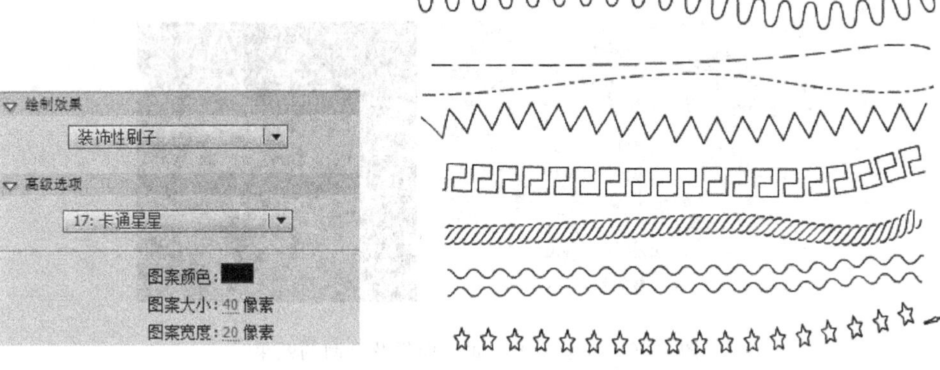

图 7-33　装饰刷子的属性面板及绘制的效果

(7) 火焰动画。用来生成火焰燃烧的逐帧动画，如图 7-34 所示为属性面板，可以对火大小、火速、火持续时间、是否结束动画、火焰颜色、火焰心颜色和火花大小进行设置。如果选择了结束动画，则动画的结尾会产生若干帧用来表现火焰逐渐熄灭的动画效果。另外，在舞台上单击鼠标可以在固定点产生火焰，拖曳鼠标则可产生火焰燃烧同时移动的效果。

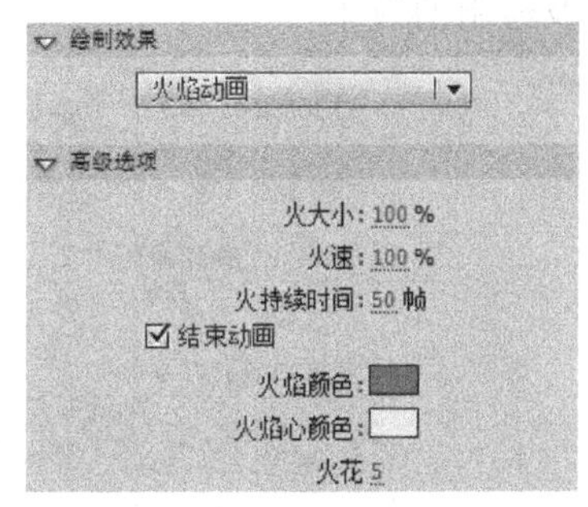

图 7-34　火焰动画的属性面板

(8) 火焰刷子。创建静态的燃烧画面，属性面板中有两个参数可以调整：火焰大小和火焰颜色。

(9) 花刷子。绘制不同样式的花，如图 7-35 所示为属性面板及绘制的效果，在属性面板中可以对花的类型、花色、花大小、树叶颜色、树叶大小、果实颜色、是否绘制分支及分支颜色进行设置。

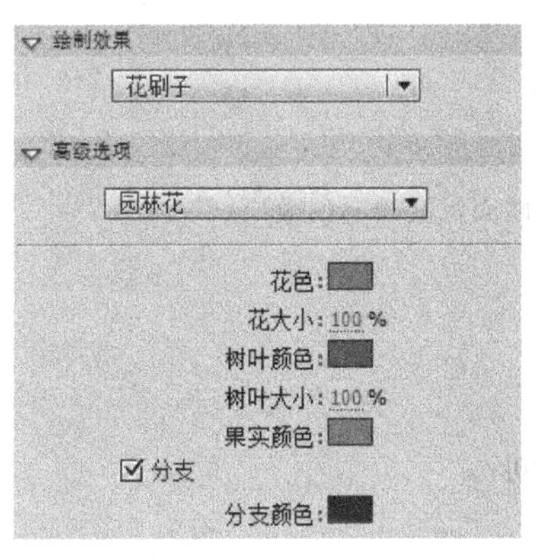

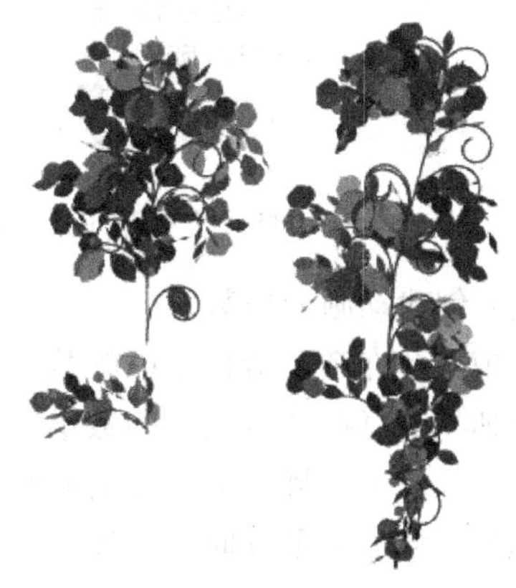

图 7-35　花刷子的属性面板及绘制的效果

(10) 闪电刷子。创建闪电图形或动画，如图 7-36 所示，可以对闪电颜色和大小、是否生成动画、光束宽度和复杂性进行设置。需要注意的是，闪电一般为浅色，因此舞台背景最好设置成为深色才能表现出好的效果。

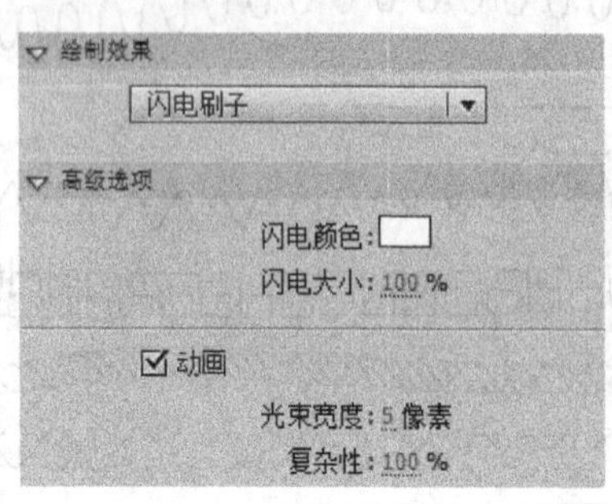

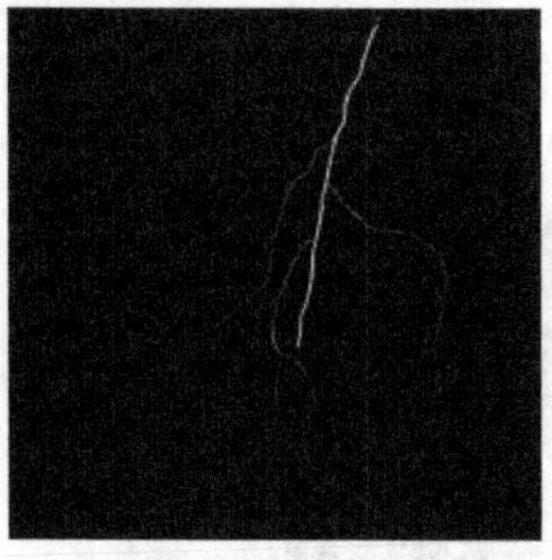

图 7-36 闪电刷子的属性面板及绘制的效果

(11) 粒子系统。创建类似于粒子发射器的逐帧动画效果，如图 7-37 所示为属性面板及绘制的效果。

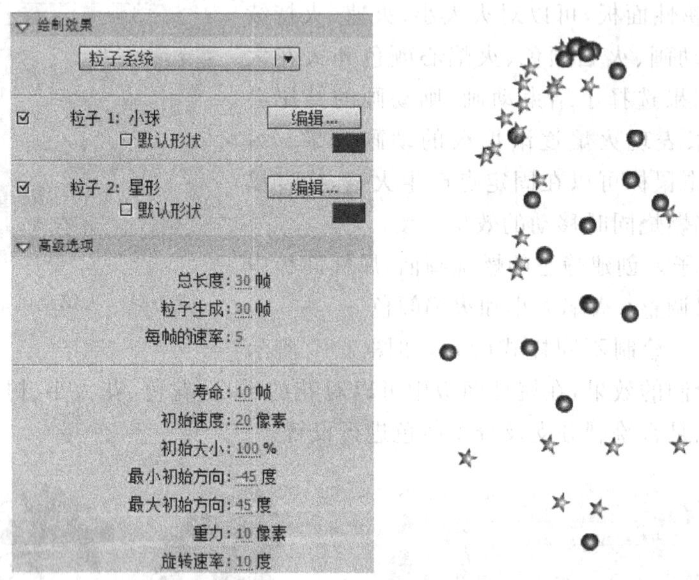

图 7-37 粒子系统的属性面板及绘制的效果

总长度：创建动画的帧数。

粒子生成：允许产生新粒子的帧数。

每帧的速率：每帧产生粒子的数量。

寿命：每个粒子在舞台上存在的帧数(时间)。

初始速度：粒子水平方向的速度。

初始大小：粒子的大小。

最小、最大初始方向：控制粒子发射的角度范围。

重力：重力大小影响到粒子垂直方向的加速度。

旋转速率：粒子移动的同时自身还可以旋转，可以设置其旋转的速度。

（12）烟动画。类似于火焰动画，如图 7-38 所示为属性面板及绘制的效果。

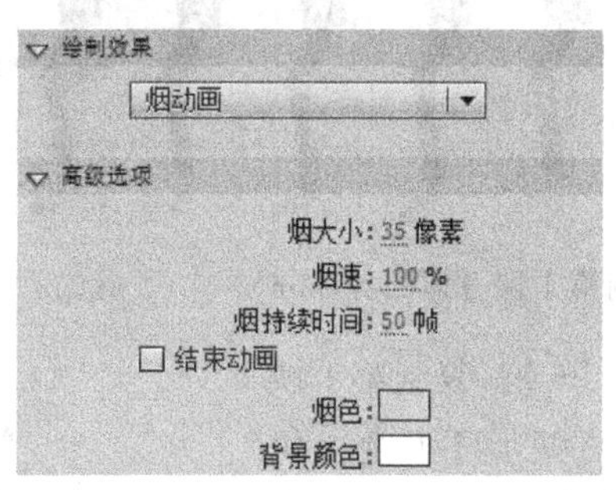

图 7-38　烟动画的属性面板及绘制的效果

（13）树刷子。类似于花刷子，可以绘制出不同种类的树木，如图 7-39 所示为属性面板及绘制的效果。

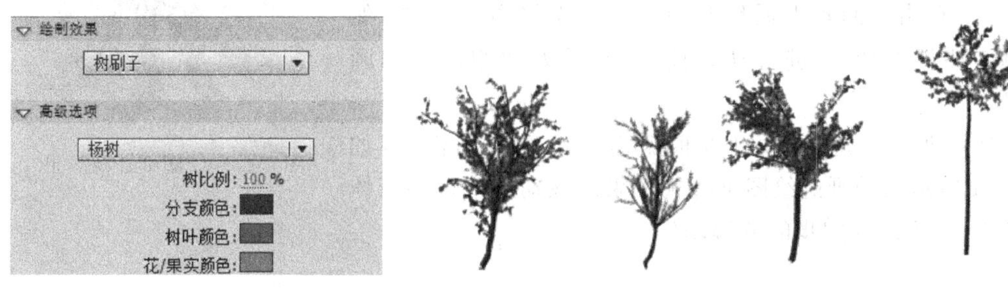

图 7-39　树刷子的属性面板及绘制的效果

7.2　实训步骤

（1）新建 Flash 文档“跑步分解动作.fla”。

（2）选择椭圆工具，并在工具选项中选择对象绘制模式，在工具属性面板中设置笔触颜色为无，填充颜色为＃660033，绘制人物头部。

（3）选择基本矩形工具，在工具属性面板中设置笔触颜色为无，填充颜色为＃660099，绘制人物的左上臂和左下臂。可以使用任意变形工具来调整手臂的方向和形状，并使用选择工具移动到适当的位置。在这里使用基本矩形工具和上一步骤选择对象绘制模式的目的是一样的，都是为了避免创建形状后身体的各部分互相影响。

（4）同样的方法依次绘制左大腿、左小腿、左脚、身体、右上臂、右下臂、右大腿、右小腿和右脚。其中右上臂和右下臂的填充颜色为＃660099，腿的各个部分填充颜色为＃0033CC，身体的填充颜色为＃663366，脚的填充颜色为＃6699FF。绘制各个步骤效果如图 7-40 所示。

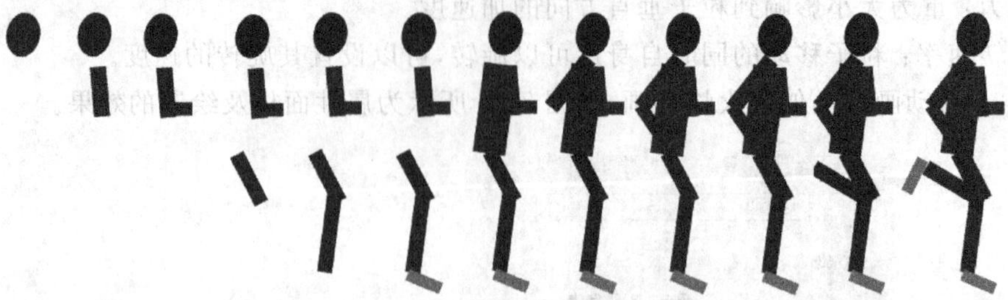

图 7-40 绘制第 1 帧身体的各部分

(5) 接着绘制第 2 帧。单击第 2 帧，按 F6 键，复制第 1 帧的图形对象创建第 2 个关键帧。使用任意变形工具和选择工具调整第 2 帧上身体各部分的方向、形状和位置。

(6) 同样的方法创建并绘制第 3～10 帧，第 1～10 帧的舞台图形效果如图 7-1 所示。

(7) 单击时间轴上循环按钮设置为循环播放，然后单击播放按钮进行动画播放，观看人物跑动的动画效果。

(8) 动画任务完成，可以根据需要发布动画作品，如图 7-41 所示为动画的绘图纸外观效果。该动画也可用于体育教学，用于研究跑步的分解动作。

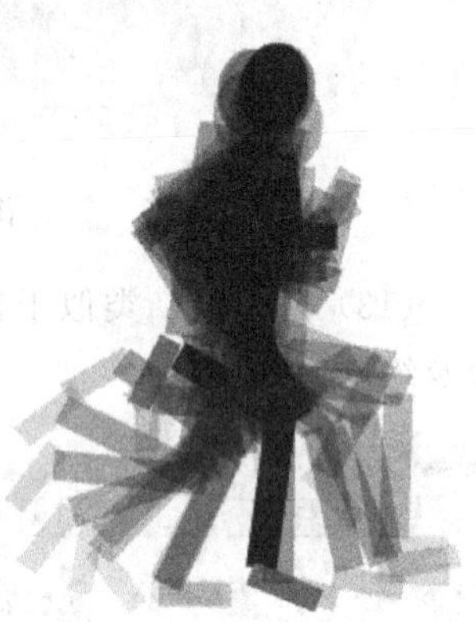

图 7-41 绘图纸外观效果

7.3 强化训练：校园一角昼夜变化

利用视频监控定时拍照的照片序列，生成逐帧动画。准备及制作步骤如下。

(1) 准备图片序列。对视频监控定时拍照得到的照片序列进行处理，分辨率统一为宽 480 像素，高为 270 像素。部分照片如图 7-42 所示。

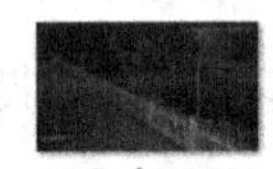

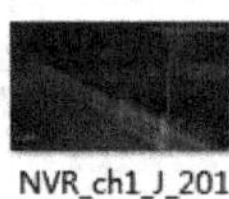

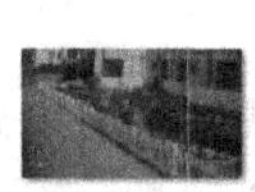

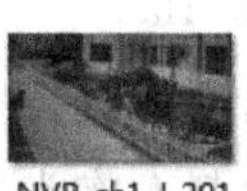

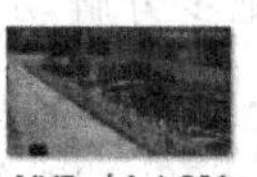

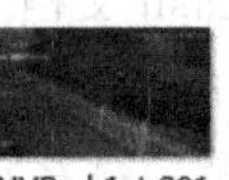
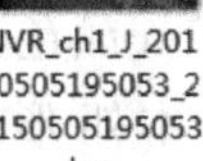

图 7-42 图像序列中的部分照片

(2) 这些照片是根据时间命名的，尽管是按照拍摄时间排序的，但 Flash CS6 将它们识别为图像序列，因此需要进行前期的加工。

首先利用 Windows 7 自带的批量文件重命名功能，修改这些图片的文件名。将所有图像文件复制到 D 盘 05_05 文件夹，打开该文件夹按 Ctrl＋A 键选择所有文件，右击第 1 个文件在弹出的快捷菜单中选择“重命名”命令，将第 1 个文件名改为 Photo. jpg，如

图 7-43 所示。

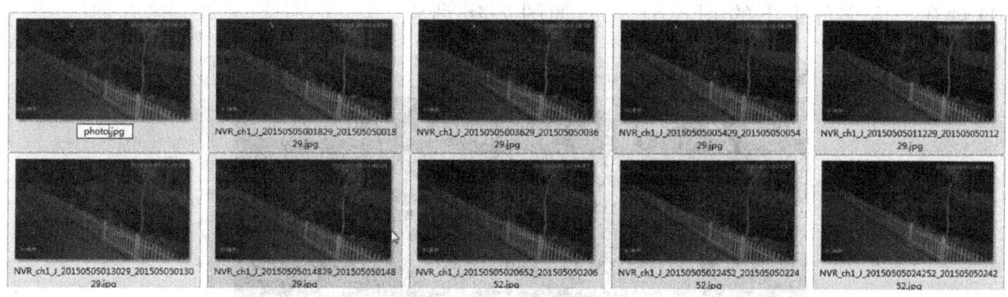

图 7-43　图像批量重命名

按 Enter 键确定后，文件夹中的文件名称如图 7-44 所示被批量更改。

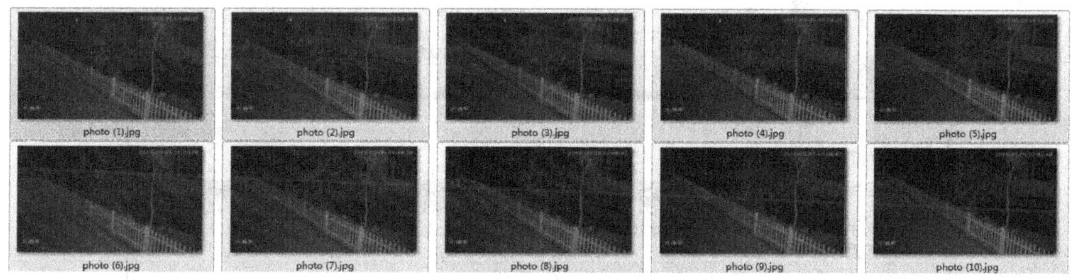

图 7-44　图像批量重命名结果

此时的文件名为 photo (1).jpg、photo (2).jpg、photo (3).jpg…，但是仍然不能被 Flash 识别为图像序列，还需要把括号去掉。

当然可以逐个地进行文件重命名，这里介绍一种采用 DOS 命令进行解决的办法，感兴趣的话可以研究一下其含义，其具体操作步骤如下。

使用记事本编辑文本文件，输入以下内容并保存为 aa.bat，然后将该文件和照片一起放在 D 盘 05_05 文件夹。

```
@Echo Off&SetLocal ENABLEDELAYEDEXPANSION
FOR %%a in (*) do (
  set "name=%%a"
  set "name=!name:(=!"
  set "name=!name:)=!"
  ren "%%a" "!name!"
)
Exit
```

单击 Windows 7"开始"图标，并在菜单中选择"运行"命令，在弹出的窗口中输入 cmd 并按下"确定"按钮，进入到 DOS 窗口，如图 7-45 所示输入执行命令。

至此，文件名批量重命名工作完成，为图像序列的导入已经做好了准备工作。

(3) 新建 Flash 文档"校园一角昼夜变化.fla"。对文档属性进行如下设置：FPS 修改为 12，舞台宽度为 480 像素，舞台高度为 270 像素。

(4) 双击手形工具，使舞台在文档窗口中最大化显示，调整好舞台的位置。执行

菜单命令“文件”|“导入”|“导入到舞台”或者按 Ctrl+R 键，在弹出的“导入”对话框中选择 D 盘 05_05 文件夹下的 photo1.jpg，如图 7-46 所示。

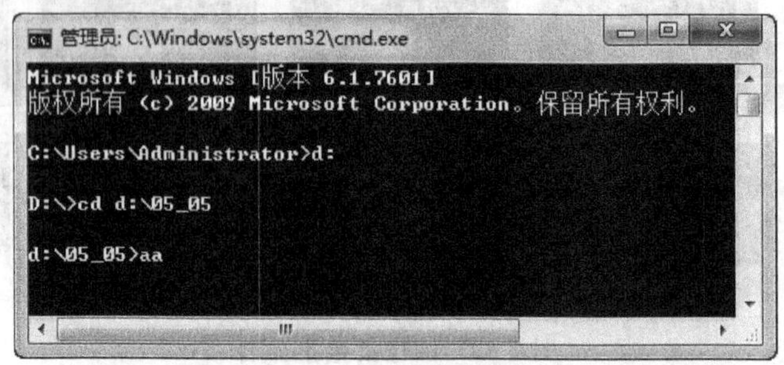

图 7-45　执行批处理命令 aa.bat

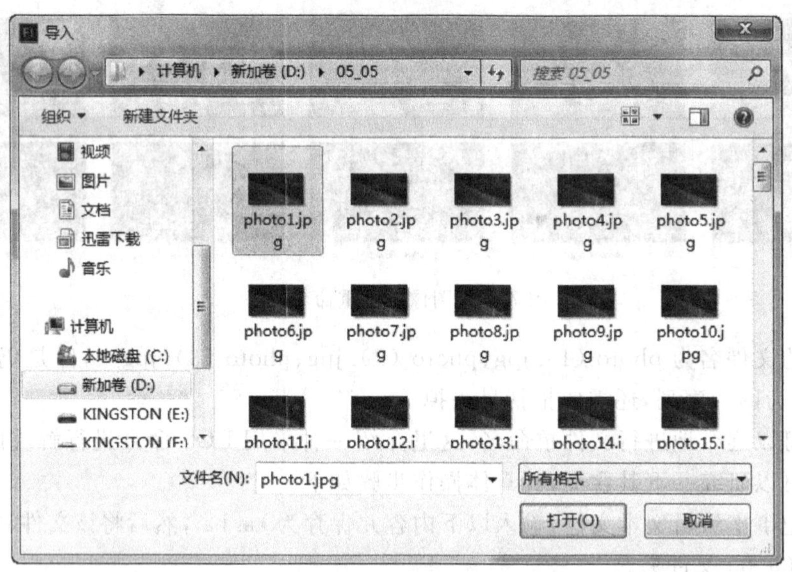

图 7-46　选择图像序列的第 1 个文件

单击“打开”按钮，弹出 Adobe Flash CS6 对话框如图 7-47 所示，单击按钮“是”选择导入序列中的所有图像。

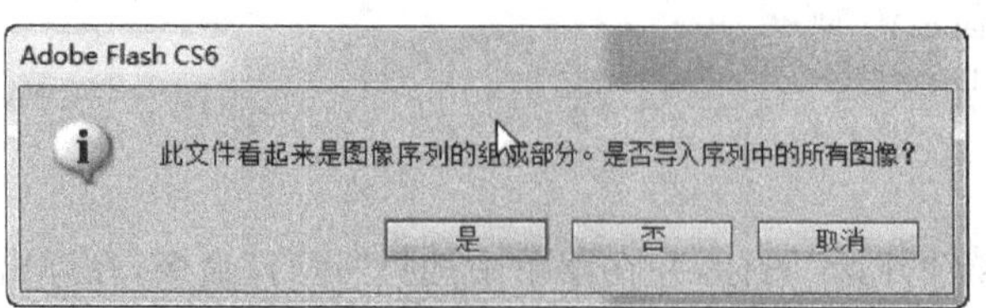

图 7-47　选择导入序列中的所有图像

(5) 至此校园一角昼夜变化动画作品制作完成，按 Ctrl+Enter 键可以测试动画作品的播放效果。

7.4　拓展研究及课后实训

1. 拓展研究

时间轴面板的关闭与打开。

结合生活发挥想象，利用 Deco 工具制作逐帧动画效果。

2. 课后实训

参考以下内容，制作逐帧动画。

(1) 准备带定时拍照功能的相机和支架，选择合适的植物，拍下较长时间范围内连续的照片，制作逐帧动画，观察植物的生长变化。为了应对长时间拍摄相机最好能外接电源。

(2) 绘制人物的不同表情，生成逐帧动画。

(3) 分解四肢动物跑动步骤，创建跑动逐帧动画。

实训 8

户 外 跑 步

任务描述

利用传统补间动画，制作户外向远处跑去的动画，如图 8-1 所示。

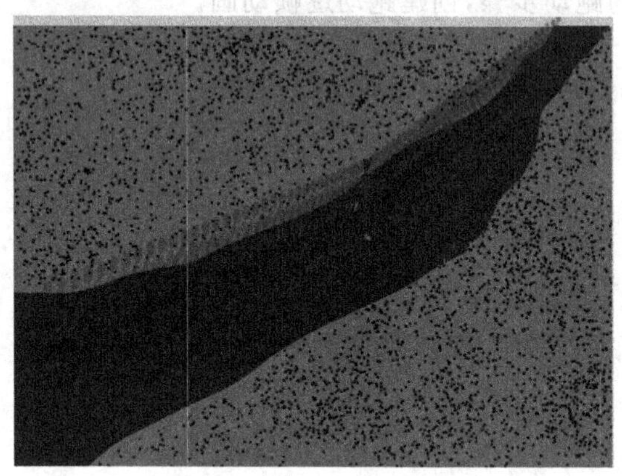

图 8-1　户外跑步动画的绘图纸外观效果

任务目标

(1) 了解图层的概念并能掌握图层的基本操作方法。

(2) 熟练掌握元件的使用方法。

(3) 能够利用传统补间动画制作 Flash 作品。

8.1　相关知识：图层、场景、元件及传统补间动画

目前已经学习了时间轴面板中帧窗格的使用，以及简单逐帧动画的制作，这些工作是通过一个图层来完成的。而在实际的 Flash 动画中，一般都要使用几个、几十个甚至更多的图层来完成。下面将学习图层、场景、元件的使用以及传统补间动画的制作。

8.1.1　图层

Flash 中的图层可以看作透明的绘图纸，每个图层都可以进行独立创作，最后将所有图层按照一定的顺序叠加。图层窗格位于时间轴面板的左侧，如图 8-2 所示。图层文件

夹用来对图层进行树状层次管理，类似于文件管理系统中文件夹的概念。

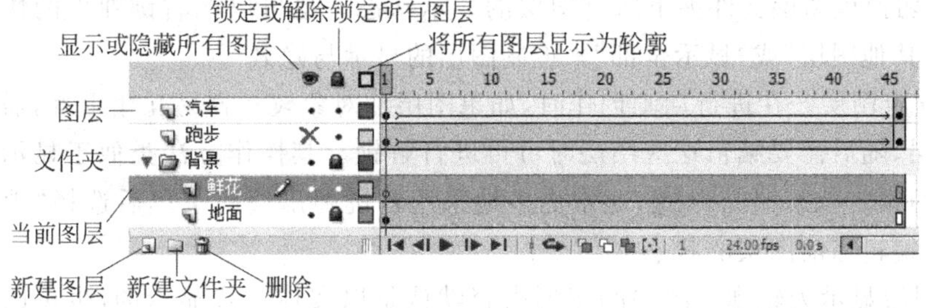

图 8-2　时间轴面板中的图层窗格

（1）选择图层（图层文件夹）。一般情况下要对图层及其舞台对象进行编辑，首先要选中该图层（图层文件夹）。图层和图层文件夹的选择方法一样，用鼠标单击该图层即可。如果同时按住 Shift 键可以选择相邻的多个图层和图层文件夹，如果按住 Ctrl 键则可以逐个选择不相邻的多个图层和图层文件夹。被选中的图层或图层文件夹背景显示为蓝色，如图 8-2 中所示当前图层为鲜花。

（2）新建图层和图层文件夹。一种方法是单击图层窗格中的新建图层按钮或新建文件夹按钮，另一种方法是执行菜单命令“插入”|“时间轴”|“图层”或“图层文件夹”。新建的图层或图层文件夹位于当前图层或图层文件夹的上方。

（3）删除图层和图层文件夹。通常有以下几种方法：单击图层窗格中的删除按钮；执行菜单命令“编辑”|“时间轴”|“剪切图层”，将图层移到系统剪贴板内存中；右键在弹出的快捷菜单中选择“删除图层”或“剪切图层”命令。

（4）复制图层。一种方法是执行菜单命令“编辑”|“时间轴”|“复制图层”，在该图层的上方复制一个同样的图层，另外一种方法是执行菜单命令“编辑”|“时间轴”|“复制图层”，将图层移到系统剪贴板内存中，然后单击选择复制图层放置的位置，再执行菜单命令“编辑”|“时间轴”|“粘贴图层”，完成图层复制。

（5）移动图层。选择准备移动的图层（可以是多个图层），然后鼠标拖曳即可将该图层移动到需要的位置。也可以使用菜单命令“编辑”|“时间轴”|“复制图层”和“编辑”|“时间轴”|“粘贴图层”来完成。操作步骤及结果如图 8-3 所示将图层“汽车”移动到图层“地面”上方。

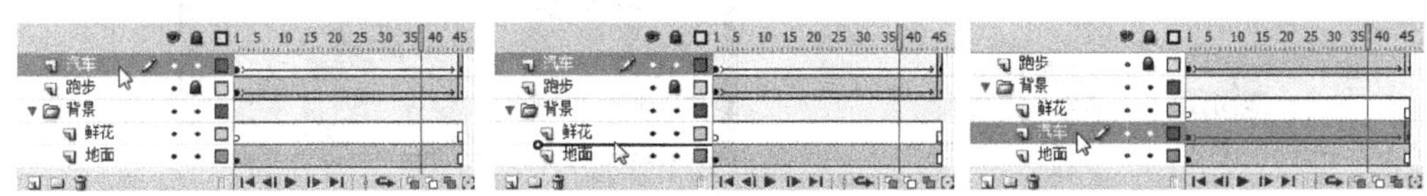

图 8-3　移动图层

（6）显示和隐藏图层。默认情况下所有的图层均为显示状态，但制作复杂动画时经常需要暂时隐藏某些图层便于更好地观察其他图层对象的绘制效果，在发布动画作品时也可以选择是否包括隐藏图形。单击时间轴面板图层窗格上方的按钮，可以显示或隐藏所有图层，图层右侧对应于按钮下方的位置会显示 •（显示状态）或 ✕（隐藏状态)。单击图层右侧的 ● 或 ✕ 可以切换该图层的显示状态,单击图层文件夹右侧的 ● 或 ✕ 可以切换该图层文件夹下所有图层的显示状态。也可以在右键弹出的快捷菜单中选择“隐藏其他图层”或“显示全部”来控制图层的显示与隐藏。

(7) 锁定图层。在进行动画创作时,如果图层和对象较多容易互相干扰,需要暂时锁定某些图层,随后需要编辑这些图层时可再进行解锁。其操作方法类似于显示和隐藏图层。图层的锁定状态图标为 🔒,通常更多地采用右键弹出快捷菜单后选择“锁定其他图层”命令来编辑当前图层的状态。

(8) 图层显示为轮廓。图层的图形内容默认是以实体方式显示的,也可以显示为轮廓。单击时间轴面板图层窗格上方的“将所有图层显示为轮廓”按钮 □,可以使所有图层显示为轮廓或实体,图层右侧对应于 □ 按钮下方的位置会显示轮廓或实体状态。单击图层右侧的按钮 □ 可以让该图层在轮廓和实体状态间切换,单击图层文件夹右侧的按钮 □ 可以让该图层文件夹下所有图层在轮廓和实体状态间切换。

(9) 重命名图层。使用 Flash CS6 时系统默认情况的图层名称为“图层 1”“图层 2”…。为了便于进行动画制作时快速识别图层,需要对图层进行重命名。双击图层名称,就可以激活名称输入文本框,进行修改即可,如图 8-4 所示。

(10) 图层属性设置。图层的名称、显示与隐藏、锁定状态等属性也可以通过图层属性对话框来完成。双击图层右侧的按钮 □ 或双击该图层均可激活“图层属性”对话框,如图 8-5 所示。在“图层属性”对话框中除了修改图层名称、显示状态、锁定状态、将图层显示为轮廓之外,还可以修改图层的类型以及显示为轮廓时的舞台轮廓颜色和图层高度。

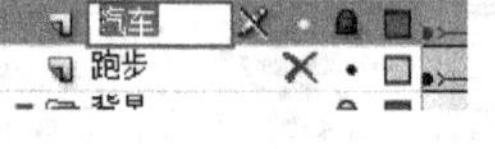

图 8-4 修改图层名称

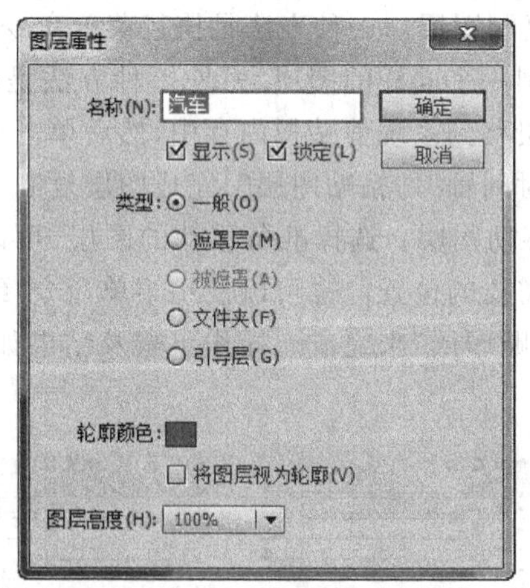

图 8-5 “图层属性”对话框

8.1.2 场景

Flash 中的场景是指动画角色活动与表演的场合及环境,与拍电影一样,Flash 可以将多个场景组合成一个连贯的动画影片。每个场景作为相对独立的一段影片,都可以有自己独立的若干图层及其舞台对象。对场景的管理可以通过场景面板来进行,执行菜单

命令“窗口”|“其他面板”|“场景”或者按 Shift+F2 键均可打开或关闭场景面板。场景面板如图 8-6 所示。

(1) 选择和添加场景。新建的 Flash 文档仅有一个场景，默认名称为“场景 1”，该场景有一个默认名称为“图层 1”的图层。

① 选择场景：选择场景只需要在场景面板上单击相应场景即可，也可以在文档窗口右上角的场景选择下拉菜单中进行选择，如图 8-7 所示。

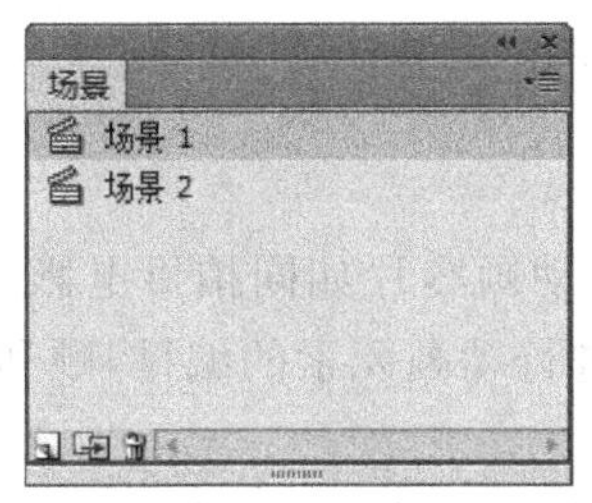

图 8-6　场景面板图

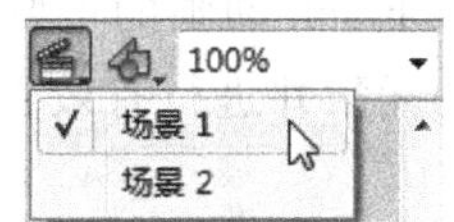

图 8-7　场景选择下拉菜单

② 添加场景：在场景面板上单击添加场景按钮，或者执行菜单命令“插入”|“场景”，均可完成场景添加，同时自动跳转到新的场景。

(2) 删除场景。对于不再需要的场景，可在选择该场景后单击场景面板中的删除场景按钮，在弹出的 Adobe Flash CS6 确认对话框中，单击确定按钮即可删除场景，如图 8-8 所示。

场景
场景 1
场景 2
Adobe Flash CS6
是否确实要删除所选场景?
(单击删除按钮时按住 Ctrl 键单击可不再显示此警告。)
确定
取消
场景
场景 1

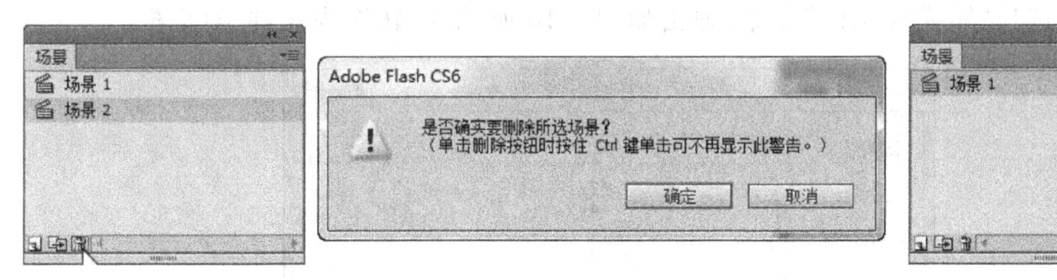

图 8-8　删除场景

(3) 复制场景。有时需要添加的场景中有较多元素和其他场景相同，还可以通过复制场景来完成场景添加，减少重复工作量。单击场景面板的复制场景按钮，可以得到已选中场景的副本。

(4) 重命名场景。为了便于管理场景，还可以定义场景的名称。双击场景面板上场景名称，激活场景名称输入文本框，即可进行场景的重命名。

(5) 调整场景顺序。Flash 作品完成后，场景组合的播放顺序是从上到下依次播放。如果需要调整播放顺序，可以在场景面板中完成，拖曳鼠标将场景移动到相应位置即可，如图 8-9 所示。

Flash 作为交互动画设计软件，还可以通过 ActionScript 在作品运行时以交互的方式来控制场景的切换。

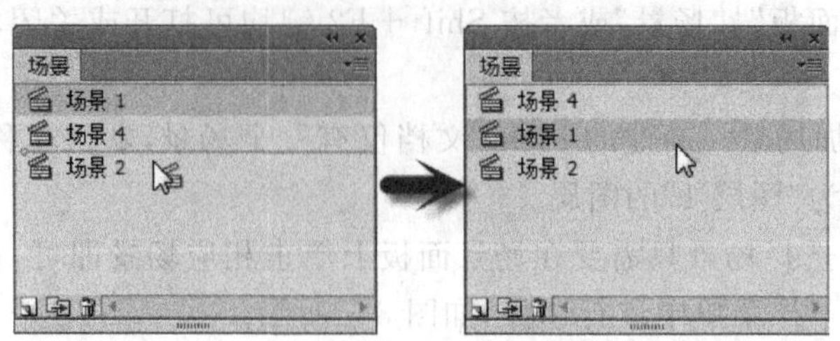

图 8-9 调整场景顺序

8.1.3 元件

元件是构成 Flash 动画的重要元素，制作 Flash 动画影片如同拍摄电影，需要全面了解影片中所有的元素并进行有效管理，才能很好地进行动画元素的编排，顺利完成动画的创建。

Flash 中的元件分为 3 类：图形元件、按钮元件和影片剪辑。元件通过库面板进行管理，在舞台上以元件实例的方式来表现，每个元件在舞台上可以重复创建多个实例，并继承库中元件的基本属性。

(1) 元件的创建。在 Flash 动画中，元件可以在场景中使用，也可以在其他元件中使用形成嵌套，从而产生丰富的变化效果。元件的创建通常有以下两种方法。

① 将现有的图形转换为元件。在舞台上选择图形，该图形可以包含多个图形元素甚至是元件，执行菜单命令“修改”|“转换为元件”，或者按 F8 键，也可以使用右键在弹出的快捷菜单中选择“转换为元件”命令，弹出如图 8-10 所示的“转换为元件”对话框。

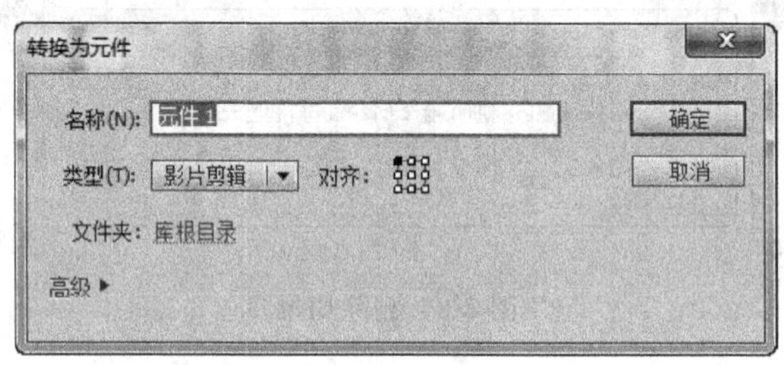

图 8-10 “转换为元件”对话框

在对话框中，通过名称输入文本框可以设置元件的名称；通过类型下拉菜单选择元件的类型，包括图形、按钮和影片剪辑 3 种；通过对齐选项(右侧有 9 个位置的方块可以选择)设置元件的注册点；通过文件夹选项来设置该元件在库中的位置，便于后期元件库的管理。单击“高级”命令可以对元件进行更多的设置。最后单击“确定”按钮将选定的图形转换为元件。

② 新建元件。执行菜单命令“插入”|“新建元件”或者按 Ctrl+F8 键，将弹出“创建新元件”对话框，如图 8-11 所示。

该对话框和“转换为元件”对话框内容基本一致，唯一不同在于“创建新元件”对话框中没有对元件注册点的设置。单击“确定”按钮完成新元件的创建，同时打开该元件的编辑窗口，如图 8-12 所示。

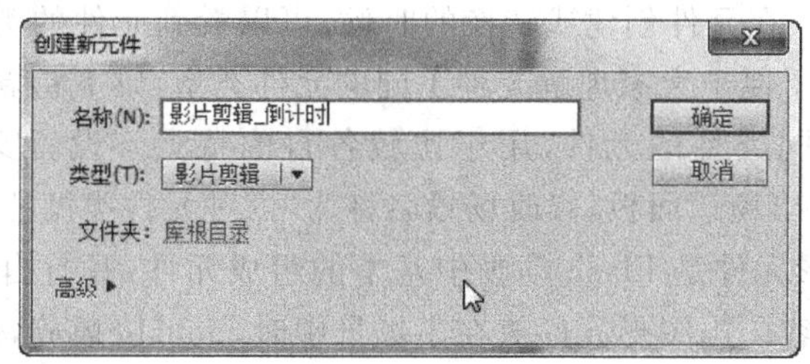

图 8-11　"创建新元件"对话框

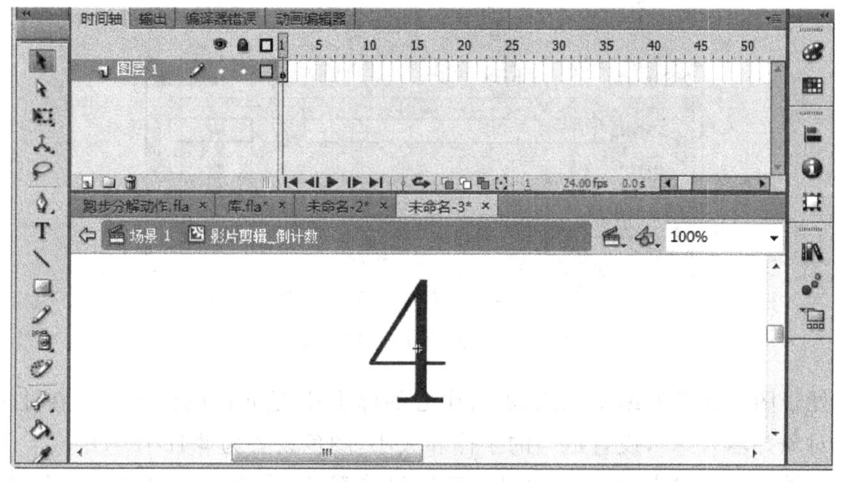

图 8-12　元件编辑窗口

类似于场景中的舞台动画编辑，元件的编辑也可以对舞台、时间轴面板等进行操作，完成相对独立的动画或图形对象编辑。元件编辑后，单击工作区域左上侧的场景名称 场景 1 关闭元件编辑回到场景操作界面，也可以单击其左侧的按钮 返回上一级（即场景 1）。如果需要打开元件进行编辑，可以单击右上侧的按钮 并在下拉菜单中选择已创建的元件，进入该元件的编辑状态。

可以通过从库面板 中拖曳已创建元件的方式，在舞台上生成一个实例，也可以重复拖曳创建多个实例，如图 8-13 所示。

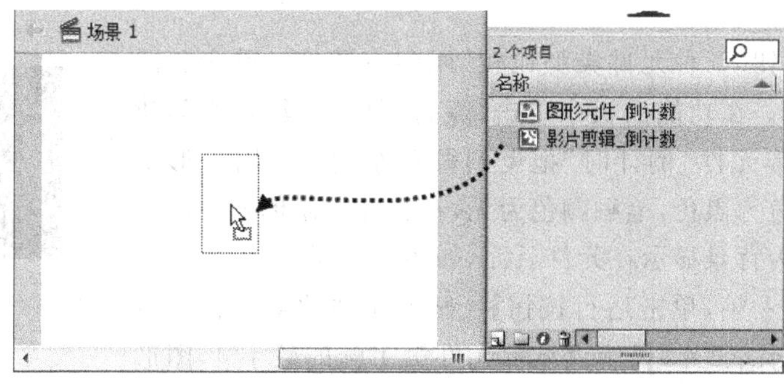

图 8-13　创建元件实例

(2) 元件的类型。在元件创建或转换的时候，可以看到元件的类型共有 3 种：图形、影片剪辑和按钮。为了便于大家理解 3 种不同的元件类型，以下将新建 Flash 文档"创建元件.fla"，并创建不同类型的元件，用于比较各自的特点。设置文档的帧速率 fps 为 1 帧/秒。按快捷键弹出场景面板，修改场景名称为"三种元件类型比较"。

① 图形。图形元件是 Flash 动画中基本的组成元件，具有自己的时间轴，可以建立图形内容或动画内容。当图形元件放在主场景中时，也可以播放，但该元件的时间轴与主场景中的主时间轴同步运行。Actionscript 代码不能作用于图形元件，并且调用图形元件时不支持声音的播放。

按快捷键 Ctrl＋F8，在弹出的"创建新元件"对话框中进行如图 8-14 所示的设置。

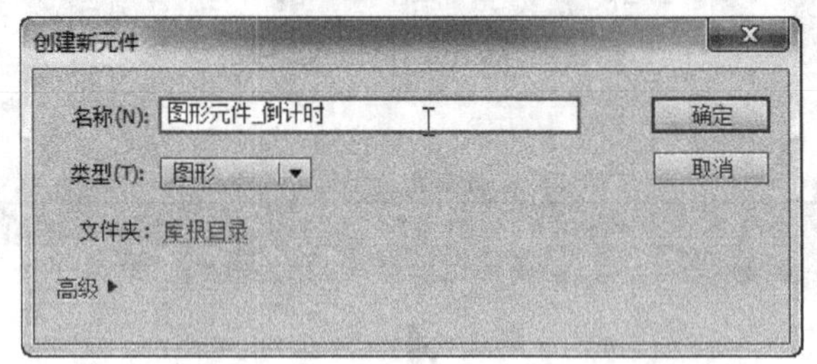

图 8-14 "创建新元件"对话框

此时处于图形元件的编辑状态，舞台中心的标志＋是元件的注册点。在注册点位置加入文本对象并输入"4"，设置适当的字体和大小，颜色设置为＃4D4D4D。

在时间轴面板上单击第 2 帧，按 F6 键创建关键帧，修改文本内容为"3"。同样的方法创建第 3～4 帧，创建 1 个简单的逐帧动画，如图 8-15 所示。

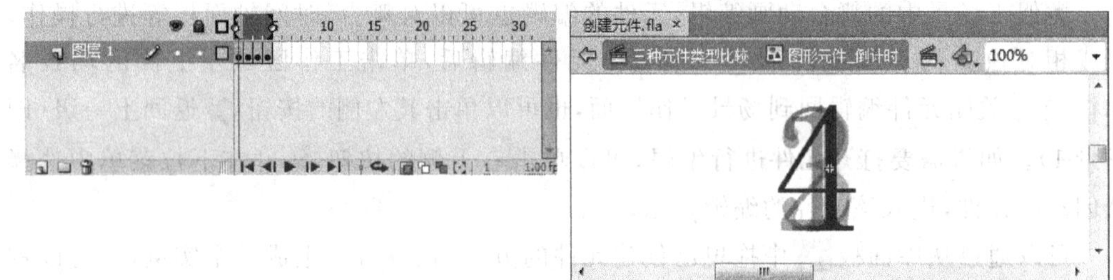

图 8-15 图形元件绘图纸外观

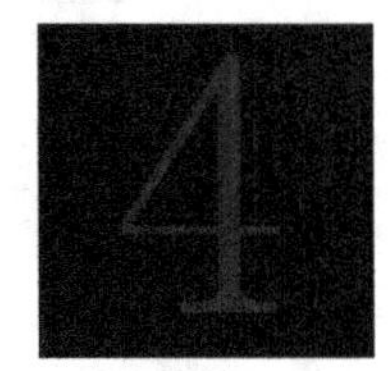

图 8-16 场景舞台内容

单击场景按钮"三种元件类型比较"回到主场景。重命名图层为"图形元件"。在功能面板中单击打开库面板，将刚创建的图形元件"图形元件_倒计时"拖曳到舞台左侧。使用矩形工具，设置填充颜色为黑色，笔触颜色为无，在合并绘制模式下绘制矩形，该矩形作为背景显示在元件后面，如图 8-16 所示。

主场景只有一帧，单击运行按钮显示元件的第 1 帧。按 Ctrl＋Enter 键测试影片，仍然只显示元件第 1 帧的数字 4，图形元件的动画并未播放。这是因为图形元件虽然有自己的时间轴，但它需要和主场景时间轴保持一致，主场景中只有一帧，因此图形元件也就只能播放一帧。想要解决这个问题，可以在主场景中单击第 4 帧，按 F5 键创建 3 个普通帧，就可以播放图形元件的动画了。

最后在图形对象下方加入文本对象，输入“图形元件”。修改图层名称为“图形”。

② 影片剪辑。通常称为 MC，与图形元件不同的是，其时间轴独立于主时间轴，动画内容播放时与主场景不同步。影片剪辑中可以包含 Actionscript 代码并能支持声音的播放，这些特点使得影片剪辑大量被用于互动动画的设计。

参照图形元件的创建，新建图层“影片剪辑”并创建新元件，同时选择影片剪辑类型，就可以创建“影片剪辑_倒计数”元件了。最后在主场景图形对象下方加入文本对象，输入“影片剪辑”。修改图层名称为“影片剪辑”。舞台显示及时间轴如图 8-17 所示。

两个图层均由 1 个关键帧及其后的 3 个普通帧组成，在时间轴面板上单击播放按钮或拖曳播放头，图形元件和影片剪辑的每一帧依次显示的内容分别为 4、3、2、1 和 4、4、4、4。按 Ctrl+Enter 键测试影片，图形元件和影片剪辑上每一帧依次显示的内容一致，均为 4、3、2、1，4、3…。

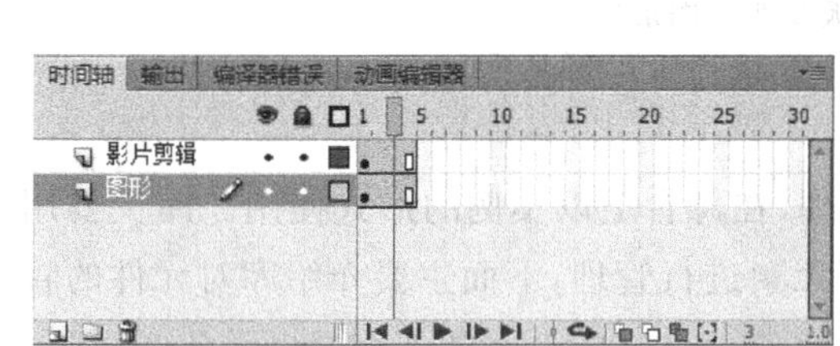

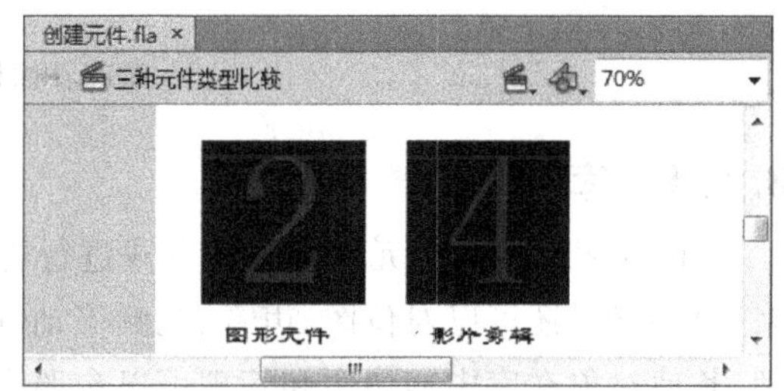

图 8-17　图形与影片剪辑元件

为了更好地体现图形元件和影片剪辑在与主时间轴同步方面的不同效果，以下将删除或插入普通帧改变主场景的普通帧帧数进行比较。

没有普通帧：在时间轴面板上单击播放按钮或拖曳播放头，图形元件和影片剪辑显示的内容均为 4。按 Ctrl+Enter 键测试影片，图形元件和影片剪辑的每一帧依次显示内容分别为 4、4、4、4，4、4…和 4、3、2、1，4、3…。

2 个普通帧：在时间轴面板上单击播放按钮或拖曳播放头，图形元件和影片剪辑在每一帧依次显示的内容分别为 4、3、2 和 4、4、4。按 Ctrl+Enter 键测试影片，图形元件和影片剪辑上每一帧依次显示的内容分别为 4、3、2，4、3、2…和 4、3、2、1，4、3…。

4 个普通帧：在时间轴面板上单击播放按钮或拖曳播放头，图形元件和影片剪辑上每一帧依次显示的内容分别为 4、3、2、1，4 和 4、4、4、4、4。按 Ctrl+Enter 键测试影片，图形元件和影片剪辑上每一帧依次显示的内容分别为 4、3、2、1、4，4…和 4、4、4、4、4，3…。

通过比较可以看到：在主时间轴面板上播放图形元件时显示的动画内容与主时间轴上的相应帧数有关，在时间轴面板上播放可以预览实际效果；在主时间轴面板上播放影片剪辑时显示的动画内容始终为元件的第 1 帧，导出 SWF 作品播放时与主时间轴无关，始终是循环播放。根据它们各自的特点，在制作动画作品时可以依照不同的需求进行选择。

③ 按钮。按钮元件是一种用来实现交互动画的特殊元件，实际使用时只有 4 个关键帧（第 1～4 帧）有效，主时间轴播放时按钮元件仅仅根据鼠标的不同状态显示相应的帧。这 4 帧分别为弹起、指针经过、按下、单击。“弹起”用来设计一般状态时的显示内容，“指针经过”用来设计鼠标光标在按钮位置上但没有按下时的显示内容，“按下”用来设计鼠标在按钮上按下时的显示内容，“单击”则是用来设计鼠标响应的有效区域。

按钮元件的创建比较简单，参照前面图形元件和影片剪辑的图形内容，新建“按钮”图层，创建按钮元件“按钮 4-1”。

完成上述步骤后时间轴面板及舞台图形内容如图 8-18 所示。

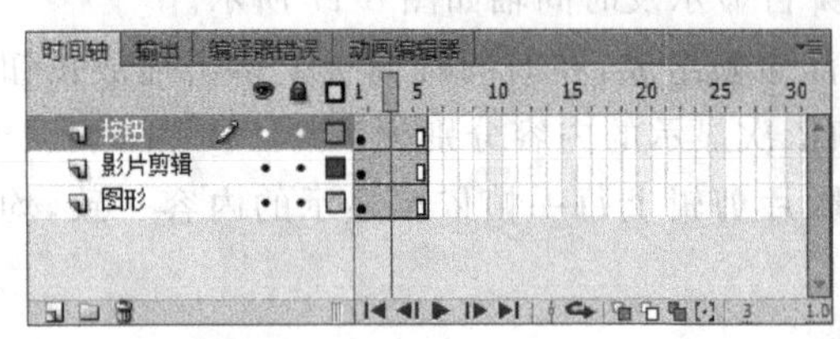

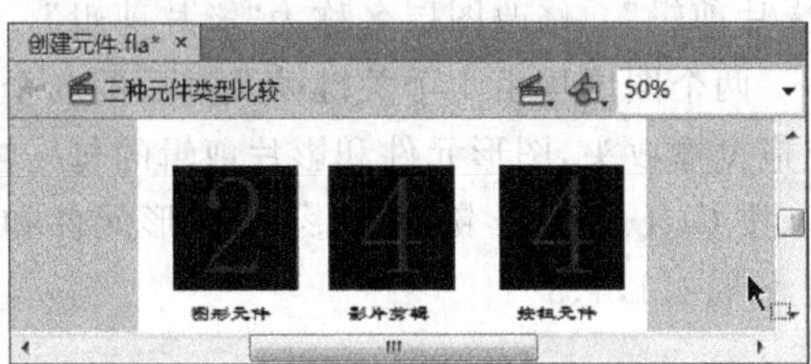

图 8-18　时间轴面板及舞台图形内容

8.1.4　库

在 Flash CS6 中，元件以库的方式进行管理，在舞台上以实例的形式使用。库主要用来管理元件，还可以对位图、声音、视频等动画元素进行管理，下面主要介绍库对元件的管理，其他对象在库中的使用和管理可以参照进行。

激活库面板一般有 3 种方法：在功能面板中单击按钮打开库面板；执行菜单命令“窗口”|“库”；按 Ctrl+L 键。默认情况下新建文档的库面板没有任何元件，如图 8-19 所示为创建了 3 个不同类型元件的“创建元件. fla”文档库面板，通过库面板可以对元件进行存储管理、编辑等操作。库面板的大小可以调整，该面板的主要功能如下。

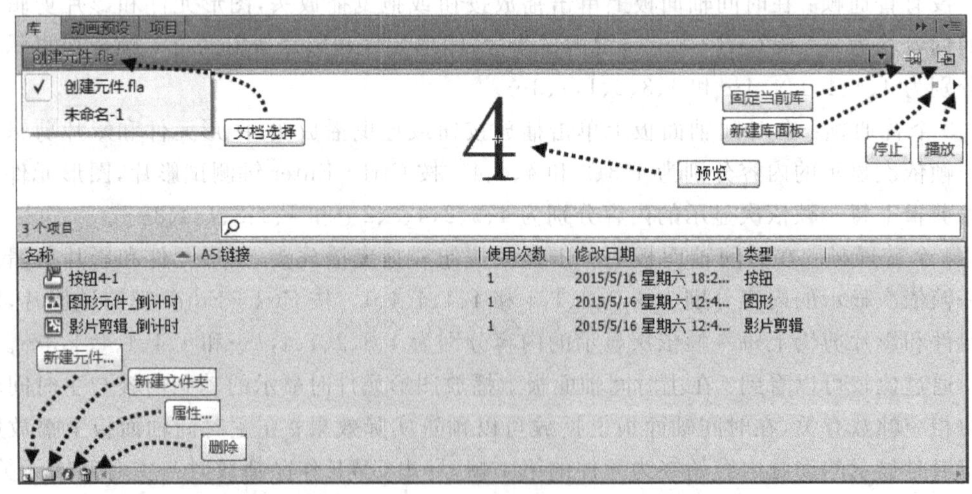

图 8-19　库面板

① 折叠到功能面板 。位于面板的右上角，单击可以关闭当前库面板。

② 选项菜单 。位于面板的右上角，单击可以弹出下拉菜单，提供很多用于库面板管理的菜单命令。例如，选择“按钮 4-1”元件，单击选项菜单 选择“直接复制”命令，弹出“直接复制元件”对话框，设置后单击“确定”按钮完成复制。直接复制功能也可以通过选择元件并右击鼠标来实现。如图 8-20 所示为“直接复制元件”对话框及复制元件后的库面板对象列表。

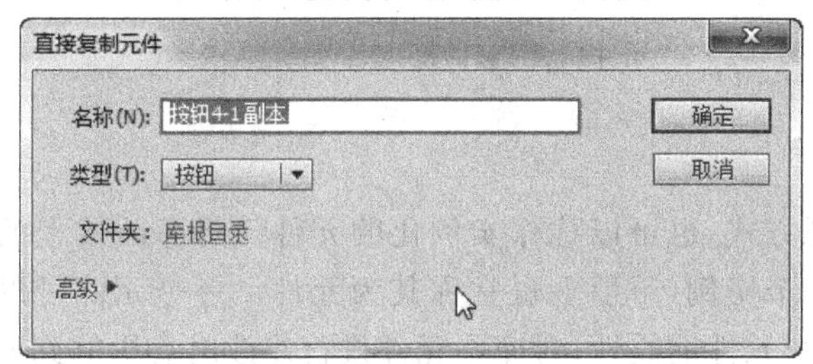

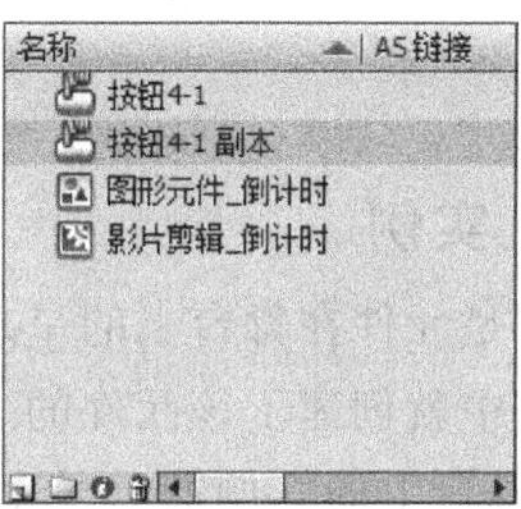

图 8-20　直接复制元件

③ 文档选择下拉菜单。选择已经打开的 Flash 文档，可以快速切换到所有已打开文档的库面板，并共享使用库对象。

④ 固定当前库 。默认状态 时，在 Flash 窗口中切换文档后“文档选择”自动切换到当前 Flash 文档。单击可以切换为 状态，此时在 Flash 窗口中切换文档时“文档选择”保持原文档名称，只能手动进行切换。

⑤ 新建库面板 。当 Flash 文档库对象非常多时，同时打开多个库面板可以提高工作效率，单击该按钮可以新建一个同样的库面板。

⑥ 播放、停止控制按钮及预览。在库面板下方的对象列表中选择一个库对象后，通过播放 、停止 按钮及预览窗口可以预览该对象的播放效果。

⑦ 搜索 。输入库对象名称关键字，可以快速查找库对象。

⑧ 库对象列表标题栏。显示库对象的名称、AS 链接、使用次数、修改日期和类型等属性标题名称。单击相应名称则以该属性为排序字段，对库对象进行排序。

⑨ 新建元件 。与执行菜单命令“插入”|“新建元件”的功能相同。

⑩ 新建文件夹 。类似于图层的文件夹管理，可以建立文件夹，不同的对象存放在不同的位置，方便库对象的管理。

⑪ 属性 。选择库对象，单击该按钮弹出对象的属性对话框，可以修改对象属性。如图 8-21 所示为“图形元件_倒计时”元件的属性对话框，通过类型下拉菜单选择图形、按钮或影片剪辑可以改变该元件的类型，单击编辑按钮进入元件的编辑状态。也可以通过双击库列表中对象的图标进入对象的编辑状态，双击库列表中对象的名称来修改对象名称。需要注意的是，元件和声音、视频、位图等对象的属性面板各不相同。

⑫ 删除 。在库对象列表中选择对象，单击该按钮即可删除对象，同时在场景中建立的对象实例也会被删除。

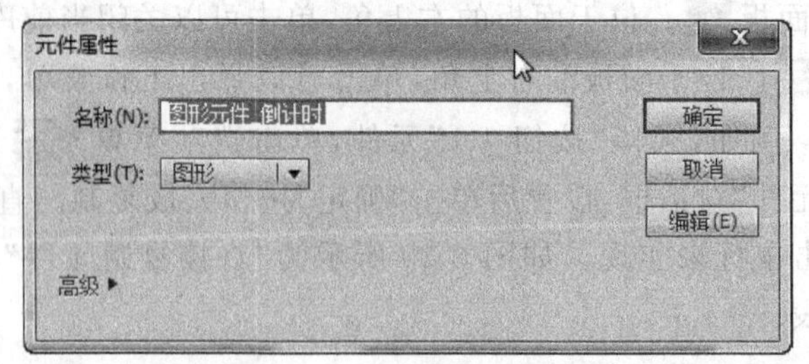

图 8-21 “元件属性”对话框

8.1.5 实例

实例是元件在舞台上的呈现方式，也可以称作实例化的元件。将库面板上的元件拖曳到舞台中就创建了该元件的一个实例，习惯上也常称其为元件。一个元件可以创建多个实例，舞台上的实例继承了库中元件的属性，对库中元件进行修改时会影响到所有实例相应的变化，但对舞台上的实例进行修改时仅影响当前的实例而不会引起元件和其他实例的变化。

在库面板中可以对元件进行编辑，在舞台上也可以通过对实例的以下几种操作来进入元件的编辑状态。

(1) 在当前位置编辑元件。双击舞台上的实例，或者执行菜单命令“编辑”|“在当前位置编辑”，或者右击鼠标在弹出的快捷菜单中选择“在当前位置编辑”命令。编辑元件的同时显示当前舞台的其他图形，但其他图形为不可编辑状态。

(2) 在新窗口编辑元件。选择实例，执行菜单命令“编辑”|“编辑元件”，或者在右键弹出的快捷菜单中选择“编辑”命令，或者按 Ctrl+E 键。进入到元件的独立编辑状态，不显示元件之外的其他图形。

(3) 在新窗口编辑元件。选择实例，在右键弹出的快捷菜单中选择“在新窗口中编辑”命令，打开一个新的文档窗口对元件进行编辑。

以上 3 类方法实质上均是对元件进行编辑，修改内容会引起所有元件实例的相应变化。

在 Flash CS6 中对实例的修改不会影响到其他实例的变化，包括对实例的变形和实例的属性修改。如图 8-22 所示为元件“五角星”的两个实例，使用任意变形工具修改左侧实例，右侧的实例没有随之发生变化。

选择舞台上的元件实例后，还可以在属性面板中对属性参数进行设置，3 种类型的元件实例属性并不相同。

(1) 图形实例的属性设置。选择图形实例后，其属性面板如图 8-23 所示。

① 实例类型。通过类型下拉菜单可以修改实例的类型，该操作不会影响到库中元件的变化，但实例类型发生变化后仍然会受到库元件变化的影响。修改实例类型后属性面板也会随之发生变化。

② 交换元件。单击交换元件按钮 交换... ，弹出“交换元件”对话框，如图 8-24 所示，从库元件列表中选择元件来替换当前实例的元件。

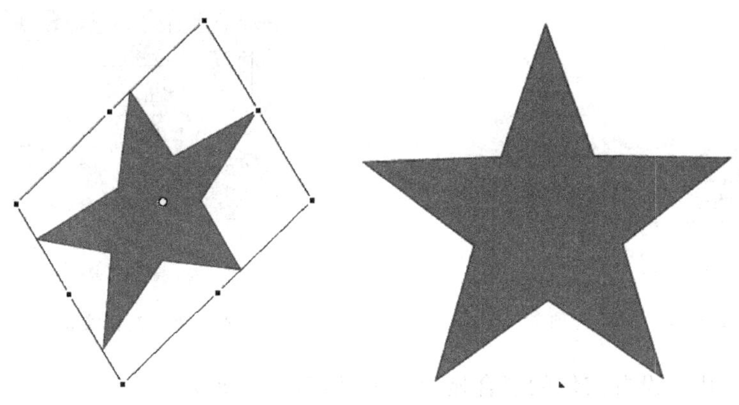

图 8-22　对实例进行变形

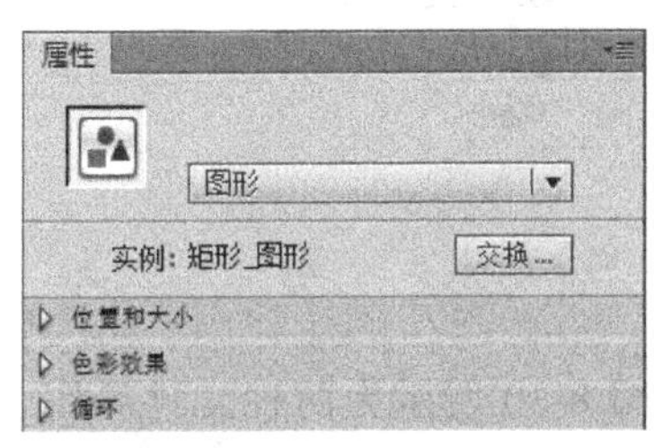

图 8-23　图形实例属性面板

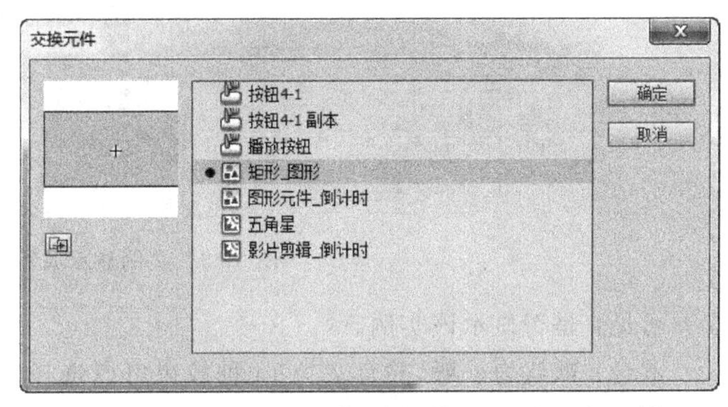

图 8-24　“交换元件”对话框

③ 位置和大小。展开位置和大小选项，如图 8-25 所示，可以对实例的位置和大小进行设置。

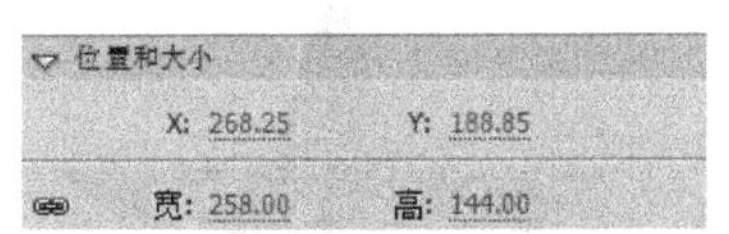

图 8-25　位置和大小

④ 色彩效果。如图 8-26 所示，可以对实例进行亮度、色调、高级、Alpha 等色彩效果的设置。

⑤ 循环。用于设置实例的播放循环方式，默认为循环，如图 8-27 所示。可以设置为循环播放、只播放一次和单帧播放，还可以设置起始帧(第 1 帧)。

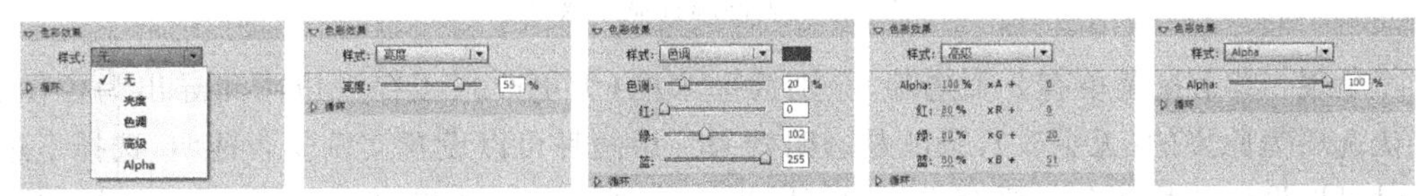

图 8-26　色彩效果

(2) 按钮实例的属性设置。选择按钮实例后，其属性面板如图 8-28 所示。实例类型、交换元件、位置和大小、色彩效果的设置方法和前述方法一致，不再赘述。

① 实例名称。可以设置实例的名称，在交互动画中用于完成 ActionScript 脚本对实例的控制。

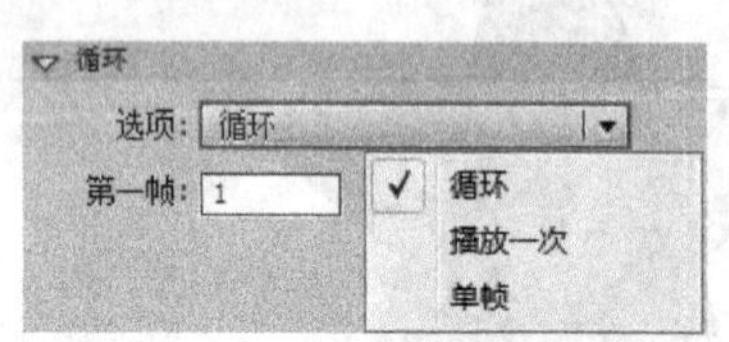

图 8-27 循环选项

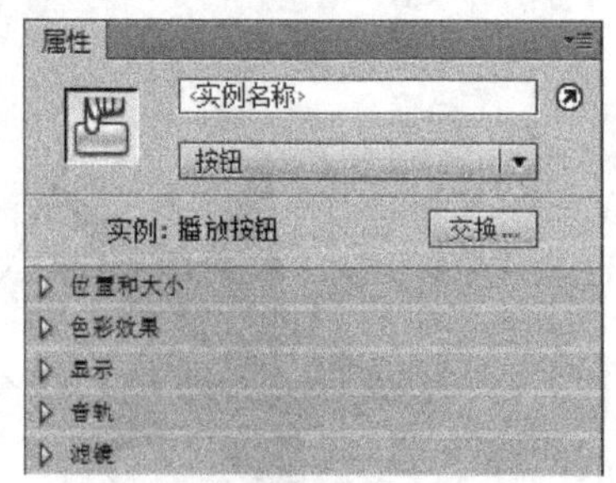

图 8-28 按钮实例属性面板

② 显示。用于设置实例的混合显示效果，如图 8-29 所示。

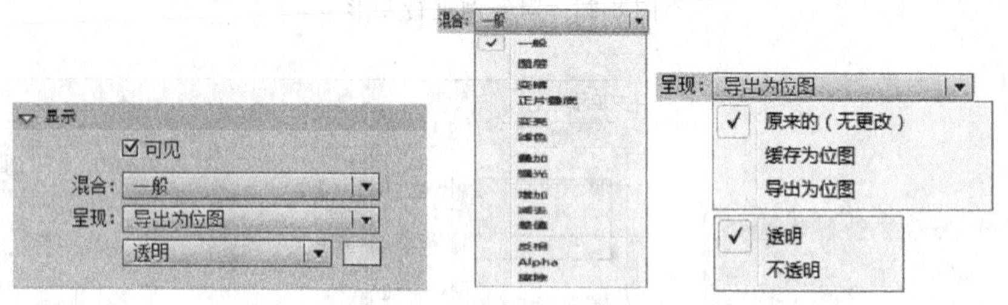

图 8-29 实例显示属性

可见：是否显示该实例。

混合：默认为一般，共有 7 类 14 种效果可以选择。如图 8-30 所示为两种元件原图、变暗和正片叠底的三种效果对比。

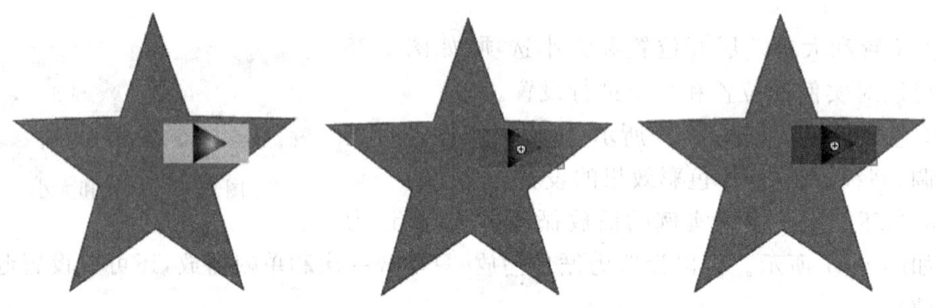

图 8-30 实例混合显示效果

呈现：其下拉菜单有 3 个选项，分别为原来的(无更改)、缓存为位图和导出为位图。默认选项为原来的(无更改)，只能是透明效果。后两种可以设置实例是否透明，选择不透明时可以设置背景颜色。缓存为位图可以提高动画运行的效率，但会增加对计算机内存的需求。

③ 音轨。包含两个选项，分别为音轨作为按钮和音轨作为菜单项。对按钮的动作发生方式有所影响。

④ 滤镜。可以为实例添加投影、模糊、发光、斜角、渐变发光、渐变斜角和调整颜色 7 种特效，丰富 Flash 的动画效果。属性选项如图 8-31 所示，可以为实例添加多个滤镜特

效，并可以在滤镜列表中对每种滤镜进行详细的参数设置来调整滤镜效果。属性选项左下侧有 6 个按钮，可以完成对实例滤镜效果的添加等操作。

添加滤镜：单击该按钮弹出菜单，如图 8-32 所示，可以完成删除全部滤镜、启用全部滤镜和禁用全部滤镜，也可以添加滤镜特效。

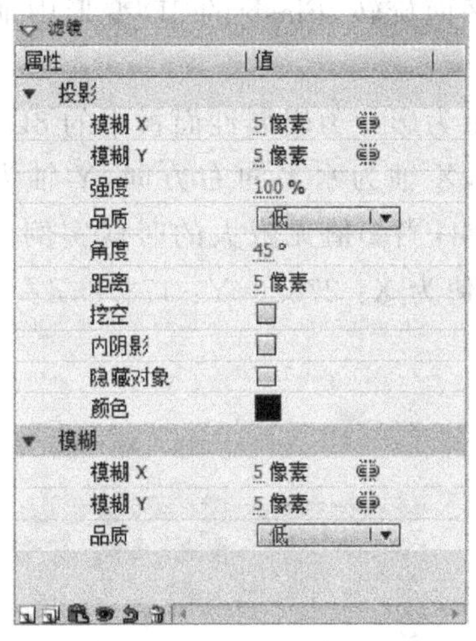

图 8-31　实例滤镜属性选项

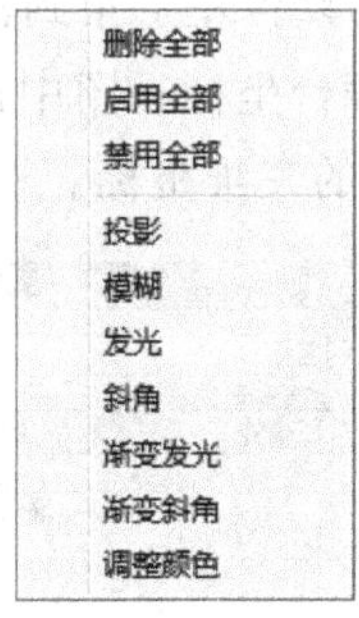

图 8-32　添加滤镜

预设：单击该按钮弹出菜单如图 8-33 所示，对当前设置的滤镜效果可以执行菜单命令“另存为”“重命名”和“删除”，菜单下侧显示的为用户保存的滤镜效果，可以直接选择使用。

剪贴板：单击该按钮弹出菜单如图 8-34 所示，可对已设置的滤镜进行复制和粘贴操作。

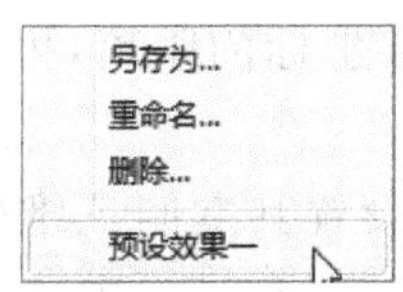

图 8-33　预设

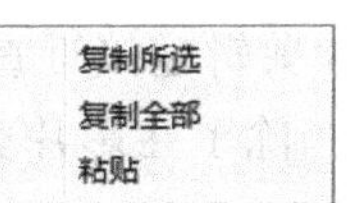

图 8-34　剪贴板

启用或禁用滤镜：在使用滤镜的时候，如果想查看部分滤镜的效果，可以选择其他滤镜并单击启用或禁用滤镜按钮，暂时把这些滤镜禁用。需要重新启用时，选择相应滤镜，单击启用或禁用滤镜按钮即可。

重置滤镜：滤镜的参数可以通过设置达到更精细的效果，单击重置滤镜按钮可以使选择的滤镜参数恢复系统默认状态。

删除滤镜：选择准备删除的滤镜，单击删除滤镜按钮即可。

如图 8-35 所示为实例的原图、投影滤镜和模糊滤镜效果。

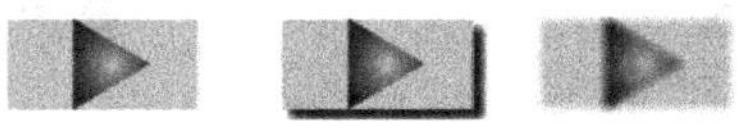

图 8-35　实例的原图、投影滤镜和模糊滤镜

(3) 影片剪辑实例的属性设置。选择影片剪辑实例后，其属性面板如图 8-36 所示。

通过该面板可以对实例的属性进行设置，其中名称、类型、交换元件、位置和大小、色彩效果、显示和滤镜已经学习过了，下面介绍一下 3D 定位和查看参数的设置。

在 Flash CS6 中可以对影片剪辑进行 3D 变形，创建出简单的三维效果。使用任意变形工具对图形进行旋转时仅限于 X、Y 轴的平面旋转，Flash 的 3D 变形中加入了 Z 轴的概念，从而形成三维的效果。

① 定义空间三维坐标系。如图 8-37 所示为影片剪辑属性面板中的 3D 定位和查看。Flash 定义的三维坐标系原点为舞台左上角，X 轴为水平向右方向，Y 轴为垂直向下方向，Z 轴方向为舞台左上角到消失点的方向，当 z 值无限大的时候实例无限接近消失点定义的舞台坐标。图中设置的 3D 定位值为 X：278.6，Y：178.8，Z：0.0，用于定义实例在空间中的三维坐标。

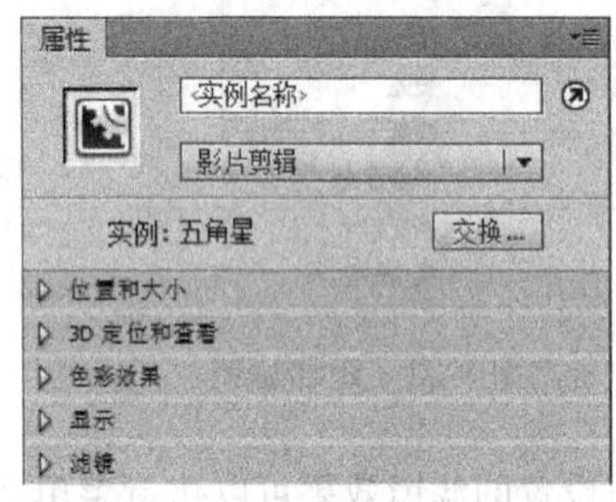

图 8-36 影片剪辑实例的属性面板

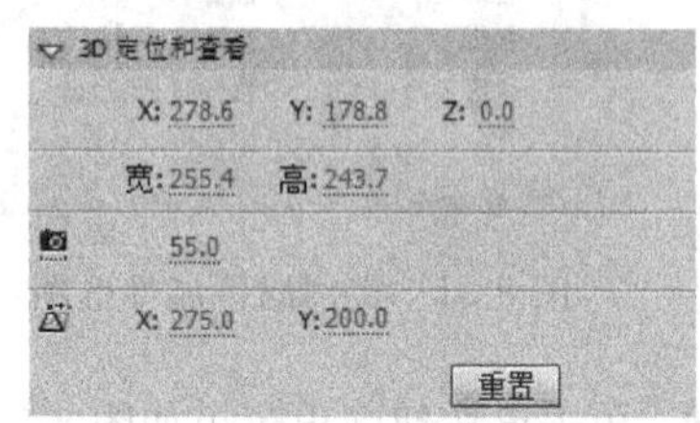

图 8-37 影片剪辑实例属性面板中的 3D 定位和查看

3D 定位和查看中的宽和高为灰色，不能修改，表示透视效果的宽和高，和影片剪辑的实际大小是不同的。

② 定义透视角度。相当于定义眼睛与空间三维坐标的距离，可以参照图 8-38 所示来理解，角度越大影片剪辑越接近查看者。

③ 3D 平移工具。除了在影片剪辑属性面板中设置其空间三维坐标外，还可以使用 3D 平移工具直观地进行调整。在图形工具面板中选择 3D 平移工具，单击舞台上的影片剪辑实例，如图 8-39 所示。拖曳黑点可以改变 Z 轴坐标，拖曳红色箭头可以改变 X 轴坐标，拖曳绿色箭头可以改变 Y 轴坐标。

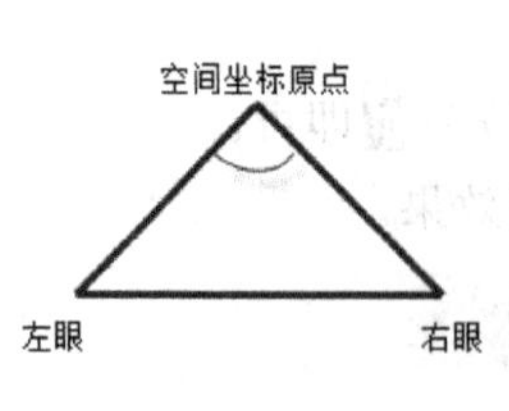

图 8-38 透视角度

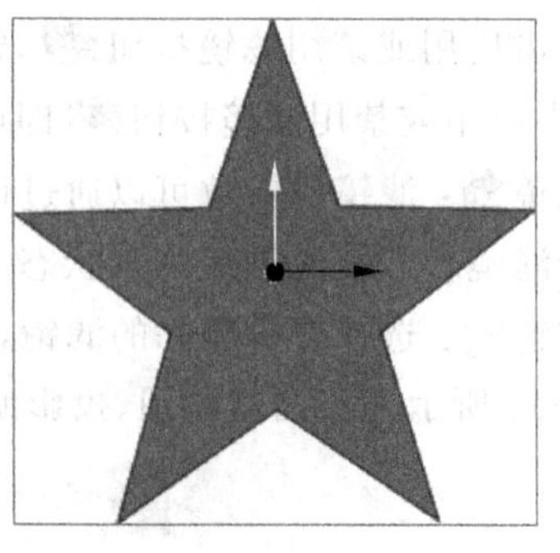

图 8-39 使用 3D 平移工具

④ 定义影片剪辑自身的三维坐标系。单击功能面板中的变形按钮，显示如图 8-40 所示的变形面板，3D 中心点定义了影片剪辑自身的三维坐标系原点。初始状态下，X 轴和 Y 轴坐标为影片剪辑的中心点舞台坐标，Z 轴坐标为 0，X 轴方向为水平向右，Y 轴方向为垂直向下，Z 轴方向为垂直于屏幕向内。影片剪辑实例的旋转可以通过 3D 旋转参数来设定，是以影片剪辑自身的三维坐标系为基准进行旋转的。

⑤ 3D 旋转工具。除了使用变形面板来精确地对影片剪辑实例进行旋转外，还可以使用 3D 旋转工具直观地进行旋转。在图形工具面板中选择 3D 旋转工具，单击舞台上的影片剪辑实例，如图 8-41 所示。拖曳中心圆点可以调整 3D 中心点坐标，拖曳红色线条可以绕 X 轴旋转，拖曳绿色线条可以绕 Y 轴旋转，拖曳蓝色线条可以绕 Z 轴旋转，拖曳棕色线条可以自由绕 X、Z、Y 轴旋转。如图 8-42 所示为旋转后的影片剪辑实例显示效果，影片剪辑自身的三维坐标系也随之旋转。

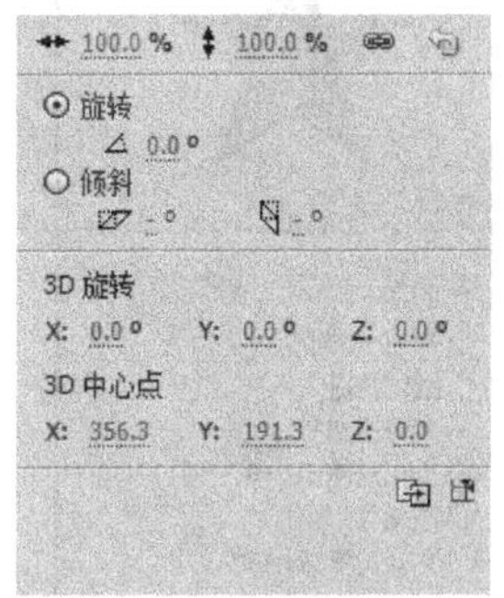

图 8-40　变形面板

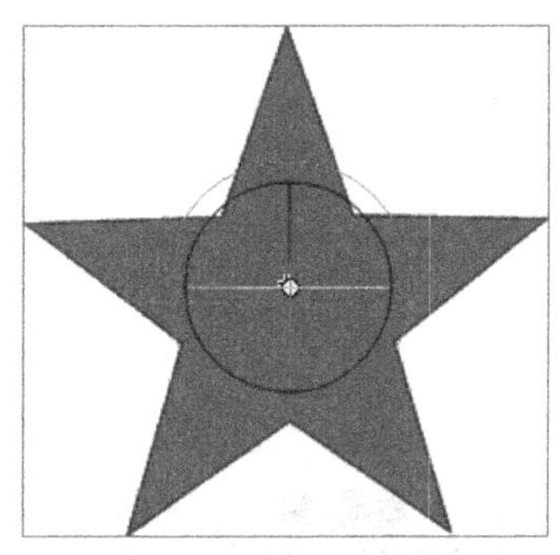

图 8-41　使用 3D 旋转工具图

⑥ 使用选择工具移动影片剪辑实例。使用图形工具面板中的选择工具，拖曳影片剪辑实例可以改变影片剪辑在空间坐标系中的 X 轴和 Y 轴坐标，由于透视的三维效果，其形状会随之发生变化，如图 8-43 所示。

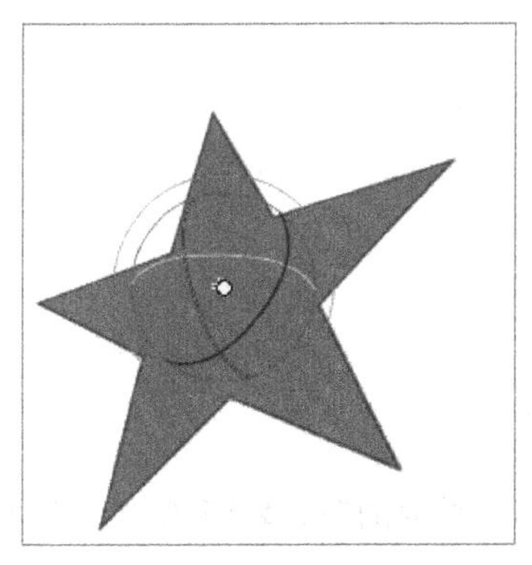

图 8-42　使用 3D 旋转工具效果

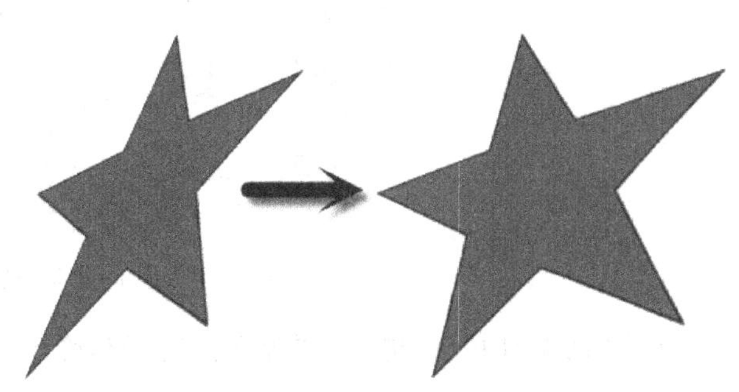

图 8-43　使用选择工具拖曳影片剪辑实例

8.1.6　元件等库资源的共享

在创建 Flash 动画作品时，使用已经设计好的元件可以节省大量的时间，有效提高工作效率和质量。一般有以下几种元件共享的方法。

(1) 打开多个 Flash 文档,打开库面板,如图 8-44 所示单击文档下拉菜单,选择准备使用的元件等库资源所在的 Flash 文档名称,库对象列表会显示该文档所有的库资源。选择需要的对象拖曳到舞台上即可。

要使用的库资源较多时,也可以单击新建库面板按钮 显示多个库面板,方便调用。

(2) 使用菜单命令"文件"|"导入"|"打开外部库"或者按 Ctrl+Shift+O 键,打开其他 Flash 文档,弹出如图 8-45 所示的外部库面板,拖曳需要的元件等库对象到舞台上即可。这种方法不需要打开其他 Flash 文档的源文件。

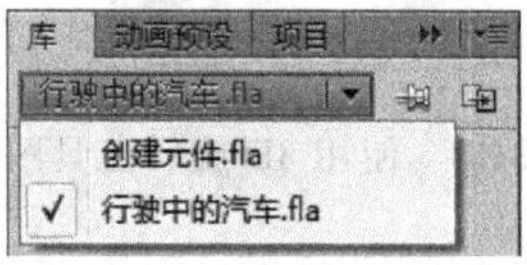

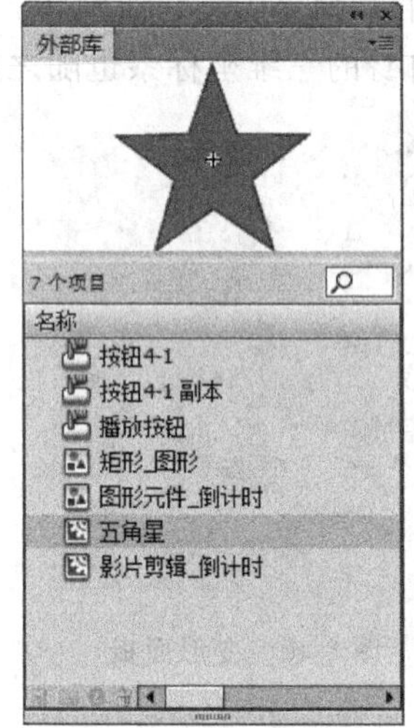

图 8-44 选择文档库资源

图 8-45 导入外部库

(3) 新建元件时导入。按 Ctrl+F8 键执行新建元件命令时,弹出"创建元件"对话框,对话框的下侧如图 8-46 所示包含"创作时共享"选项。

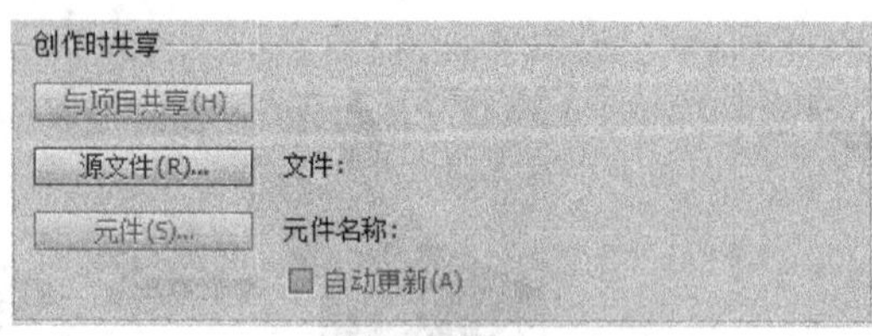

图 8-46 "创作时共享"选项界面

单击"创作时共享"选项的"源文件"按钮,弹出如图 8-47 所示的"查找 FLA 文件"对话框。

选择要使用的元件所在的 FLA 源文件,单击"打开"按钮,弹出如图 8-48 所示的对话框。

选择需要的元件,单击"确定"按钮即可将该元件导入到当前文档的库中。

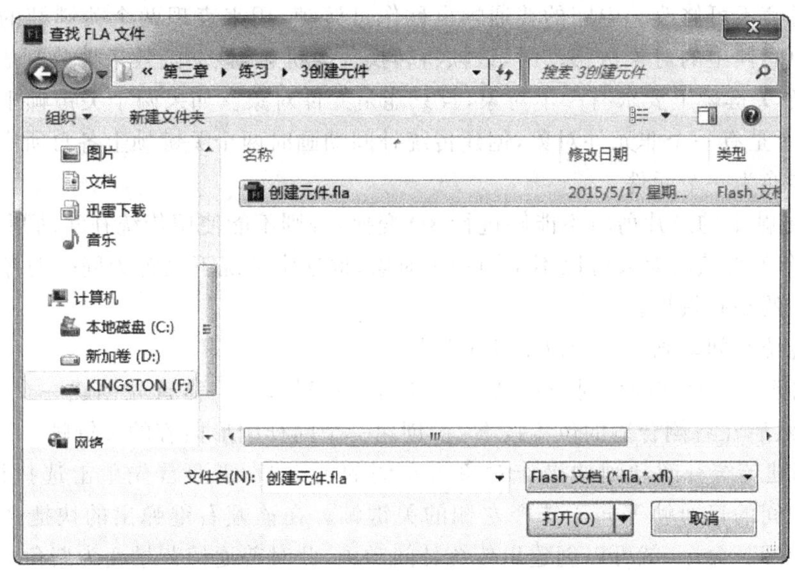

图 8-47　“查找 FLA 文件”对话框

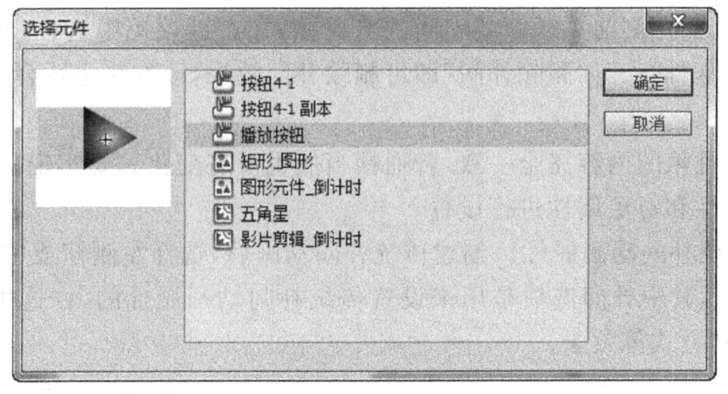

图 8-48　“选择元件”对话框

(4) 其他共享元件方法。在进行大型的 Flash 影片制作时，还可以采用运行时共享库等方法，使得合作小组可以不受地域限制实现元件的资源共享，从而更协调、更高效率地完成任务。限于篇幅，本书不详细涉及，有兴趣的话可以参考相关资料自行完成。

8.1.7　传统补间动画

在时间轴的每个关键帧上创建图形对象可以灵活制作出逐帧动画。Flash 软件的优势在于能够利用关键帧或元件的设置，使用计算机完成大量普通帧的生成，从而有效地提高工作效率，本节将首先学习传统补间动画的制作。

传统补间动画是 Flash 中常用的动画类型，也是早期 Flash 软件版本中创建动画的基本方法，能够制作出移动、变形、色彩、滤镜等动画效果。创建传统补间动画时应注意以下几项。

① 创建传统补间动画时要有两个关键帧，中间的普通帧由系统根据设置自动生成，

且中间普通帧不可修改。中间的普通帧也称作过渡帧，用来表现两个关键帧的逐步过渡效果。当中间帧中的对象被移动时，该帧将转换为关键帧，该动画效果被分割成两部分。

② 每个关键帧上要求有一个对象，且只能是元件对象。如果两个关键帧上有多个图形对象，或者是有一个非元件对象，创建传统补间动画时两个关键帧上各自所有的对象将会被自动转换为一个元件。

③ 关键帧上的影片剪辑不能够进行 3D 变换，否则不能使用传统补间动画。

④ 两个关键帧的对象可以不是同一个对象，但通常情况下设置为同一对象用来创建该对象变化的动画效果。

创建传统补间动画一般为以下几个步骤。

(1) 创建传统补间动画时要有两个关键帧，一般情况下，需首先创建一个关键帧，并放置元件，然后在右侧合适的位置按 F6 键创建一个同样图形内容的关键帧。

(2) 创建传统补间动画的操作对象为左侧的关键帧，需要首先单击选择该关键帧。如果选择中间的普通帧等同于选择左侧的关键帧。在该帧右键弹出的快捷菜单中选择“创建传统补间”命令，就可以创建出传统补间动画，此时普通帧背景变为紫色并出现一个黑色向右的箭头，如图 8-49 所示。

也可以在选择帧后，执行菜单命令“插入”|“传统补间”达到同样的效果。取消传统补间动画时，需要选择左侧的关键帧或中间的普通帧，在右键菜单中选择“删除补间”命令，或者执行菜单命令“插入”|“删除补间”即可删除补间效果，该方法也适合其他补间效果的删除。

此时两个关键帧的内容完全一致，普通帧当然也没有变化。要实现一定的动画效果，还需要对补间属性和对象属性进行设置。

(3) 设置传统补间动画属性。创建传统补间动画后，选择左侧帧或中间帧，其属性面板如图 8-50 所示，其中补间选项是用来设置传统补间动画属性的，在这里可以设置动画的速度变化、旋转方式等效果。

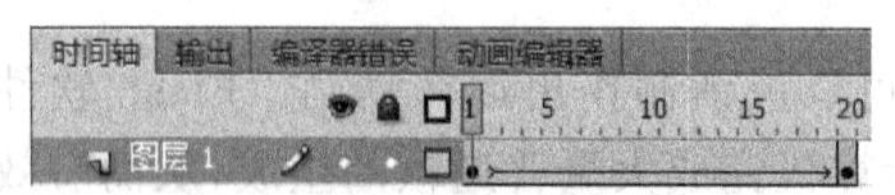

图 8-49　传统补间动画时间轴

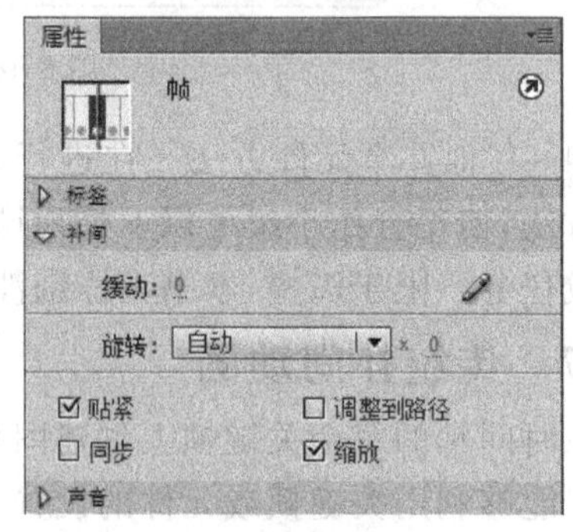

图 8-50　帧属性面板

① 缓动。默认情况下，过渡帧之间的变化是均匀的，通过缓动参数的设置可以达到加速或减速变化的效果。修改缓动选项右侧的数值，其范围在 −100～100，正值为减速，负值为加速。单击编辑按钮，弹出如图 8-51 所示的“自定义缓入/缓出”对话框，通过该对话框可以进行更为复杂的变化速度设置。

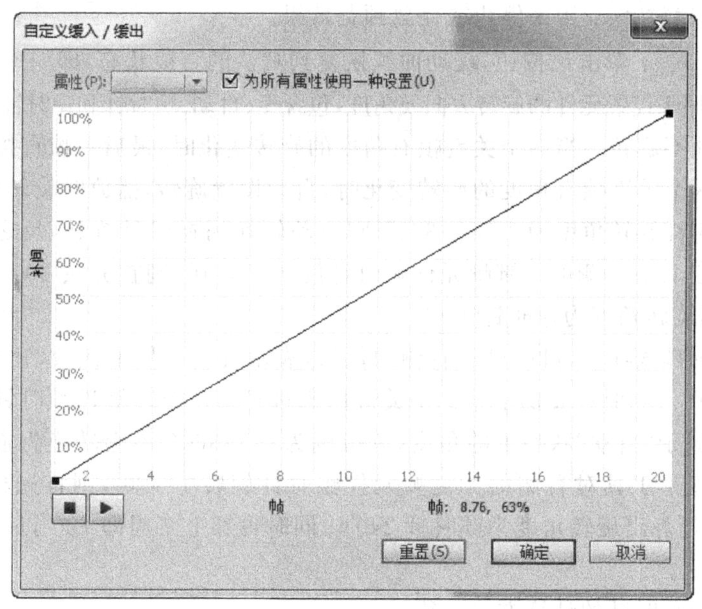

图 8-51 “自定义缓入/缓出”对话框

属性：其右侧的“为所有属性使用一种设置”复选框默认为勾选状态，所有属性采用同一种变化速率。取消勾选后，可以从属性下拉菜单中选择位置、旋转、缩放、颜色或滤镜，对每一种属性的变化速度进行独立设置。

设置缓动曲线：坐标系 X 轴为帧，Y 轴为变化的百分比，第 1 帧变化百分比为 0、最后一帧为 100%是不能改变的。拖动曲线任一点可以调整其位置，同时在该位置添加一个控制点，通过两侧的控制手柄来调整速率曲线，如图 8-52 所示。速率曲线越接近水平该位置的变化越小，反之亦然。

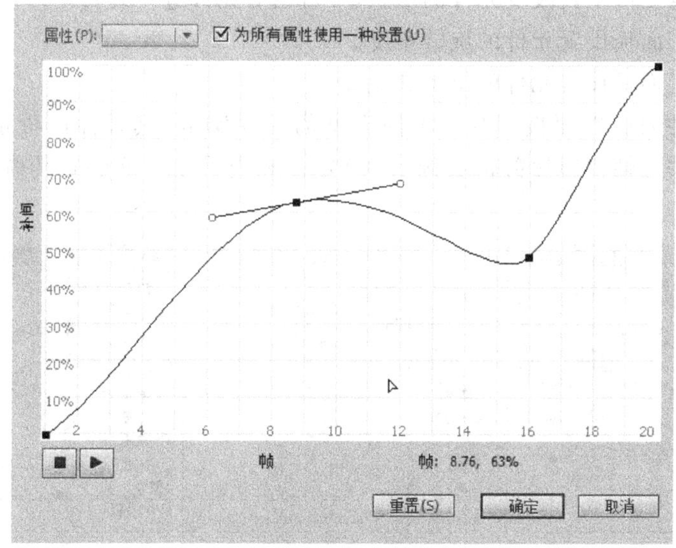

图 8-52 缓动曲线调整

停止 ■ 和播放 ▶：用来停止或播放预览效果。

重置 重置(S)：单击该按钮，缓动曲线恢复到默认的直线状态，即匀速变化状态。

② 旋转。用来设置元件的旋转方向及角度，包含无、自动、顺时针和逆时针这 4 种模式。

无：过渡帧不旋转。当两个关键帧有角度的旋转变化时，最后一帧直接旋转到位。

自动：当两个关键帧有角度的旋转变化时，自动设置旋转，播放时旋转的角度不超过 180°。如果顺时针旋转角度为 180°～360°，则自动转换为逆时针旋转，反之亦然。例如，使用任意变形工具对右侧的关键帧元件顺时针旋转了 600°，则首先按 600－360＝240 计算，最终计算出旋转角度为逆时针 120°。

顺时针：选择该项后，可以设置右侧的数值，表示旋转一周的次数，比如设置为 2 则旋转角度为 720°。同时还要加上第二个关键帧相对于第一个关键帧顺时针旋转的角度，此处的角度不同于“自动”状态下的角度，其范围为 0°～360°，不会转换为逆时针。例如，同上使用任意变形工具对右侧的关键帧元件顺时针旋转了 600°，则首先按 600－360＝240 计算，最终计算出旋转角度为顺时针 240°。同时再加上 2 周即 720°，最终播放时的旋转角度应为 960°。

逆时针：和顺时针的计算方法一致。

③ 贴紧。对象是否紧贴引导线(运动轨迹线)。

④ 同步。元件实例动画是否与主时间轴同步。

⑤ 调整到路径。动画对象沿运动路径移动的方式。

⑥ 缩放。过渡帧中对象的大小是否改变。

(4) 设置元件实例属性。可以对元件的位置、旋转角度、变形、色彩效果、滤镜等属性进行调整，Flash 软件将根据两个关键帧属性的相对变化生成过渡帧。通常有以下几种设置方法。

① 使用选择工具移动元件的位置。

② 使用任意变形工具改变元件的形状，并可以对元件进行旋转。

③ 使用变形面板设置元件的旋转角度。

④ 使用信息面板设置元件的位置和宽高。

⑤ 设置元件的属性面板。对于不同类型的元件实例，其属性面板也各不相同，如图 8-53 所示。关键帧中影片剪辑实例的 3D 定位和查看是不能够在传统补间动画中设置的。

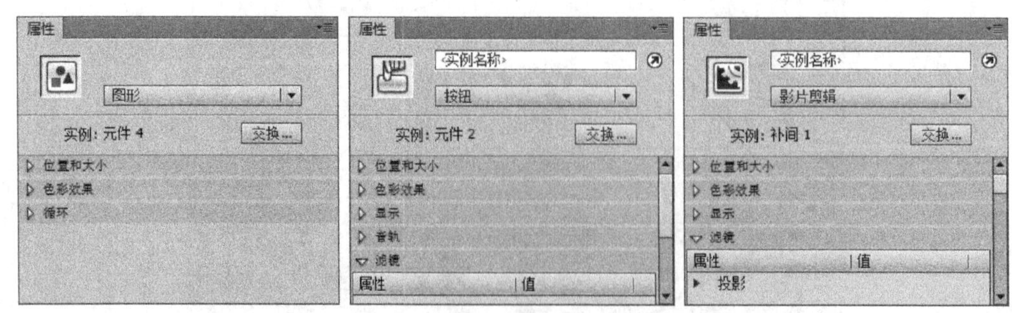

图 8-53　三种类型的元件实例在传统补间动画中的属性面板

8.2　实训步骤

(1) 打开 8.1 节中创建的 Flash 文档“跑步分解动作.fla”。在时间轴面板中选择所有帧，执行菜单命令“编辑”|“时间轴”|“复制帧”，将这些帧放入剪贴板内存中。

(2) 新建 Flash 文档“户外跑步.fla”，按 Ctrl＋F8 键打开“创建新元件”对话框，如图 8-54 所示设置元件名称为“跑步”，元件类型为“影片剪辑”。

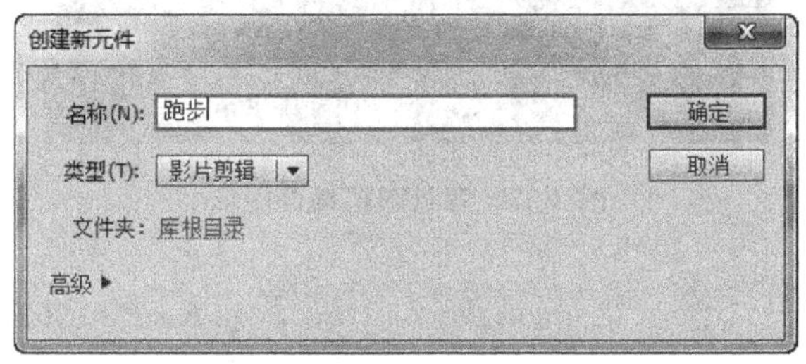

图 8-54　“创建新元件”对话框

单击“确定”按钮进入元件编辑窗口，在时间轴上右击第 1 帧，在弹出菜单中选择“粘贴帧”命令，将剪贴板内存中的帧粘贴到元件时间轴上，如图 8-55 所示。

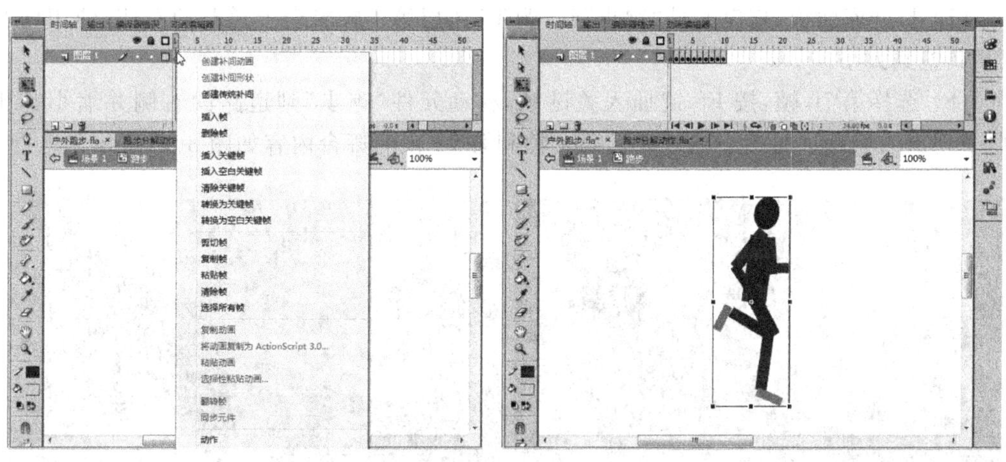

图 8-55　粘贴帧

(3) 单击场景图标 回到主场景中，修改图层名称为“背景”，如图 8-56 所示。

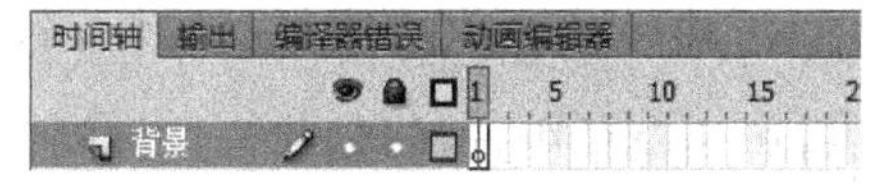

图 8-56　图层名称修改

(4) 使用绘图工具绘制如图 8-57 所示的背景图形。

(5) 单击第 70 帧，按 F5 键创建普通帧，时间轴如图 8-58 所示。

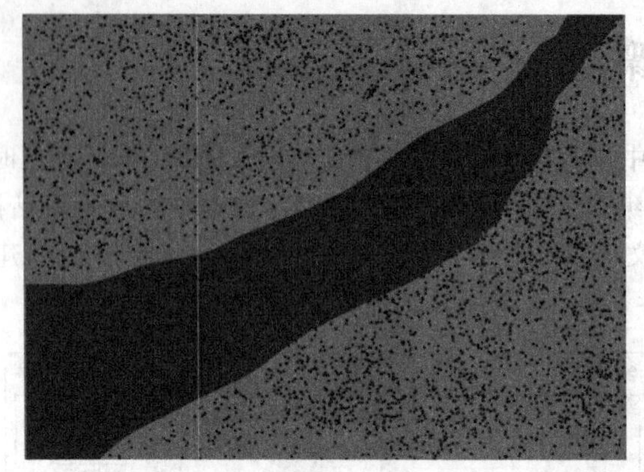

图 8-57 背景图层舞台图形

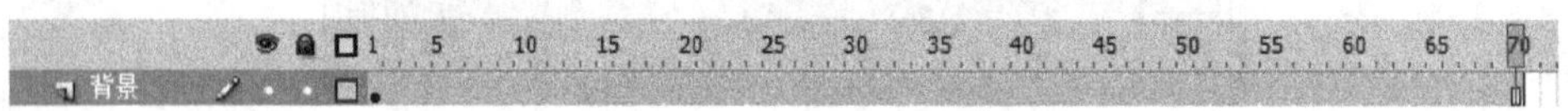

图 8-58 背景图层时间轴

(6) 执行菜单命令“插入”|“时间轴”|“图层”新建图层，双击该图层名称并修改为“跑步”。

(7) 打开库面板，拖曳元件“跑步”到“跑步”图层第 1 帧舞台上道路的左侧，使用任意工具调整其大小。

(8) 选择第 70 帧，按 F6 键插入关键帧，移动元件“跑步”到道路的右侧并缩小其比例，表现出人物跑远时变小的效果。第 1 帧和第 70 帧的舞台内容如图 8-59 所示。

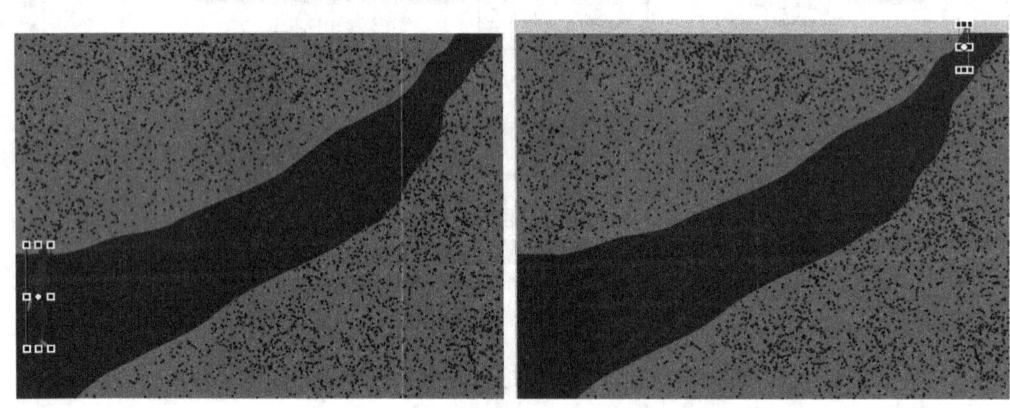

图 8-59 “跑步”图层第 1 帧与第 70 帧舞台效果

(9) 选择第 70 帧，在右键弹出菜单中选择“创建传统补间”命令，创建传统补间动画。在帧属性面板中，如图 8-60 所示，设置缓动参数为 50，使人物的移动速度越来越慢，表现出人物跑远时的视觉效果。

(10) 选择第 70 帧的“跑步”元件实例，在属性面板中，如图 8-61 所示，进行滤镜参数设置，表现出人物跑远时图像相对模糊的效果。

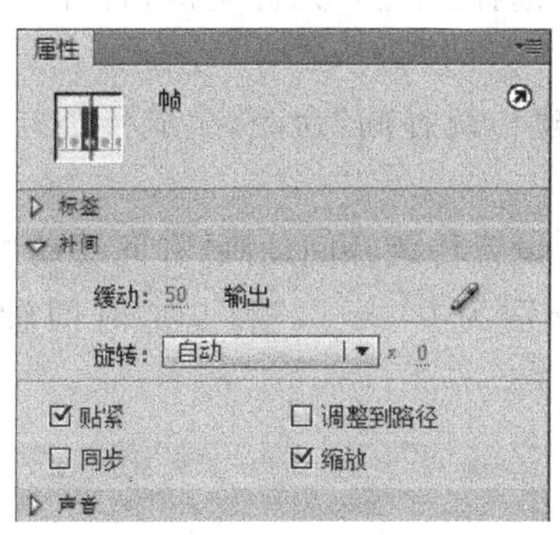

图 8-60　第 1 帧缓动设置

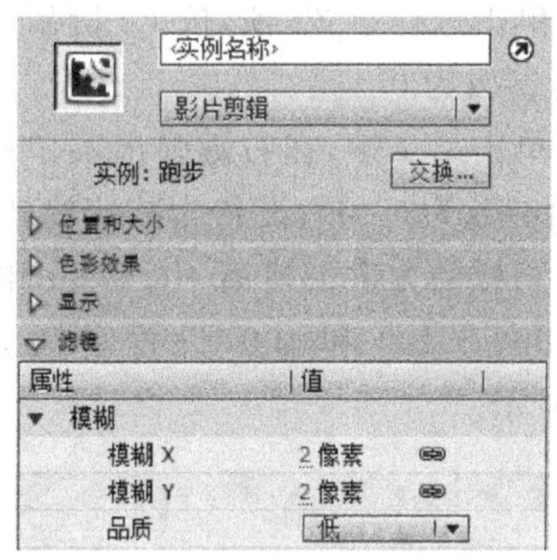

图 8-61　第 70 帧元件实例滤镜设置

(11) 在传统补间动画中，元件实例的移动轨迹是一条直线，但道路是弯曲的。选择第 35 帧，移动元件实例“跑步”到路中央，适当调整人物跑步的路线。时间轴面板如图 8-62 所示。

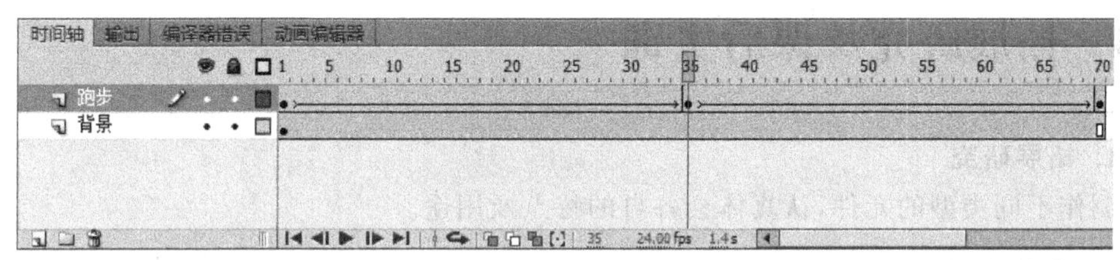

图 8-62　时间轴面板

至此，任务完成，按 Ctrl+Enter 键测试影片播放效果。

8.3　强化训练：模拟单摆运动

单摆是一种理想的物理模型，它由理想化的摆球和摆线组成。其运动方式类似机械钟表的钟摆，在最高点时速度为 0，在最低点时速度最快。下面通过制作一个简单的模拟单摆运动动画来加强传统补间动画的学习。操作步骤如下。

(1) 新建 Flash 文档“模拟单摆运动.fla”。

(2) 双击图层名称并重命名为“单摆运动”。

(3) 选择线条工具，设置笔触颜色为黑色#000000，按住 Shift 键，同时在舞台上绘制一条垂直的线段。选择椭圆工具，设置笔触颜色和填充颜色均为黑色#000000，按住 Shift 键，同时在线段下方绘制一个正圆，调整其位置和大小，如图 8-63 所示。

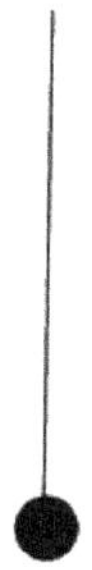

图 8-63　绘制单摆

(4) 按 Ctrl+A 键选择全部图形对象，然后按 F8 键将图形转换为影片剪辑元件“单摆”。

(5) 在场景舞台上选择“单摆”元件，打开变形面板，设置旋转参数为 30°。

（6）单击选择第 20 帧，按 F6 键新建关键帧。选择“单摆”元件实例，打开变形面板，设置旋转参数为 0°。

（7）单击第 1 帧，在右键弹出菜单中选择“创建传统补间”命令，生成传统补间动画。设置缓动参数为－100，设置为减速旋转。

（8）同样的方法创建第 40、第 60 和第 80 帧并设置传统补间动画，补间缓动参数分别设置为 100、－100 和 100，设置实例旋转参数分别为 0°、－30°和 0°。时间轴面板如图 8-64 所示。

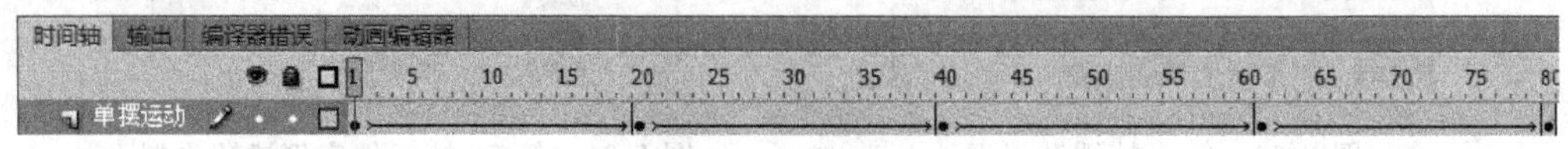

图 8-64　时间轴面板

（9）至此，简单的单摆运动模拟动画制作完毕。还可以通过绘制背景层、进一步丰富元件图形内容等，制作出效果更绚丽的动画。

8.4　拓展研究及课后实训

1. 拓展研究

制作不同类型的元件，认真体会各自的特点及用途。

2. 课后实训

设计制作一个卡通形象，制作多种动画效果混合的传统补间动画。

实训 9

旋转的 3D 盒子

任务描述

利用补间动画的 3D 定位及查看功能，制作旋转的 3D 盒子，如图 9-1 所示。

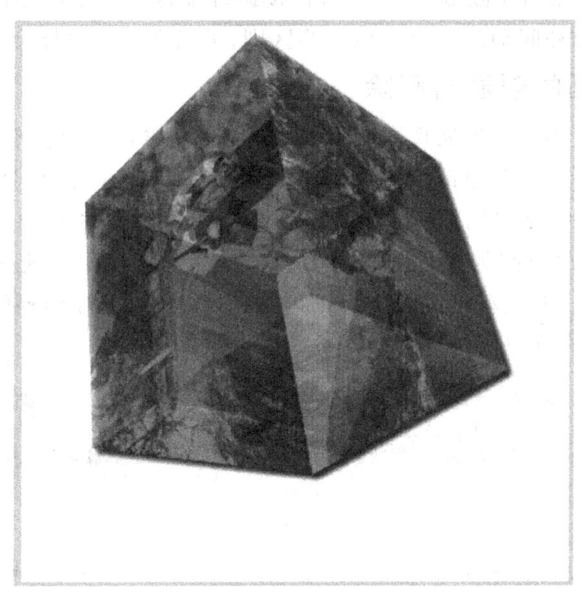

图 9-1　旋转的 3D 盒子

任务目标

掌握补间动画的基本操作方法，学习 3D 定位及查看在补间动画中的应用。

9.1　相关知识：补间动画和位图导入

前面学习了传统补间动画，它是 Flash 早期版本中常用的动画制作方式，补间动画则可以看作是传统补间动画的升级版本，能够利用 Flash CS6 的 3D 影片剪辑等新功能，具有更强大的动画制作能力。Flash CS6 主要采用了矢量图处理，同时也支持位图的处理，本节课将进一步介绍位图的导入。

9.1.1 补间动画与传统补间动画的区别

补间动画与传统补间动画相比,主要有以下几点区别。

(1) 传统补间动画是基于关键帧的动画,通过两个关键帧中两个对象的变化来产生动画。补间动画尽管也是利用关键帧自动生成过渡帧,但其操作对象只有一个,制作上更侧重于对元件本身的动画设计,提供了更专业和丰富的动画效果。

(2) 传统补间动画主要用于创建移动、变形、色彩、滤镜等动画效果,补间动画主要用于创建旋转、移动路径、变形、色彩、滤镜、3D 变换等动画效果。

(3) 应用动画效果时,传统补间动画会自动将不支持的对象转换为图形元件,补间动画则自动将不支持的对象转换为影片剪辑元件。

(4) 补间动画支持文本对象,传统补间动画则会自动将其转换为图形元件。

(5) 传统补间动画允许添加帧标签,补间动画不允许添加帧标签。

(6) 传统补间动画不可以为对象创建 3D 动画效果,补间动画则可以。

(7) 作为基于对象的动画效果,只有补间动画才能保存为动画预设。

补间动画与传统补间动画还有其他一些区别,可以在实践中体会。

9.1.2 补间动画的创建与删除

补间动画只能应用于元件实例和文本对象,且该帧舞台上只能有一个对象。创建补间动画时首先要选择动画对象或者对象所在帧,然后执行菜单命令“插入”|“补间动画”或者在右键弹出菜单中选择“创建补间动画”命令。补间动画时间轴如图 9-2 左图所示,Flash 将创建一段播放时间为 1 秒的补间动画,默认的文档 FPS(帧/秒)为 24,因此此时该动画长度为 24 帧。补间动画的长度可以进行调整,移动鼠标到补间动画最后一帧,光标变为双向箭头,左右拖曳鼠标即可。

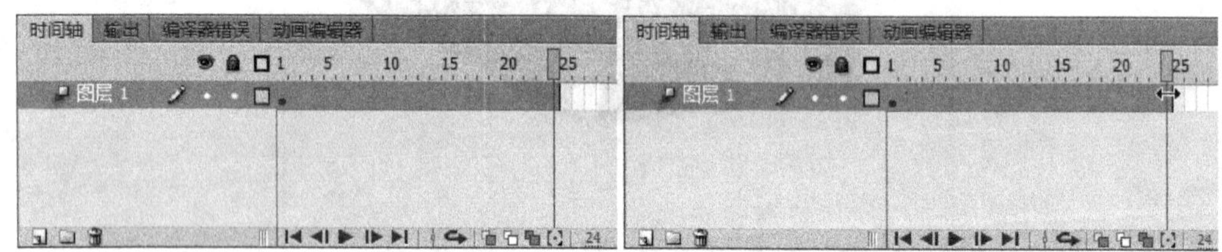

图 9-2 补间动画时间轴

如果该帧对象不是可允许的补间动画对象类型,则会弹出如图 9-3 所示的对话框,单击“确定”按钮将该对象转换为影片剪辑元件。

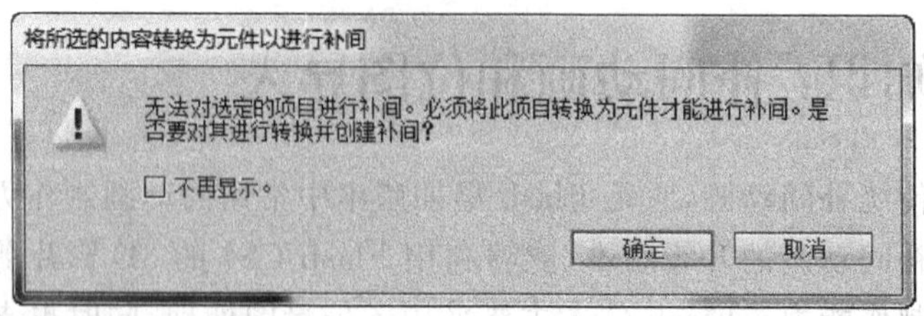

图 9-3 元件转换对话框

选择具有有多个对象的帧进行补间动画创建，或者在舞台上选择多个对象进行补间动画创建时，则会弹出如图 9-4 所示的对话框，单击“确定”按钮将多个对象转换为影片剪辑元件。

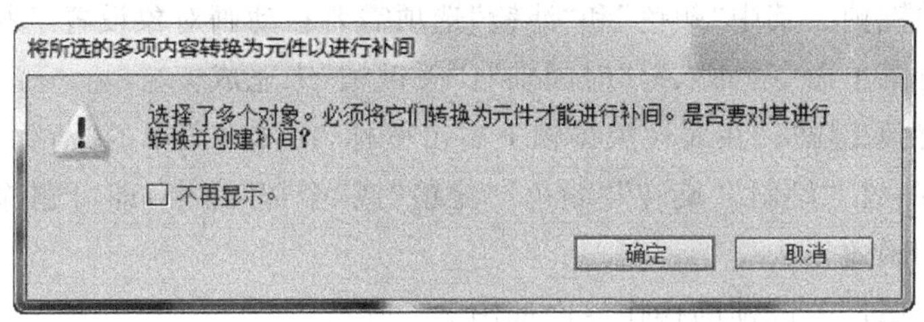

图 9-4　合并对象对话框

如果选择了某帧对应舞台上的部分对象，Flash 会自动插入一个新的图层，在创建补间动画的同时将其他对象放在新建的图层上，如图 9-5 所示。

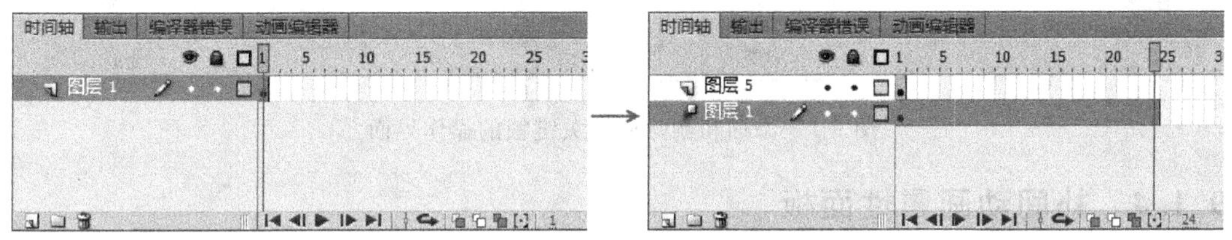

图 9-5　选择部分对象创建补间动画时新建图层

想要删除补间动画，可以在时间轴上选择补间动画或者在舞台上选择补间动画对象，执行菜单命令“插入”|“删除补间”或者在右键弹出菜单中选择“删除补间”命令，即可删除已创建的补间动画。删除补间动画后，第 1 帧恢复为关键帧，其余帧则转换为普通帧，如图 9-6 所示。

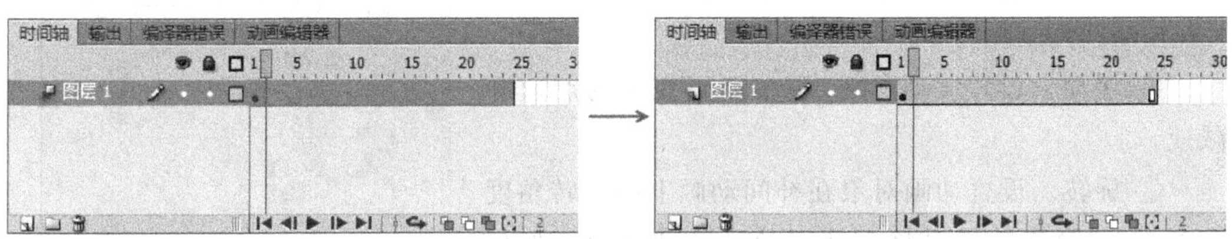

图 9-6　删除补间动画

补间动画创建后，还需要设置动画变化的方式，和传统补间动画一样可以通过帧属性面板(也可看作是补间属性面板)和动画对象属性面板来设置，还可以使用动画编辑器来完成动画的设置。

9.1.3　补间动画属性关键帧

补间动画的关键帧也称作属性关键帧，和传统补间动画的关键帧是有区别的，它并不拥有独立的元件对象，只是在特定的帧上设置动画对象的属性达到动画变化的效果。补间动画可以设置多个不同的属性关键帧。

① 添加属性关键帧。在补间动画范围内右击鼠标，在弹出菜单的"插入关键帧"子菜单中选择"位置""缩放""倾斜""旋转""颜色""滤镜"或"全部"命令，即可在该位置的帧上创建一个属性关键帧。其中"颜色"和"滤镜"选项需要在动画对象设置了相关属性时才有效。也可以执行菜单命令"插入"|"时间轴"|"关键帧"来完成。

② 删除属性关键帖。在属性关键帧上右击鼠标，在弹出菜单的"清除关键帧"子菜单中选择"位置""缩放""倾斜""旋转""颜色""滤镜"或"全部"命令，即可删除该属性关键帧上相应的属性动画效果。

添加和删除属性关键帧的操作界面如图 9-7 所示。

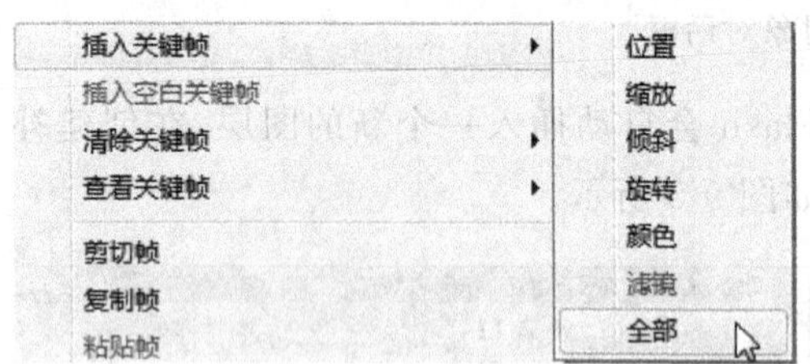

图 9-7　添加和删除属性关键帧的操作界面

9.1.4　补间动画属性面板

通过设置补间动画属性面板可以创建动画效果，如果没有添加属性关键帧，那么在设置该属性时可以自动添加。选择补间动画，其属性面板如图 9-8 所示，有实例名称、缓动、旋转、路径和选项 5 项参数设置。

① 实例名称。可以输入名称，用于 ActionScript 3.0 互动动画制作。

② 缓动。设置缓动参数，调整动画变化的加速和减速。

③ 旋转。设置动画对象在补间动画上的旋转角度和方式，其设置效果对整个补间动画区域有效。如果没有添加属性关键帧在设置该属性时可以自动在补间动画的最后一帧添加属性关键帧。

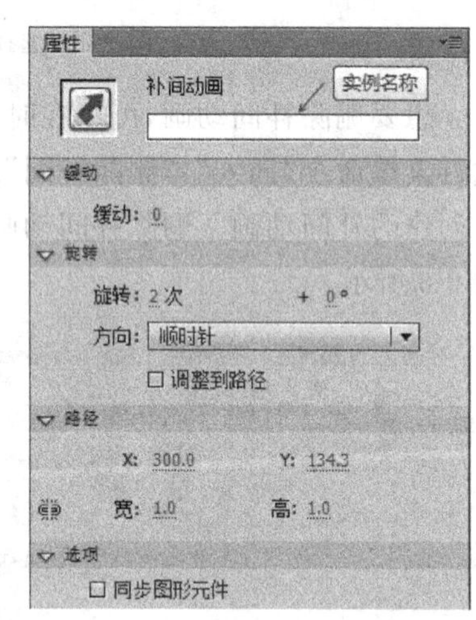

图 9-8　补间动画的属性面板

旋转次数与角度：次数即旋转多少周，再加上设置的旋转角度，即为补间动画旋转的总角度。

方向：有 3 个选项，分别为无、顺时针和逆时针，可以设置旋转的方向。如果选择"无"则不旋转，旋转的次数与角度自动清零。复选框"调整到路径"用来设置动画对象沿路径变化的方式，勾选后动画对象的旋转自动清除，并随移动路径方向的变化调整角度。如图 9-9 所示为未勾选复选框与勾选复选框的效果对比。

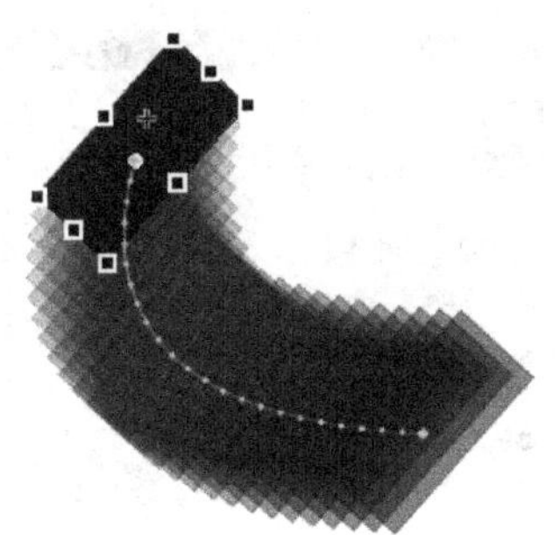
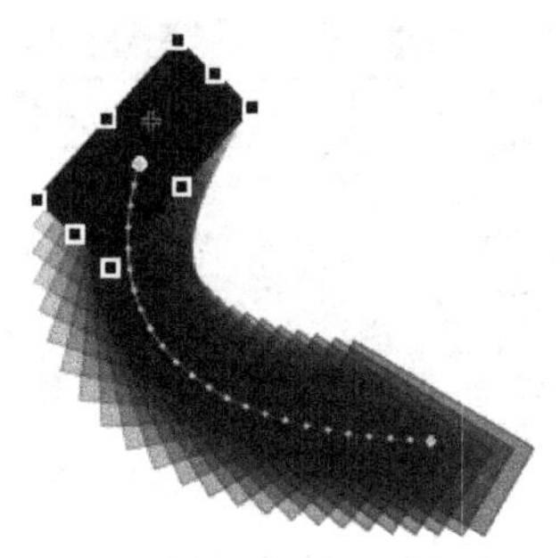

图 9-9　绘图纸外观效果对比

④ 路径。设置动画对象移动的路径。设置路径变化时，先选择补间动画范围内的一帧，然后在舞台上拖曳动画对象，如图 9-10 所示创建位置变化并显示移动路径。如果选择的为普通帧，则自动转换为属性关键帧。

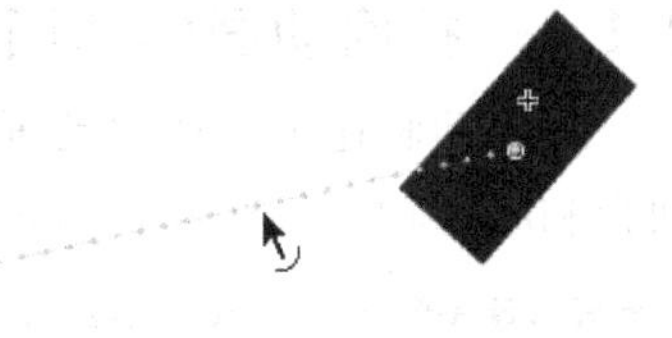

图 9-10　创建路径变化

路径变化创建后，可以参照前面的路径相关知识对路径进行调整。此外，在属性面板中还可以设置路径的范围，包括范围左上角坐标（X 值与 Y 值）及范围的宽与高，如图 9-11 所示为两个参数的效果对比。

⑤ 选项。通过勾选“同步图形元件”选项决定图形元件是否与主时间轴同步。

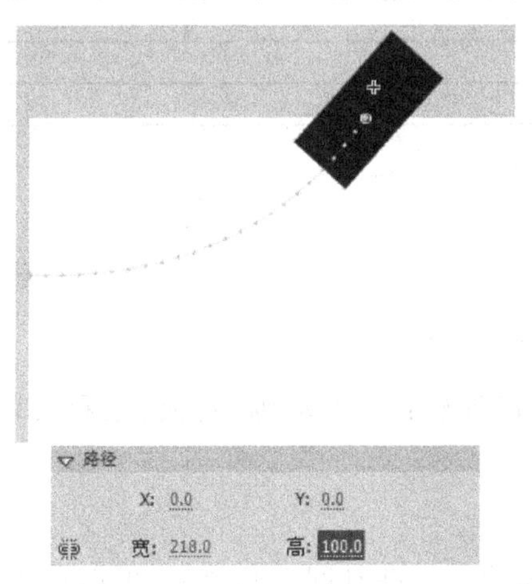

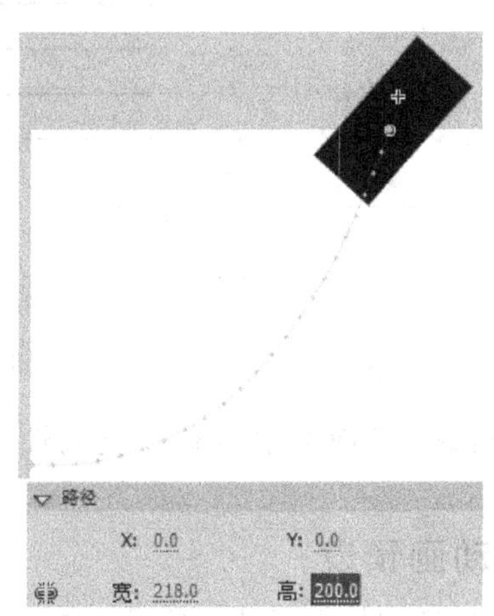

图 9-11　路径范围调整

9.1.5　补间动画的动画对象属性面板

和传统补间动画一样，可以通过动画对象属性面板来制作更为丰富的动画效果，部分动画效果也可以使用对象编辑工具和变形面板来完成。不同的是，补间动画支持影片剪辑的 3D 变换效果，在属性面板中多了一项：3D 定位和查看，如图 9-12 所示。

在补间动画的动画对象属性面板设置时，位置和大小、色彩效果、显示和滤镜可以参照传统补间动画进行，3D 定位和查看可以参照影片剪辑的属性设置进行。

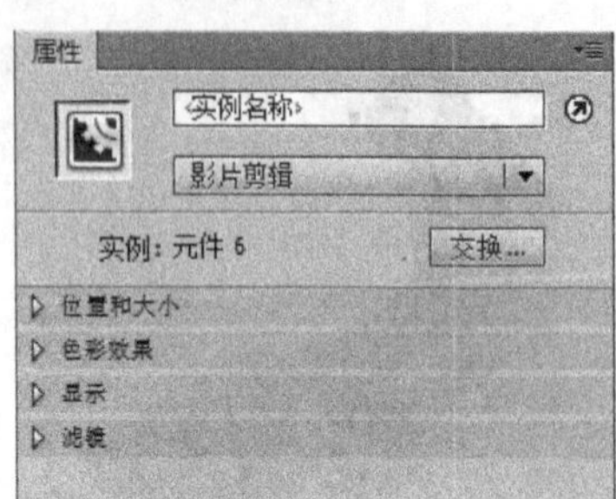

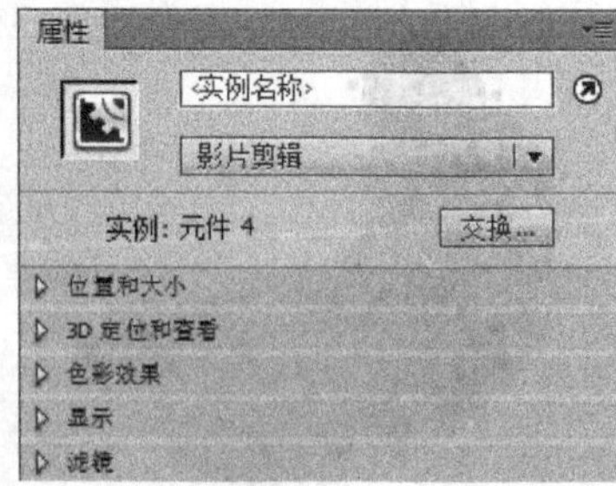

图 9-12 传统补间动画与补间动画的影片剪辑实例属性面板

需要注意的是，在补间动画图层不能够再创建传统补间动画。

9.1.6 补间动画的动画编辑器

补间动画还可以使用动画编辑器来查看和编辑动画效果。默认情况下，动画编辑器面板和时间轴面板在同一面板组中，如图 9-13 所示。

图 9-13 动画编辑器

在动画编辑器面板中共有 5 类属性可以编辑：基本动画、转换、色彩效果、滤镜和缓动。

9.1.7 动画预设

Flash CS6 中提供了动画预设功能，并提供了一些补间动画效果，可以直接应用于舞台上的动画对象。对于用户创建的补间动画也可以保存为自定义动画预设，在制作类似补间动画效果时能避免重复劳动，提高工作效率。

单击功能面板中的动画预设面板按钮，激活如图 9-14 所示的动画预设面板。该面板包括动画预设预览区和动画预设列表区，在动画预设列表中包括默认预设和自定义预设两部分，其中默认预设中包括 Flash CS6 提供的一些补间动画效果，自定义预设中则保存了用户设置的一些补间动画效果。

（1）保存动画预设。可以将用户设计的补间动画保存到动画预设面板的自定义预设列表中，以便用户在不同场合使用。主要操作步骤如下。

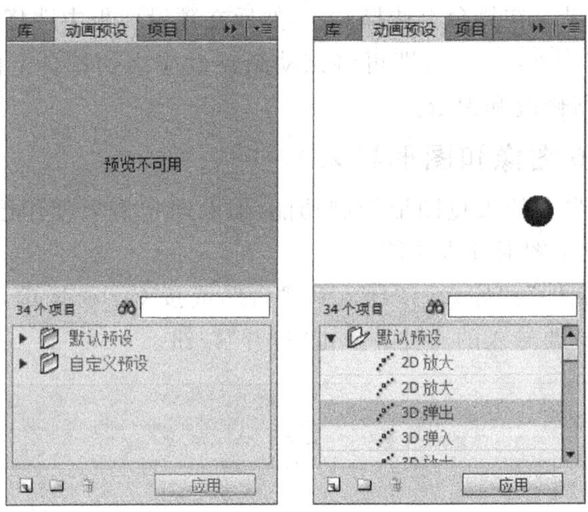

图 9-14　动画预设面板

① 选择时间轴面板中的补间动画，或者选择舞台上的补间动画对象。

② 单击动画预设面板左下角的“将预设另存为”按钮，弹出如图 9-15 所示的“将预设另存为”对话框。输入预设名称并单击“确定”按钮，将该动画预设保存到自定义预设列表中。

(2) 新建预设动画文件夹。用来有效管理自定义预设项目。单击新建文件夹按钮，在动画预设面板的自定预设列表中创建文件夹，输入文件夹名称即可完成创建，如图 9-16 所示。

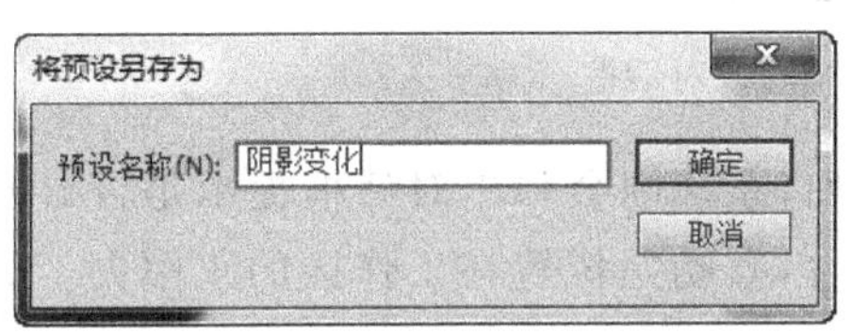

图 9-15　“将预设另存为”对话框

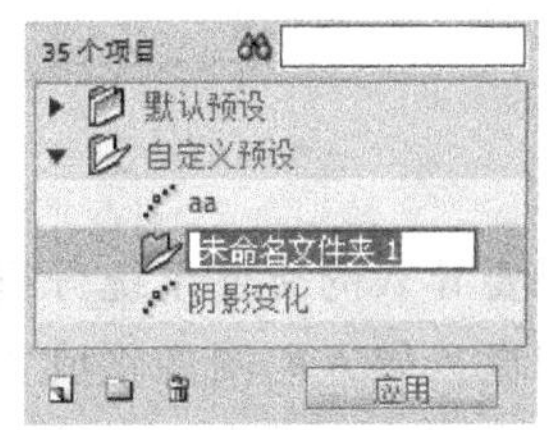

图 9-16　新建预设动画文件夹

(3) 删除预设动画和预设动画文件夹。在自定义预设列表中选择文件夹或预设动画，单击删除按钮，弹出如图 9-17 所示的“删除预设”对话框，单击“确定”按钮即可删除选定的项目。默认预设不能修改。

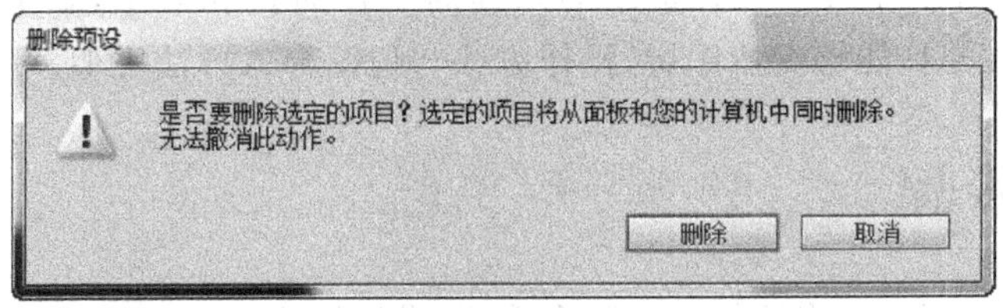

图 9-17　“删除预设”对话框

(4) 应用动画预设。在舞台上选择对象,然后在预设面板中选择一种动画预设,单击预面板中的应用按钮 应用 ,即可将该动画预设应用到舞台上的对象中,创建补间动画效果,并可以进行修改和编辑。

9.1.8 Flash CS6 图像和图形导入

Flash CS6 拥有强大的矢量图形绘制功能,但有时也需要使用已有的矢量图形或位图,Flash CS6 也提供了图形导入功能。

执行菜单命令"文件"|"导入"|"导入到舞台",或按 Ctrl+R 键,弹出如图 9-18 所示的"导入"对话框,选择要导入的文件并单击"打开"按钮。

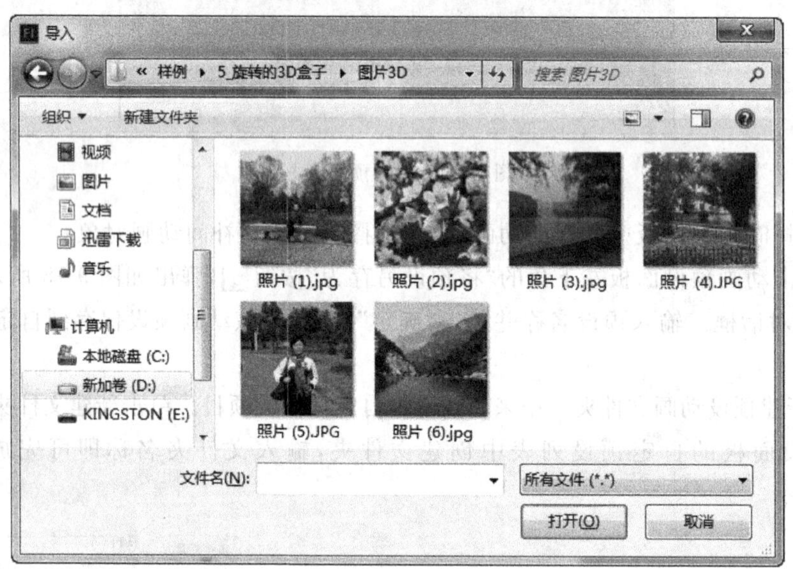

图 9-18 "导入"对话框

如果要导入的文件系统分析为图像序列,系统则会弹出对话框提示是否导入序列中的所有图像。导入的图像将放置在当前舞台,其初始位置在工作区的正中央。如果导入的为图像序列将自动生成逐帧动画。

图像导入后将自动在库面板中生成位图对象,在 Flash 文档中可以重复使用而不过多占用空间。

导入图形时也可以执行菜单命令"文件"|"导入"|"导入到库",与上述操作方法类似,但该操作并不将图形放置到舞台上。

Flash CS6 还可以导入一些矢量图形以提高工作质量和效率,如 Illustrator 软件的 AI 格式矢量图形,并且能够支持图层,操作方法与位图导入方法类似。

9.2 实训步骤

(1) 新建 Flash 文档"旋转的 3D 盒子. fla",设置脚本为 ActionScript 3.0,文档尺寸为 400×400。

（2）导入位图到库。执行菜单命令“文件”|“导入”|“导入到库”，弹出“导入到库”对话框。在对话框中选择 6 个位图文件并单击“打开”按钮，将 6 个位图导入到 Flash 文档的库中。“导入到库”对话框和库面板如图 9-19 所示。

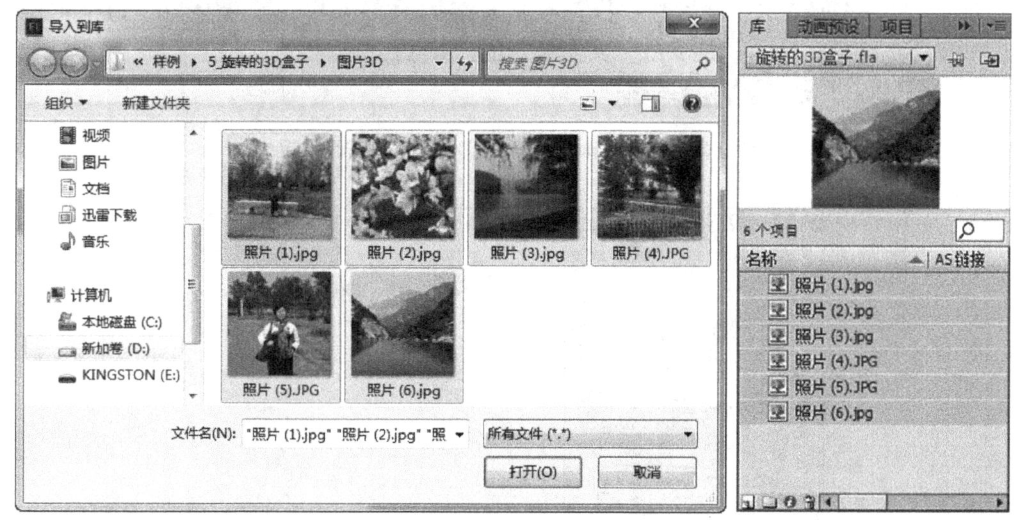

图 9-19　“导入到库”对话框及库面板

（3）拖曳库中的“照片(1).jpg”到舞台上，按 F8 键，弹出如图 9-20 所示的“转换为元件”对话框，设置名称为“上”，元件类型为影片剪辑，单击“确定”按钮完成转换。

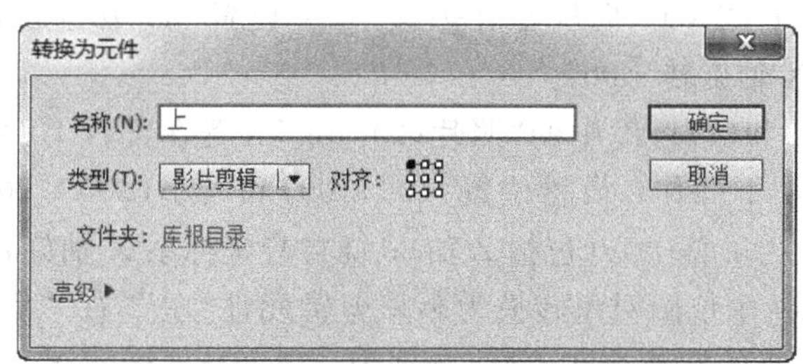

图 9-20　“转换为元件”对话框

（4）设置该影片剪辑元件实例的属性。单击舞台上该元件，依次进行以下设置。

① 位置和大小。如图 9-21 所示进行如下设置，X：100，Y：100，宽：200，高：200。

② 3D 定位和查看。如图 9-21 所示，设置 Z 为－100。对于该影片剪辑的自身坐标，计划设置为 X 轴水平向右，Y 轴垂直向下，Z 轴为垂直于屏幕向背面，影片剪辑位置为舞台中间并向屏幕正面平移 100。

本步骤需要一定的空间想象力。整个 3D 空间的坐标原点为舞台的左上角，X 轴水平向右，Y 轴垂直向下，Z 轴为垂直于屏幕向背面。此时影片剪辑自身坐标系的原点在整个 3D 空间的坐标为(200,200,－100)。

③ 单击功能面板中的变形按钮，在变形面板中进行设置：3D 中心点(影片剪辑自身坐标系的原点)Z 为 0，3D 旋转 X 为－90。具体设置及其效果如图 9-22 所示。

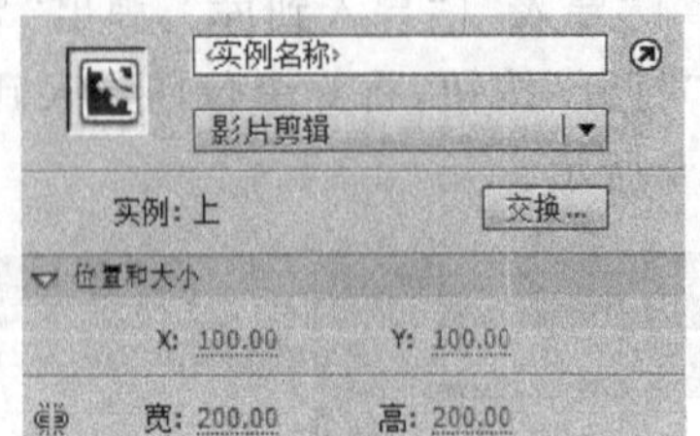

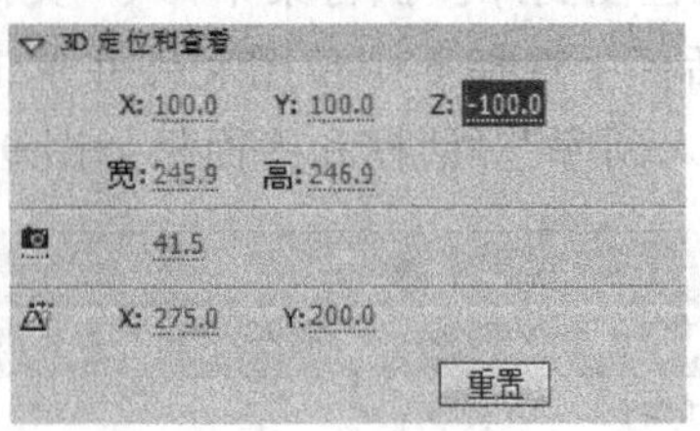

图 9-21 “位置和大小”和“3D 定位和查看”设置

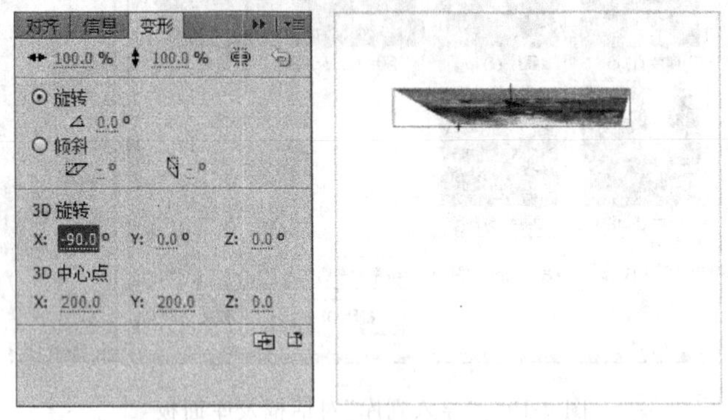

图 9-22 变形面板设置及效果

需要注意的是，先后顺序非常重要，否则效果完全不同。整个操作流程为：设置位置(100，100)和大小(200×200)；向屏幕外平移 100；设置 3D 中心点为屏幕中心(包括 Z 轴)；绕自身坐标系 X 轴旋转－90°。

(5) 参照步骤(3)和(4)将库中的“照片(2).jpg”放置在舞台上并转换为影片剪辑元件“下”，并依次进行如下操作：设置位置(100，100)和大小(200×200)；向屏幕外平移 100；设置 3D 中心点为屏幕中心(包括 Z 轴)；绕自身坐标系 X 轴旋转 90°。

(6) 依次将其他 4 个位图对象转换为影片剪辑元件“左”“右”“后”和“前”，按照步骤(5)进行设置，最后一步的旋转方式不同，分别为：绕自身坐标系 Y 轴旋转 90°、绕自身坐标系 Y 轴旋转－90°、绕自身坐标系 X 轴旋转 180°和不旋转。

(7) 按 Ctrl＋A 键选择全部影片剪辑实例，再按 F8 键弹出元件转换对话框，设置元件名称为“3D 盒子”，将 6 个影片剪辑组合转换为一个影片剪辑“3D 盒子”。

(8) Flash CS6 尽管具备了一定的 3D 转换效果，但它对图像前后显示的顺序判断并不完美，旋转到后面的影片剪辑并不会自动被遮挡。制作 3D 转换效果时可以采用 ActionScript 3.0 判断位置并设置显示次序，这里暂时采取一种折中的办法：选择舞台上的影片剪辑实例，设置色彩效果为 Alpha，Alpha 值为 50%，达到影片剪辑半透明的效果，然后使用 3D 旋转工具适当调整位置，最终效果图如图 9-23 所示。

(9) 右击舞台上的影片剪辑实例，在弹出菜单中选择“创建补间动画”命令，调整补间长度为 70。

(10) 选择第 70 帧，右击在弹出的快捷菜单中依次选择“插入关键帧”|“全部”命令。使用 3D 旋转工具旋转适当角度。

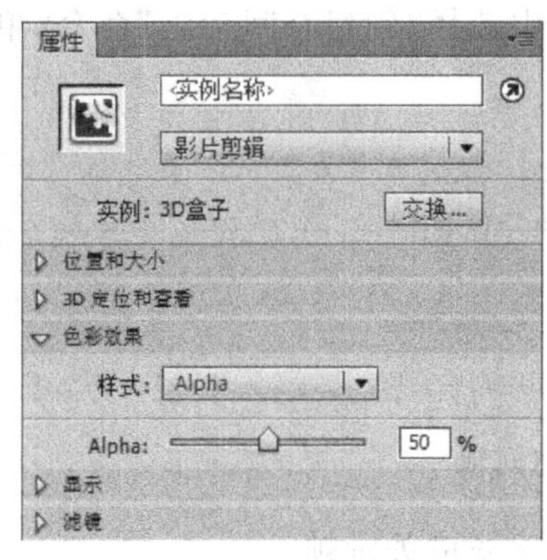

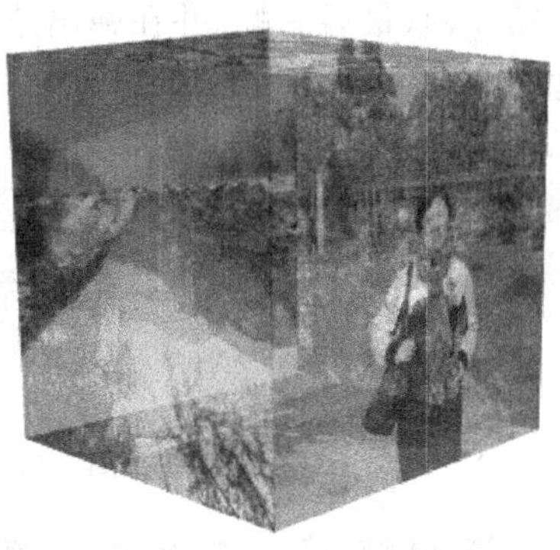

图 9-23　半透明设置

(11) 旋转的 3D 半透明盒子补间动画制作完毕。按 Ctrl＋Enter 键测试影片效果。

9.3　强化训练：文本补间动画创建

利用文字串接和补间动画创建文章自动阅读的过渡效果，步骤如下。

(1) 新建 Flash 文档"文章阅读过渡效果.fla"，设置舞台背景为＃FFCC99。

(2) 单击第 1 帧，选择文本工具，在工具属性面板中选择 TLF 文本引擎，将文本类型设置为只读，并设置字体为华文行楷，颜色为＃003300，大小为 35，在舞台上拖曳鼠标并在创建的区域文本框中输入一篇文章。可以采用从网上搜索并复制，然后粘贴到文本框中的方式来完成。

(3) 单击第 2 帧，按 F7 键新建空白关键帧。单击第 1 帧并选择刚创建的文本框，再单击文本框右下角的串接控制锚点，然后单击第 2 帧并将鼠标移动到舞台上，当光标变为时单击鼠标创建一个文本框并与第 1 帧的文本框串接。

(4) 同样的方法创建若干帧，直至文章所有内容均被显示。时间轴及各帧舞台效果如图 9-24 所示。

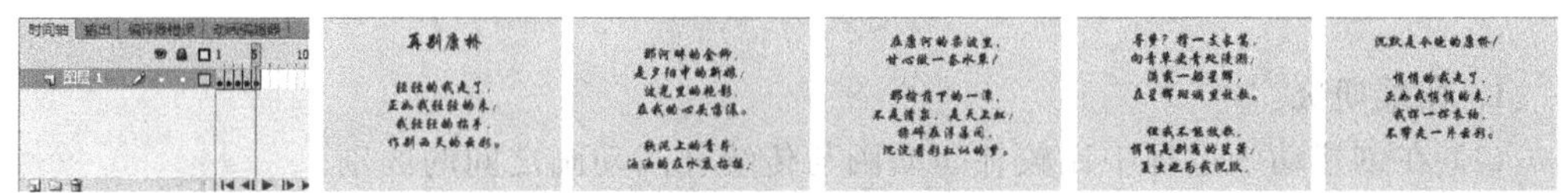

图 9-24　串接文本时间轴及各帧舞台文本

(5) 为第 5 帧添加模糊滤镜效果，参数设置如图 9-25 所示。

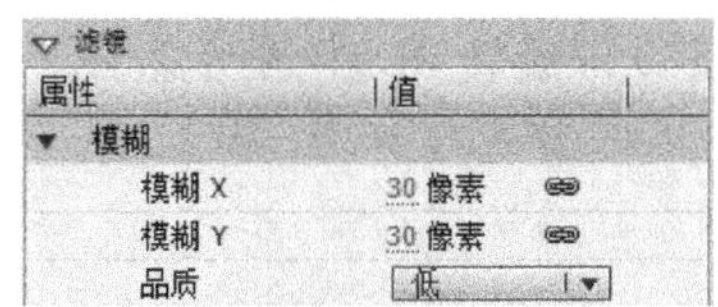

图 9-25　模糊滤镜设置

(6) 右击第 5 帧(最后一帧)并在弹出菜单中选择“创建补间动画”命令,单击第 75 帧按 F5 键创建普通帧,时间轴如图 9-26 所示。

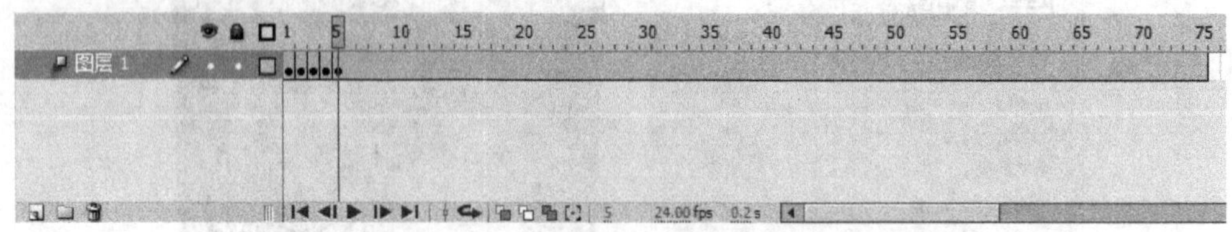

图 9-26 时间轴

(7) 分别在第 20 帧、第 60 帧和第 75 帧创建滤镜关键帧。

(8) 单击选择第 20 帧舞台上的文本对象,在文本对象属性面板中设置滤镜模糊参数 X、Y 均为 0。同样的方式设置第 60 帧模糊参数 X、Y 均为 0,第 60 帧模糊参数 X、Y 均为 30。

(9) 选择第 5 帧上的对象,在动画预设面板中单击将预设另存为按钮,弹出如图 9-27 所示的对话框中设置名称为“模糊过渡效果”,单击“确定”按钮保存动画预设。

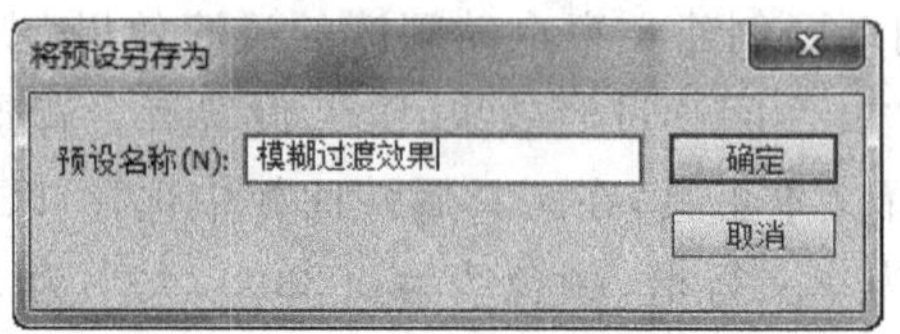

图 9-27 “将预设另存为”对话框

(10) 依次选择第 4、3、2、1 帧上的文本对象,分别在动画预设面板上应用“模糊过渡效果”动画预设,为每一帧上的文本对象创建模糊过渡补间动画效果。

(11) 文章自动翻页阅读及过渡效果制作完毕,按快捷键 Ctrl+Enter 测试影片效果。

9.4 拓展研究及课后实训

1. 拓展研究

(1) 在创建动画过程中比较补间动画与传统补间动画之间的区别。

(2) Flash CS6 支持导入 PhotoShop 创建的 PSD 文件并支持图层,查询有关资料创建或查找一个 PSD 文件,导入该文件并进行动画的创作。

2. 课后实训

制作长 200,宽 300,高为 160 的旋转 3D 半透明盒子。

实训 10

制作月相变化动画

任务描述

采用补间形状动画，制作月亮一个周期内的月相变化动画，该动画由多个补间形状动画形成，各关键帧图形如图 10-1 所示。

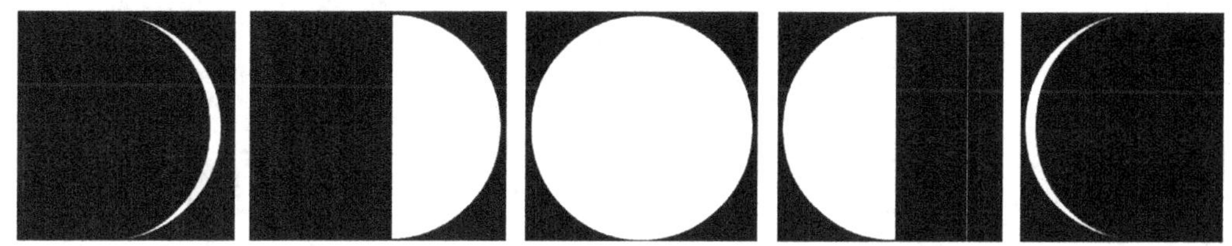

图 10-1　月相变化

任务目标

(1) 了解补间形状动画的特点。

(2) 掌握补间形状动画的制作方法。

10.1　相关知识：补间形状动画

补间形状动画用来创建矢量图形的形状、色彩和位置变化。补间形状动画的创建与传统补间动画的创建类似，需要创建两个关键帧及其对象，生成两个帧之间过渡帧的对象变化过程。创建补间形状动画时，两个关键帧上的对象可以基于同一对象变化，也可以在不同对象之间生成变化过渡效果。

补间形状动画的动画对象只能是形状和绘制对象，如果要使用元件、文本和位图等对象必须将图形分离为形状或绘制对象，可以执行菜单命令“修改”|“分离”或按 Ctrl＋B 键来完成。位图还可以通过执行菜单命令“修改”|“位图”|“转换位图为矢量图”来完成，转换为矢量图后图像质量会有所降低。它与位图执行分离命令的效果是不一样的，位图分离实质上是将位图转换为位图填充的形状图形。

补间形状动画的创建与传统补间动画类似，需要创建两个关键帧及其舞台对象，然后选择第 1 个关键帧或关键帧之间的普通帧，执行菜单命令“插入”|“补间形状”或通过右键

弹出菜单选择"创建补间形状"命令。补间形状动画时间轴如图 10-2 所示。

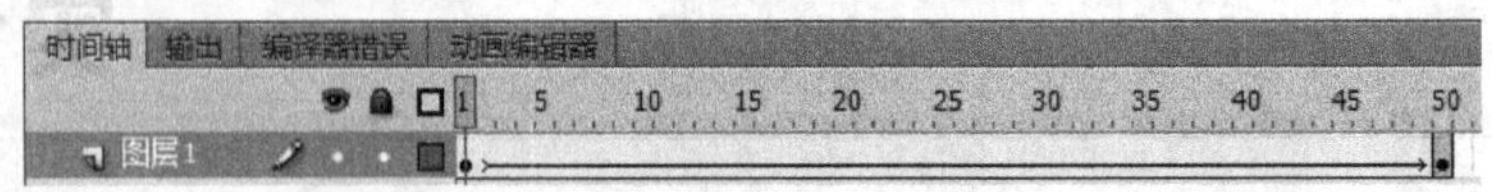

图 10-2 补间形状动画时间轴

传统补间动画和补间动画一般用于同一对象的过渡变化，补间形状动画既可以创建同一对象的形状变化效果，也可以创建完全不同的对象之间的平滑过渡变化效果。

(1) 创建同一对象的形状变化。

① 选择矩形工具，在工具面板中设置笔触颜色为无，填充颜色为黑色，在舞台左侧绘制一个矩形。

② 选择第 50 帧，按 F6 键创建关键帧。选择第 50 帧的矩形对象，使用选择工具调整其形状，并移动该图形到舞台右侧。在对象属性面板中设置填充颜色为红色。两个关键帧的舞台对象如图 10-3 所示。

图 10-3 关键帧上的舞台对象

③ 选择第 1 帧，在右键弹出菜单中选择"创建补间形状"命令，创建补间形状动画后的时间轴面板类似于图 10-2 所示。

④ 按 Ctrl+Enter 键测试影片效果。可以看出动画同时具有形状、位置和颜色变化效果。

(2) 创建两个对象的平滑形状变化。

① 新建 Flash 文档，选择矩形工具并在工具属性面板中设置笔触为无，填充颜色为蓝色#0000FF，在舞台中央绘制矩形。

② 单击第 30 帧，按 F7 键创建空白关键帧。选择椭圆工具并在工具属性面板中设置笔触为无，填充颜色为红色#FF0000，在舞台中央绘制椭圆。

③ 选择第 1 帧，在右键弹出菜单中选择"创建补间形状"命令，创建补间形状动画。

④ 按 Ctrl+Enter 键测试影片效果，动画部分帧画面如图 10-4 所示。

(3) 使用形状提示控制形状变化。创建补间形状动画时，可以产生丰富多变的形状变化效果。但在图形相对复杂时，如果想控制这些形状的变化，可以使用形状提示功能。

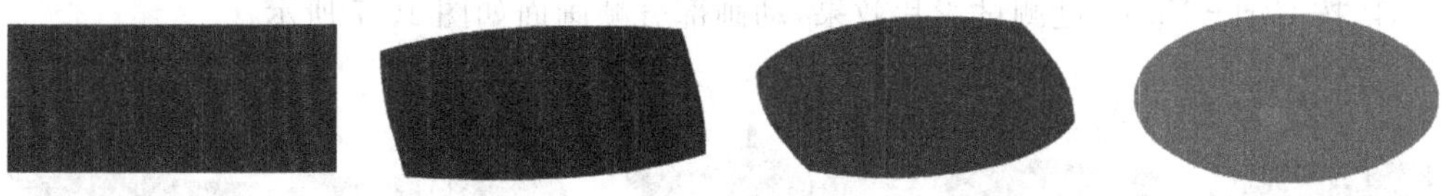

图 10-4　部分帧的舞台对象

下面用一个例子来说明其用法。

① 新建 Flash 文档，创建一个矩形到五角星的补间形状动画。拖动时间轴上的播放头，动画变化效果如图 10-5 所示。

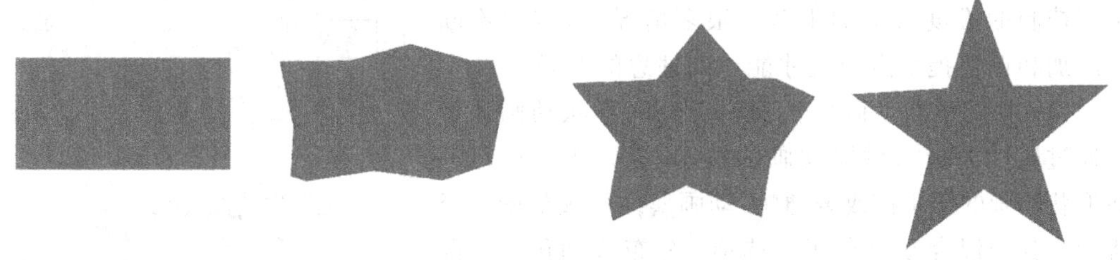

图 10-5　部分帧的舞台对象

② 变化的效果也许与大家期望的不一样，可以通过添加形状提示点的方法来进行控制。选择第 1 帧，执行菜单命令“修改”|“形状”|“添加形状提示”或按 Ctrl＋Shift＋H 键，添加红色的形状提示点 a 。同样的方式添加形状提示点 b、c、d、e、f、g 和 h，并拖曳这些形状提示点到矩形的变形关键点位置。

③ 选择五角星所在的关键帧，拖动形状提示点到五角星的适当位置，这些位置和相应形状提示点在矩形上的位置一一对应，用于控制形状变化时的方式。如图 10-6 所示，对应位置设置后，第 1 个关键帧上的形状提示点背景变为黄色，第 2 个关键帧上的形状提示点背景变为绿色。

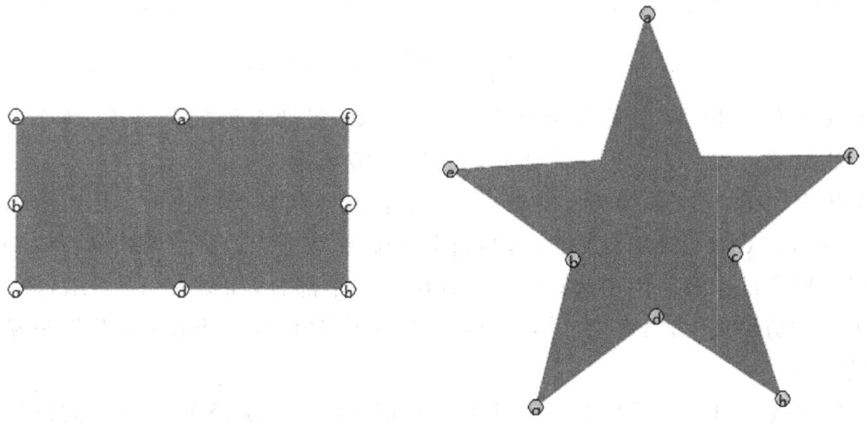

图 10-6　形状提示点设置

④ 按 Ctrl＋Enter 键测试影片效果，动画部分帧画面如图 10-7 所示。

图 10-7 部分帧的舞台对象

需要控制形状变化时，图形应尽量简单一点，否则图形控制的难度将增加很多。很多情况下，需要不断地添加和调整提示点位置才能达到理想的效果。

(4) 补间形状动画属性面板。补间形状动画还可以通过属性面板来设置动画的缓动、混合等。选择补间形状动画的第 1 帧或普通帧，动画属性面板如图 10-8 所示。其中混合参数有两个选项：分布式和角形。前者为默认选项，创建的形状动画相对平滑，后者则具有相对明显的角和直线。

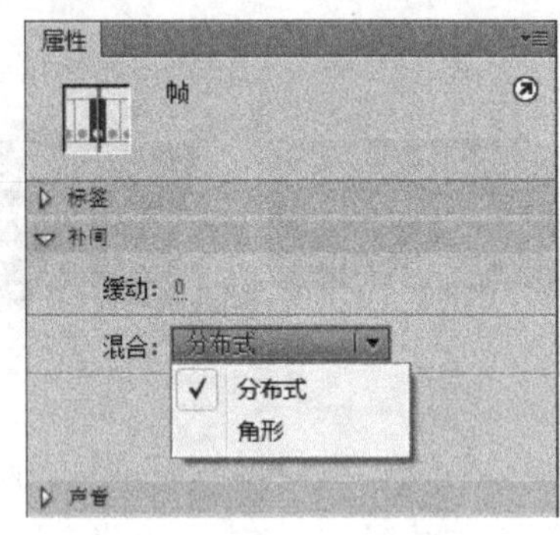

图 10-8 补间形状动画属性面板

10.2 实训步骤

(1) 新建 Flash 文档“月相变化. fla”，在文档属性面板中设置舞台背景为黑色。

(2) 分别在第 15、第 30、第 45 和第 60 帧按 F7 键，创建 4 个空白关键帧。时间轴面板如图 10-9 所示。

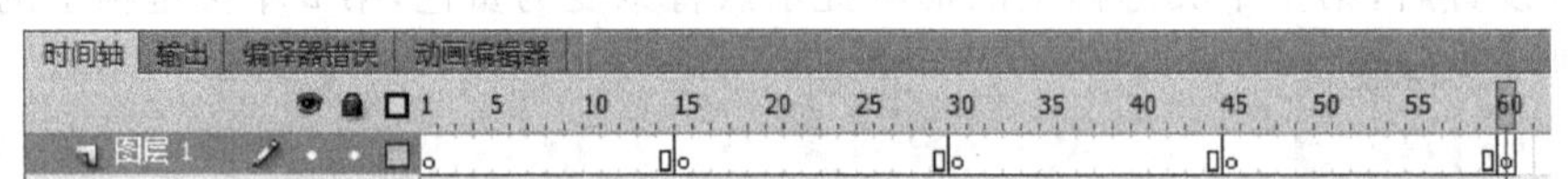

图 10-9 创建空白关键帧后的时间轴

(3) 选择第 30 帧，在工具面板中选择椭圆工具，设置笔触颜色为无，填充颜色为白色，按住 Shift 键在舞台上绘制一个正圆，如图 10-10 所示。

(4) 使用选择工具选中该圆，按 Ctrl＋C 键将其复制到剪贴板中。然后单击时间轴上的第 15 帧，按 Ctrl＋Shift＋V 键(或执行菜单命令“编辑”|“粘贴到当前位置”)将图形粘贴到舞台同样的位置。使用选择工具选择圆的左半部分，如图 10-11 所示，按 Ctrl＋X 键将其剪切到剪贴板中，然后单击第 45 帧，使用快捷键 Ctrl＋Shift＋V 将图形粘贴到舞台同样的位置。

(5) 依次按 Ctrl＋C 键和 Ctrl＋Shift＋V 键，分别将第 15 帧舞台上的图形复制到第 1 帧，第 45 帧舞台上的图形复制到第 60 帧。此时第 1、第 15、第 30、第 45 和第 60 帧舞台上的图形如图 10-12 所示。

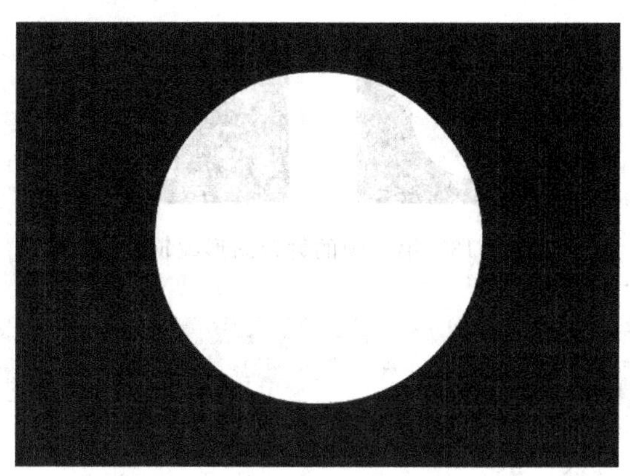

图 10-10 第 30 帧的舞台上绘制正圆

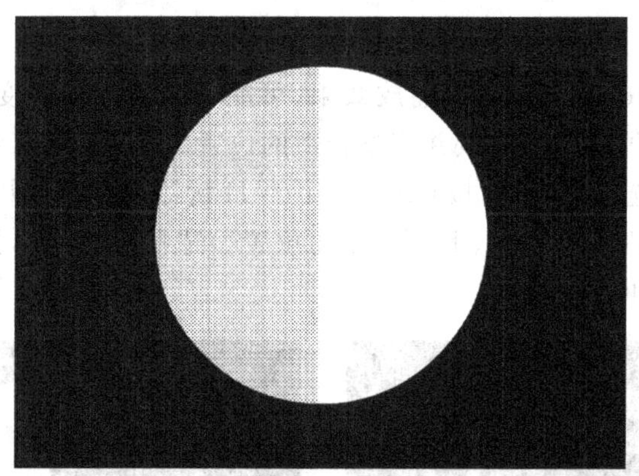

图 10-11 选择第 15 帧的正圆的左半部分

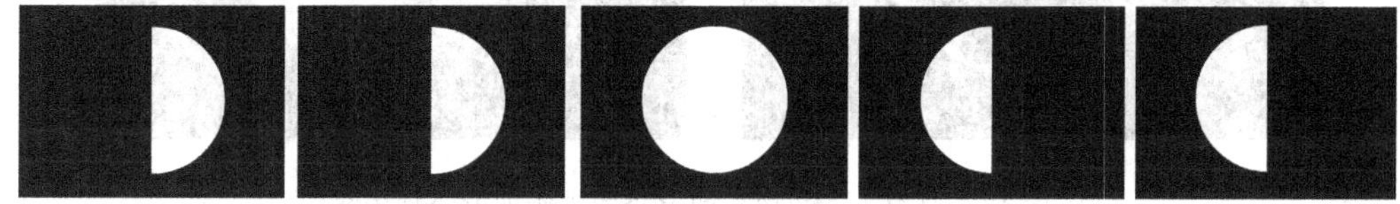

图 10-12 关键帧的舞台图形

(6) 选择第 1 帧上的半圆，按 Ctrl+C 键复制到剪贴板中，然后按 Ctrl+Shift+V 键将图形粘贴到舞台同样的位置，此时原图形被遮挡。在对象属性面板中设置填充颜色为绿色#00FF00(也可以是其他明显不同的颜色)，单击粘贴的图形，按几次左方向键使半圆图形向左移动。鼠标单击舞台上图形外一点使两个半圆(白色与绿色)合并，再重新单击绿色半圆，按 Delete 键删除。整个流程如图 10-13 所示。

(7) 参照上一步完成第 60 帧的图形编辑。

(8) 单击选择第 1 帧，在右键弹出菜单中选择“创建补间形状”命令创建补间形状动画。分别在第 15、第 30、第 45 帧执行同样的操作，创建的 4 个补间形状动画时间轴面板如图 10-14 所示。

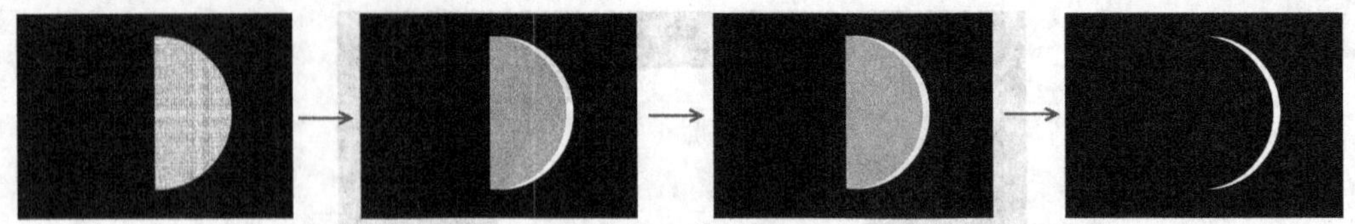

图 10-13　第 1 帧的舞台图形编辑过程

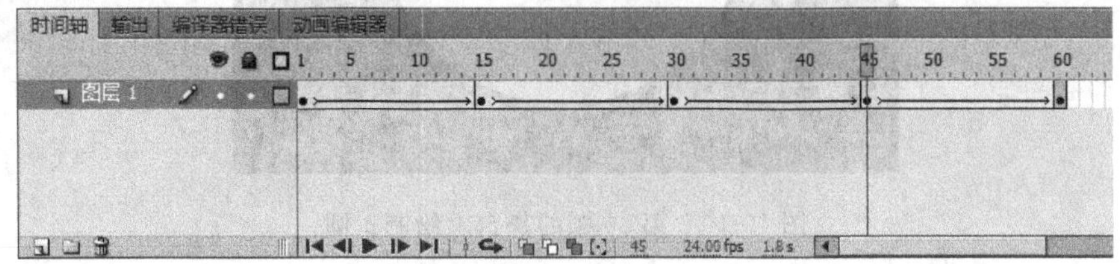

图 10-14　时间轴面板

(9) 按 Ctrl+Enter 键测试影片播放效果，可能存在部分动画变形混乱的情况，根据需要在补间动画上添加形状提示点并调整合适的位置。比如为第 1～15 帧的补间形状动画添加形状提示点：选择第 1 帧，按 Ctrl+Shift+H 键添加 4 个形状提示点，依次为 a，b，c 和 d，分别拖曳形状提示点到上、下、右、左的位置。选择第 15 帧，拖曳形状提示点到相对应的位置，如图 10-15 所示。

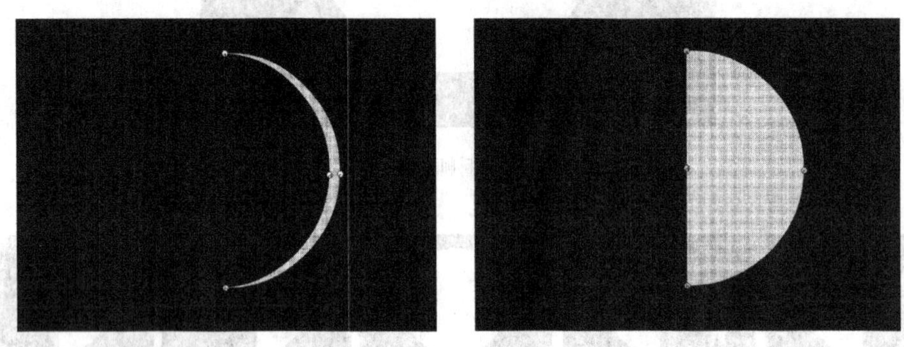

图 10-15　为第 1～15 帧补间形状动画添加形状提示点

同样的方法为其他 3 个补间形状动画添加并拖曳形状提示点，控制变形的方式。

(10) 按 Ctrl+Enter 键测试影片播放效果，如有需要则继续添加或编辑形状提示点，直到达到预期效果为止。

10.3　强化训练：矢量图形与文本的补间形状变化

(1) 新建 Flash 文档“矢量图形与文本的补间形状变化. fla”。

(2) 执行菜单命令“文件”|“导入”|“打开外部库”，弹出“作为库打开”对话框，选择上个任务制作的 Flash 源文件“户外跑步. fla”，单击“打开”按钮，如图 10-16 所示。

(3) 拖曳外部库中的“跑步”元件到舞台中央，如图 10-17 所示。

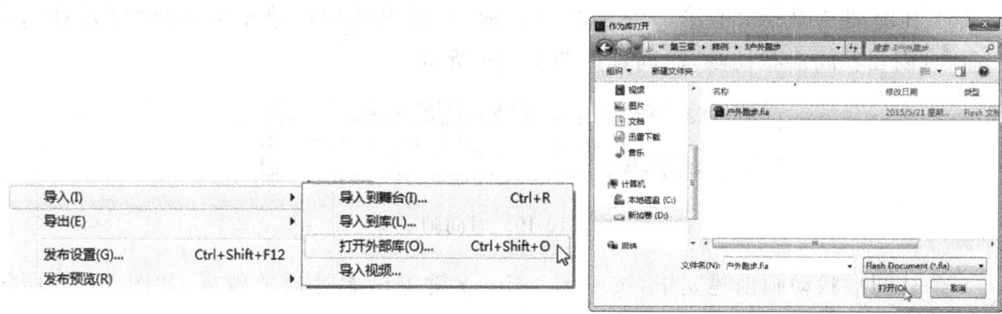

图 10-16　打开外部库

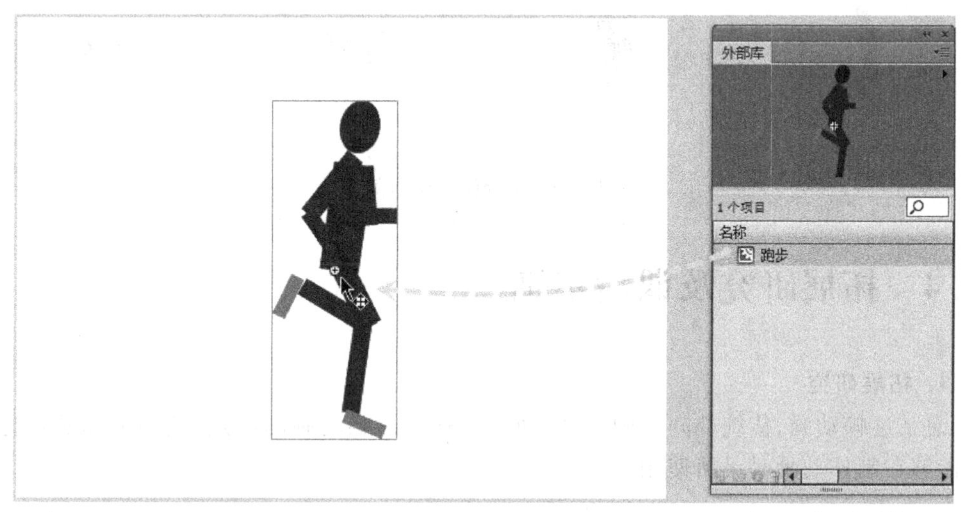

图 10-17　使用外部库元件

(4) 选择舞台上的元件实例，连续按 Ctrl+B 键进行图形分离。

(5) 在第 30 帧上创建空白关键帧(快捷键 F7)，在工具面板中选择文本工具，在文本工具属性面板中进行文本引擎、文本类型、字体等属性的设置；然后在舞台上创建文本对象并输入“跑步运动”；最后选择该文本对象，按 Ctrl+B 键进行文本对象分离。整个流程如图 10-18 所示。

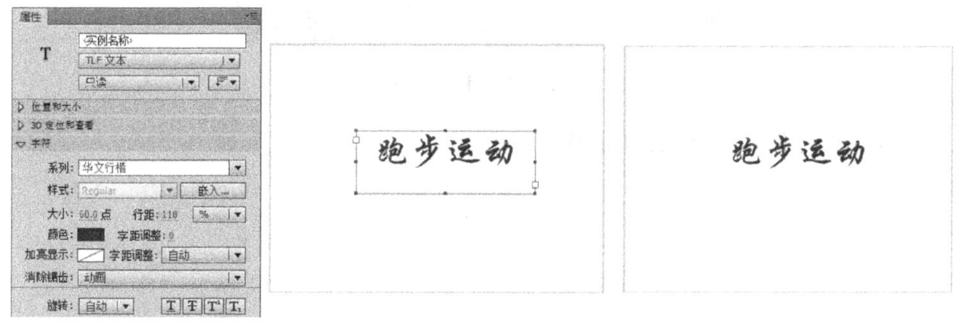

图 10-18　创建文本对象并分离

(6) 在时间轴面板中的第一帧上右击鼠标，在弹出的快捷菜单中选择“创建补间形状”命令，创建补间形状动画，时间轴如图 10-19 所示。

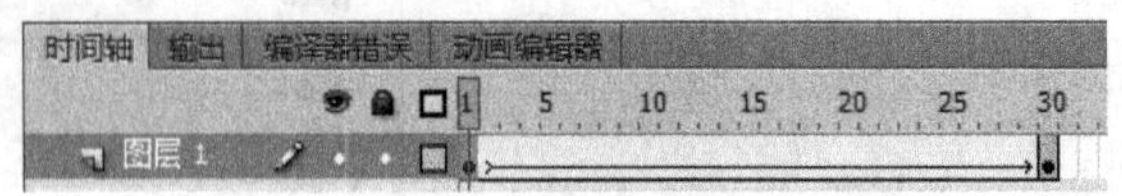

图 10-19　时间轴

(7) 补间形状动画创建完毕，按 Ctrl＋Enter 键测试影片播放效果，如图 10-20 所示为动画的部分帧舞台图形。

图 10-20　部分帧的舞台效果

10.4　拓展研究及课后实训

1. 拓展研究

总结逐帧动画、传统补间动画、补间动画和补间形状动画的特点、适用范围及创建方法，能够在制作动画时灵活使用。

2. 课后实训

(1) 在舞台上绘制矩形作为水面，利用钢笔工具在上边添加多个锚点。使用选择工具调整关键帧舞台对象上矩形的形状模拟水波变化，制作水波变化的补间形状动画，如图 10-21 所示。

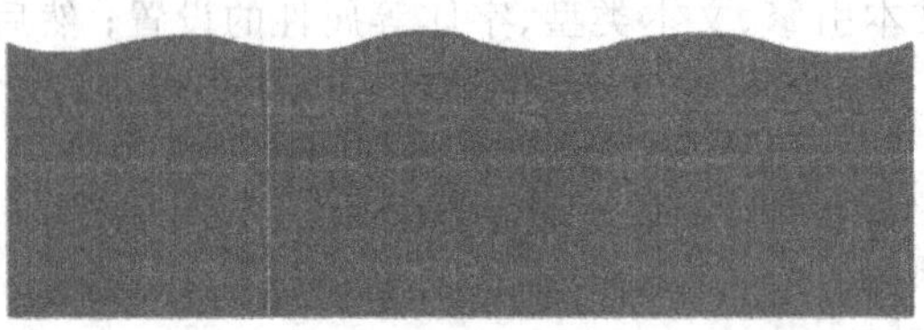

图 10-21　水波变化

(2) 自行设计创意，创建补间形状动画。

模块 4

创建高级动画

教学目标：

模块 3 通过创建具体动画实例研究了逐帧动画、传统补间动画、补间动画和补间形状动画等基本动画的创建，本模块进一步学习引导层动画、遮罩层动画和骨骼动画的创建。本模块中将继续通过参考相关知识，完成具体的动画任务，并通过加强训练巩固操作技能，最后通过拓展研究和作业来提升创建动画的能力。

教学重点与难点：

1. 引导层动画的创建
2. 遮罩层动画的创建
3. 骨骼工具组的使用
4. 骨骼动画的创建

实训 11

山路汽车行驶

任务描述

使用引导层动画，创建汽车在山路上行驶的动画，如图 11-1 所示。

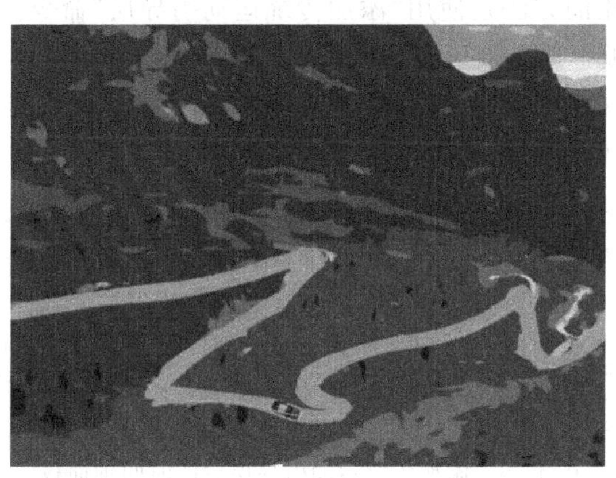

图 11-1　山路汽车行驶

任务目标

掌握引导层动画的基本创建方法。

11.1　相关知识：引导层动画

在前面学习的几种类型动画创建中，均可以通过一定的方式来完成对象移动的动画效果。逐帧动画可以实现复杂的移动动画，但步骤烦琐；传统补间动画和补间形状实现的移动路径为直线方式；补间动画可以简单调整路径曲线。而引导层动画通过创建引导图层，可用来控制对象的移动路径，灵活调整对象运动轨迹，实现复杂的运动引导动画。

创建引导层动画至少需要两个图层：图像层和引导层。

(1) 图像层。用于设置运动的图像对象，需要设置动画类型。实际运用中一般使用传统补间动画，并且两个关键层的对象必须使用相同的对象，才能保证对象能够沿设定的路径移动，实现引导动画的效果。如图 11-2 所示为一个小球的传统补间动画：第 1 帧绘制小球，设置小球的填充颜色，并使用颜料桶工具单击小球的右侧调整径向渐变的位置；第 24 帧创建关键帧；右击第一帧在快捷菜单中选择“创建传统补间”命令。

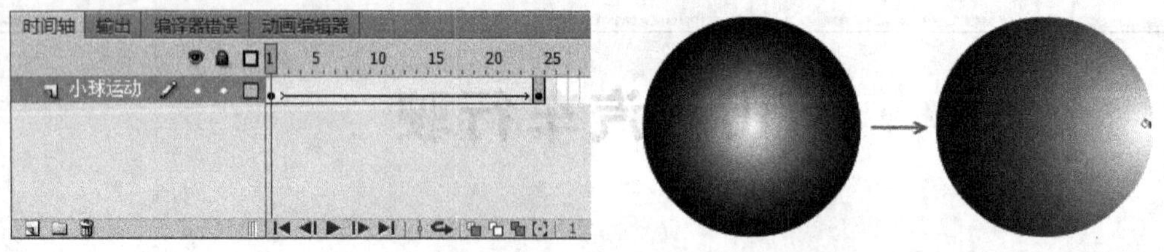

图 11-2 创建传统补间动画的时间轴面板及小球颜色设置

（2）引导层。用于设置对象运动的路径，每个引导层可以有一个或多个被引导的图像层。

11.1.1 使用“添加传统运动引导层”命令创建引导层

创建引导层最常用的方法是使用“添加传统运动引导层”命令。

（1）在时间轴面板中选择被引导的图像层。

（2）右击图像层，在弹出的快捷菜单中选择“添加传统运动引导层”命令，此时时间轴面板如图 11-3 所示。引导层图标为。

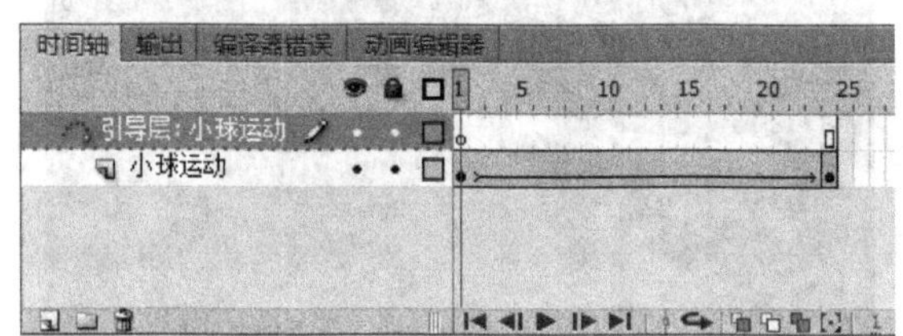

图 11-3 添加传统运动引导层后的时间轴面板

（3）在引导层的第 1 帧上绘制引导路径。为了不产生图层之间的编辑干扰，可以锁定图像层。使用铅笔工具绘制如图 11-4 所示的路径。

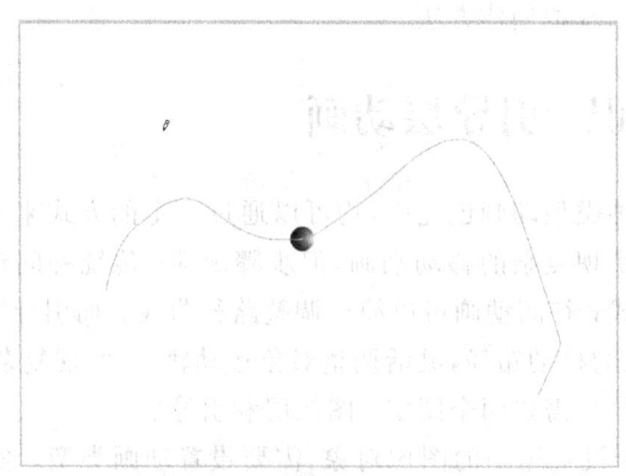

图 11-4 创建路径

创建路径时通常可以采用铅笔工具、钢笔工具、直线工具、刷子工具等来完成。需要注意以下事项。

① 路径必须是连续的线段。

② 路径不允许有不易区分的交叉。如图 11-5 所示，左侧的路径可以被识别，但右侧的路径就不能够被识别。

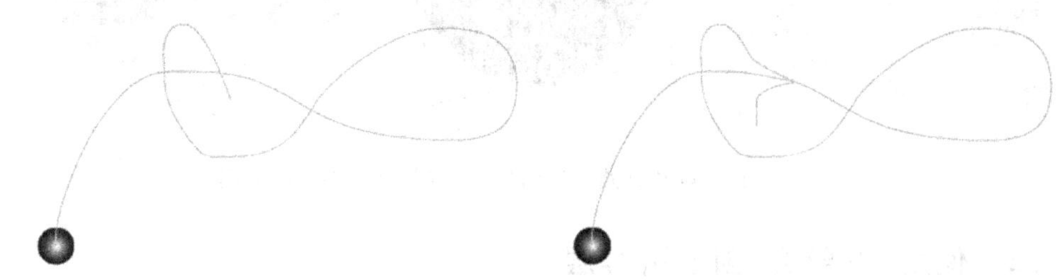

图 11-5　不同的交叉路径

③ 路径要有明确的起点和终点，不允许圆等封闭的曲线。这是因为 Flash 不能够判断封闭曲线路径的方向和轨迹。对于一些需要圆周运动的情况，比如月亮绕地球旋转，可以绘制圆，然后通过橡皮擦工具拭除一个小缺口的方式来实现。

有时引导层动画未按照预期的路径运动，需要放大并认真查看是否存在上述情况，经过细致的调整才能完成。使用部分选择工具选中路径并进行放大，可以有效地查看。

(4) 设置起点与终点。右击"小球运动"图层，在弹出的菜单中选择"锁定其他图层"命令，将其他图层锁定并解锁该图层。选择"小球运动"图层，使用选择工具，在工具面板选项中选中贴近至对象按钮，分别在第 1 帧和第 24 帧拖曳"小球"图形对象到路径的起点和终点，如图 11-6 所示。

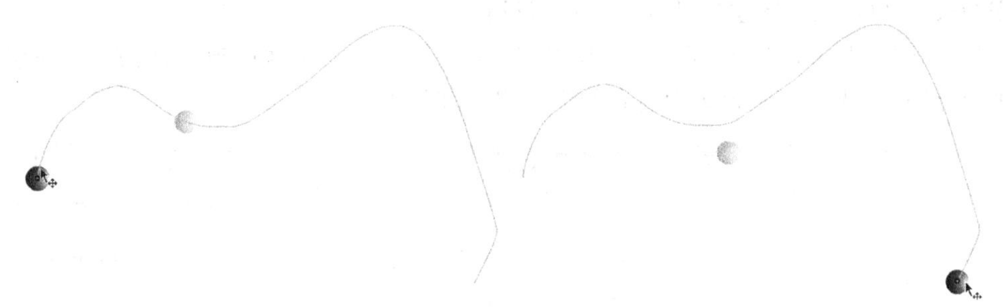

图 11-6　设置运动的起点和终点

(5) 此时小球在运动过程中方向没有发生变化，小球的亮光区始终朝向右方。还可以通过设置使物体运动时亮光区始终沿着路径的方向。

① 选择传统补间动画，在动画属性面板中勾选"调整到路径"选项。

② 分别在第 1 帧和第 50 帧旋转小球对象，如图 11-7 所示。

(6) 拖曳时间轴中的播放头，或者按 Ctrl+Enter 键测试影片的播放效果。如果觉得效果不够精细还可以向右拖曳两个图层最后一帧来增加动画区域。

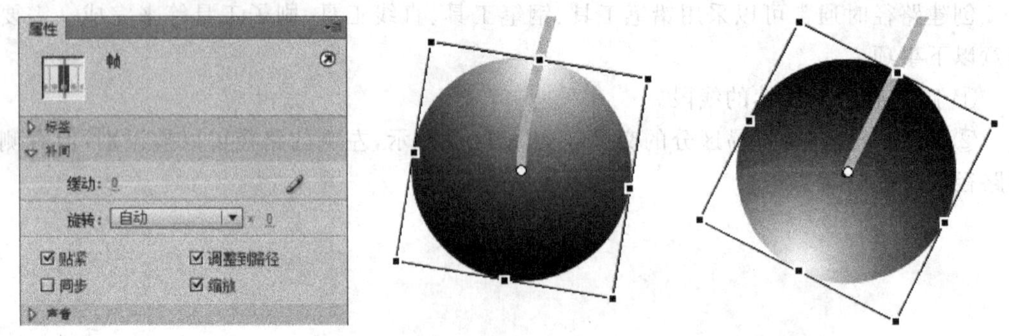

图 11-7 勾选“调整到路径”和设置小球起点和终点的方向

11.1.2 使用“引导层”创建引导层

一般直接用“添加传统运动引导层”命令来为图像层添加引导层，还可以把现有的图层更改为引导层。具体为创建“小球运动”图层之后，参照上例执行以下步骤。

(1) 右击“小球运动”图层，在弹出菜单中选择“插入图层”命令，如图 11-8 所示。

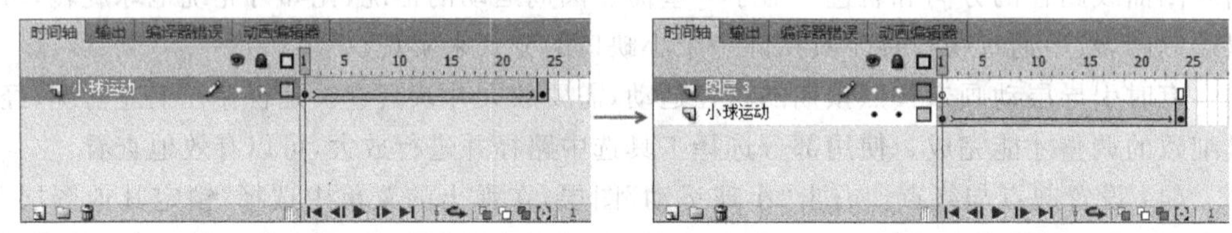

图 11-8 插入图层

(2) 右击“图层 3”，在弹出菜单中选中“引导层”命令，将该图层转换为引导层，图层图标变为🔨。也可以在图层属性面板中进行设置。

(3) 拖曳“小球运动”图层到引导层“图层 3”的下侧，使“小球运动”图层成为“图层 3”的被引导图层，或者说后者成为前者的引导层，如图 11-9 所示。

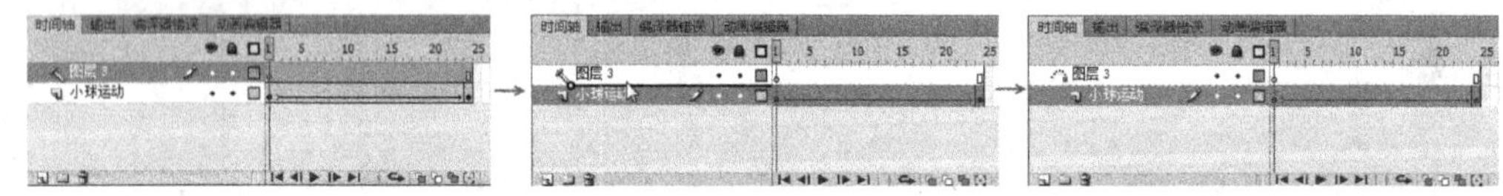

图 11-9 转换为引导层

(4) 其他步骤和添加传统运动引导层时的步骤一致。

11.1.3 多层引导动画

同一引导图层可以应用于多个图像层，达到一些特殊的效果。下面以一个四节车厢火车行驶的动画制作来说明其法。

(1) 新建 Flash 文档，重命名图层为“车厢”。在舞台上绘制填充颜色为＃3399CC，宽为 40，高为 5 的矩形。

(2) 在第 50 帧插入关键帧，右击第 1 帧选择“创建传统补间动画”命令，并在传统补间动画属性面板中勾选“调整到路径”选项。

(3) 为图层“车厢”创建引导图层，如图 11-10 所示。

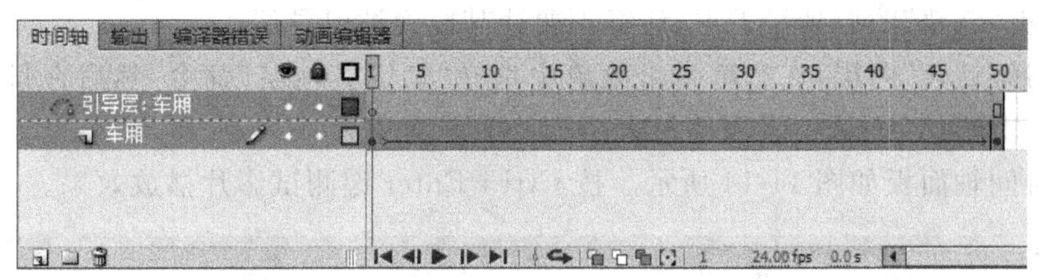

图 11-10　创建“车厢”图层及引导层

(4) 选择“车厢”图层，在右键弹出菜单中选择“复制图层”命令，得到一个新的被引导图层。同样的操作执行两次，此时引导层共有 4 个被引导图层，按顺序重命名为“车厢 1”“车厢 2”“车厢 3”和“车厢 4”，如图 11-11 所示。

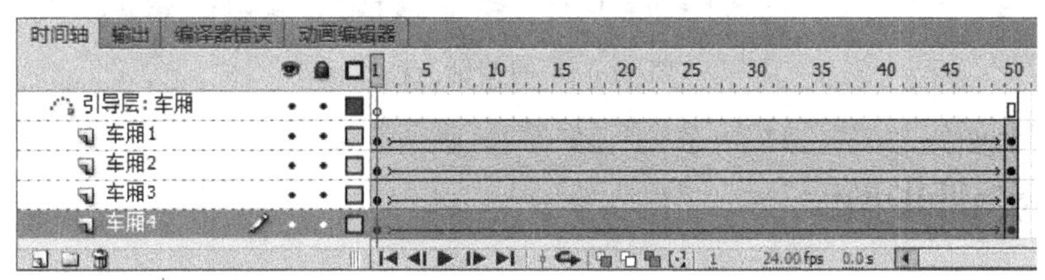

图 11-11　创建多个被引导图层

也可以先创建一般图像图层，再将图像图层拖曳到引导层下侧。

(5) 选择引导层：车厢，用钢笔工具(笔触颜色设置为＃CCCCCC)在舞台上绘制较为平缓的曲线作为铁路路线，如图 11-12 所示。

图 11-12　火车路径

(6) 锁定引导层，避免在操作其他层时产生影响。分别选择 4 个车厢所在的图层的第 1 帧，并按顺序调整车厢的起始位置及旋转角度。然后再调整 4 个车厢图层的第 50 帧图像的终点位置和旋转角度。如图 11-13 所示为第 1 帧和第 50 帧舞台显示效果。

图 11-13　起点和终点图像设置

(7) 按 Ctrl＋Enter 键测试影片播放效果。由于路径在实际输出播放时并不显示，所以可以看到火车行驶，但没有显示车轨。

(8) 绘制铁轨，具体分为以下几步。

① 选择引导层，右键弹出菜单中选择“复制图层”命令。

② 将复制得到的图层重命名为“铁轨”。

③ 选择“铁轨”图层，并在右键弹出菜单中消除“引导层”勾选，使其转换为一般图层。

④ 拖曳“铁轨”图层到最下方，注意不要让其成为被引导层。

⑤ 选择“铁轨”图层，在右键弹出菜单中选择“锁定其他层”命令，然后在舞台上选中线条，并在对象属性面板中设置笔触大小为4(比车厢宽度小一点)。

(9) 时间轴面板如图11-14所示。按Ctrl+Enter键测试影片播放效果。

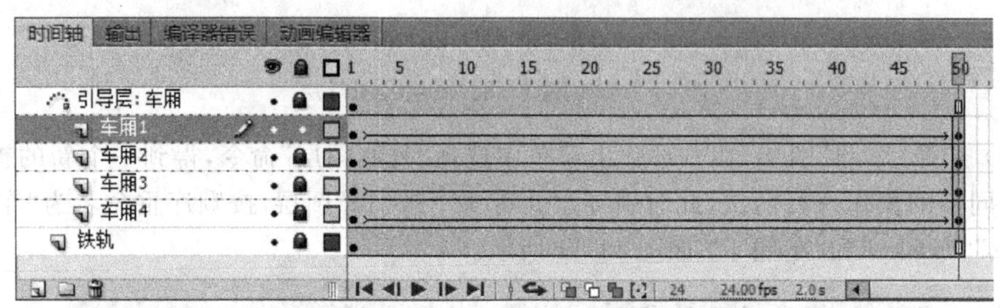

图11-14 时间轴面板

11.2 实训步骤

(1) 新建Flash文档“山路汽车行驶.fla”，重命名图层为“背景”，在第40帧按F5键插入普通帧。

(2) 执行菜单命令“文件”|“导入”|“导入到舞台”，选择背景图片“山路.png”导入。如图11-15所示，在对象属性面板中修改位图的位置和大小。

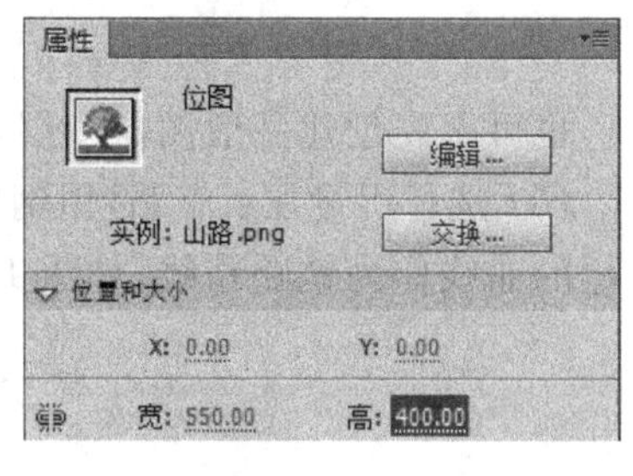

图11-15 修改位图的位置和大小

(3) 选择“背景”图层，在右键弹出菜单中选择“插入图层”命令，重命名新的图层为“汽车”。锁定“背景”图层。

(4) 选择“汽车”图层，将图片“汽车.png”导入到舞台。选择该图层第40帧，按F6键插入关键帧。选择第1帧，在右键弹出菜单中选择“创建传统补间动画”命令，在动画属性面板中勾选“调整到路径”选项。

(5) 右击“汽车”图层，在弹出菜单中选择“添加传统运动引导层”命令，时间轴面板如图11-16所示。

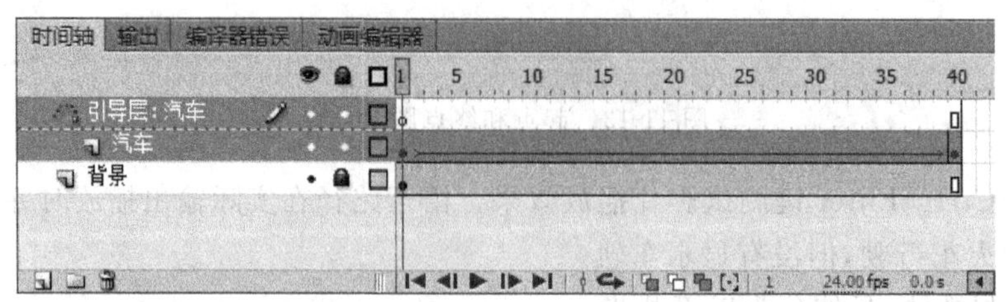

图11-16 添加引导层后的时间轴面板

（6）锁定“汽车”图层，在引导层舞台根据背景绘制路径。绘制路径时可以使用钢笔工具，并根据情况进行路径的调整和编辑，使之与背景道路一致。效果如图 11-17 所示。

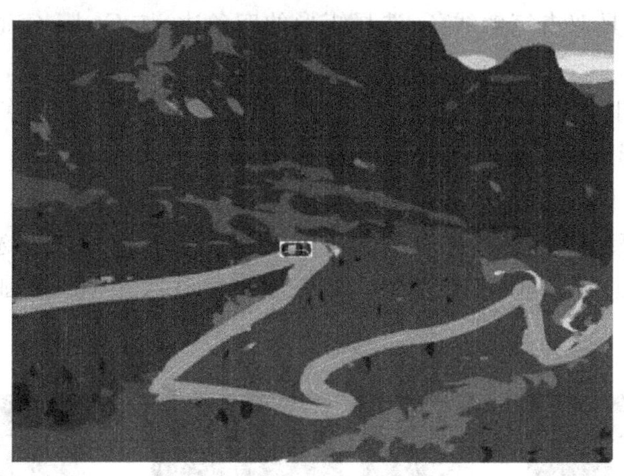

图 11-17　绘制路径

（7）设置汽车起点和终点的位置及角度。解锁“汽车”图层并锁定引导图层。使用选择工具并在工具面板选项中选中贴近至对象按钮，在第 1 帧的舞台上拖曳汽车到路径的起点，使用任意变形工具旋转汽车使之与路径方向相吻合，必要的话可使用变形面板精确调整。同样的方法调整终点处（第 40 帧）的汽车位置和角度，如图 11-18 所示。

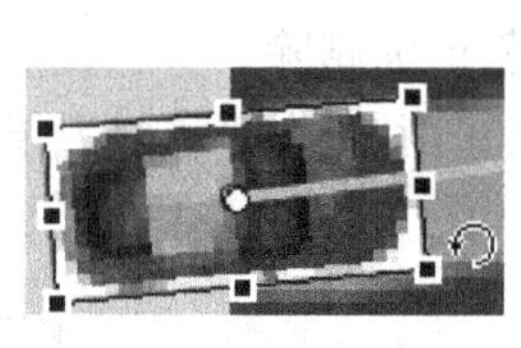
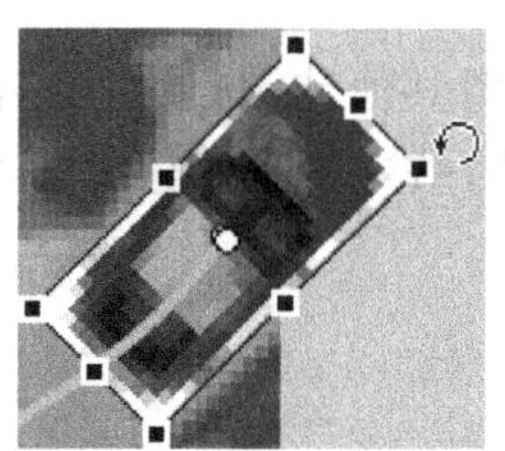

图 11-18　调整汽车起点、终点的位置和角度

（8）按 Ctrl＋Enter 键测试影片的播放效果。

11.3　强化训练：模拟台球运动

使用引导动画模拟台球在台球桌面上的运动，进一步掌握引导动画的制作。

（1）新建 Flash 文档“模拟台球运动.fla”，重命名图层为“背景”。

（2）绘制台球桌面。选择矩形工具，在工具属性面板中设置笔触大小为 10，笔触颜色为黑色（＃000000），填充颜色为深绿色（＃006600），在舞台上绘制矩形如图 11-19 所示。

图 11-19　绘制矩形

(3) 绘制球洞。绘制球洞有很多种办法,在这里利用合并模式绘制的特点,使用正圆图形进行清除。

① 使用选择工具双击笔触线条,选择矩形的四条边,按 Ctrl+G 键进行组合,避免其被以下操作影响。

② 选择椭圆工具,在工具属性面板中设置笔触颜色为无,填充颜色为蓝色(#0000FF),按住 Shift 键在矩形区域外绘制适当大小的正圆。

③ 使用选择工具,选择蓝色正圆并拖曳到矩形右上角适当位置,鼠标在舞台空白处单击,该圆所在的深绿色桌面将被清除,如图 11-20 所示。重新使用选择工具,选择蓝色正圆并拖曳到矩形上侧中间的适当位置,鼠标在舞台空白处单击,该圆所在的深绿色桌面将被清除。

图 11-20　绘制右上角球洞

④ 同样的方法编辑其他球洞,最后将蓝色正圆删除。

(4) 选择第 70 帧,按 F5 键创建普通帧。时间轴面板及舞台图形内容如图 11-21 所示。

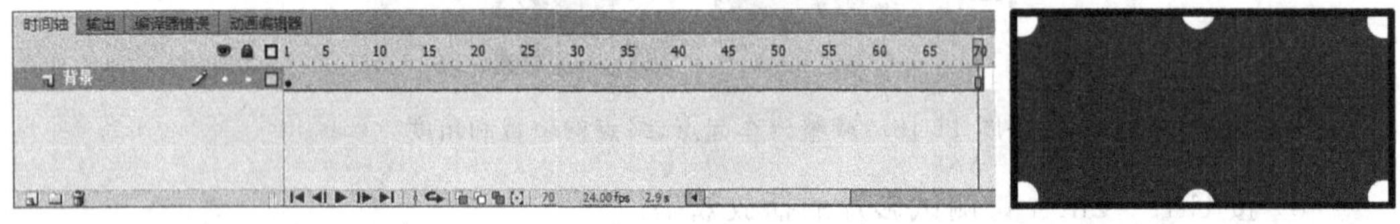

图 11-21　"背景"时间轴面板和舞台

(5) 绘制台球。

① 插入新的图层并重命名为"台球",然后锁定"背景"图层。

② 选择椭圆工具,设置笔触颜色为无,填充填充为红色径向填充■。按住 Shift 键,在"台球"图层的舞台上绘制正圆。

(6) 创建传统补间动画。选择"台球"图层,选择该图层的第 70 帧,按 F6 键插入关键帧。选择第 1 帧,在右键弹出菜单中选择"创建传统补间动画"命令,设置缓动参数为 100(台球沿路径运动时减速直至停止),在动画属性面板中勾选"调整到路径"选项。

(7) 创建引导层。右击"台球"图层,在弹出菜单中选择"添加传统运动引导层"命令。

(8) 绘制引导层路径。

① 锁定“台球”图层。

② 选择引导层的第 1 帧，选择线条工具，设置笔触颜色为绿色(＃00FF00)，笔触大小为 1，填充颜色为无，在舞台上绘制一个从台球中心到台球桌面边缘的线段。线段与台球桌面内侧的距离约为台球的半径，如图 11-22 所示。

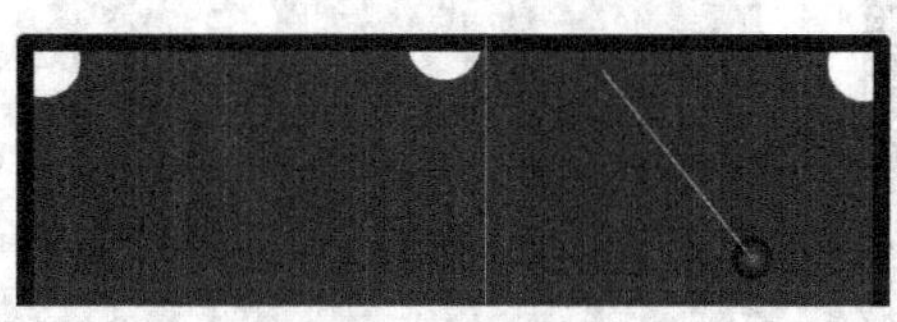

图 11-22　绘制第 1 条路径线段

③ 选择绘制的线段，执行菜单命令“编辑”|“复制”，再单击鼠标右键执行菜单命令“粘贴到当前位置”。选择任意变形工具，拖曳线段的中心点到线段靠近台球桌面边缘的顶点，然后执行菜单命令“修改”|“变形”|“水平翻转”(如果是左右边缘则选择“垂直翻转”)，如图 11-23 所示。

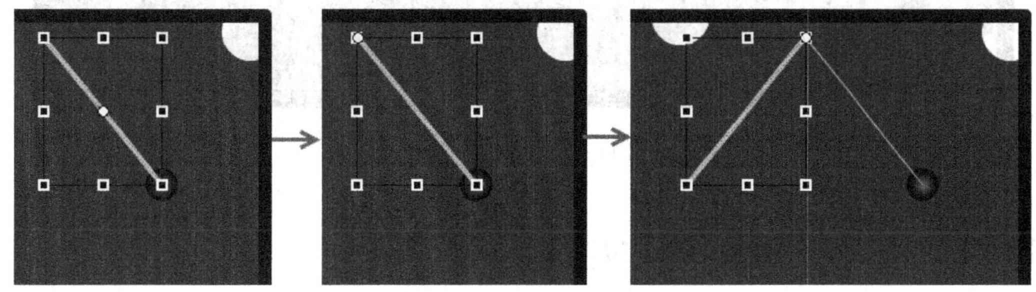

图 11-23　复制并翻转线段

④ 按住 Shift 键，拖曳非交叉点的控制点(此处为左下角控制点)，在保持线段方向不变的情况下调整线条的长度，距离台球桌面边缘内侧约 1 个台球半径。

⑤ 利用缩放工具放大线段交叉点位置，再使用部分选择工具选择两条线段，两个锚点可能并没有真正重合，也就是说路径不连续，会影响引导动画的创建。选择并拖曳其中一个锚点使之重合，如图 11-24 所示。

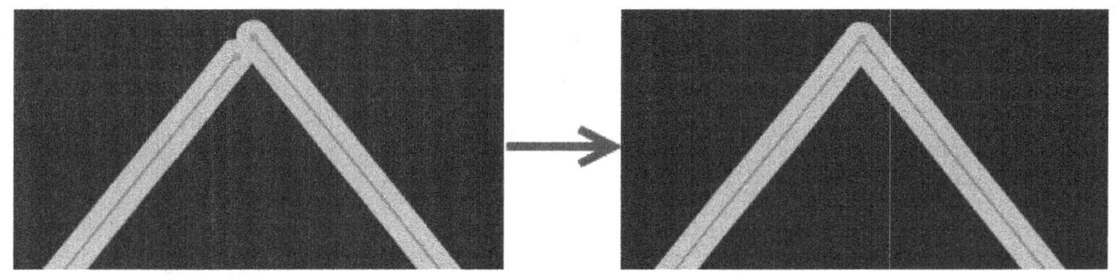

图 11-24　锚点连接

⑥ 同样的方法绘制若干条路径线段，终点位置可以设置在台球桌面的某一点处，如图 11-25 所示。

(9) 设置台球在路径起点和终点的位置。锁定引导层并解锁“台球”图层，分别在第 1 帧和第 70 帧拖曳台球到路径的起点和终点。

(10) 测试影片。动画制作完毕，按 Ctrl＋Enter 键测试影片播放效果。

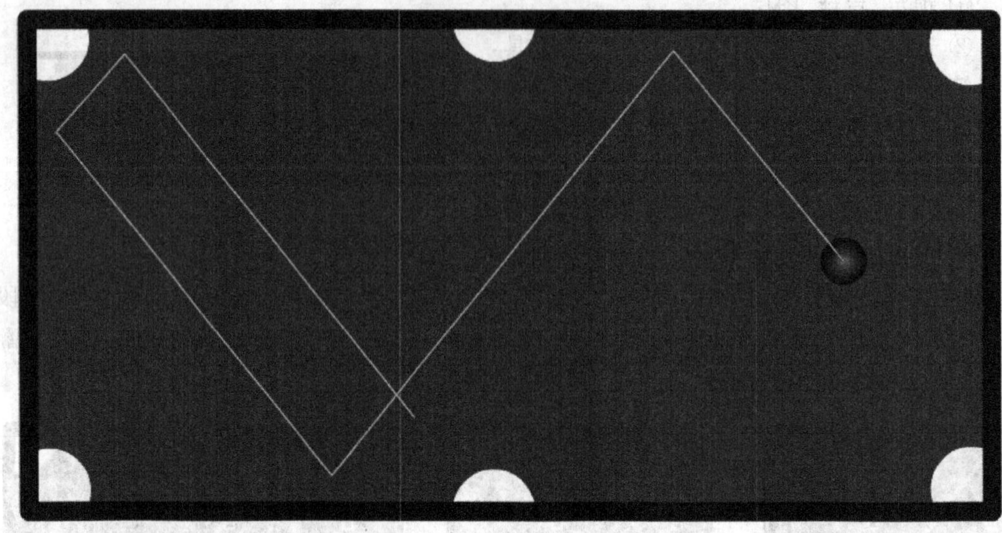

图 11-25 完整路径绘制

11.4 拓展研究及课后实训

1. 拓展研究

(1) 通过查阅资料并进行实际操作,研究图形对象是以哪一点为基点沿路径运动的。

(2) 使用不同的方法绘制台球桌面上的球洞。

2. 课后实训

(1) 使用多层引导动画,创建山路上一辆汽车追赶另一辆汽车的动画。

(2) 观察生活,自行创意,制作引导层动画。

实训 12

移动的放大镜

任务描述

使用遮罩动画，并结合传统补间动画，制作放大镜在图片上移动时的放大效果，如图 12-1 所示。

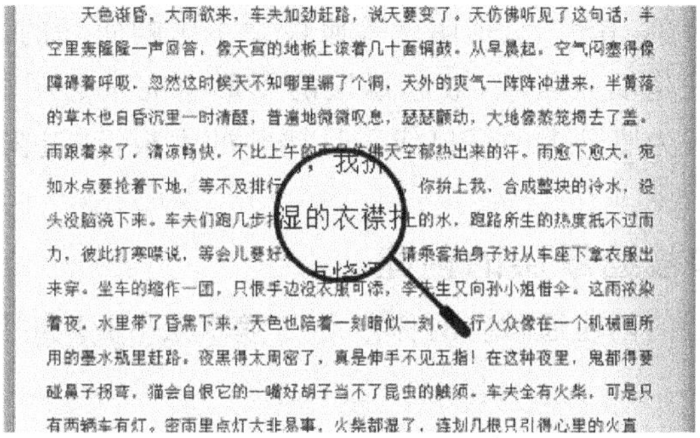

图 12-1　放大镜

任务目标

(1) 理解遮罩层的显示效果。

(2) 能够创建一般的遮罩动画。

12.1　相关知识：遮罩层动画

和引导层动画一样，遮罩层动画也是使用一个辅助的图层来实现效果的，这个辅助的图层称作遮罩层，被遮罩显示的图层称作被遮罩层。通过对遮罩层或被遮罩层设置动画效果，可以实现特殊的遮罩动画制作。

12.1.1　遮罩层的效果

如图 12-2 所示，分别为被遮罩层、遮罩层、被遮罩层未遮罩显示、遮罩层和被遮罩层遮罩显示效果图。在时间轴面板中遮罩层图标为 ，被遮罩层图标为 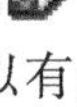 。和引导层动画类似，被遮罩层位于遮罩层的下方并缩进一定距离，而且一个遮罩层可以有多个被遮罩层。

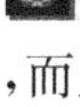

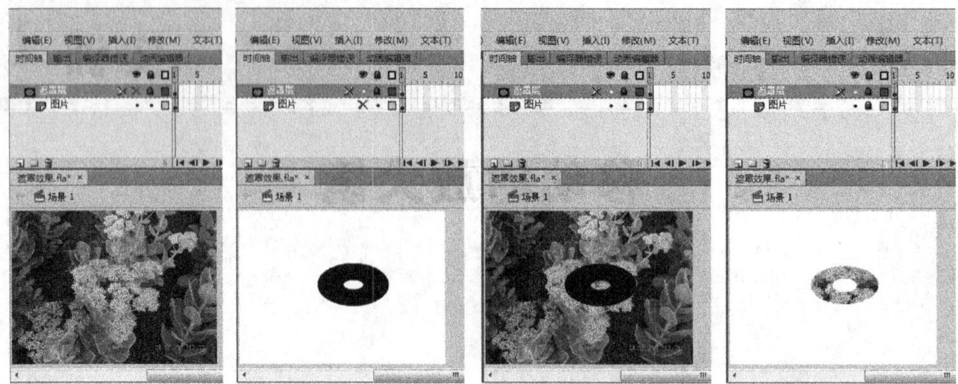

图 12-2 遮罩层效果

在动画编辑时，只有在被遮罩层和遮罩层均被锁定时才能显示遮罩效果，但并不影响实际导出影片的播放效果，这有利于大家在编辑遮罩动画时观察图层显示对象。被遮罩层和遮罩层未被全部锁定时，以普通方式在舞台上呈现图层的显示效果。

对于遮罩层中的对象，其色彩、透明度等属性并不影响实际的遮罩效果，影响遮罩效果的只有填充区域。凡是填充区域，被遮罩层的图形会完全透明显示，其他区域则不显示。可以把遮罩层理解为墙壁上的窗口或者是镂空的木板，通过窗口或镂空的区域可看到背景的图像。

12.1.2 遮罩层和被遮罩层的创建

遮罩层和被遮罩层的创建通常有两种方式："遮罩层"命令和"图层属性"对话框。

1. "遮罩层"命令

选择准备设置为遮罩层的图层，在右键弹出菜单中选择"遮罩层"命令，将该图层转换为遮罩层。当其下侧图层是一个普通图层时，该普通图层自动转换为被遮罩层，如图 12-3 所示。

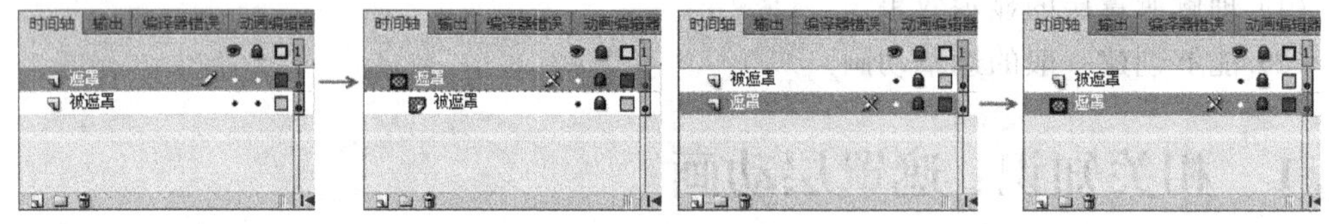

图 12-3 "遮罩层"命令效果

拖曳普通图层到遮罩层的下侧，当光标处于遮罩层缩进位置 遮罩 时松开鼠标，该普通图层就转换为被遮罩图层了，如图 12-4 所示。

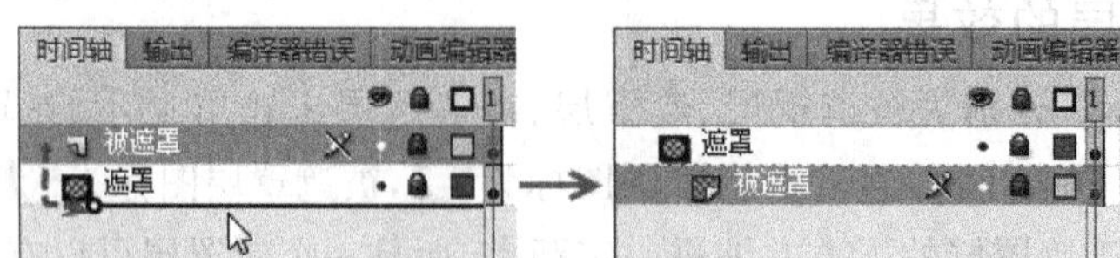

图 12-4 普通图层转换为被遮罩层

拖曳普通图层到遮罩层的下侧，当光标处于遮罩层对齐位置 [icon] 遮罩 时松开鼠标，该普通图层仅仅是改变了图层顺序，并未转换为被遮罩图层，如图 12-5 所示，注意其区别。

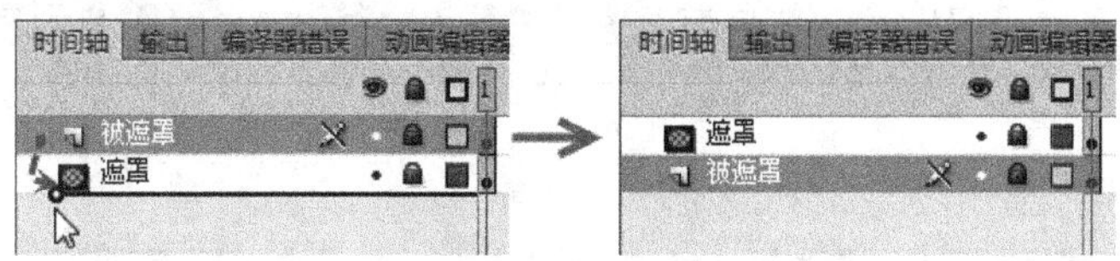

图 12-5　普通图层调整图层顺序

通过拖曳图层的方式可以为遮罩层创建多个被遮罩层。

2. "图层属性"对话框

选择图层后，在图层上单击鼠标右键弹出快捷菜单，选择"属性"命令，或者执行菜单命令"修改"|"时间轴"|"图层属性"，弹出如图 12-6 所示的"图层属性"对话框。

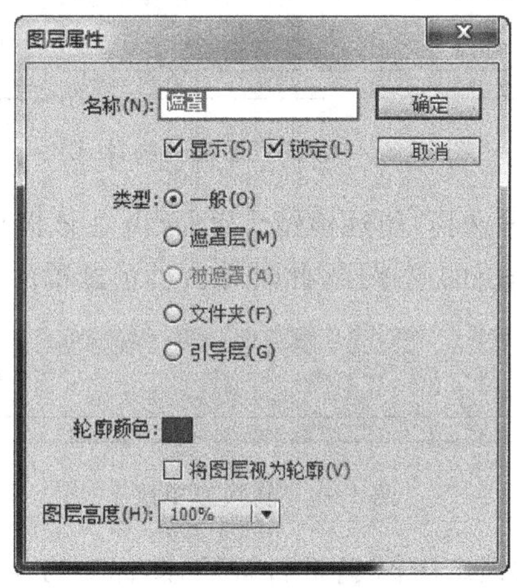

图 12-6　"图层属性"对话框

通过图层属性对话框可以设置图层的类型为遮罩层，这种方式不会自动生成被遮罩层，如果要设置被遮罩层，可参照前面所述的拖曳图层的方式来进行。

12.1.3　遮罩层动画的创建

设置完遮罩层与被遮罩层后，可以通过遮罩层或被遮罩层的动画创建来得到遮罩动画。当然，也可以先创建遮罩层或被遮罩层的动画，再完成图层类型设置。下面将通过实例来学习两种类型动画创建在生活中的运用。

1. 创建被遮罩层变化的动画

创建一个望远镜动画效果，遮罩层为望远镜镜头，被遮罩层为一图片，操作步骤如下。

(1) 新建 Flash 文档"望远镜. fla"，设置文档背景颜色为黑色(#000000)。

(2) 将文档中的图层重命名为"景色"，执行菜单命令"文件"|"导入"|"导入到舞台"，选择图片文件"景色. jpg"将其导入到舞台上。

(3) 右击时间轴上第 1 帧，在弹出菜单中选择"创建补间动画"命令，拖曳补间范围右侧到第 70 帧，时间轴面板如图 12-7 所示。

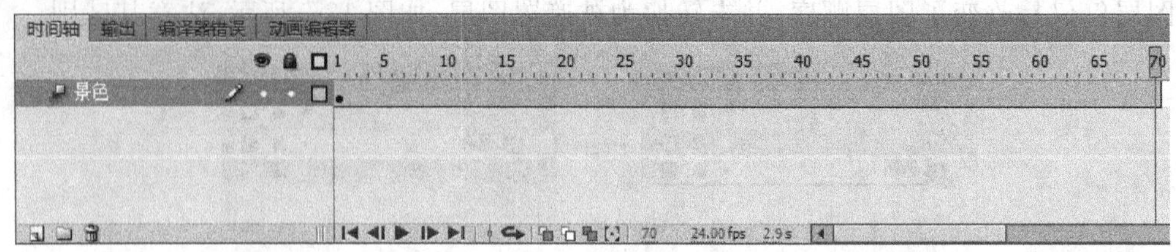

图 12-7 “景色”图层时间轴面板

(4) 插入新图层，并重命名为“望远镜镜头”。单击“景色”图层上的显示/隐藏图标 •，图标变为 ✕，即隐藏该图层。选择椭圆工具，设置笔触颜色为无，填充颜色为蓝色(#0000FF)，按住 Shift 键在舞台上绘制一个蓝色正圆。时间轴面板如图 12-8 所示。

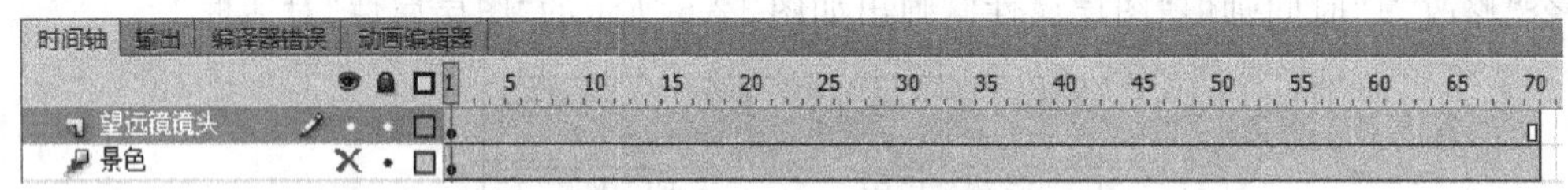

图 12-8 插入“望远镜镜头”图层

(5) 显示“景色”图层，再选择“望远镜镜头”图层并在该图层的右键菜单中选择“遮罩层”命令，使其成为“景色”图层的遮罩层，此时舞台显示遮罩的静态效果，如图 12-9 所示。

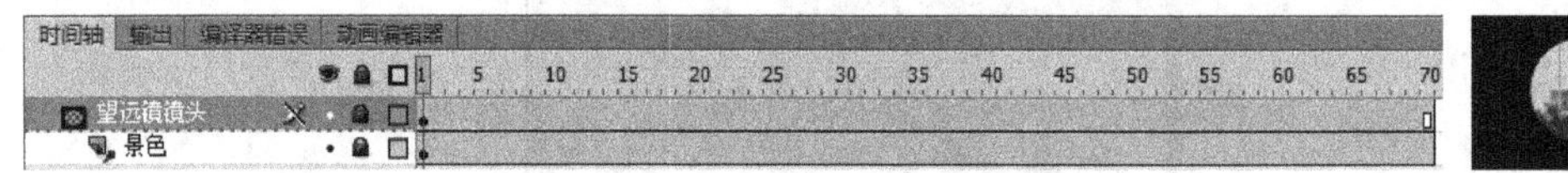
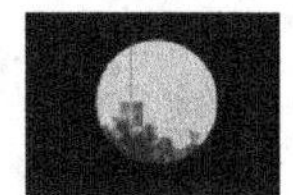

图 12-9 转换遮罩层

(6) 单击“景色”图层的锁定图标进行解锁，图标变为 •，舞台上显示“景色”元件。选择第 1 帧，拖曳“景色”元件，使元件的左侧位于蓝色正圆的位置。

(7) 选择第 70 帧，在右键菜单中选择“插入关键帧”|“位置”命令插入属性关键帧。在舞台上拖曳“景色”元件，使元件的右侧位于蓝色正圆的位置。舞台上出现绿色的位移路径，可以适当调整其弧度，如图 12-10 所示。

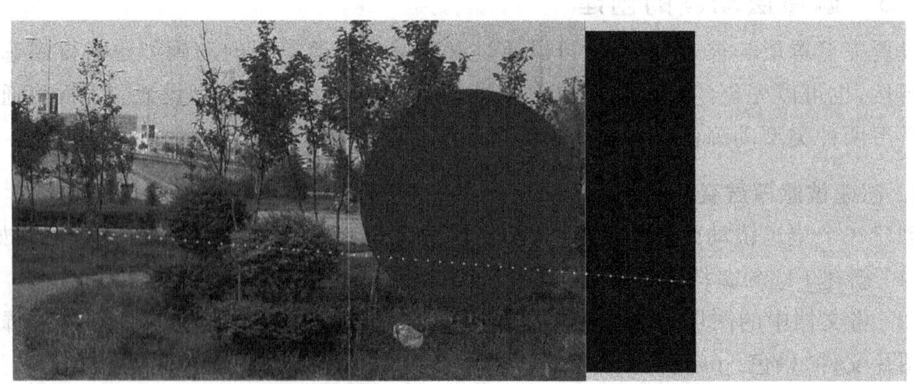

图 12-10 创建“景色”图层的补间动画位置变化

(8) 单击“景色”图层的锁定图标 • 进行解锁，图标变为 🔒。舞台显示第 70 帧的遮罩动画效果。

(9) 拖曳时间轴面板上的播放头，或者按 Ctrl+Enter 键测试影片的播放效果。

2. 创建遮罩层变化的动画

创建一个探照灯动画效果，遮罩层为探照灯光，被遮罩层为一图片，操作步骤如下。

(1) 新建 Flash 文档“探照灯.fla”，设置文档大小为 640×480。

(2) 将文档中图层重命名为“背景”，执行菜单命令“文件”|“导入”|“导入到舞台”，选择图片文件“探照对象区域.jpg”将其导入到舞台上。选择位图，在对象属性面板中设置位置和大小，如图 12-11 所示。最后选择第 70 帧并插入普通帧。

位置和大小
X: 0.00
Y: 0.00
宽: 640.00
高: 480

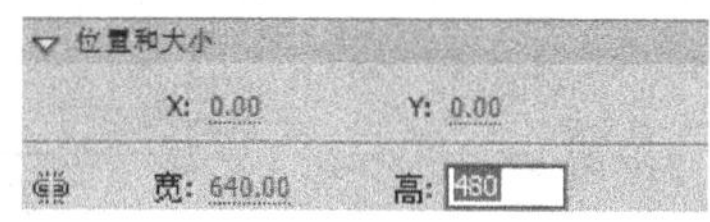

图 12-11　图形的位置和大小设置

(3) 选择该图层，在右键菜单中选择“复制图层”命令。将新建的图层重命名为“探照对象区域”。时间轴面板如图 12-12 所示。

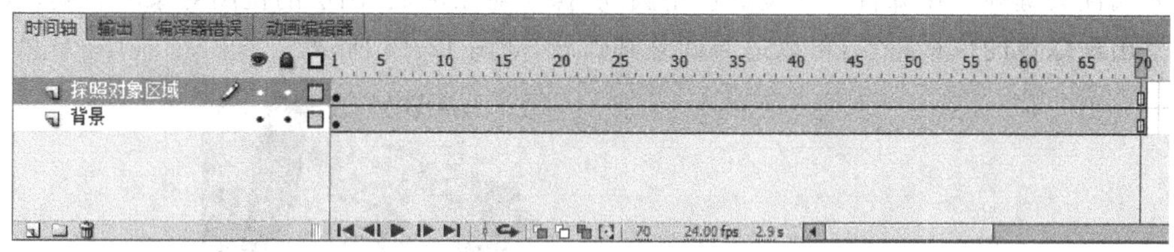

图 12-12　复制图层

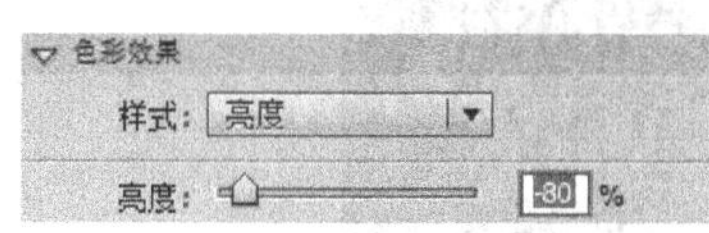

图 12-13　色彩效果设置

(4) 隐藏“探照对象区域”图层，然后选择“背景”图层上的位图对象，将其转换为影片剪辑元件“背景”。在元件实例的属性面板中设置色彩效果的亮度为 −80，如图 12-13 所示。

“探照对象区域”图层与“背景”图层的舞台图形对象如图 12-14 所示。

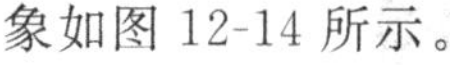

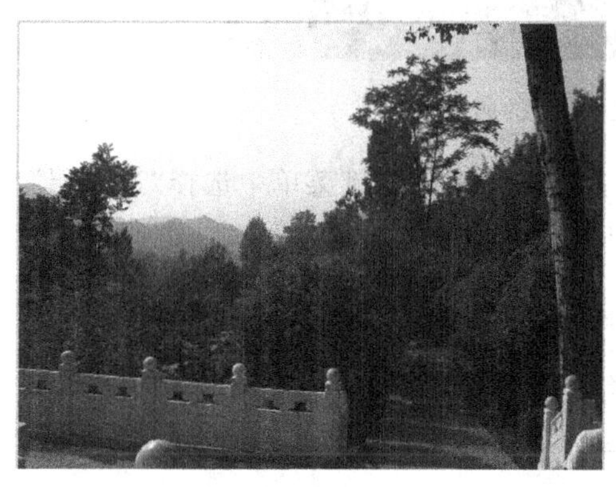

图 12-14　两个图层的舞台图形对象

(5) 在时间轴面板上侧插入一个新的图层并重命名为“探照灯光”。选择椭圆工具，设置笔触颜色为无，填充颜色为蓝色(#0000FF)，按住 Shift 键在舞台左侧绘制一个蓝色正圆。

(6) 右击时间轴上“探照灯光”图层的第 1 帧，在弹出菜单中选择“创建补间动画”命令，时间轴面板如图 12-15 所示。

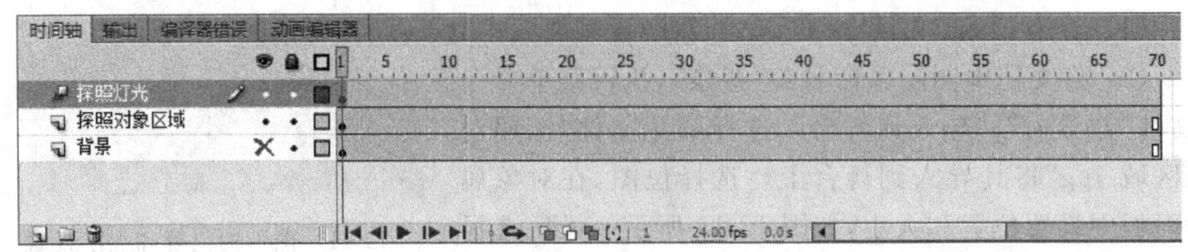

图 12-15 时间轴面板

(7) 选择“探照灯光”图层的第 70 帧，在右键菜单中选择“插入关键帧”|“位置”命令插入属性关键帧。在舞台上拖曳蓝色正圆到“探照对象区域”图层的位图对象的右侧。舞台上出现绿色的位移路径，可以适当调整其弧线，如图 12-16 所示。

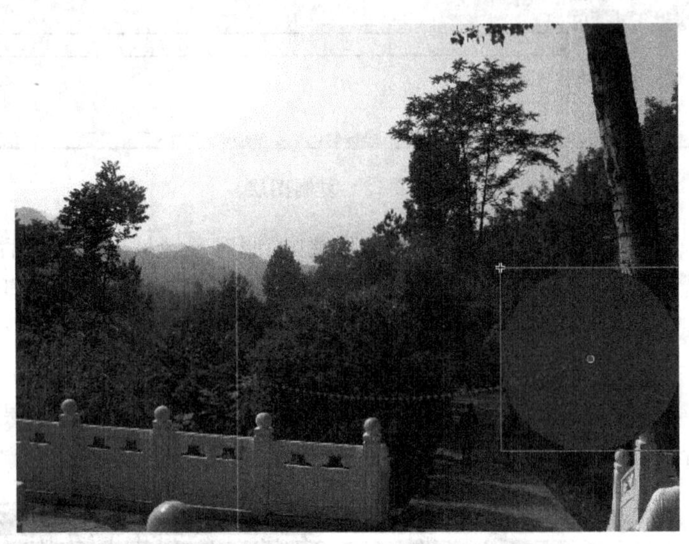

图 12-16 创建“探照灯光”图层的属性关键帧

(8) 显示所有图层。选择“探照灯光”图层并在该图层的右键菜单中选择“遮罩层”命令，使其成为“探照对象区域”图层的遮罩层，如图 12-17 所示。

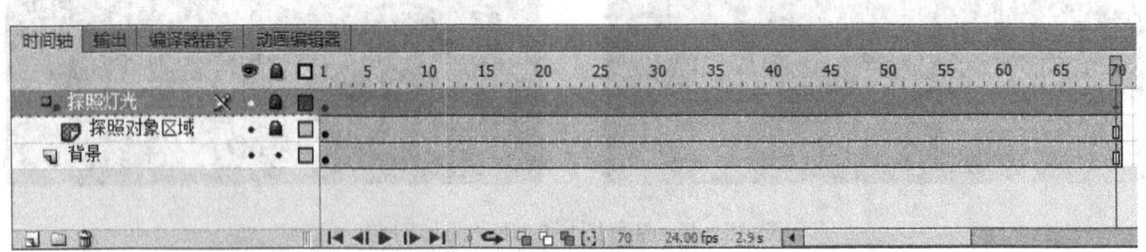

图 12-17 遮罩层设置

(9) 拖曳时间轴面板上的播放头，或者按 Ctrl+Enter 键测试影片的播放效果。动画的部分显示效果如图 12-18 所示。

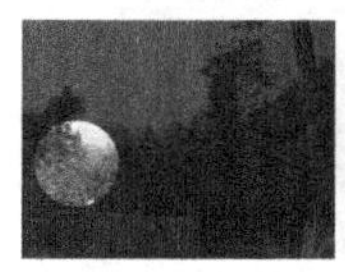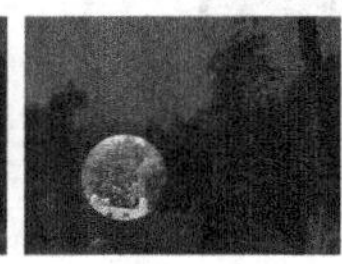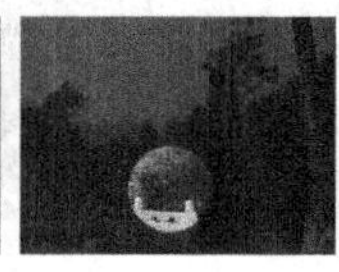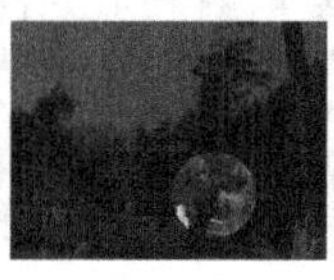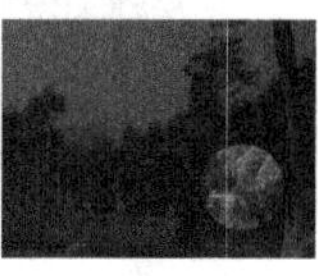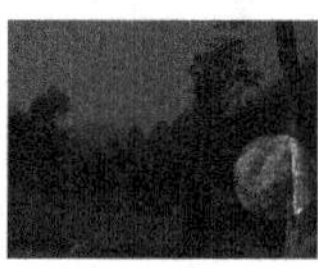

图 12-18　部分帧显示效果

遮罩层动画也可以同时创建遮罩层与被遮罩层的变化生成比较复杂的遮罩动画。

12.2　实训步骤

完成本任务需要两张内容一样、但大小不同的两个位图文件“book_小.png”和“book_大.png”。

(1) 新建 Flash 文档“移动的放大镜.fla”。

(2) 重命名图层为“完整图片”。导入位图“book_小.png”到舞台，在第 80 帧创建普通帧，并锁定该图层。

(3) 插入新的图层并重命名为“大图”，导入位图“book_大.png”到舞台。在第 80 帧创建关键帧，然后选择第 1 帧并在右键弹出菜单中选择“创建传统补间”命令。时间轴面板如图 12-19 所示。

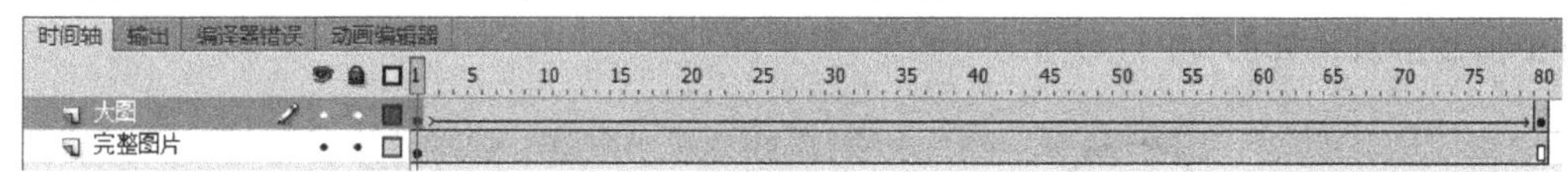

图 12-19　时间轴面板

(4) 插入新的图层并重命名为“放大镜镜片”，选择该图层并在右键弹出菜单中选择“锁定其他图层”命令，然后隐藏“大图”图层。完成上述设置后图层如图 12-20 所示。

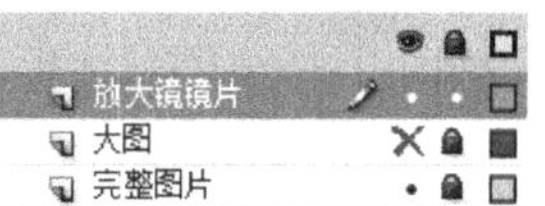

图 12-20　图层

(5) 选择椭圆工具，设置笔触颜色为黑色(#000000)，笔触大小为 3，填充颜色为红色(#FF0000)，按住 Shift 键在舞台左侧绘制正圆。选择线条工具在圆的一侧绘制线条作为手柄，如图 12-21 所示，使用选择工具选择部分线条并设置笔触大小为 7。

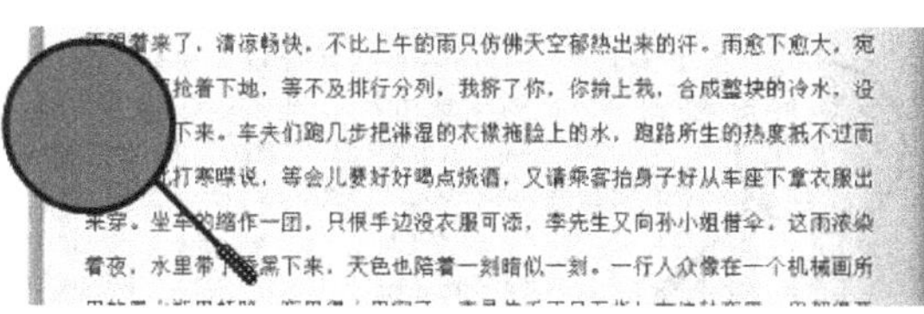

图 12-21　第 1 帧的放大镜

(6) 选择第 80 帧，移动放大镜到舞台右侧，如图 12-22 所示。

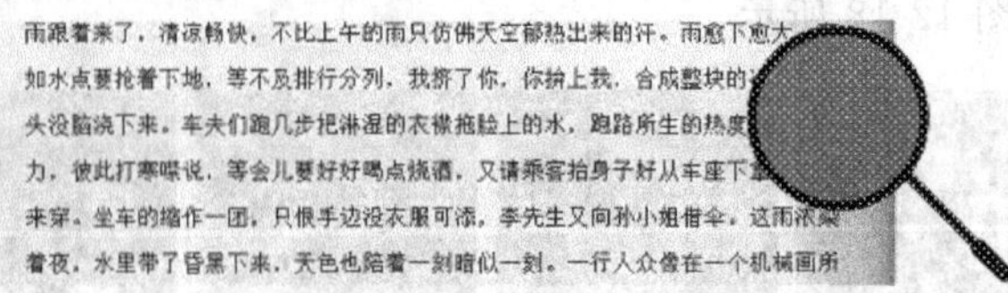

图 12-22　第 80 帧的放大镜

(7) 复制"放大镜镜片"图层并重命名为"镜框"。锁定并隐藏"放大镜镜片"图层之外的其他图层，在第 1 帧和第 80 帧清除镜框及把手(所有黑色线条)。然后锁定并隐藏"镜框"图层之外的其他图层，在第 1 帧和第 80 帧清除镜片(所有红色填充)。

(8) 分别选择"放大镜镜片"图层和"镜框"图层的第 1 帧，并在右键弹出菜单中选择"创建传统补间"命令。时间轴面板如图 12-23 所示。

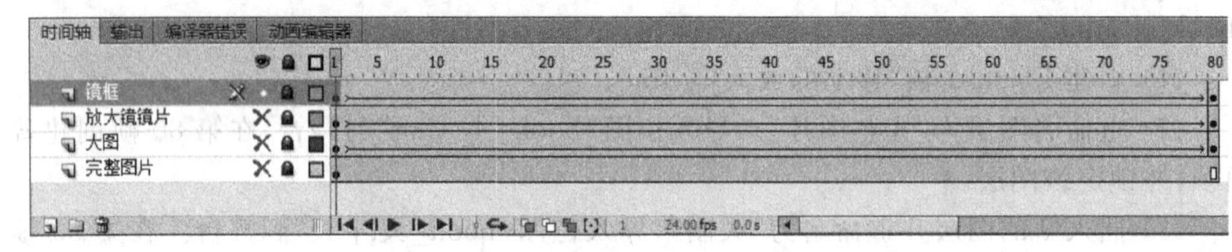

图 12-23　时间轴面板

(9) 选择"放大镜镜片"图层，在右键弹出菜单中选中"遮罩层"命令。显示所有图层，第 1 帧显示效果如图 12-24 所示。

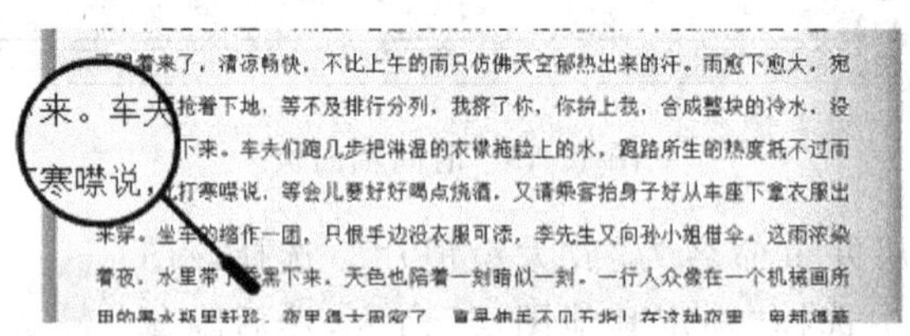

图 12-24　第 1 帧显示效果

(10) 此时遮罩显示的内容和放大镜所在位置不一致，需要调整"大图"图层中的图片位置。这里隐藏"放大镜镜片"图层和"大图"图层，便于更准确地观察放大镜所在的位置。再次选择第 1 帧，舞台显示如图 12-25 所示。注意放大镜中心所在的位置，调整大图时以此为基准，可称其为基准 A 点。

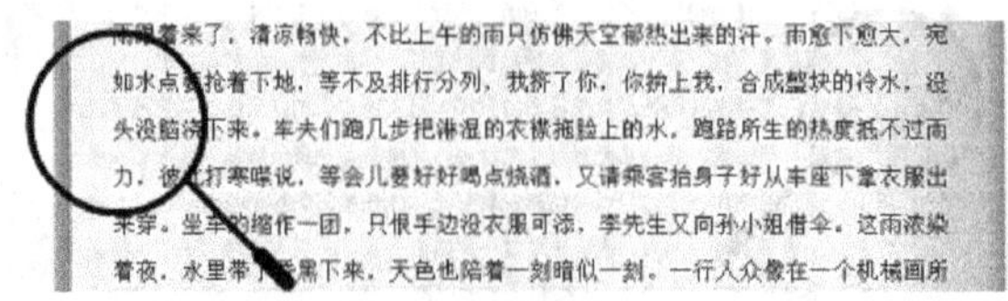

图 12-25　隐藏"放大镜镜片"和"大图"图层后第 1 帧显示效果

(11) 显示并解锁“大图”图层。拖曳该图层的图形对象，将大图相对应的基准 A 点放到放大镜的中心，如图 12-26 所示。

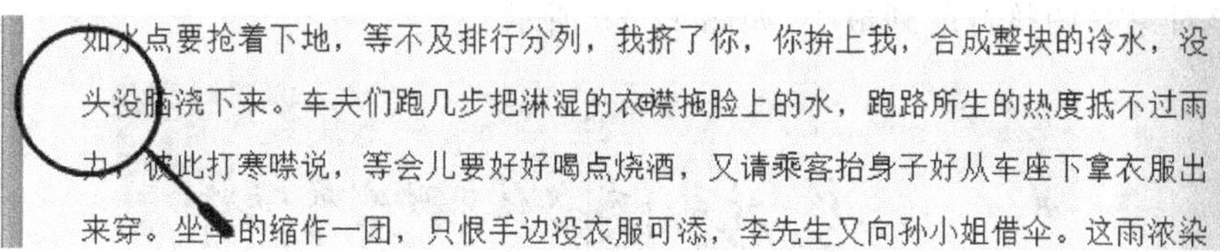

图 12-26　调整第 1 帧的大图位置

(12) 同样的方法，调整“大图”图层第 80 帧中图形对象的位置。

(13) 锁定并显示所有图层，时间轴面板如图 12-27 所示。拖曳时间轴上的播放头或按 Ctrl＋Enter 键可以观察和测试影片播放效果。

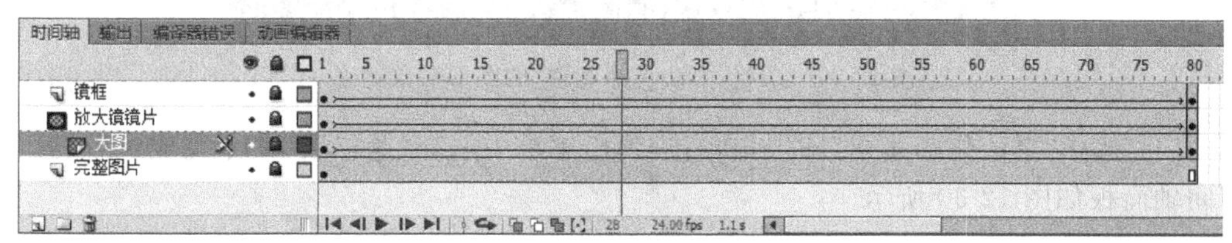

图 12-27　最终作品的时间轴面板

12.3　强化训练：书法作品卷轴

本节通过制作从两边卷起书法作品的动画，强化对遮罩层动画的掌握，操作步骤如下。

(1) 新建 Flash 文档“书法作品卷轴.fla”，设置文档背景颜色为＃FF9966。

(2) 重命名图层为“书法作品”。导入位图“诗词.jpg”到舞台上，并设置位图对象的位置和大小，如图 12-28 所示。在第 50 帧创建普通帧，然后锁定该图层。

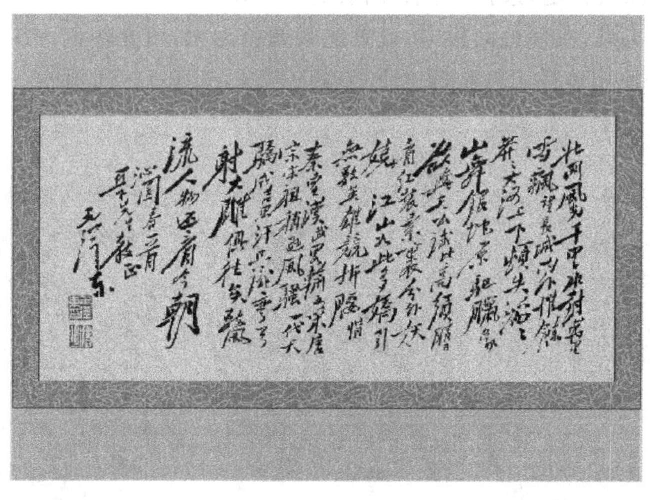

图 12-28　导入位图到舞台

（3）复制“书法作品”图层并重命名为“书法作品遮罩”，解锁该图层。选择第 1 帧并创建传统补间动画，然后在第 50 帧插入关键帧。选择任意变形工具，在第 50 帧的舞台上选择图形对象并调整宽度到最小，如图 12-29 所示。

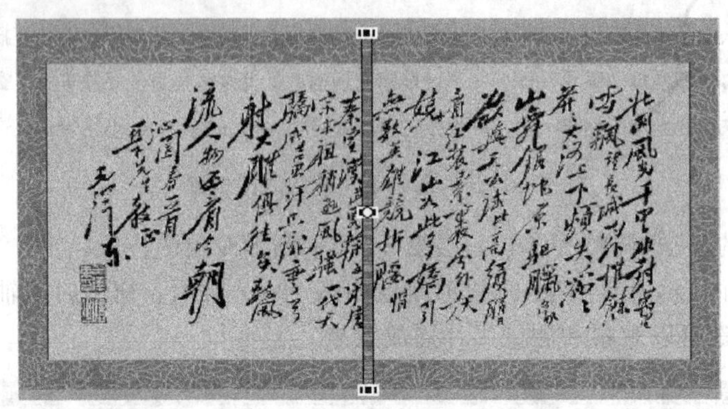

图 12-29　调整“书法作品遮罩”的图形对象宽度

（4）选择“书法作品遮罩”图层，在右键弹出菜单中选择“遮罩层”命令完成遮罩动画，时间轴面板如图 12-30 所示。

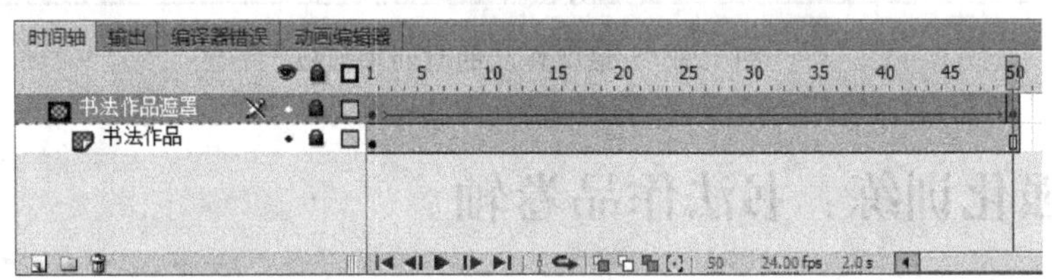

图 12-30　时间轴面板

（5）为了让动画更形象，在作品两侧加上随遮罩变化位置的卷轴。

① 插入图层并重命名为“卷轴”。

② 解除所有图层锁定，选择“卷轴”图层的第 1 帧。

③ 选择矩形工具，在颜色面板中，设置笔触颜色为无，填充颜色为线性渐变。在左右两侧绘制矩形，并使用选择工具微调上下两端的弧度，如图 12-31 所示。

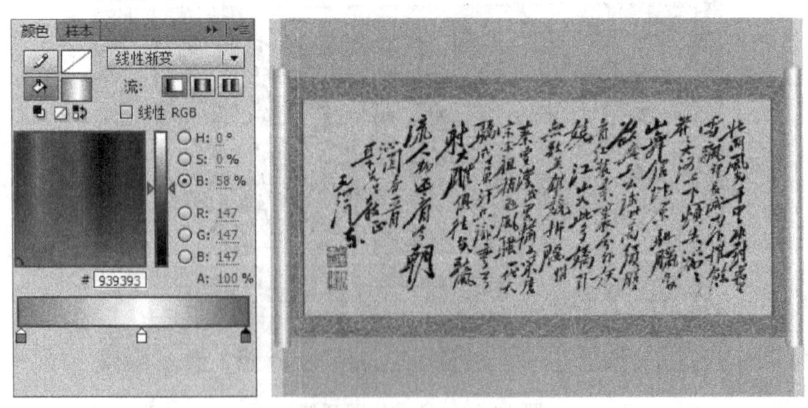

图 12-31　颜色面板及舞台对象

④ 在“卷轴”图层的第 1 帧的右键弹出菜单中选择“创建补间形状”命令，并在第 50 帧创建关键帧。选择第 50 帧，在舞台上调整两侧卷轴到靠近中间的位置，如图 12-32 所示。注意不要让两个卷轴相接。

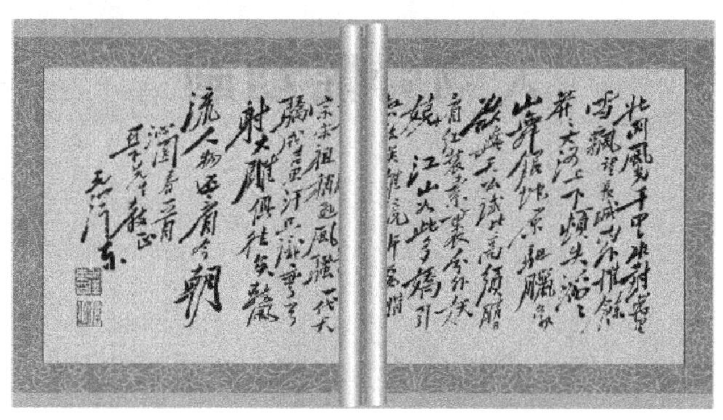

图 12-32　调整第 50 帧的卷轴位置

⑤ 锁定所有图层。

(6) 动画制作完毕。拖曳时间轴面板上的播放头或按 Ctrl+Enter 键测试影片播放效果，其中第 34 帧的播放效果如图 12-33 所示。

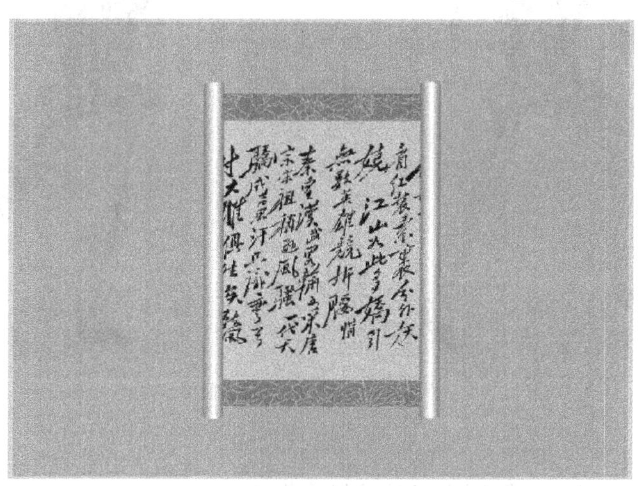

图 12-33　影片播放第 34 帧效果

12.4　拓展研究及课后实训

1. 拓展研究

使用图层属性对话框设置图层，并观察、总结不同选项的作用。

2. 课后实训

使用遮罩动画制作位图的过渡效果。

实训 13

人物骨骼动画

任务描述

使用骨骼工具为人物创建骨骼系统，并制作人物运动的骨骼动画，如图 13-1 所示。

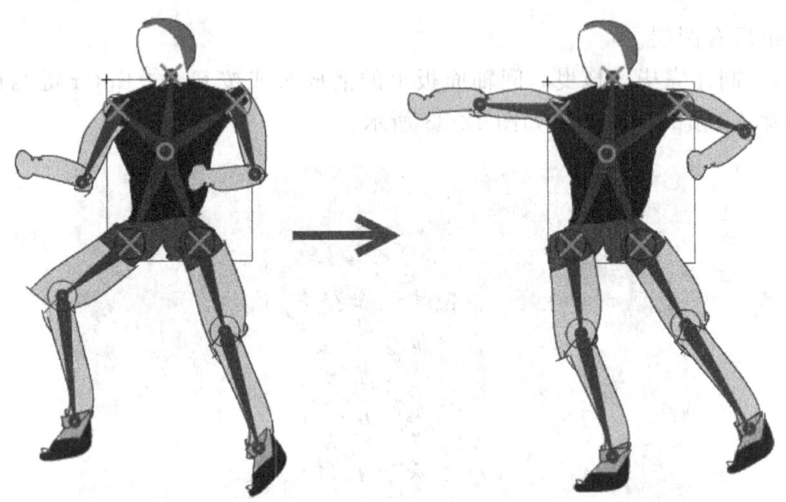

图 13-1　人物骨骼动画

任务目标

(1) 掌握骨骼工具和骨骼绑定工具的操作方法。

(2) 能够制作一般的骨骼动画。

13.1　相关知识：骨骼工具组及骨骼动画创建

在 Flash CS6 中可以通过骨骼动画来表现反向运动。反向运动的英文缩写为 IK，通常用于表现不同对象之间存在类似于骨骼运动特点的关联动作，因此称作骨骼动画。骨骼动画中，相互关联的对象称为骨架，包括骨骼、关节和骨骼图形对象，骨骼通过关节形成联动，骨架中每个对象的变化会引起其他对象的相应变化。Flash CS6 中引入了骨骼动画，由系统自动计算这些变化，极大地提高了动画的创建效率。

骨骼动画的创建过程一般为：创建骨架；创建属性关键帧；在属性关键帧上设定骨架的形状，由 Flash 自动生成中间普通帧。

创建骨架的图形对象分为元件实例和形状两类，可称作元件骨架和形状骨架，如图 13-2 所示。

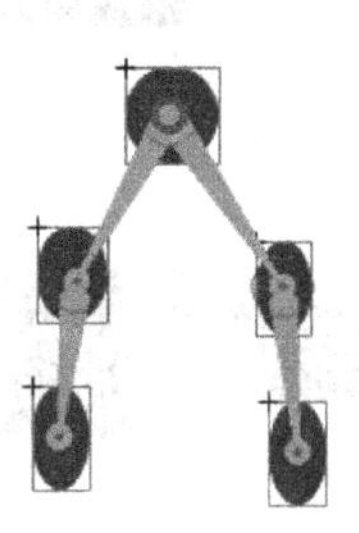

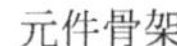

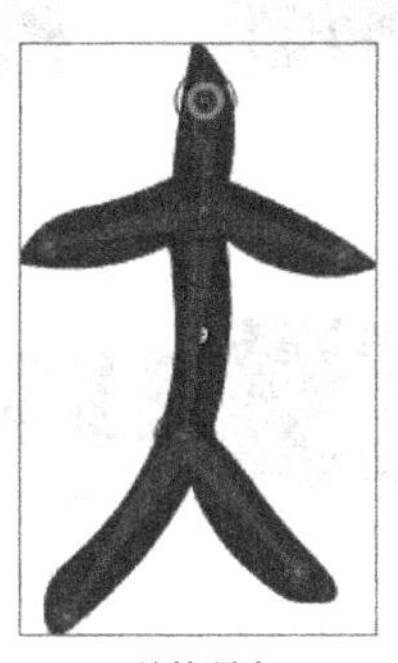

图 13-2　两种骨架

创建这两种骨架时都需要遵守以下规则。

(1) 在 Flash 文档中可以创建多个骨架，每个骨架将单独放在一个骨架图层中。骨架图层中不能绘制图形，也不能使用元件库和导入等方式添加对象。

(2) 起始节点没有父节点，称作根节点。每个根节点及其所属的各级子节点形成一个骨架。

(3) 骨架之间不能创建骨骼关系，或者说骨架之间不能相互干扰。

(4) 节点必须位于有图形内容的地方，不能是图形的空白处。

(5) 骨架不能形成回路。因此节点可以重合，但重合位置顶多只能有一个子节点，或者说同一个节点不能有多个父节点。

13.1.1　基于元件的骨架创建

元件骨架创建所支持的元件实例类型包括图形元件、按钮元件和影片剪辑元件，创建元件骨架的一般步骤如下。

(1) 在普通图层上创建图形对象，包括若干个元件实例。如图 13-3 所示，图层舞台上共有 6 个元件。

(2) 在工具面板中选择骨骼工具组中的骨骼工具，将鼠标移动到舞台上。光标为实心图标时不可创建骨骼，光标为空心图标时可以创建骨骼。从元件上拖曳鼠标到另一个元件上，创建一个骨骼及其两个节点，位置分别在按下鼠标左键和松开鼠标左键的地方。前者为后者的父节点，后者为前者的子节点。

(3) 从第 2 个元件上的节点位置拖曳鼠标到第 3 个元件上，创建第 2 个骨骼，就为 3 个元件创建了骨架，包括 2 个骨骼和 3 个节点，如图 13-4 所示。

(4) 骨架创建后 Flash 会自动添加一个新的图层，称作骨架图层。骨架所包含的元件实例，或者说骨架所控制的元件实例，从原图层移动到骨架图层，时间轴面板如图 13-5 所示。此时只有舞台下侧的 3 个元件在原图层“图层 1”中。

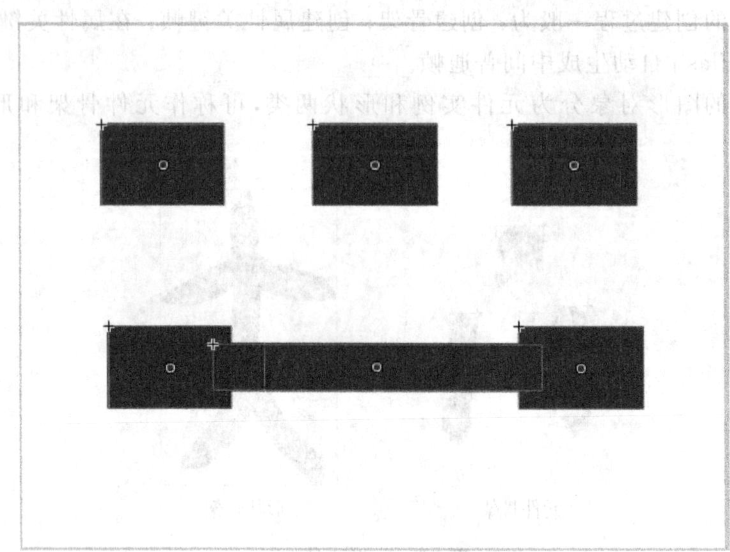

图 13-3　舞台元件

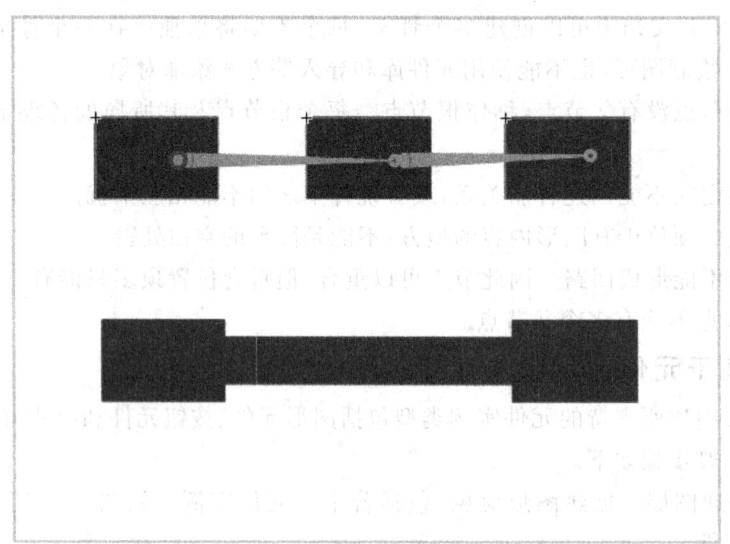

图 13-4　创建骨架

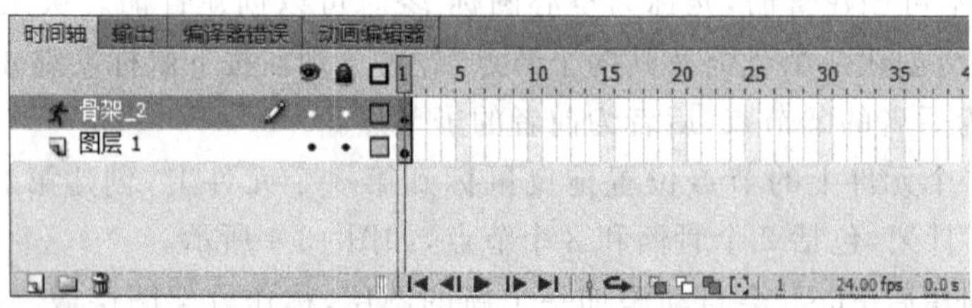

图 13-5　创建骨架后的时间轴面板

创建元件骨架时需要注意以下事项。

(1) 可以使用骨骼工具创建骨骼,从而为骨架添加新的元件对象。比如前面创建骨架时如果从第 3 个元件的节点位置拖曳鼠标到第 4 个元件上,则第 4 个元件将移到骨架图层成为骨架的一部分。

(2) 节点可以位于元件的重合位置,同时控制多个元件。如图 13-6 所示为创建元件骨架时的两种方式及使用选择工具拖曳元件、骨骼及节点后骨骼运动的不同效果。

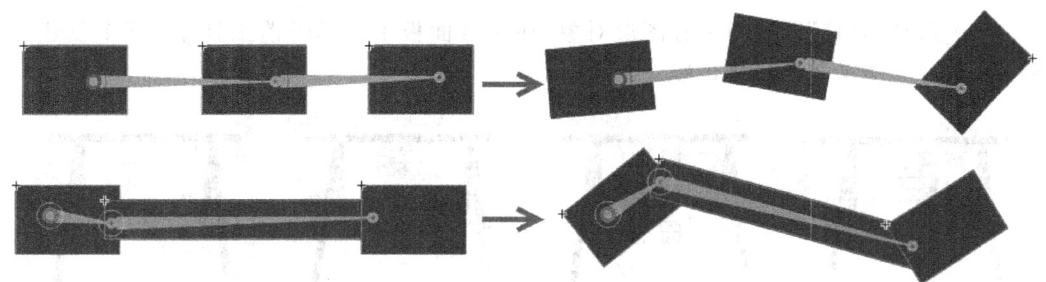

图 13-6 创建元件骨架时的节点位置及效果

(3) 每个元件至多包含一个子节点,否则将形成骨架回路。

(4) 每个元件至多包含一个父节点,除非这些节点重合。

13.1.2 基于形状的骨架创建

Flash CS6 不仅可以为元件实例创建骨架来实现骨骼动画,还可以为形状图形创建骨架来实现类似于肌肉变化的骨骼动画。

形状骨架可以应用于填充形状或者填充形状与笔触形状的组合,但不能应用于笔触形状。如果想对笔触形状进行骨架创建,可以对笔触形状执行菜单命令"修改"|"形状"|"将笔触转换为填充"。

下面通过一个悬空软梯形状骨架的创建样例,来学习形状骨架创建的一般步骤。

(1) 设置文档背景为灰色(#CCCCCC),重命名图层为"软梯架"。

(2) 选择线条工具,在工具属性面板中设置笔触颜色为黑色(#000000),笔触大小为 20,如图 13-7 所示绘制软梯架。最后锁定该图层。

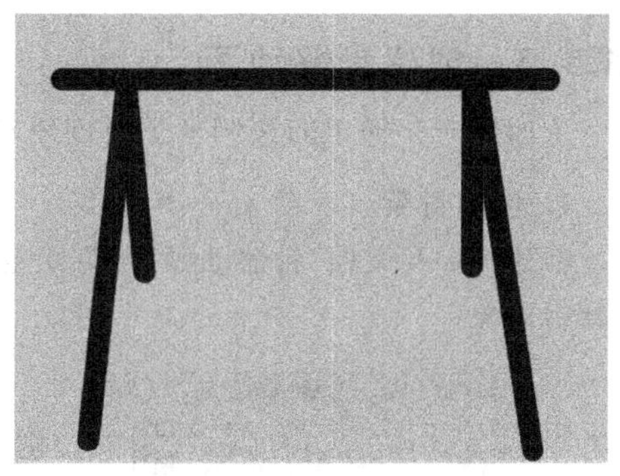

图 13-7 软梯架绘制

(3) 插入新的图层并重命名为"软梯"。由于创建形状骨架需要填充图形内容,而软梯内部不需要显示图形,这里可以设置填充为透明。选择矩形工具,在工具属性面板中设置笔触颜色为黑色(#000000),笔触大小为 1,填充颜色为红色(#FF0000),填充颜色 Alpha 为 0,然后绘制矩形。选择绘制的矩形并按住 Ctrl 键逐个复制矩形,最后得到如图 13-8 所示的软梯。

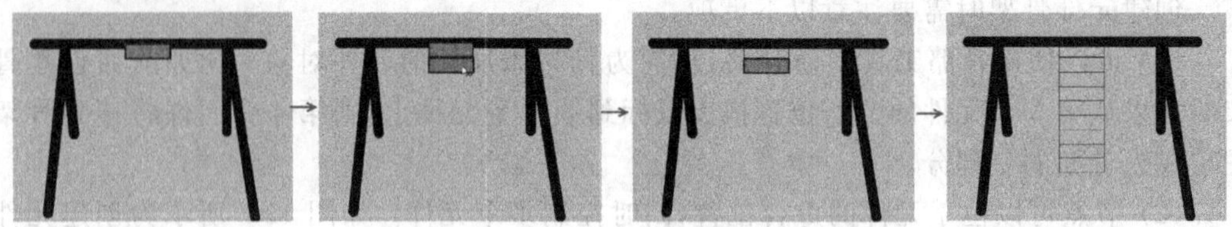

图 13-8 软梯绘制

(4) 选择"软梯"图层的所有图形对象,在工具面板中选择骨骼工具,逐个创建骨骼,如图 13-9 所示创建形状骨架。

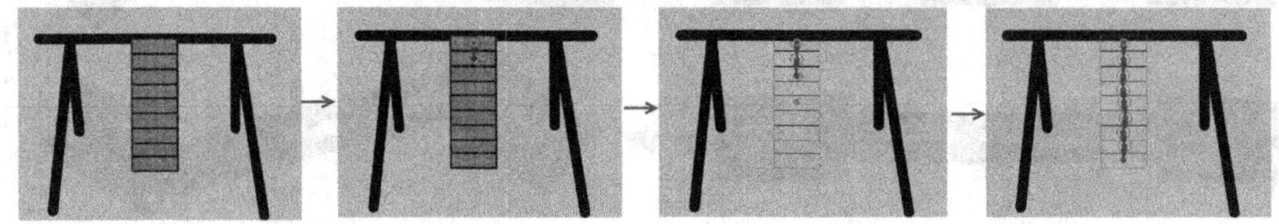

图 13-9 创建形状骨架

(5) 使用选择工具,拖曳形状的不同位置、骨骼或节点,显示效果及时间轴面板如图 13-10 所示。

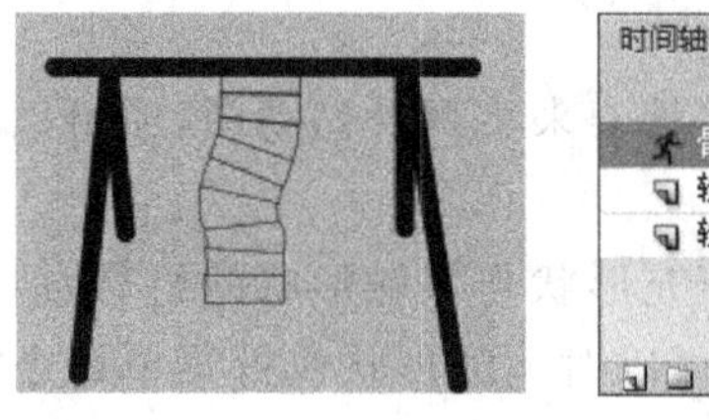

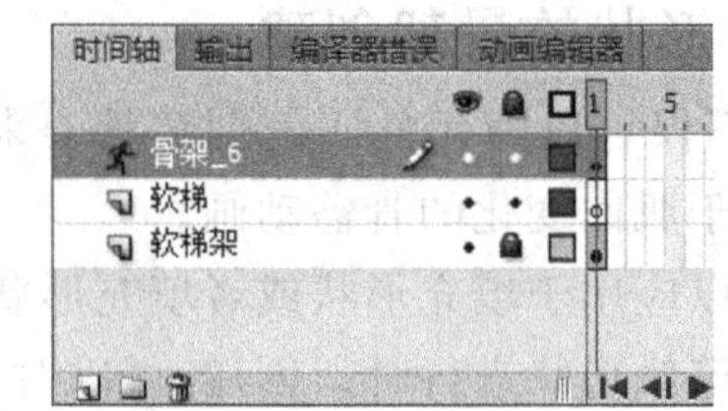

图 13-10 骨骼运动显示效果及时间轴面板

13.1.3 创建骨骼动画

下面以一个简单的实例来学习创建骨骼动画的基本步骤。

1. 创建骨架

新建 Flash 文档"骨骼动画.fla",并创建骨架,如图 13-11 所示为文档的时间轴面板和舞台对象。

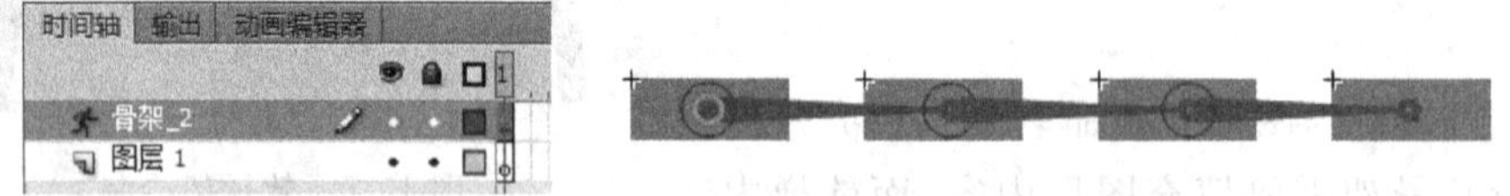

图 13-11 创建骨架的时间轴面板及舞台对象

2. 设置骨骼动画时间轴区域

在图层"骨架 2"的第 40 帧右键弹出菜单中选择"插入姿势"命令,如图 13-12 所示。

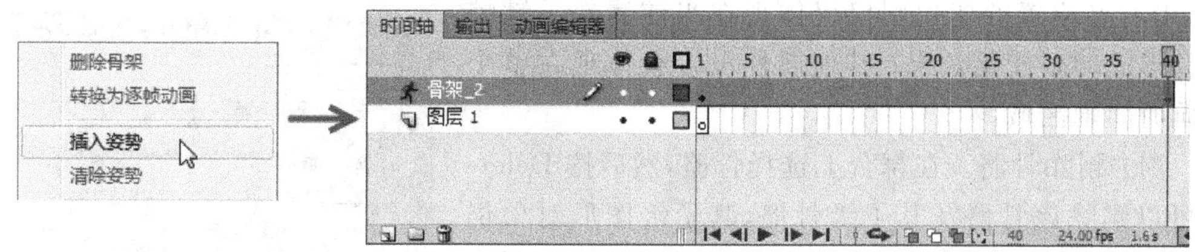

图 13-12　设置骨骼动画区域

3. 设置属性关键帧变化

此时第1帧和第40帧为属性关键帧，其舞台对象完全一致，需要选择其中一个属性关键帧，对骨架及骨架对象进行编辑来生成骨骼动画效果，一般可以采用以下几种方式。

(1) 使用选择工具移动骨骼或骨骼图形。使用选择工具，拖曳骨骼或骨骼图形，其子级对象之间保持相对不变，所有的子级对象作为一个整体环绕父级骨骼变化，同时父级骨骼及骨骼图形会根据反向运动的特点产生相应变化，如图13-13所示。

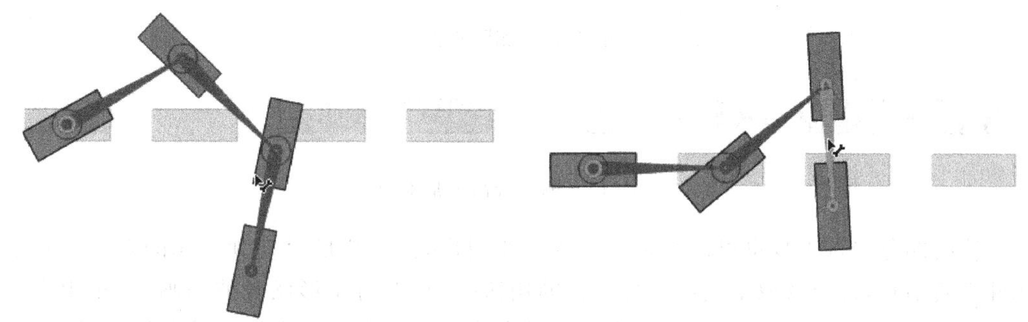

图 13-13　使用选择工具编辑骨骼和骨骼图形

(2) 使用任意变形工具编辑骨骼图形。使用选择工具可以改变骨骼或骨骼图形的位置和方向，其他的骨骼或骨骼图形会依据反向运动的特点相应变化。使用任意变形工具也可以完成骨骼图形的位置和方向变化，但其他的骨骼图形不会随之变化。同时，使用任意变形工具也可以完成骨骼图形方向的旋转，如图13-14所示。

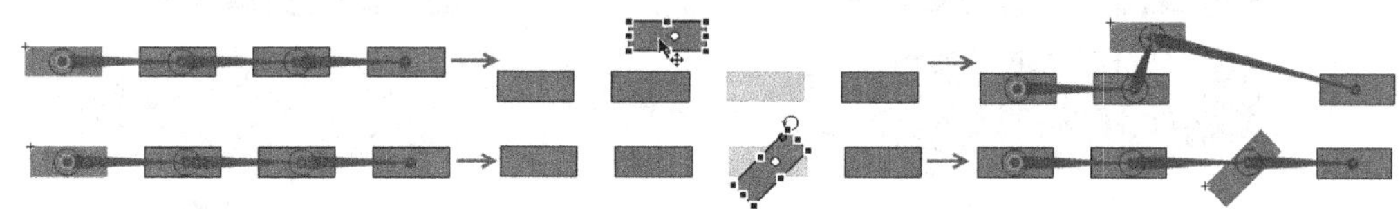

图 13-14　使用任意变形工具编辑骨骼和骨骼图形

使用任意变形工具还可以调整骨骼图形的大小，但会影响到整个动画时间轴区域。

使用任意变形工具可以同时对多个骨骼图形进行编辑。

(3) 使用骨骼图形属性面板设置参数。可以选择骨骼图形，在属性面板中设置参数，如图13-15所示。其中位置的变化影响当前属性关键帧并形成动画变化效果；大小（宽和高）参数设置后会引起中心点位置变化，图形的大小变化会体现在整个动画时间轴区域，中心点位置的变化则仅仅体现在当前属性关键帧中并形成动画变化效果；其他属性设置会体现在整个动画时间轴区域。

(4) 删除骨骼。在舞台上选择骨骼，然后按 Delete 键可以删除该骨骼及其子级骨骼，其子级图形对象仍然存在于骨架中但不参与骨骼变化，如图 13-16 所示。

(5) 删除骨骼图形对象。在舞台上选择骨骼图形对象，然后按 Delete 键可以删除该骨骼图形对象、父骨骼及其子级骨骼，其子级图形对象仍然存在于骨架中但不参与骨骼变化，如图 13-17 所示。

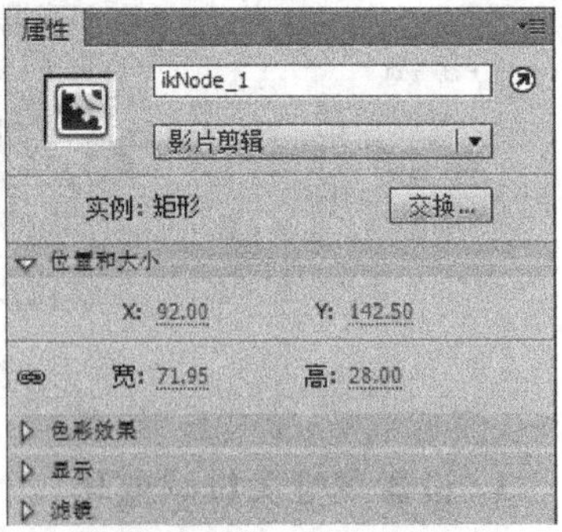

图 13-15 骨骼图形属性面板

(6) 删除骨架。在时间轴面板的骨骼动画区域单击帧选择骨架，然后按 Delete 键可以删除该骨架，包括骨骼、骨骼图形对象和骨骼节点。

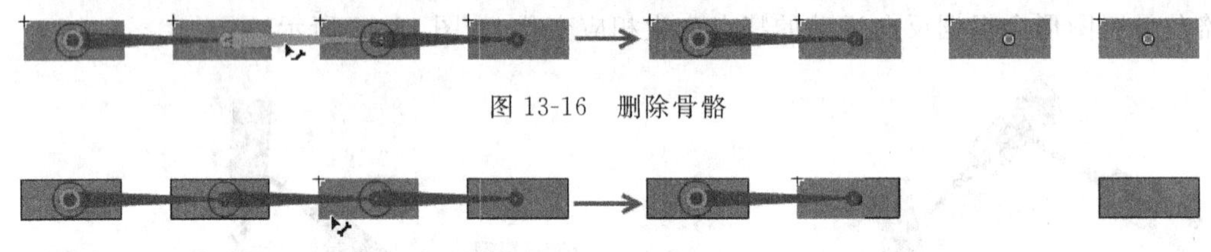

图 13-16 删除骨骼

图 13-17 删除骨骼图形对象

使用部分选取工具也可以编辑骨骼或骨骼图形，但不能形成动画变化的效果。对于元件骨骼动画，部分选取工具和选择工具的用法一致，但对于形状骨骼动画，其作用完全不同。部分选取工具在形状骨骼动画中可以完成骨骼节点位置和图形控制锚点的编辑，如图 13-18 所示，但需要特别注意的是骨骼节点位置改变在骨骼动画中禁止使用，仅能在插入姿势前完成，图形控制锚点的编辑可以在属性关键帧中使用，但它会影响整个动画时间轴区域，无法形成属性关键帧之间的图形变化动画效果。

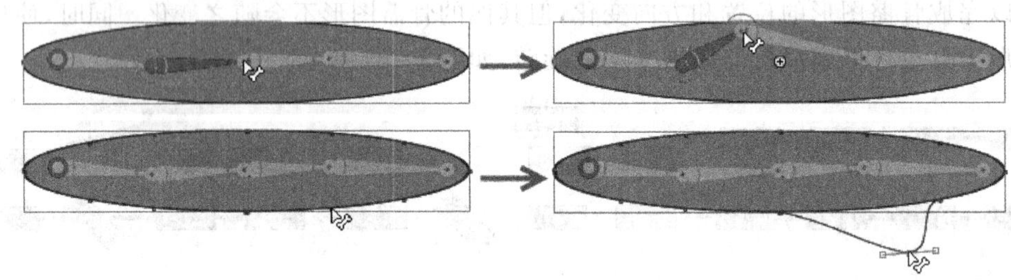

图 13-18 使用部分选取工具编辑形状骨骼和形状对象

4. 测试骨骼动画

根据设计需求，进行骨架及骨架对象的编辑，按 Ctrl+Enter 键测试影片。骨骼动画的部分帧效果如图 13-19 所示。

注意：对骨骼图形进行编辑时，位置移动和方向旋转会改变当前属性关键帧形成动

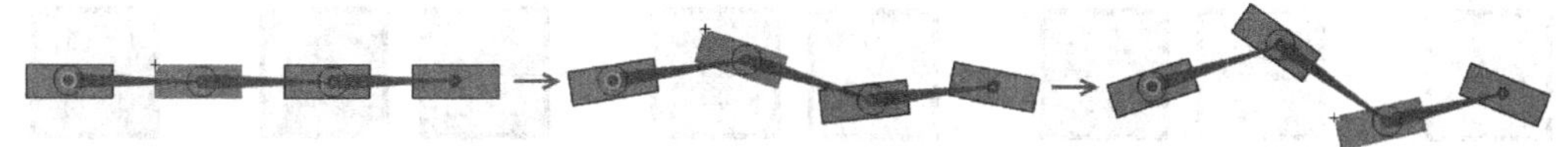

图 13-19　骨骼动画效果

画效果，但大小、形状、滤镜等变化会引起整个动画时间轴区域图形的对应变化。

13.1.4　骨架属性与骨骼属性

选择骨架或骨骼后，在其属性面板中设置相关参数可以更灵活地编辑骨骼动画效果。

1. 骨架属性面板设置

在时间轴面板的骨骼动画区域单击某帧选择骨架及所在的属性关键帧，其属性面板如图 13-20 所示，可以设置骨架的名称、缓动、选项及弹簧参数。

(1) 名称。设置骨架的名称，和元件实例的名称一样，设置之后可以使用 ActionScript 动态控制。

(2) 缓动。设置所在的属性关键帧与下一个属性关键帧之间的骨骼运动动画的加减速方式及强度，其属性面板参数如图 13-21 所示，共有两项内容：强度和类型。两个选项相结合可以实现复杂的缓动效果。

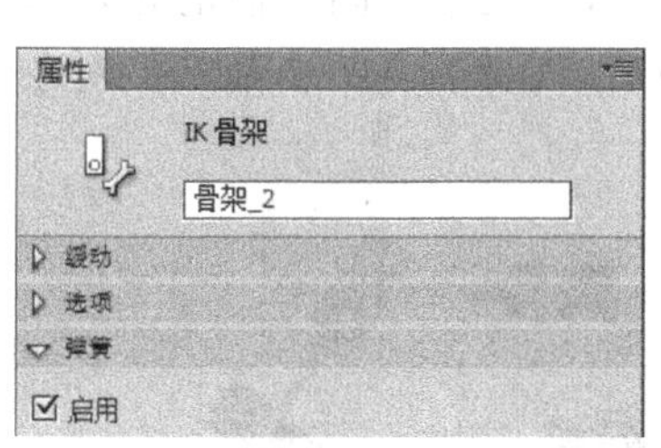

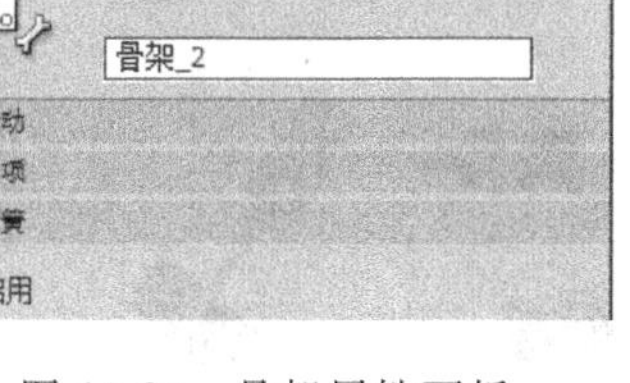

图 13-20　骨架属性面板

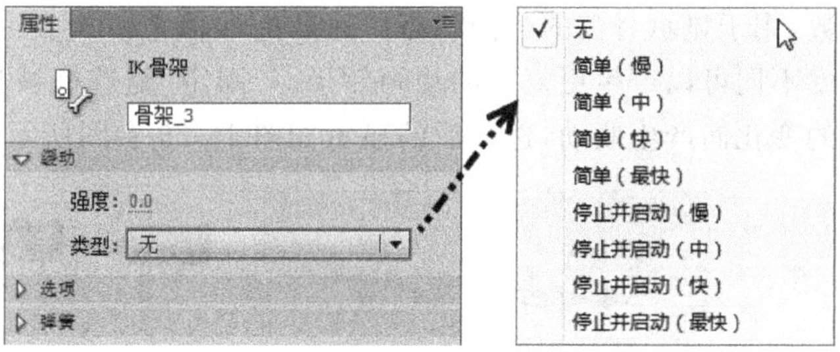

图 13-21　缓动参数

强度：用来设置速度变化的强度，取值范围为－100～100。

类型：内置了“简单”和“停止并启动”两种缓动模式，每种模式中包含慢、中、快和最快这 4 种不同的速度，共包含了 8 种类型。

(3) 选项。如图 13-22 所示，有类型和样式两项内容。

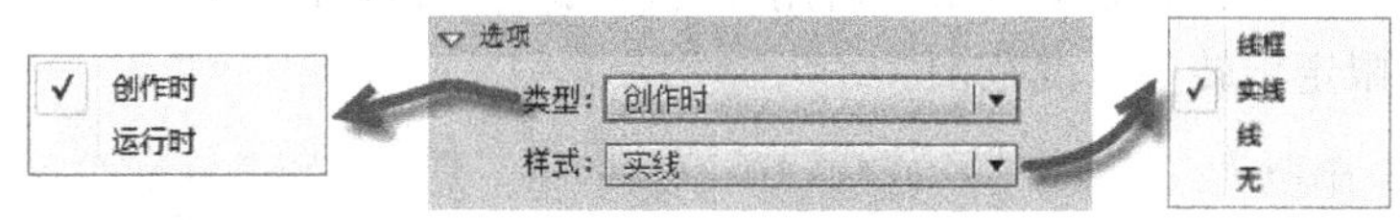

图 13-22　选项参数

类型：默认为“创作时”，不能够在运行时使用 ActionScript 动态控制骨架的变化，如果要动态控制骨架在运行时的变化，必须设置为“运行时”。

样式：用来设置骨骼的显示形状，仅在编辑时有效，动画播放时不显示。4 种样式的显示效果如图 13-23 所示，默认为实线样式。

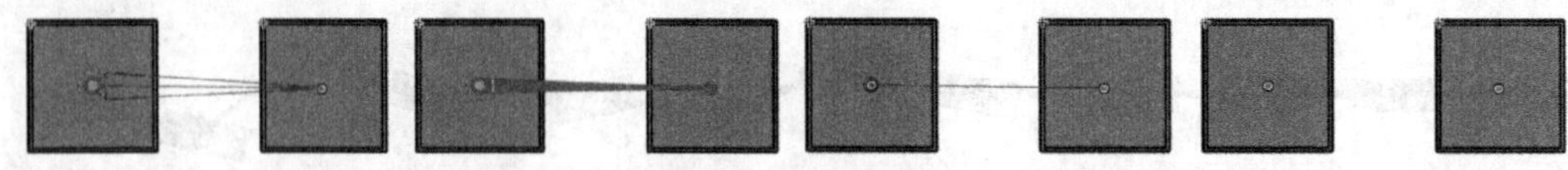

图 13-23 骨骼显示样式

(4) 弹簧。弹簧只有一个“启用”复选框，用来设置是否启用在骨骼属性中设置的弹簧效果，默认为选中状态。

2. 骨骼属性

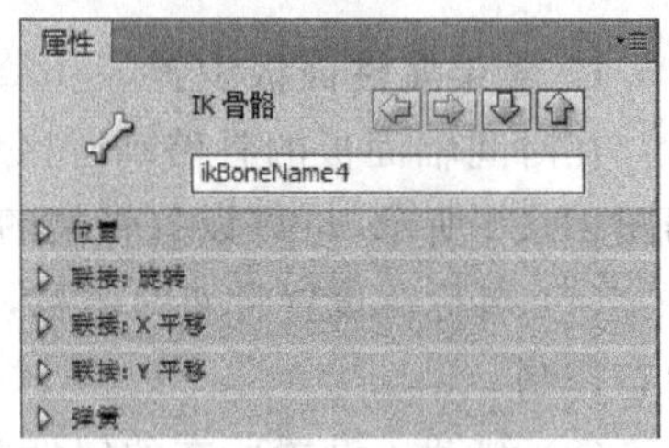

图 13-24 骨骼属性

选择骨架中的骨骼，在其属性面板中进行相关属性设置，可以对单个骨骼的动画效果做更精细的调整。如图 13-24 所示，为骨骼属性面板，其具体含义如下。

(1) 骨骼选择按钮。共有 4 个按钮：上一个同级、下一个同级、子级和父级，用于选择相近的骨骼。

(2) 名称。设置骨骼的名称，和元件实例、骨架的名称一样，设置之后可以使用 ActionScript 动态控制。

(3) 位置。如图 13-25 左图所示，其中位置 X 和 Y、长度和角度 4 个参数为只读参数，用于显示骨骼的当前状态。速度的取值范围为 0～100%，骨架中不同骨骼的相对速度不同可以产生更复杂的动画效果。“固定”复选框被选中后，该骨骼将不会随其他对象的变化而产生联动，选中后的显示如图 13-25 右图所示。

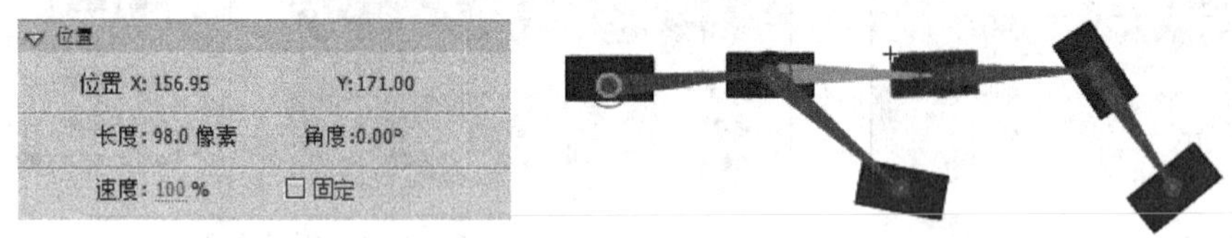

图 13-25 骨骼的位置属性和“固定”复选框选中显示

使用选择工具选择骨骼，当鼠标移动到骨骼子节点光标变为时，单击鼠标也可以达到取消或选择“固定”的效果。

(4) 联接：旋转。如图 13-26 所示，默认为启用状态，取消选中后，该骨骼将不会随其他对象的变化而产生旋转联动效果。启用“联接：旋转”后，可以选中“约束”复选框，并设置约束范围来限定旋转的角度范围。

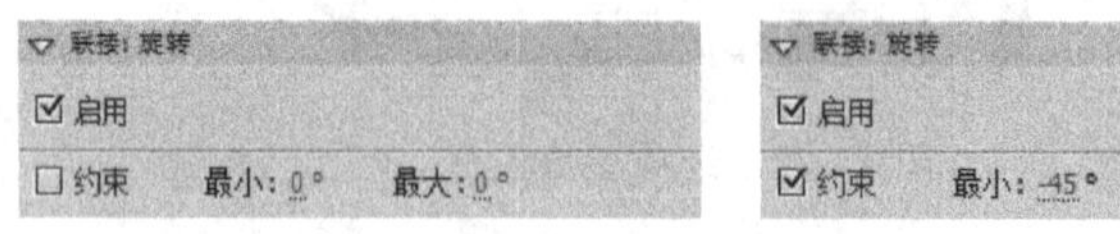

图 13-26 骨骼的“联接：旋转”属性

(5) 联接：X 平移。如图 13-27 左图所示，默认为未启用状态，该骨骼及其子对象将不会随其他对象的变化而产生随骨骼的 X 轴平移联动效果，实际上也可看作是该骨骼的父级骨骼随骨骼的 X 轴缩放变换。启用“联接：X 平移”后，还可以选中“约束”复选框，并设置约束范围来限定 X 轴平移的范围。

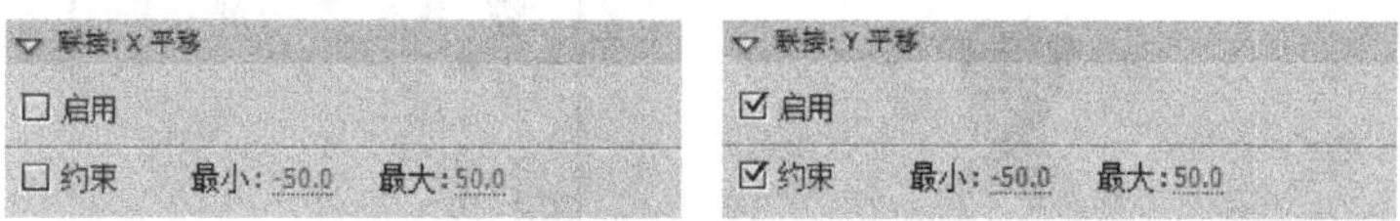

图 13-27　骨骼的"联接：X 平移"属性和"联接：Y 平移"属性

(6) 联接：Y 平移。类似于"联接：X 平移"，如图 13-27 右图所示。

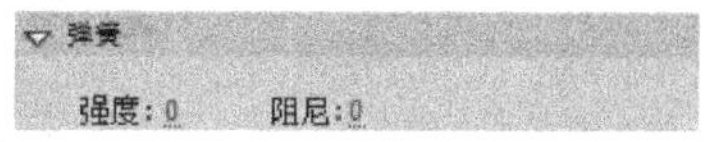

图 13-28　骨骼的"弹簧"属性

(7) 弹簧：如图 13-28 所示，可以设置弹簧动画效果。弹簧参数的设置有一个前提条件，就是在骨骼所在的骨架属性中必须选中启用弹簧选项。"强度"用于设置弹簧效果的强弱，"阻尼"用于设置弹簧效果的衰减速度，值越大衰减越快。弹簧的启用可以使骨骼动画具有弹簧震动效果，骨骼变化效果更具有真实感。

13.1.5　骨骼绑定工具

骨骼绑定工具用于形状骨架。在形状骨架中，形状锚点受骨骼的控制，随骨骼的变化而变化，Flash 自动将骨骼附近的锚点分配给该骨骼控制，有时会存在形状变化未按照预期方式进行的情况，可以使用骨骼绑定工具来编辑骨骼与形状锚点之间的关系，达到理想的控制效果。

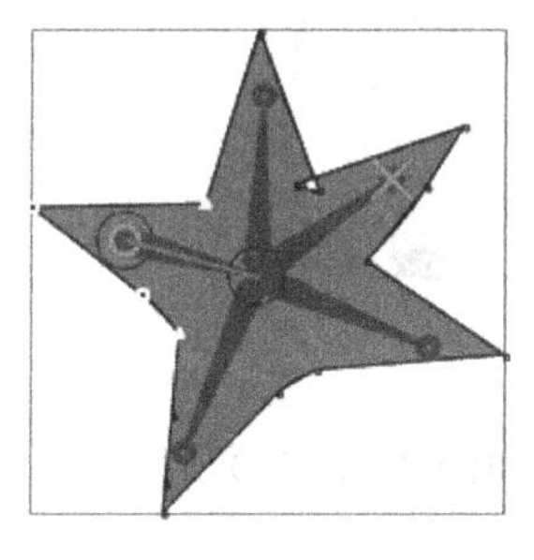

图 13-29　骨骼绑定显示

使用绑定工具时，一个骨骼可以控制多个锚点，一个锚点也可以被多个骨骼同时控制。

选择绑定工具，单击骨骼进行选择，如图 13-29 所示显示骨骼及控制锚点，被选中的骨骼中间显示红线，骨骼控制的锚点显示为黄色的点，骨骼未控制的锚点显示为蓝色的点。

绑定工具有两种操作方式：绑定控制锚点和取消绑定控制锚点。

绑定控制锚点：使用绑定工具选择骨骼后，按住 Shift 键，单击蓝色锚点即可将该锚点绑定到所选择的骨骼上，此时该锚点变为黄色锚点。鼠标移动到锚点上时，光标由变为。

取消绑定控制锚点：使用绑定工具选择骨骼后，按住 Ctrl 键，单击黄色绑定锚点即可将该锚点从所选择的骨骼上取消绑定，此时该锚点变为蓝色锚点。

13.2　实训步骤

(1) 新建 Flash 文档"人物骨骼动画.fla"，绘制并使用元件组装人体各部分，舞台图形对象和库元件列表如图 13-30 所示。左右对称元件的互相转换可以通过执行菜单命令"修改"|"变形"|"水平翻转"来进行。也可以打开已绘制好的文件"人物骨骼动画初始文件.fla"。

(2) 选择骨骼工具，在身体中间按下鼠标左键并拖曳到身体与头部的交接点，创建第一个骨骼。

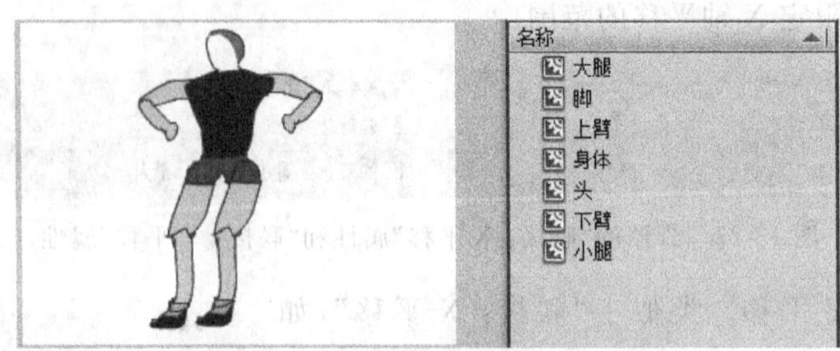

图 13-30 舞台对象和库元件列表

(3) 使用选择工具选择该骨骼，在属性面板中勾选“位置”选项中的“固定”复选框，完成骨骼固定，其过程如图 13-31 所示。

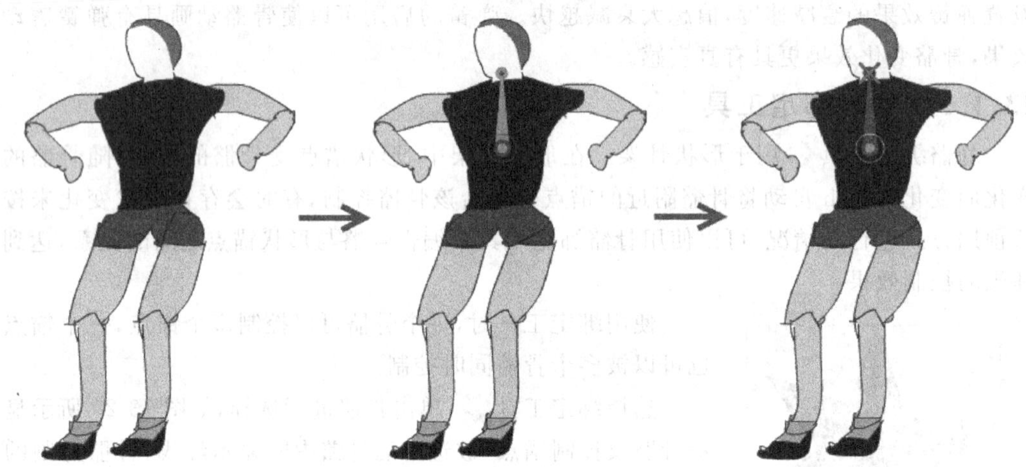

图 13-31 创建第一个骨骼并固定

(4) 同样的方法创建身体与上臂、大腿之间的骨骼并固定，如图 13-32(a)所示。

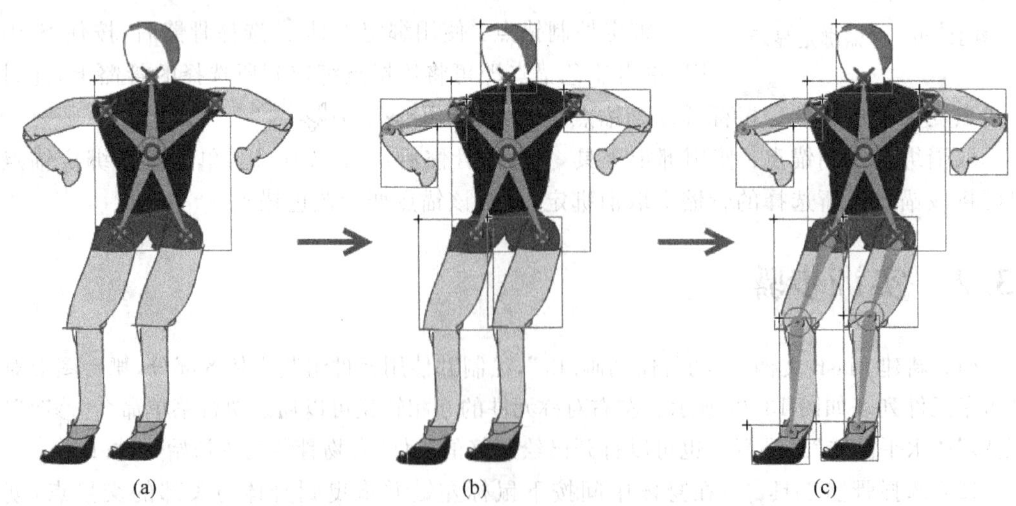

图 13-32 创建其他骨骼

（5）选择骨骼工具，在身体与右上臂的骨骼节点按鼠标左键并拖曳到右上臂与右下臂的交接点，创建骨骼，如图 13-32(b)所示。

（6）同样的方法创建骨骼如图 13-32(c)所示。

（7）在骨架图层的第 30 帧右键弹出菜单中选择“插入姿势”命令，此时时间轴面板如图 13-33 所示。

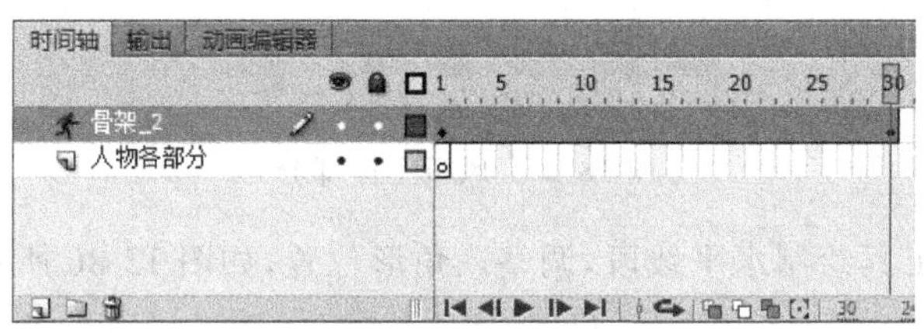

图 13-33　创建骨骼动画后的时间轴面板

（8）分别在第 1 帧和第 30 帧，使用选择工具在舞台上拖曳手和脚等对象，按照如图 13-1 所示调整身体的姿势。

（9）根据人物动作的特点，身体会随动作的变化而移动，右脚(舞台中左侧的脚)的位置基本不发生变化。使用任意变形工具，在第 30 帧的舞台上选择所有图形对象并进行移动，使右脚位置与第 1 帧的位置基本重合。

（10）根据动作的特点还可以设置骨架、骨骼、骨骼图形对象等的属性参数或进行编辑，达到更逼真的动画效果。

（11）动画制作完毕，按 Ctrl+Enter 键测试影片播放效果。部分关键帧显示效果如图 13-34 所示。

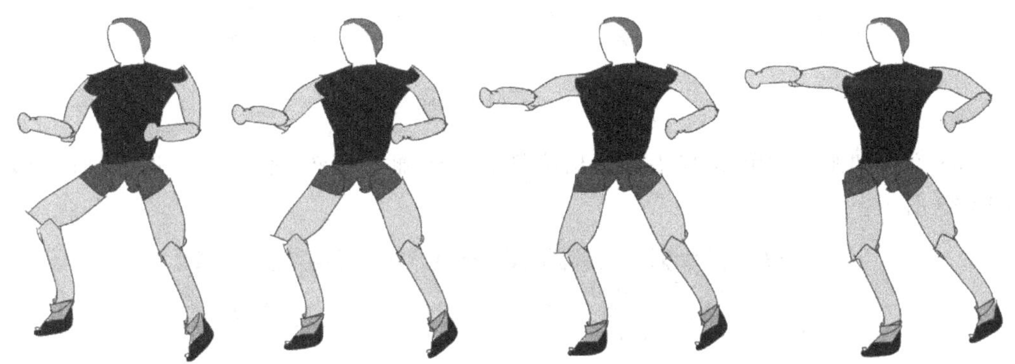

图 13-34　部分关键帧动画效果

13.3　强化训练：放风筝

春季放风筝的时候，总能看到由多个部分组成的长风筝，非常壮观，这里将通过创建一个长风筝动画来强化本节课的学习。主要步骤如下。

（1）新建 Flash 文档“放风筝.fla”，重命名图层为“风筝各部分”。

(2) 选择多角星形工具，在工具属性面板中设置笔触颜色为无，填充颜色为红色，工具设置选项中设置样式为多边形，边数为 3。在舞台上绘制三角形。

(3) 使用选择工具选择三角形，按 F8 键将图形转换为元件“风筝主体”。打开库面板，将元件“风筝主体”连续拖曳 5 个到舞台上，该元件在舞台上共有 6 个元件实例。

(4) 使用任意变形工具调整元件实例大小，并进行排列，如图 13-35 所示。

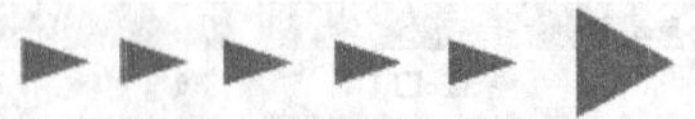

图 13-35　风筝主体部分

(5) 选择线条工具绘制水平线段，调整三角形位置，如图 13-36 所示。

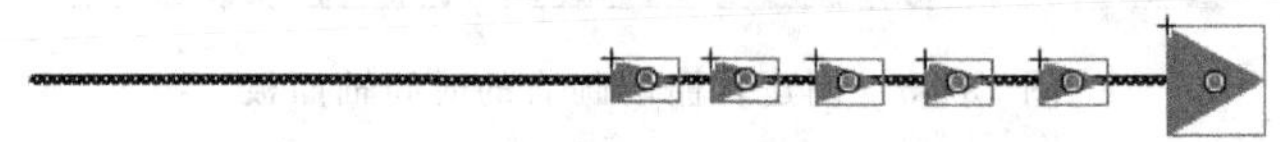

图 13-36　绘制风筝线

(6) 按 Ctrl＋A 键选择全部图形，按 Ctrl＋B 键将图形分离为形状，再执行菜单命令“修改”|“形状”|“将线条转换为填充”，效果如图 13-37 所示。

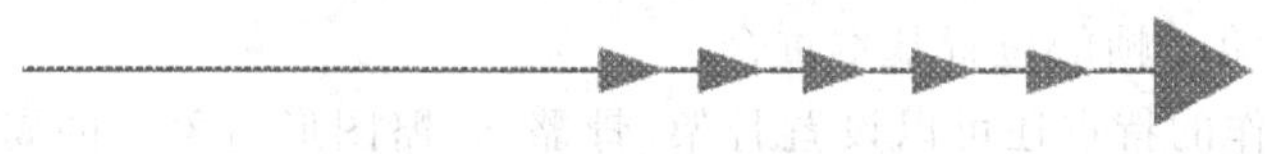

图 13-37　转换为填充形状

(7) 按 Ctrl＋A 键选择全部图形，选择骨骼工具，如图 13-38 所示创建骨架。

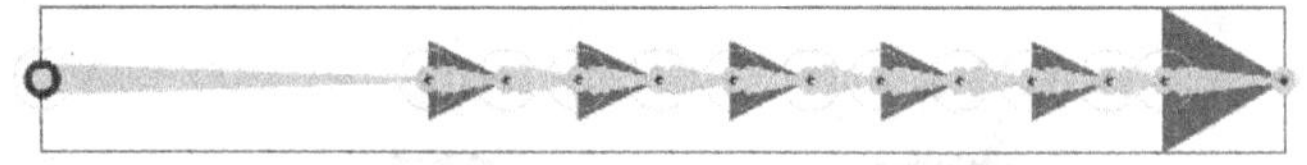

图 13-38　创建骨架

(8) 在骨架图层的第 40 帧右键弹出菜单中选择“插入姿势”命令，之后时间轴面板如图 13-39 所示。

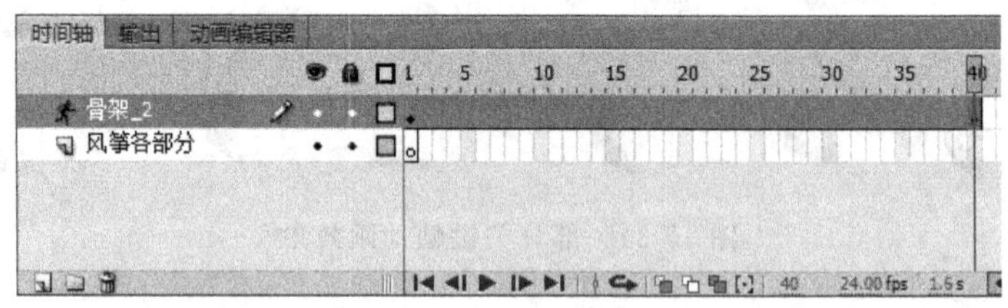

图 13-39　时间轴面板

(9) 在第 30 帧使用选择工具在舞台上拖曳最右侧的图形对象，如图 13-40 所示调整风筝的姿态。

(10) 动画制作完毕。还可以通过调整第 1 帧的风筝姿态，以及调整其他动画属性来达到更丰富的变化效果。完成后按 Ctrl＋Enter 键可测试影片播放。

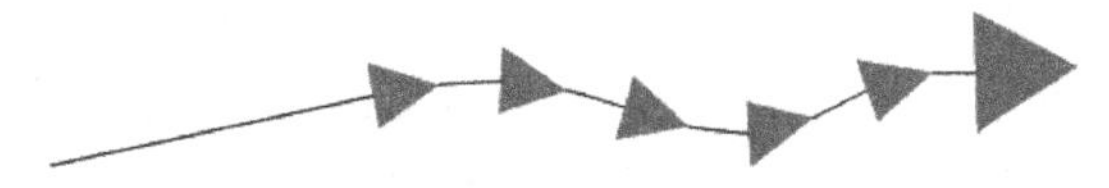

图 13-40　调整后风筝的姿态

13.4　拓展研究及课后实训

1．拓展研究

（1）请根据骨架的规则思考：为什么在元件骨架中要求“每个元件至多包含一个父节点，除非这些节点重合”？

（2）在学习基于形状的骨架创建时，软梯的绘制采用了设置填充为透明方式，如果采取将线条转换为填充会有什么不同效果？

（3）设计实际骨骼变化，研究骨骼属性设置对同级骨骼的影响，以及在形状骨架和元件骨架中的效果差异。

2．课后实训

观察生活中人物的某种运动如投篮、跳远等，制作骨骼动画。

模块 5

ActionScript 3.0 的应用

教学目标：

ActionScript 是 Flash 软件提供的动作脚本语言，具有强大的动画控制功能和交互设计功能。Flash CS6 提供对 ActionScript 1.0、ActionScript 2.0 和 ActionScript 3.0 的全面支持，本模块的讲解以 ActionScript 3.0 为主，和前两个版本相比 ActionScript 3.0 提供了更强大的功能和更规范的语法。在本模块中，将通过大量的示例使读者初步掌握 ActionScript 3.0 的用法。

教学重点与难点：

1. ActionScript 3.0 的语言语法
2. ActionScript 3.0 对影片、音频和视频的控制
3. Flash 组件的运用
4. ActionScript 3.0 的交互功能
5. 外部位图的处理

实训 14

光影变幻

任务描述

绘制一个简单的元件，并使用少量的 ActionScript 3.0 脚本语言，创建出动感十足的光影变幻动画效果，无数个彩色光影不断地产生并淡出舞台，如图 14-1 所示。

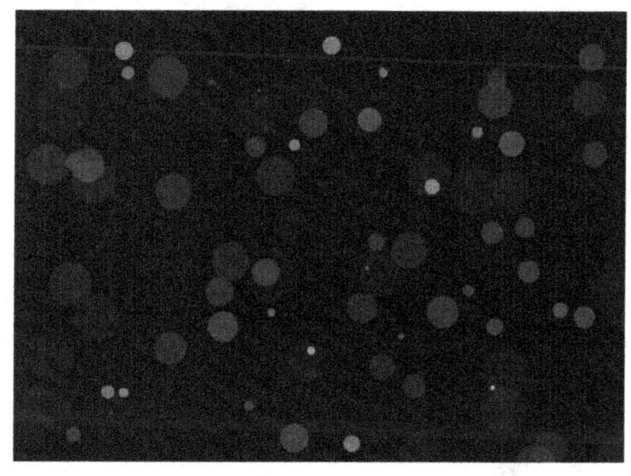

图 14-1　光影变幻

任务目标

(1) 了解 ActionScript 3.0 脚本语言的特点和功能。

(2) 掌握动作面板的一般使用方法。

(3) 掌握常用的变量与函数的使用方法，并能够利用帧代码完成简单的动画制作。

(4) 掌握常用的对象属性、方法的一般使用，以及元件实例的加载等知识。

14.1　相关知识：ActionScript 基础

ActionScript 最初是 Flash 软件的专用编程语言，随着 Flash 平台技术的不断发展，能够使用 ActionScript 语言的平台也越来越多，如 Flex Build 等，其应用也越来越广泛。使用 ActionScript 可以完成更为准确、丰富的动画设计，而且能够制作网站、游戏、教学课件等应用软件，并能够跨平台使用。

ActionScript 语言目前共有 3 个版本：ActionScript 1.0、ActionScript 2.0 和 ActionScript 3.0，一般简称为 AS1、AS2 和 AS3。ActionScript 1.0 和 ActionScript 2.0 采用的规范是一样的，运行环境均为 ActionScript 虚拟机第 1 版（AVM 1），ActionScript 2.0 作为 ActionScript 1.0 的升级版，功能上有了较大的改进。ActionScript 3.0 和前两个版本相比有很大区别，采用了 ECMA-262 标准规范，运行环境是 ActionScript 虚拟机第 2 版（AVM 2）。

相比以前的版本，ActionScript 3.0 的功能更为完善、强大，执行效率更高，但需要注意的是它和前两个版本并不完全兼容，Flash 软件尽管也提供了对 ActionScript 1.0 和 ActionScript 2.0 的支持，但在创建动画时必须选择使用哪种语言版本。出于对语言前景的考虑，本书仅涉及 ActionScript 3.0 的使用，对于曾经使用 ActionScript 1.0 和 ActionScript 2.0 的读者应特别注意 ActionScript 3.0 已经不再支持部分语言及功能了。

14.1.1　动作面板

ActionScript 1.0 和 ActionScript 2.0 支持将 ActionScript 程序添加到时间轴、按钮或影片剪辑中，而 ActionScript 3.0 则支持将 ActionScript 程序添加到时间轴上（帧代码），或者将 ActionScript 程序添加到外部文件中。在 Flash 中，嵌入脚本的编辑和调试可在动作面板中进行，动作面板如图 14-2 所示。

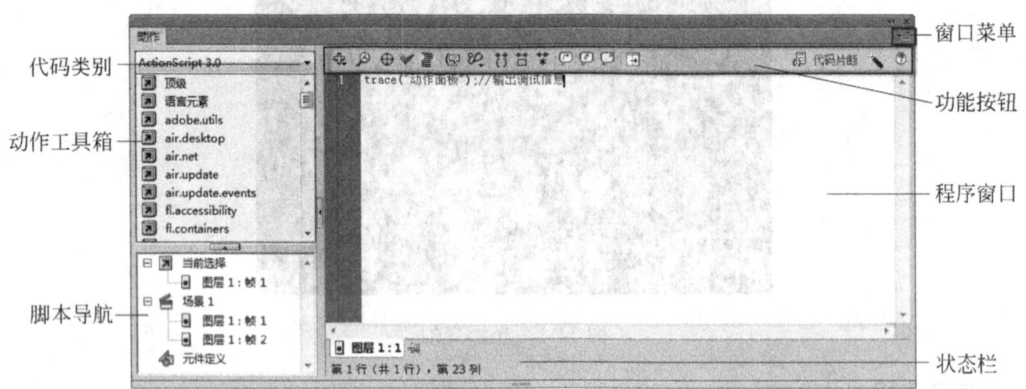

图 14-2　动作面板

一般打开动作面板的方法有以下两种。

（1）执行菜单命令“窗口”|“动作”或按 F9 键。

（2）选择时间轴上的关键帧，在右键弹出菜单中选择“动作”命令。

动作面板主要包括以下几部分。

1. 程序窗口

程序窗口是动作面板中编辑动作程序代码的地方，熟练的创作人员一般直接在窗口中录入程序代码来完成程序编辑调试。动作面板上的其他部分都是为程序窗口服务的，提供了各种辅助工具，特别适合于初学者。

在输入程序代码时，Flash 提供了对代码的提示，如图 14-3 所示，d 为定义的变量，用于存放当前的时间，输入 d 后弹出提示列表，可以直接在列表中选择需要的内容，提高了工作效率并能在一定程度上减少出现错误的概率。

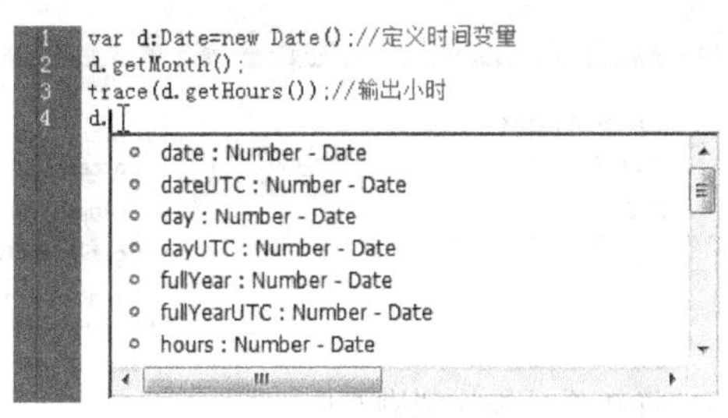

图 14-3　代码提示

在程序窗口中还可以通过右键弹出的快捷菜单来完成部分代码编辑和调试功能。

2. 代码类别

通过下拉菜单选择脚本语言的类别，本书中主要涉及的是 ActionScript 3.0，代码类别主要包括 ActionScript 1.0&ActionScript 2.0、ActionScript 3.0 和 Flash lite（1.0—4.0）ActionScript。

3. 动作工具箱

动作工具箱中分类放置了 ActionScript 的全部动作代码，展开需要的类别并找到需要的动作，然后将鼠标移动到该动作名称时会出现命令的提示信息，双击鼠标即可将动作代码放置到程序窗口当前光标所在位置。如图 14-4 所示，在第 2 行输入 d 后，鼠标双击动作工具箱中的 getDate，Flash 系统将自动在右侧添加.getDate 代码。

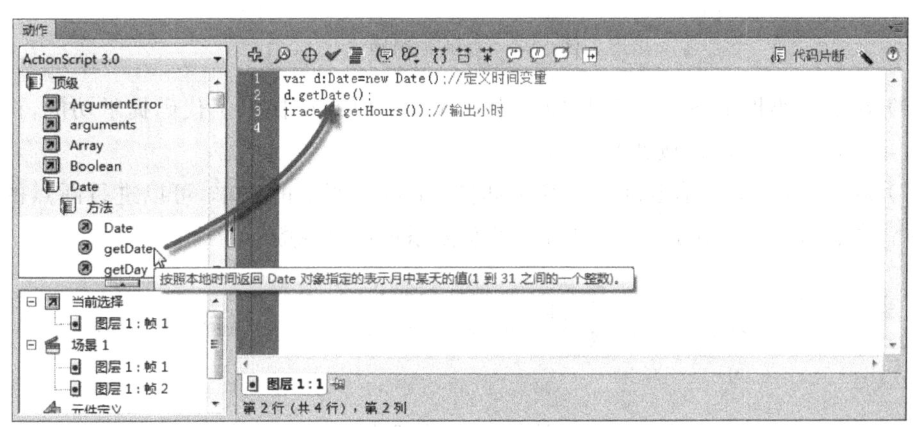

图 14-4　动作工具箱的使用

4. 功能按钮

动作面板中包含若干个功能按钮，有助于程序的编辑和调试，主要包括以下选项。

（1）将新项目添加到脚本中 。单击该按钮弹出菜单，可以逐级选择子菜单及需要的动作代码，如图 14-5 所示，其功能类似于动作工具箱。

（2）查找 。单击该按钮弹出查找和替换窗口，可以快速完成程序代码的查找和替换。

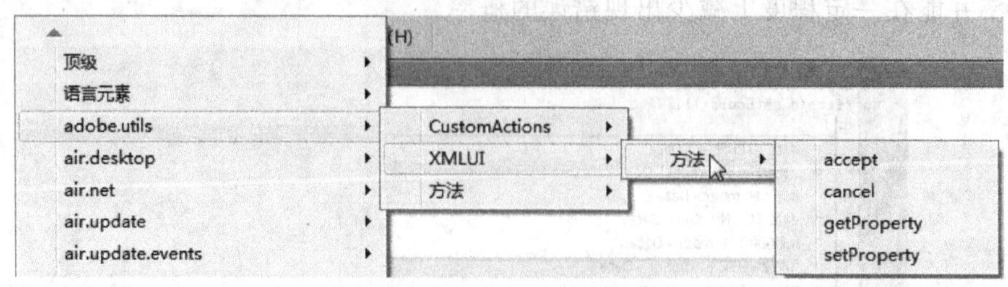

图 14-5　将新项目添加到脚本中

(3) 插入目标路径⊕。单击该按钮弹出插入目标路径窗口,选择需要的目标路径添加到程序代码中。

(4) 语法检查✔。单击该按钮,系统会检查当前代码,并自动将时间轴面板组切换到编译器错误面板中显示当前代码的错误和警告信息。

(5) 自动套用格式。单击该按钮,系统会根据当前程序代码自动按照规范格式进行缩进等排版,更直观地显示程序代码的层次关系,有助于程序的阅读和调试,如图 14-6 所示。

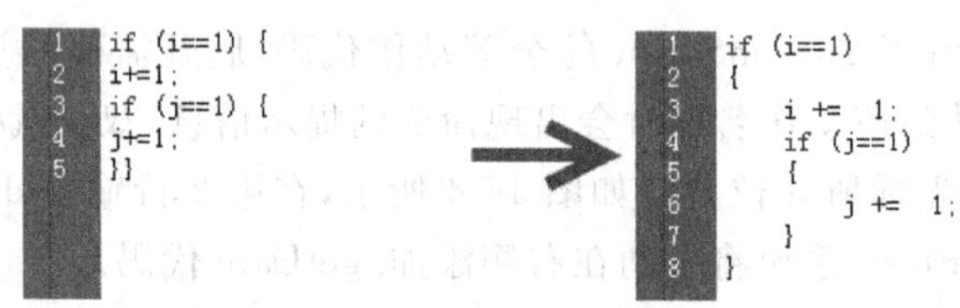

图 14-6　自动套用格式

(6) 显示代码提示。在程序窗口中录入代码时系统提供了代码提示功能,该提示消失时也可以通过单击该按钮来激活。

(7) 调试选项。单击该按钮弹出如图 14-7(a)所示的菜单,可以进行断点的切换和删除。如图 14-7(b)所示,可以单击行号左侧添加或删除断点。

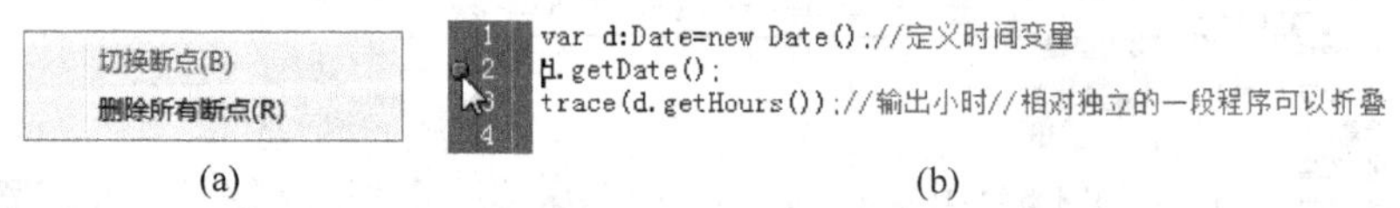

(a)　　(b)

图 14-7　断点调试

(8) 折叠成对大括号。在程序窗口中可以对程序段进行折叠或展开,便于阅读和调试较长的程序代码。将光标定位在成对的大括号中,单击该按钮,光标所在的成对大括号内的程序段将进行折叠,缩小程序代码所占空间,便于在更大范围内阅读代码。如图 14-8 所示,程序段折叠后行号右侧出现折叠标志⊞,单击可以展开程序段。

被选中的程序段在展开状态时,其首行和末行的行号右侧显示⊟并以线段相连,单击其中一个⊟可以折叠所选的程序段。

(9) 折叠所选。选择程序段,单击该按钮可以折叠所选的程序段。也可以使用单击⊟的方法来完成同样任务。这两种方法在执行时如果按住 Alt 键，都可以折叠所选之外的部分。如图 14-9 所示为选择程序段、折叠所选和折叠所选之外的效果对比。

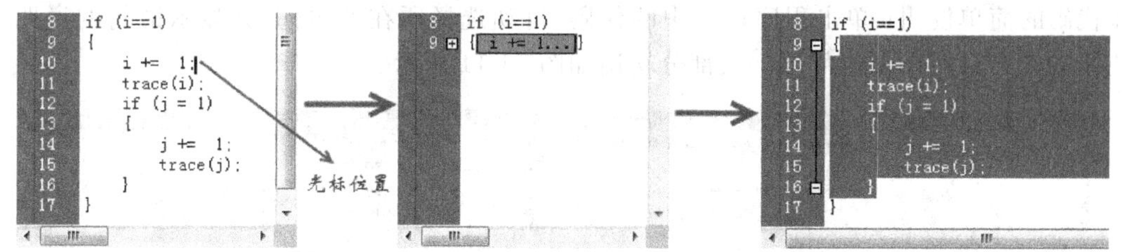

图 14-8　折叠成大括号

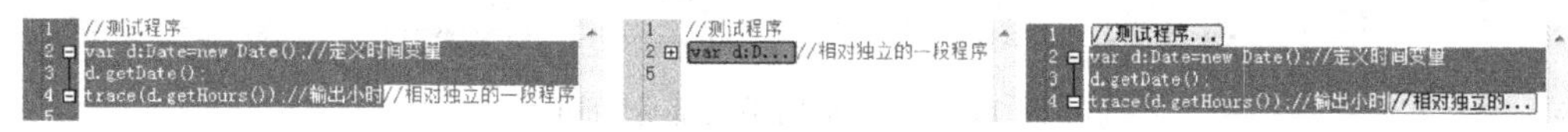

图 14-9　折叠所选

(10) 展开全部 。单击该按钮可以展开所有被折叠的程序段。

(11) 应用块注释 和应用行注释 。

一般编程语言中都有添加注释语句的功能，特别是在代码较多的程序中注释语句显得特别重要。注释语句在程序运行时被忽略，并不参与运行，但它对阅读和调试程序有着非常重要的作用。

注释语句有两项功能：程序说明和程序调试。前者对于程序阅读理解有着重要的作用，后者则可使创作者在调试程序中暂时不让某些语句运行，比较程序运行效果的不同。

注释语句有两种使用方式，一种是块注释，在程序段的开始位置输入"/ * "，程序段的结束位置输入" * /"；另外一种是行注释，输入"//"，该位置右侧的本行语句(或字符)不会被作为代码执行。

选择一段代码，单击应用块注释按钮 ，在程序段的首尾分别添加"/ * "和" * /"，该程序段成为块注释；单击应用行注释按钮 ，在程序段的每行开始位置加入"//"，该行程序成为行注释。也可以不选择程序段，而是将光标定位在程序的某个位置，此时单击两个按钮的作用分别为在当前位置插入"/ ** /"和"//"。

(12) 删除注释 。定位光标位置或者选择程序段，单击删除注释按钮 ，可以删除块注释和行注释代码。需要注意的是如果存在重复注释代码，可能不会一次全部删除。

(13) 显示/隐藏工具箱 。用于切换工具箱(包括动作工具箱和脚本导航)的显示与隐藏。

(14) 代码片断 代码片断 。单击该按钮弹出代码片断窗口，如图 14-10 所示，可以按照分类选择需要的

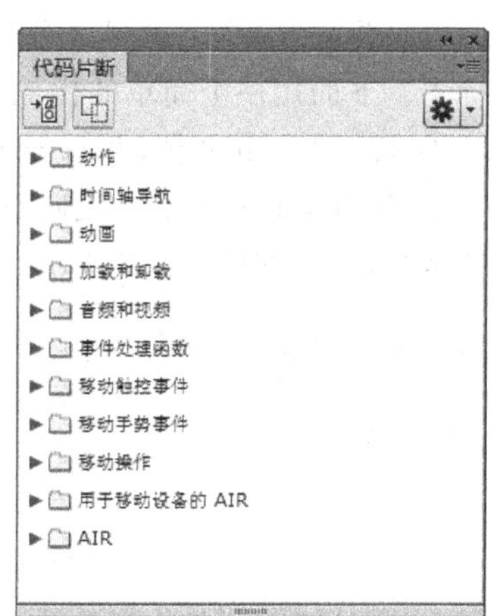

图 14-10　"代码片断"窗口

代码片断。

(15) 脚本助手 。一般有 3 个作用：选择动作工具箱中的动作，可以用来显示该动作代码的简单说明；单击程序窗口中的代码，自动选择所在的语句，并显示语句的说明；使用动作工具箱来创建代码。其部分功用如图 14-11 所示。

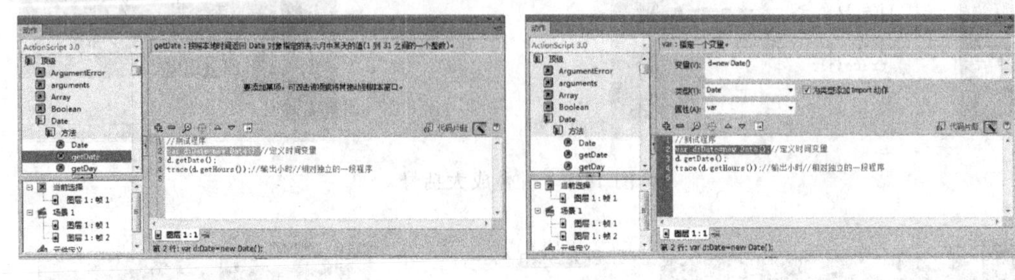

图 14-11 脚本助手的部分功用

(16) 帮助 。提供 Flash 知识的 ActionScript 语言参考。

5. 脚本导航

脚本导航显示了所有添加脚本代码的对象，可以直接在该窗口中单击鼠标切换对象，同时在窗口上侧会显示当前选择的脚本代码对象。

6. 状态栏

用于显示脚本代码的对象和光标所在位置，也可以切换不同的代码对象。

7. 窗口菜单

单击该按钮将弹出动作面板的命令菜单，可以选择并执行相应的命令。

14.1.2 基本语法

每种计算机编程语言都有自己的命令语句和语法结构，只有按照它的规则去编写程序才能够被计算机识别并运行。下面介绍一些 ActionScript 3.0 必须遵循的语法规则。

(1) 语句结束符：分号。分号";"在 Flash 中用来作为每一个 ActionScript 语句的结束标志。下面用一个简单的样例来说明一般的 ActionScript 3.0 代码书写格式。

① 新建 Flash 文档，并右击第一帧在弹出菜单中选择动作，打开动作面板。

② 在动作面板中输入代码，按 Ctrl+Enter 键，在时间轴面板组的输出面板中显示程序的运行信息，如图 14-12 所示。

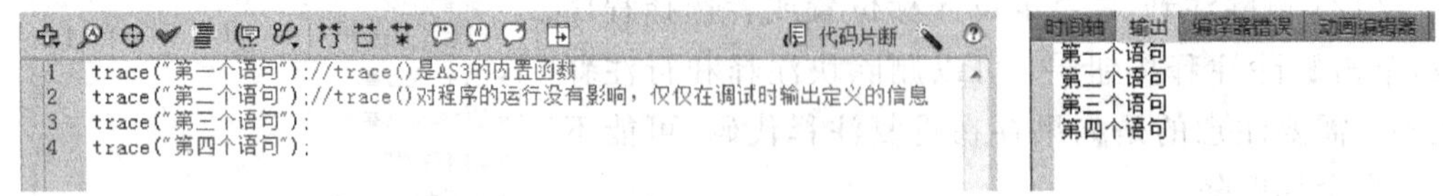

图 14-12 简单的 ActionScript 3.0 代码

③ 一般情况下每个语句占一行，但也可以一行书写多个语句。如下代码和图 14-12 中代码的运行效果一样。

```
trace("第一个语句");trace("第二个语句");trace("第三个语句");trace("第四个语句");
```

一般来说，每行输入一个 ActionScript 3.0 语句时，分号可以省略，但每行有多个语句时就可能出错。通常情况下作为良好的编程习惯，不省略分号的书写，便于阅读程序并减少出错概率。

(2) 多行书写。当一个 ActionScript 3.0 语句代码过长时，为了便于阅读程序，可以进行多行书写，如下面的代码：

```
trace("第一个字符串"+"第二个字符串"+"第三个字符串");  //加号用来连接字符串
```

也可以书写为：

```
trace("第一个字符串"
      +"第二个字符串"
      +"第三个字符串");                               //加号用来连接字符串
```

但需要注意的是，换行的位置不能够将关键字如函数名称、字符串内容、注释内容等分开，否则就会出错。下面的 3 条语句都是错误的。

```
trac
e("第一个字符串"+"第二个字符串"+"第三个字符串");      //加号用来连接字符串
trace("第一个
       字符串"+"第二个字符串"+"第三个字符串");        //加号用来连接字符串
trace("第一个字符串"+"第二个字符串"+"第三个字符串");  //加号
+用来连接字符串
```

(3) 点语法。基于对象的编程语言常用的书写方法，用点"."来表示对象的属性或方法。比如舞台上的影片剪辑元件实例的名称为 my_yuanjian，则可以通过以下语句设置其宽度。

```
my_yuanjian.width=100;
```

(4) 区分大小写。ActionScript 3.0 是一种区分大小写的语言，因此在程序输入时一定要注意大小写，大小写不同会被识别为不同的变量、函数或关键字。

(5) 关键字。ActionScript 会保留一些关键字作为特定的用途，不能作为变量或函数名称，如 if、while、not 等。

14.1.3　数据类型与变量

在所有编程语言中，变量的使用是程序开发的基础，没有变量的程序是很难有实用价值的。每一种编程语言都需要对变量的数据进行分类定义，即数据类型。针对不同数据类型，系统的处理方法是不一样的，其语法规则也不一样。

1. 数据类型

在 ActionScript 3.0 中数据类型非常丰富，使用方法也较为复杂，常见的数据类型包括以下几种。

(1) Boolean(布尔)数据类型。也称作逻辑数据类型，其值只有两个，true 和 false，默认值为 false。特殊情况下转换为数值时，其值分别为 1 和 0。

(2) int(整数)数据类型。数据范围为－2147483648～2147483647。

(3) Number(数字)数据类型。双精度浮点数,包含小数。

(4) unit(非负整数)数据类型。数据范围为0～4294967295。

(5) String(字符串)数据类型。用来表示字符序列,长度仅受限于内存的大小。

(6) Array(数组)数据类型。数组是ActionScript中最有用的数据类型之一,使用方法也比较丰富,在很多场合下使用数组处理会非常有效。

(7) Object(对象)数据类型。在面向对象编程中,对象是类的实例,通过属性来描述对象特性。属性可以是一般的Flash数据类型,也可以是对象数据类型形成的对象嵌套,对象的属性调用使用点(.)语法。

(8) *(无类型)、void(未定义)和Null(空)数据类型。这是3种特殊的数据类型,*(无类型)用于不确定数据类型的声明;void(未定义)用于指定函数定义时无返回值;Null(空)仅有一个值null,用来表示属性或变量没有赋值。

2. 变量

变量的值在程序运行时可以发生变化,它就像一个容器,可以存放各种数据。

(1) 变量的声明。在AS3中,使用变量前必须进行声明,其基本语法如下。

```
var 变量名称:数据类型 = 数据;
```

例如以下第一个语句声明了一个整数变量a,并将其值赋为12,第二个语句输出变量a的值。

```
var a:int = 12;
trace(a);
```

变量声明还有以下几种常用的方法。

① 变量的声明(不赋值)。

```
var 变量名称:数据类型;
```

例如:

```
var a:int;
```

② 多个变量声明语句。

```
var 变量名称 1:数据类型 = 数据,变量名称 1:数据类型 = 数据;
```

例如:

```
var b1:int = 3,b2:int = 4;   //同时声明两个变量 b1 和 b2 并赋值
```

③ 声明无类型变量,即声明变量时不指定其数据类型。例如:

```
var b1;  //var b1: * ;
```

(2) 变量的命名规范。变量的名称必须是一个ActionScript标识符,需要遵循以下标准。

① 第一个字符只能是字母、下划线(_)或者美元符号($)。

② 其他的字符可以是字母、数字、下划线(_)或者美元符号($)。也可以使用其他 Unicode 符号(包括汉字),但不推荐这样使用,容易出现代码混乱。

③ 变量名不能是关键字或系统内置常量(如 true、null 等)。

④ 变量名不能使用 ActionScript 中的任何元素,比如类名称等。

⑤ 变量名在其作用范围内不能重复。

⑥ 变量名是区分大小写的,如 B1 和 b1 是两个不同的变量。

⑦ 变量名尽量设置为有一定意义、容易被看懂其含义的名称。

(3) 变量的赋值。变量的值在程序运行时可以变化,通过赋值语句可以为变量赋予新的值,其基本用法为"变量名=表达式;"。一般情况下要求变量的数据类型和表达式值的数据类型一致,例如:

```
var a:int;
a = 3 + 5;
trace(a);
```

以上代码能够正确运行,输出结果为 8。但以下代码将字符串赋给整型变量就不能正确运行。

```
var a:int;
a = "3 + 5";
trace(a);
```

当变量和表达式的值为相关的数据类型时,代码也可以正确运行,并在某些场合下有特殊的用途,如以下代码运行输出结果为 3。

```
var a:int;
a = 3.5;
trace(a);
```

(4) 变量的作用域。ActionScript 变量的作用域分为全局变量和局部变量,前者的作用范围为所有时间轴共享,后者则只能在定义变量语句所在的代码内有效。如图 14-13 中的代码所示。

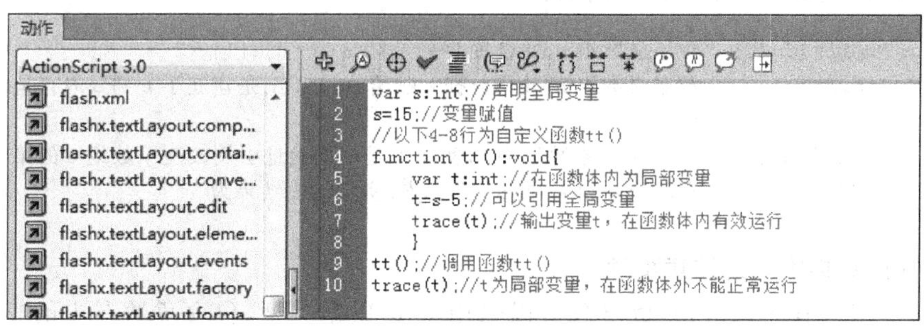

图 14-13 变量的作用域

使用全局变量时应注意避免变量冲突,在程序设计非必要的情况下,应尽量减少全局变量的使用。

3. 常量

常量是指值永远不会改变的量，如数值常量 1、2.5 等，或者字符串常量"Flash 动画"等。ActionScript 3.0 中有一些内置常量如 true、false、Infinity、Nan 等，也可以使用 const 来自定义常量，如图 14-14 所示。

```
const XUEHUA_SL:int=70;//自定义常量，比如在雪花动画制作时用来表示雪花的数量
const con_xuehua_sl;//也可以使用两行代码来完成自定义常量
con_xuehua_sl=70;
```

图 14-14 自定义常量

自定义常量时可以采用一定的全名规则与变量进行区分，比如说可以采用所有字母大写或增加前缀 con_。使用自定义常量可以增加程序的可读性，并避免在程序运行时其值被改变。

4. 变量数据的传递方式

在 ActionScript 3.0 中变量的值可以多次发生改变，也可以将一个变量的值传给另一个变量。变量的传递根据数据类型的不同，有两种传递方式：传值和传址。

(1) 传值。对于数值(包括 int、Number 和 unit)、字符串和布尔数据类型，是按值传递的，称为传值。当把一个变量 a 的值传给另一个变量 b 时，实际上是将 a 的值复制并放入 b 中，变量 a 与变量 b 是相对独立的，如果 a 的值再发生变化不会再影响 b。例如：

```
var a:int = 12;
var b:int = a;
trace(b);              //输出的值为 12
a = 30;
trace(b);              //输出的值仍为 12
```

(2) 传址。对于数组、对象等复杂数据类型，当把一个变量 a 的值传给另一个变量 b 时，实际上是将 a 的地址引用(也称作指针)放入 b 中，当调用变量 b 时系统会根据 a 的地址去调用数据，变量 a 与变量 b 的值在内存的同一位置存放，如果其中一个变量发生变化会影响到其他变量也产生变化。例如：

```
var a:Array = [1,2];   //定义数组 a,并设置两个元素 a[0] = 1,a[1] = 2
var b:Array = a;       //定义数组 b,并将数据 a 赋给 b,实质上是建立了 b 到 a 内存地址的引用
b[0] = 5;
          //设置 b 数组的第 1 个元素数值为 5,实质上是根据地址引用改变了数组 a 的第 1 个元素
trace(a[0]);           //输出数组 a 的第 1 个元素,实际输出结果为 5
```

5. 数值数据类型的注意事项

对于一般的程序来讲，非负整数可以采用 uint 数据类型，包含负数在内的整数可以采用 int 数据类型，包含有小数的数值可以采用 Number 数据类型。在使用时有以下几点需要注意。

(1) 3 种数据类型均存在一定的表达范围，当超出数据范围时数值会自动产生变化。例如：

```
var Data_int:int = 2147483648;   //int 数据类型的范围为 - 2147483648～2147483647
trace(Data_int);                 //该值超出了数据范围,输出结果为 - 2147483648
var Data_uint:uint = 4294967297; //uint 数据类型的范围为 0～4294967295
trace(Data_uint);                //该值超出了数据范围,输出结果为 1
var Data_Number:Number = 429496729721121.121;  //双精度浮点尽管数据范围很大,
                                 //但数据过大时有所取舍
trace(Data_Number);              //该值超出了数据范围,输出结果为 429496729721121.1
```

(2) 这 3 种数据类型均为数值,属于相关数据类型,进行赋值时变量可以与表达式的数据类型不一致,但最终表达式会根据变量的数据类型进行变换。

```
var a:int = - 123;
var b:uint;
var c:Number = 3.5;
b = a;
trace(b);          //输出 4294967173
a = c;
trace(a);          //输出 3
```

(3) Number 数据类型使用双精度浮点数,表现的是近似值,因此在实际使用时和纯数学运算可能存在一点误差。

```
var a:Number = 1.1,b:Number;
b = a + a + a + a + a + a + a + a + a + a;
trace(b);          //输出 10.999999999999998,和 11 差了一点
a = 10000000000;
b = 0.00000001;
trace(a,b,a + b);  //输出 10000000000 1e - 8 10000000000,a + b 还是和实际值差了一点
```

对于数据超出范围或者 Number 数据类型存在误差的情况也不必过于担心,在实际使用中一般不会出现问题,只要在极端的数据处理时注意可能存在的问题即可。其实这些变化与数据类型在计算机内部的二进制存储方式有关,本书限于篇幅不涉及相关知识,有兴趣的话可以查询相关资料。

6. 字符串常量的表示方式

字符串常量在表示时需要在两侧加上双引号或单引号,如"Flash 动画"或'Flash 动画',但不能是"Flash'动画或'Flash 动画"。

如果字符串中包含双引号、单引号和反斜杠可以使用反斜杠加上相应的符号,分别表示为"\""、"\'"和"\\"。

换行符和回车符分别表示为"\n"和"\r"。还可以用"\x00"～"\xFF"来表示以十六进制指定的字节,或者用"\u0000"～"\uFFFF"来表示以十六进制指定的 16 位 Unicode 字符。

14.1.4 运算符与表达式

运算符指的是能够对常量、变量和函数返回值进行运算的符号,ActionScript 中有丰富的运算符号帮助完成数据的运算。通过运算符将常量、变量和函数返回值组合起来的运算式称作表达式,在程序运行的某一时刻表达式具有确定的值。单一的常量或变量可

以看作是最简单的表达式。

1. 运算符的分类

运算符主要有以下几类。

(1) 算术运算符。用来执行最基本的加、减、乘、除,以及求模、递增和递减的算术运算,具体见表 14-1。

表 14-1 算术运算符

运算符	运 算 意 义	表达式样例	运算结果
+	加法	3+2	5
-	减法	9-3	6
*	乘法	3*2	6
/	除法	10/4	2.5
%	求模,即求除法运算后的余数	11%4	3
++	递增,左侧的变量增加 1	i++	变量 i 增 1
--	递减,左侧的变量减少 1	i--	变量 i 减 1

需要注意的是,递增和递减出现在表达式中时,当前的表达式执行时均相当于变量本身,表达式执行完毕后才进行递增和递减。下面的代码为增量运算运行效果,减量运算也可参照该结果。

```
var i:int;
i = 5;
i++;                      //增量的操作数必须是引用,变量 i 增加 1.不能写为 5++
trace(i);                 //输出递增结果为 6
i = 5;
trace(i++);               //输出递增结果为 5
trace(i);                 //输出递增结果为 6
i = 5;
trace(3 + (i++));         //输出结果为 8
trace(i);                 //输出结果为 6
i = 5;
trace(3 + (i++) + (i++)); //输出结果为 13,运算方式为 3 + 5 + 6
trace(i);                 //输出结果为 7,两次增量逻辑运算符。
```

(2) 字符串运算符。字符串运算符和算术运算符中的加法一样采取加号(+)来完成,可以将字符串连接起来,合并成新的字符串。如以下代码:

```
var a:String = "我要";
var b:String = "成为 Flash 动画高手。"
trace(a + b);             //输出结果为"我要成为 Flash 动画高手。"
```

加号(+)可用于算术运算,也可以用于字符串连接。也可以用于字符串和数值的运算,此时先将数值转换为字符串再进行连接。例如:

```
trace(6 + 8);             //输出 14
trace("6" + "8");         //输出 68
```

```
trace(6 + 8 + "6" + "8");    //输出 1468,中间结果分别为 14,146,1468
trace("6" + "8" + 6 + 8);    //输出 6868,中间结果分别为 68,686,6868
```

(3) 逻辑运算符。通常用来进行条件判断,控制程序的流向。逻辑运算符的运算对象一般为逻辑变量或常量,运算结果为逻辑值(真或假)。常用的逻辑运算符示例见表 14-2。

表 14-2　逻辑运算符

运算符	运 算 意 义	表达式样例	运算结果
&&	逻辑与,当两边的表达式均真时结果为真,否则为假	true&&true true&&false	true false
||	逻辑或,当两边的表达式全为假时结果为假,否则为真	false &&false true&&false	false true
!	逻辑非,当右侧的表达式为假时结果为真,否则为假	! true ! false	false true

(4) 比较运算符。用来比较数据的大小,也可用于字符串的比较。其具体意义及示例见表 14-3。

表 14-3　比较运算符

运算符	运 算 意 义	表达式样例	运算结果
<	小于	5<5	false
>	大小	5>4	true
<=	小于或等于(不大于)	5<=5	true
>=	大于或等于(不小于)	8>=4	true
==	等于	“5”==5	true
! =	不等于	6! =5	true
===	全等于	“5”===5	false
! ==	不全等于	“5”! ==5	true

全等于(===)要求两个数据类型和值完全一致。

(5) 位运算符。ActionScript 3.0 通过位运算符可以针对数字进行二进制的低阶运算,运行效率较高,对其用法的理解需要掌握一定的二进制知识。使用时首先将运算对象转换为二进制,针对其每个位进行运算。其具体意义及示例见表 14-4。

表 14-4　位运算符

运算符	运 算 意 义	表达式样例	运算结果
&	对两侧的二进制值逐位进行与运算,返回新的二进制数值	2&3	2
|	对两侧的二进制值逐位进行或运算,返回新的二进制数值	2|3	3
^	对两侧的二进制值逐位进行异或运算,返回新的二进制数值	2 ^3	1
~	只有一个运算对象,对其二进制值逐位进行非运算,返回新的二进制数值	~2	−3

续表

运算符	运 算 意 义	表达式样例	运算结果
<<	位左移。左侧的运算对象转换为二进制后向左移动若干位，由右侧的运算对象指定位数	1<<2	4
>>	位右移。左侧的运算对象转换为二进制后向右移动若干位，由右侧的运算对象指定位数	4>>2	1
>>>	与位右移基本相同，除了不保留原始表达式的符号	8>>>2	2

位运算的执行效率较高，但适用范围较小，实际使用较少。

(6) 赋值运算符。赋值运算符用来为变量、对象属性等赋值。其基本格式为：a 赋值运算符 b；其中 a 为变量（或对象属性等），b 为表达式。其具体意义见表 14-5。

表 14-5　赋值运算符

<table>
<tr><th>运算符</th><th>运 算 意 义</th></tr>
<tr><td>=</td><td>最基本的赋值语句，右边的值赋给左边的变量</td></tr>
<tr><td>+=</td><td>左边的变量值加右边的表达式值，结果赋给左边的变量</td></tr>
<tr><td>-=</td><td>左边的变量值减右边的表达式值，结果赋给左边的变量</td></tr>
<tr><td>*=</td><td>左边的变量值乘右边的表达式值，结果赋给左边的变量</td></tr>
<tr><td>/=</td><td>左边的变量值除以右边的表达式值，结果赋给左边的变量</td></tr>
<tr><td>%=</td><td>左边的变量值对右边的表达式值取余数，结果赋给左边的变量</td></tr>
<tr><td>&=</td><td>左边的变量值对右边的表达式值作 & 运算，结果赋给左边的变量</td></tr>
<tr><td><<=</td><td>左边的变量值对右边的表达式值作<<运算，结果赋给左边的变量</td></tr>
<tr><td>|=</td><td>左边的变量值对右边的表达式值作|运算，结果赋给左边的变量</td></tr>
<tr><td>>>=</td><td>左边的变量值对右边的表达式值作>>运算，结果赋给左边的变量</td></tr>
<tr><td>>>>=</td><td>左边的变量值对右边的表达式值作>>>运算，结果赋给左边的变量</td></tr>
<tr><td>^=</td><td>左边的变量值对右边的表达式值作^运算，结果赋给左边的变量</td></tr>
<tr><td>&&=</td><td>左边的变量值对右边的表达式值作 && 运算，结果赋给左边的变量</td></tr>
<tr><td>||=</td><td>左边的变量值对右边的表达式值作||运算，结果赋给左边的变量</td></tr>
</table>

(7) 其他运算符。除了以上几类运算符之外，还有几种常用运算符，具体见表 14-6，在后面的学习中会陆续用到。

表 14-6　其他运算符

运算符	运 算 意 义
[]	也称作下标运算符。根据指定的参数数值访问数组中的元素，实例化新数组，或者访问对象的属性
as	左边的表达式是否为右边指定的数据类型
,	多重计算，用在两个或两个以上的表达式之间，依次运算每个表达式
?:	三元条件运算符，如 a? b:c 表示如果 a 为真则返回 b 的值，否则返回 c 的值
delete	删除对象的属性
.	访问对象的属性和方法，定义包路径

续表

运算符	运 算 意 义
in	属性是否为对象的一部分
instanceof	表达式的原型链是否包括 function 的原型对象
is	对象是否与特定数据类型、类或接口兼容
::	标识属性、方法、XML 属性或特性的命名空间
new	构造器方法，创建实例
{}	定义块，常见于函数应用中，也可以创建并初始化新 Object 实例
()	表达式优先顺序、对参数执行分组运算或传递函数参数
:	指定数据类型
typeof	测试表达式的类型
void	返回 undefined

2. 运算符的使用规则

包括运算符的优先级规则和结合规则。

同一个语句中，一种运算符比另一个运算符优先计算，称作运算符优先级规则，如表达式 2+4*5，乘法的优先级别较高，先计算 4*5，然后再加上 2。可以使用成对的小括号()来改变计算顺序，小括号()在 AS3 中是优先级别最高的运算符。

运算符的结合规则有两种：从左到右和从右到左，与优先级规则共同决定了运算符被执行的顺序，如表 14-7 所示。

表 14-7　运算符的优先级和结合规则

运算符优先级别(从高到低)	结合规则
[],{},(),f(x),new x. y,x[y],<>,</>,@,::,..	从左到右
x++,x--	从左到右
++,--,+(一元),-(一元),~,!,delete,type of,void	从左到右
*,/,%	从左到右
+,-	从左到右
<<,>>,>>>	从左到右
<,<=,>,>=,as,in,instance of,is	从左到右
==,! =,===,! ==	从左到右
&	从左到右
^	从左到右
		从左到右
&&	从左到右
||	从左到右
?:	从右到左
=,*=,/=,%=,+=,-=,&=,|=,^=,<<=,>>=,>>>=	从右到左
,	从左到右

14.1.5　全局函数及自定义函数

函数是可以向脚本传递参数并能够返回值的可重复使用的封装代码块，用来实现特定的功能，函数在程序中可以重复使用，并能够通过传递参数的方法，让函数在处理类似的任务时,根据不同的数据得到不同的处理结果(返回值)。函数的使用有效地减少了重复编程及调试,提高了工作效率。

1. 全局函数

ActionScript 3.0 内建了很多预定义的函数,称作全局函数。预定义的全局函数也可以看作是 Global 类的方法,全局常量可以看作是 Global 类的属性。Global 类是一个内建类,把所有的全局方法和属性集中在一起,解释引擎被初始化时创建,可以直接使用。下面简单介绍几个常用的全局函数。

(1) trace()函数。前面已经多次使用过该函数,是调试程序时非常重要的一个函数。该函数支持多参数,例如:

```
trace("字符串",23,true);//输出 trace("字符串",23,true);//输出字符串 23 true
```

对于非字符串数据类型的参数,可首先将其转换为字符串数据类型,然后再依次输出,中间用空格隔开。

(2) parseFloat()函数。将字符串转换为浮点数,函数将从字符串的第 1 个字符开始解析直到遇到非浮点数字表示的字符,最后返回字符串中的数字。例如:

```
trace(parseFloat("20.5"));                    //输出 20.5
trace(parseFloat("20.5 是一个带小数的数值"));  //输出 20.5
trace(parseFloat("3.5e3")); //输出 3500,3.5e3 是浮点数的一种表示方法,即 3.5 乘 10 的 3 次方
trace(parseFloat("第 1 个人有 50 元"));        //输出 NaN,无数字输出
```

(3) parseInt()函数。将字符串转换为整数,和 parseFloat()的使用方法基本类似,但不能够解析类似 3.5e6 这样的浮点数表示方法。该函数能够将 0x 开头的字符串解析为十六进制,并且可以使用 parseInt(字符串,进制)的方式以指定的进制(如二进制、八进制等)来解析字符串。例如:

```
trace(parseInt("20.5"));                       //输出 20.5
trace(parseInt("20.5 是一个带小数的数值"));     //输出 20.5
trace(parseInt("3.5e3")); //输出 3500,3.5e3 是浮点数的一种表示方法,即 3.5 乘以 10 的 3 次方
trace(parseInt("第 1 个人有 50 元"));           //输出 NaN,无数字输出
trace(parseInt("0x21"));                       //输出 33
trace(parseInt("21.5",8));                     //输出 17
```

(4) Number()函数和 String()函数。将对象引用转换为数字或字符串。

(5) int()函数和 uint()函数。将给定的数字值转换为整数或非负整数,不支持带有非数字字符的字符串,一般用来对数值取整。

(6) isNaN()函数。判断参数是否不是数字,如果不是数字返回 true,否则返回 false。

2. 自定义函数

ActionScript 3.0 允许用户根据程序设计的需要自己定义函数,像全局函数一样通过函数名称和参数来调用函数,并返回需要的值。

(1) 函数的定义。在 ActionScript 3.0 中,使用 function 关键字来声明函数,其语法格式如下。

```
function 函数名称(参数 1:参数数据类型,参数 2:参数数据类型 …):返回值数据类型
{
    //函数体语句,用于实现特定的功能
    return 返回值
}
```

例如,定义一个函数 rect_area( ),用于计算长方形的面积,包含长和宽两个参数。程序代码如下。

```
function rect_area(a:Number,b:Number):Number
{
    trace("长方形长为" + a + ",宽为" + b + ",面积为" + a * b);
    return a * b;                                    //返回面积
}
```

(2) 函数的调用。函数的调用非常简单,如上面的函数调用只需要添加如下代码即可输出长为 5 宽为 4 的长方形面积:

```
trace(rect_area(5,4));
```

14.1.6　对象和类

ActionScript 3.0 是面向对象的开发语言(OPP),首先要了解一下类和对象的概念。对象是客观世界具有一定特征的实例,如张三、李四,都可以看作是一个对象。类则是对象的抽象,对张三、李四进行归纳和总结,他们都是人,具有一些共同的特性,如身高、体重、跑动等。这里的"人"就是所谓的类,身高、体重、跑动等可以看作是类或对象的属性和方法。对象可以称作是类的实例,在 Flash 中创建对象的操作也被称作"实例化"。

引用属性或方法的基本格式为:对象名称.属性或对象名称.方法,采用点语法。

在 Flash CS6 中,ActionScript 3.0 内置了大量的类,类还可以有子类。下面先简单介绍一下常用的两种类(或子类):Math 类和影片剪辑类(MovieClip)。

1. Math 类

Math 是 Flash 中的静态顶级类,没有构造函数,运用 Math 类的方法不必构造变量,可以直接使用。Math 类中包含表示常用数学函数和值的方法及常量。Math 类的所有属性和方法都是静态的,其中有 8 个常量:Math. PI、Math. E、Math. LN10、Math. LN2、Math. LOG10E、Math. LOG2E、Math. SQRT2 以及 Math. SQRT1_2;除继承的公共方法外,还包括其他 18 个方法,如 Math. abs()、Math. sqrt()、Math. random()、Math. sin()、Math. cos()、Math. tan()等。

(1) Math 类常量。如图 14-15 所示为程序代码及其输出结果。

```
trace("PI:",Math.PI);//圆周率的值
trace("E:",Math.E);//自然对数的底
trace("LN10:",Math.LN10);//10的自然对数
trace("LN2:",Math.LN2);//2的自然对数
trace("LOG10E:",Math.LOG10E);//以10为底的对数
trace("LOG2E:",Math.LOG2E);//以2为底的对数
trace("SQRT1_2:",Math.SQRT1_2);//二分之一的平方根
trace("SQRT2:",Math.SQRT2);//2的平方根
```

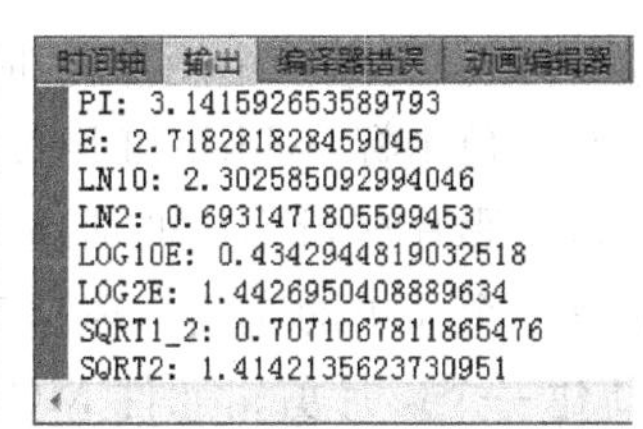

图 14-15　Math 类常量

(2) Math 类方法。共有 18 个方法,具体如下。

Math. abs(Number):计算参数的绝对值。

Math. acos(Number):以弧度为单位计算参数的反余弦值。

Math. asin(Number):以弧度为单位计算参数的反正弦值。

Math. atan(Number):以弧度为单位计算参数的反正切值。

Math. atan2(Number):以弧度为单位计算从 x 坐标轴到点的角度。

Math. ceil(Number):将数字向上舍入为最接近的整数。

Math. sin(Number):以弧度为单位计算参数的正弦值。

Math. cos(Number):以弧度为单位计算参数的余弦值。

Math. tan(Number):以弧度为单位计算参数的正切值。

Math. exp(Number):计算指数值。

Math. floor(Number):将数字向下舍入为最接近的整数。

Math. log(Number):计算自然对数。

Math. max(Number1,Number2,…):返回参数中最大的一个。

Math. min(Number1,Number2,…):返回参数中最小的一个。

Math. pow(Number1,Number2):计算 Number1 的 Number2 次方。

Math. random():返回一个 0.0～1.0 的伪随机数。

Math. round(Number):四舍五入为最接近的整数。

Math. sqrt(Number):计算参数的平方根。

2. 影片剪辑类(MovieClip)

一个影片剪辑元件就是一个 MovieClip 类,有自己的时间轴和属性,在舞台上创建一个影片剪辑实例就创建了 MovieClip 类的一个对象。通过对 MovieClip 属性和方法的使用,可以创建复杂的具有强大交互功能的 Flash 应用程序。影片剪辑类属性和方法丰富而又复杂,这里介绍 MovieClip 几种常用的方法和属性来了解类的概念以及对象属性和方法的一般应用。

(1) startDrag()方法。影片剪辑实例将随着鼠标指针位置的变化而变化。语法格式如下。

```
my_MC.startDrag(lockCenter,new Rectanggle(x,y,width,height));
```

my_MC 代表方法执行的影片剪辑实例名称,lockCenter 参数是逻辑类型,当其为真时影片剪辑锁定到鼠标指针上,否则的话以初始鼠标指针与影片剪辑实例的相对位置为准保持位置的相应变化。new Rectanggle(x,y,width,height)用来创建一个新的 Rectanggle 对象,定义一个矩形范围,使影片剪辑实例只能在此范围内拖动。x 和 y 为指定矩形的左上角坐标,width 和 height 用来指定矩形范围的宽和高。如果没有指定矩形范围则默认为影片剪辑实例的活动范围为整个舞台。

下面以一个简单的实例来体验其用法。

① 新建一个影片剪辑元件 MC,图形可以随意绘制,比如说绘制一个圆。

② 回到主时间轴。从库面板元件列表中拖曳该元件到舞台上,生成元件的一个实

例，设置其实例名称为 MC1。

③ 右击时间轴第 1 帧，在弹出菜单中选择“动作”命令，在程序窗口中输入以下代码：

```
MC1.startDrag(true);
```

④ 按 Ctrl+Enter 键测试影片，在播放窗口中移动鼠标，元件实例也紧跟着移动，如图 14-16 所示。

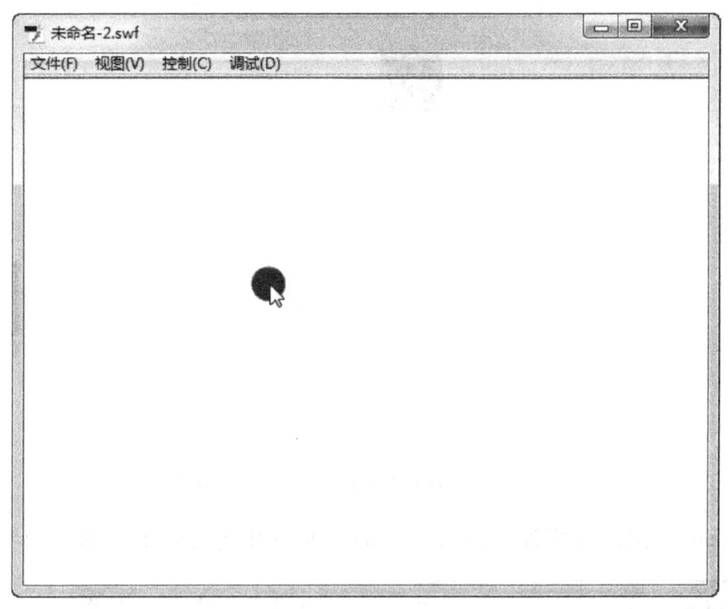

图 14-16　元件跟随鼠标移动的效果

⑤ 将程序代码分别修改为“MC1. startDrag(true, new Rectangle(100, 100, 200, 200));”和“MC1. startDrag();”，按 Ctrl+Enter 键测试影片，移动鼠标体验不同的效果。需要说明的是，new Rectangle(100,100,200,200)使用了 flash. geom. Rectangle，因此需要在程序的开头加入一条语句：“import flash. geom. Rectangle;”，该语句一般会自动添加。

(2) stopDrag()方法。一般都是和 startDrag()方法一起使用的，用来停止拖动。语法格式为“MC. startDrag();”，该方法没有参数。

(3) addChild()和 addChild()At 方法。向显示容器中添加子对象，是 AS3 中实现动态化显示的重要语句，将在元件实例加载与清除中详细讲解。

(4) width 和 height 属性。用于获取或设置影片剪辑的宽度和高度。新建一个 Flash 文档，在舞台上添加一个影片剪辑元件实例，并设置实例名称为 MC2，如图 14-17 所示。

右击时间轴第 1 帧，在弹出菜单中选择“动作”命令，激活动作面板并在程序窗口中添加以下代码。

```
trace(MC2.width);          //输出影片剪辑实例宽度
trace(MC2.height);         //输出影片剪辑实例高度
```

```
MC2.width = 200;            //设置影片剪辑实例宽度
MC2.height = 300;           //设置影片剪辑实例高度
trace(MC2.width);           //输出当前的影片剪辑实例宽度
trace(MC2.height);          //输出当前的影片剪辑实例高度
```

图 14-17　添加影片剪辑元件实例 MC2

按 Ctrl＋Enter 键测试影片，程序窗口、输出面板和运行结果如图 14-18 所示。

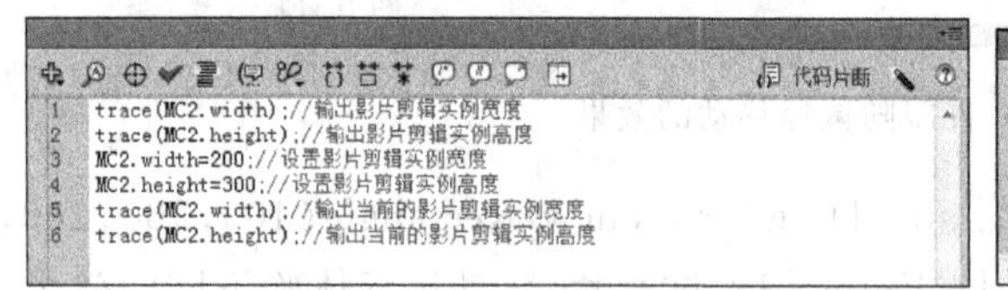

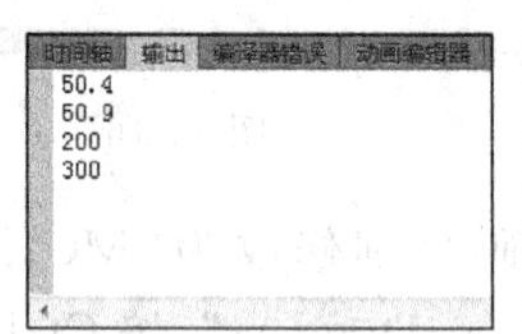

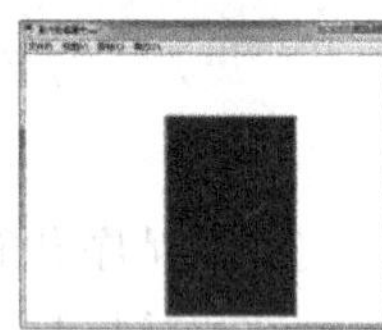

图 14-18　代码及运行结果

需要注意的是，由于 ActionScript 3.0 内部运行的原因，影片剪辑元件实例的宽度和高度属性与设计时的数值会有一点误差。

（5）x 和 y 属性。用于获取或设置影片剪辑的坐标，坐标原点为舞台的左上角。添加代码如下：

```
trace(MC2.x);               //输出影片剪辑实例 x 轴坐标
trace(MC2.y);               //输出影片剪辑实例 y 轴坐标
MC2.x = 250;                //设置影片剪辑实例 x 轴坐标
MC2.y = 250;                //设置影片剪辑实例 y 轴坐标
trace(MC2.x);               //输出当前的影片剪辑实例 x 轴坐标
trace(MC2.y);               //输出当前的影片剪辑实例 y 轴坐标
```

输出结果如图 14-19 所示。

（6）scaleX 和 scaleY。用于获取或设置影片剪辑元件实例相对于库元件的缩放比例，在帧上添加如下动作代码。

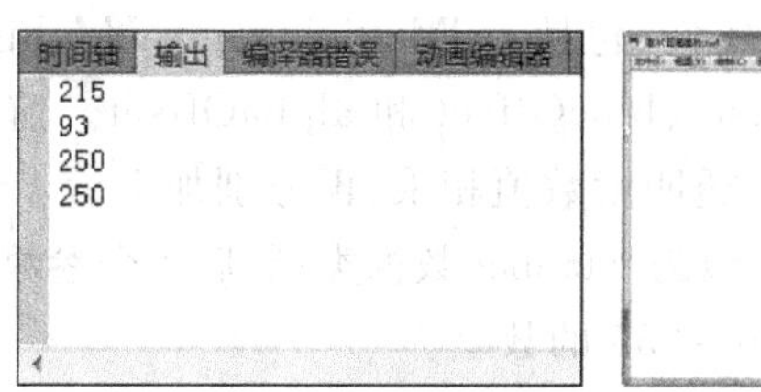

图 14-19　运行结果

```
MC2.width = 60;
MC2.height = 20;
trace(MC2.scaleX);          //输出影片剪辑实例水平缩放,相对于库中元件的比例
trace(MC2.scaleY);          //输出影片剪辑实例垂直缩放,相对于库中元件的比例
//元件的大小已经发生改变,此时显示的结果值不是 1(即 100 % )
MC2.scaleX = 3;             //设置影片剪辑实例水平缩放为 3,相对于库中元件的比例
MC2.scaleY = 2;             //设置影片剪辑实例垂直缩放为 2,相对于库中元件的比例
```

输出结果如图 14-20 所示。

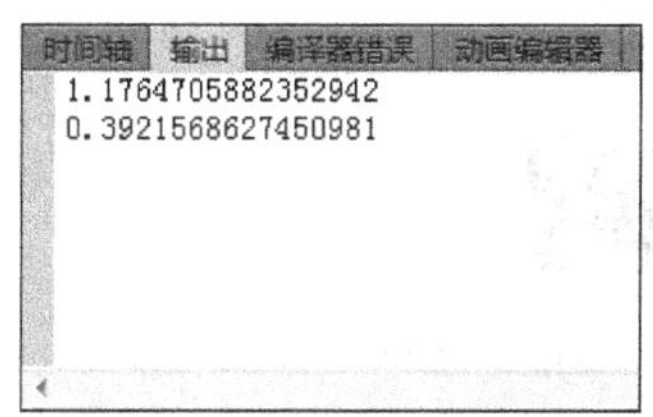

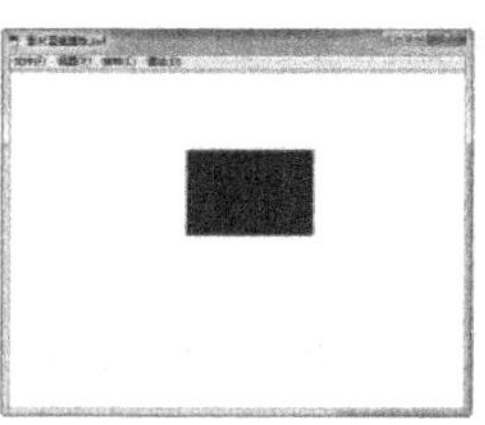

图 14-20　运行结果

(7) alpha 属性和 rotation 属性。用于获取或设置影片剪辑元件实例的透明度和旋转角度,在帧上添加如下动作代码。

```
MC2.alpha = 0.2;            //设置透明度,取值范围为 0～1。1 为不透明,0 为完全透明
MC2.rotation = 45;          //设置旋转角度
```

代码运行效果如图 14-21 所示。

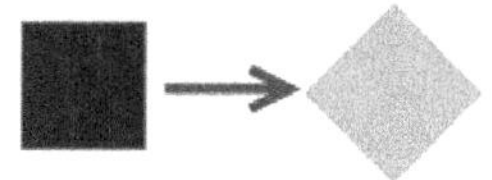

图 14-21　alpha 属性和 rotation 属性设置效果

(8) visible 属性。用来获得或设置影片剪辑元件实例是否可见,有两个取值: true 和 false。

(9) transform. colorTransform 属性。transform 具有与显示对象的矩阵、颜色转换和像素范围有关的属性,可用来实现一些高级的影片剪辑元件实例控制。Transform 的 colorTransform 属性用来调整显示对象的颜色值。可以将颜色调整或颜色转换应用于所有 4 种通道: 红色、绿色、蓝色和 Alpha 透明度。必须使用 new ColorTransform()构造函数创建 ColorTransform 对象后,才能调用该对象的方法。

ColorTransform 对象共有 8 个属性，包括 redMultiplier、greenMultiplier、blueMultiplier、alphaMultiplier、redOffset、greenOffset、blueOffset 和 alphaOffset。前 4 个参数分别用来与颜色转换前的红、绿、蓝和 Alpha 透明度数值相乘，再分别加上后 4 个参数(红、绿、蓝和 Alpha 透明度的偏移值)。前 4 个参数为 Number 数据类型，后 4 个参数取值范围为－255～255。每个通道最终的取值转换为 0～255 的数字。

如以下代码：

```
import flash.geom.ColorTransform;   //使用 colorTransform 需要导入该类
var c:ColorTransform = new ColorTransform(0,0,0,0,100,50,0,255);
//定义变量 c 用来设置调整显示对象颜色值的方式
trace(c);                           //输出变量的值
MC2.transform.colorTransform = c;   //设置颜色转换
```

输出面板的显示结果为：

```
(redMultiplier = 0, greenMultiplier = 0, blueMultiplier = 0, alphaMultiplier = 0, redOffset
 = 100, greenOffset = 50, blueOffset = 0, alphaOffset = 255)
```

影片测试的效果如图 14-22 所示。

图 14-22　transform.colorTransform 效果

其中第二行代码：

```
var c:ColorTransform = new ColorTransform(0,0,0,0,100,50,0,255);
```

也可以替换为以下代码：

```
var c:ColorTransform = new ColorTransform();
c.redMultiplier = 0;
c.greenMultiplier = 0;
c.blueMultiplier = 0;
c.alphaMultiplier = 0;
c.redOffset = 0;
c.greenOffset = 255;
c.blueOffset = 0;
c.alphaOffset = 255;
```

影片剪辑元件实例的属性和设计时的属性面板是对应的，包括 3D 等属性均可通过 ActionScript 3.0 代码来控制。影片剪辑的属性和方法功能非常强大，这里仅简单介绍几种，更多的属性、方法可以查询相关资料，并通过实践测试其效果。

(10) mask 属性。语法格式为：MC1.mask＝MC2，执行的结果为 MC1 被 MC2 遮罩显示，其效果类似于遮罩层的效果，可用来实现元件实例之间更丰富的动态遮罩效果。分别在舞台上添加两个元件 tuoyuan 和 jvxing，并在帧上添加动作代码：tuoyuan.mask＝jvxing;，其效果如图 14-23 所示。

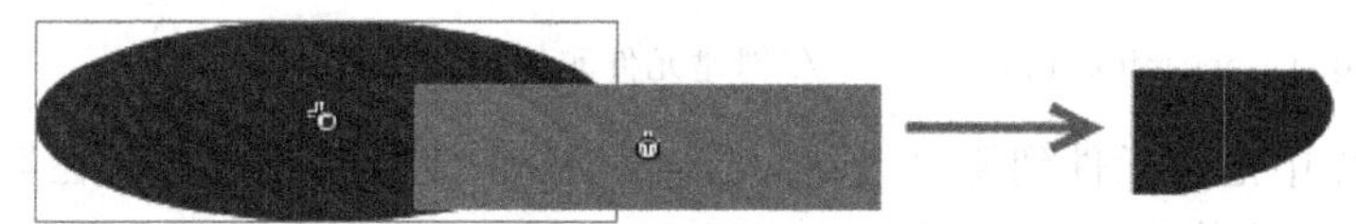

图 14-23　mask 属性效果

14.1.7　影片剪辑元件实例动态加载显示与清除

影片剪辑元件实例等对象可以通过 ActionScript 3.0 代码动态加载和清除，从而使 Flash 动画达到更丰富的变化效果。以下将结合一个基本的样例，说明影片剪辑元件实例的加载通常需要注意的几个问题：

（1）创建元件的类。在 Flash CS6 中影片剪辑元件是 MovieClip 类的一个子类，但是 Flash 软件没有提供自动创建相应类的功能，需要拖动创建类。具体步骤如下。

① 新建 Flash 文档“影片剪辑元件实例加载.fla”，新建元件 xigua 如图 14-24 所示。

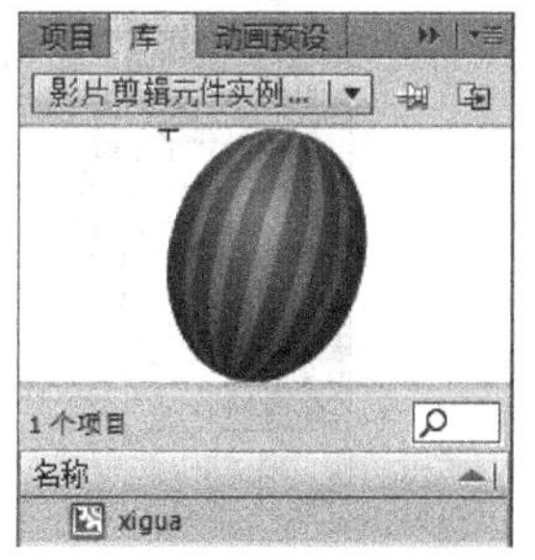

图 14-24　创建元件

② 右击元件 xigua，在弹出菜单中选择属性命令，打开元件属性对话框，如图 14-25 所示，勾选“为 ActionScript 导出”和“在第 1 帧中导出”两个复选框。

下侧的两个文本框被激活，分别出现类（xigua）和基类（flash.display.MovieClip），保持默认设置并单击“确定”按钮，如果出现“警告”对话框单击“确定”按钮忽略它。系统创建了 xigua 类，程序代码就可以用它来创建元件实例了。

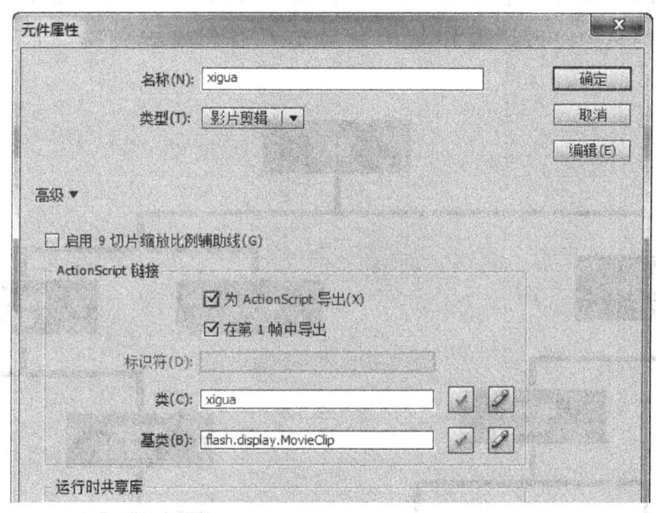

图 14-25　“元件属性”对话框

（2）创建元件实例。元件的类可以看作是一种对象数据类型，在第 1 帧上加入以下代码来创建两个元件实例。

```
var xg1:xigua = new xigua();            //创建元件实例 xg1
```

```
var xg2:xigua = new xigua();           //创建元件实例 xg2 用来对比
```

(3) 和从库中拖曳元件到舞台上不同，前面创建的元件并没有显示在舞台上，如果要显示该实例，还需要使用 addChild 方法，添加以下代码。

```
addChild(xg1);                         //显示对象：元件实例 xg1
addChild(xg2);                         //显示对象：元件实例 xg2，此时两个对象重合
xg2.x = 80;                            //设置 xg2 的 x 轴坐标
xg2.y = 20;                            //设置 xg2 的 y 轴坐标
xg2.rotation = - 10;                   //对 xg2 逆时针旋转 10°
```

代码窗口及运行效果如图 14-26 所示。

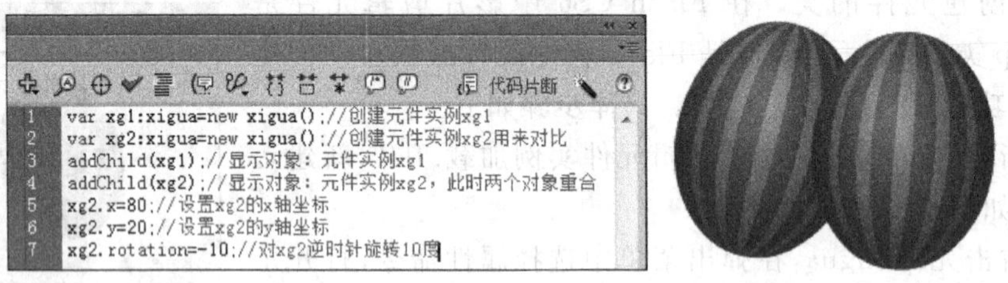

图 14-26　程序窗口及运行效果

(4) 显示对象和显示对象容器的关系。显示对象容器和显示对象都继承于抽象基类 DisplayObjectContainer。实质上，addChild 方法是将实例对象作为显示容器的子对象放置在显示容器中呈现，通过显示对象容器 ActionScript 3.0 可以更好地动态控制交互动画。

显示对象本身也可以作为显示容器，默认情况下 addChild 方法是将显示对象放置在一个称作 MainTimeline 的当前时间轴显示容器中，MainTimeline 则是作为舞台(stage)的显示对象，舞台(stage)可以看作是所有显示容器和显示对象的根。其基本结构如图 14-27 所示。

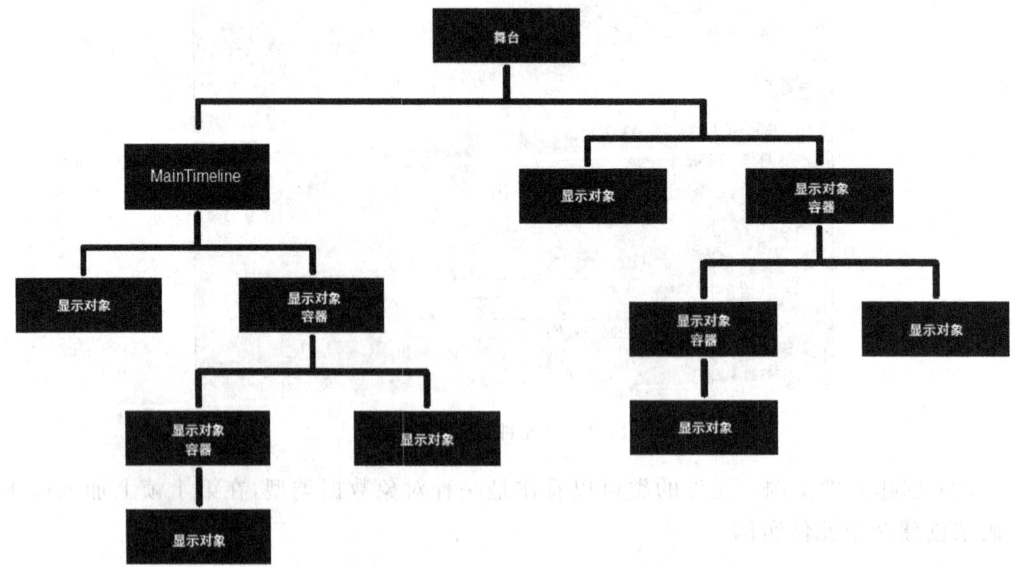

图 14-27　显示对象容器与显示对象

(5) 指定显示容器添加子显示对象。其基本语法格式为："显示容器. addChild(显示对象)"。当前时间轴(MainTimeline)可以用 this 来表示，默认情况下 addChild(显示对象)等同于 this. addChild(显示对象)，前面添加的代码为当前时间轴添加了两个显示对象(xg1 和 xg2)。也可以为舞台添加显示对象(stage. addChild(显示对象))，或者为显示对象作为显示容器添加显示对象(如 xg1. addChild(显示对象))。

(6) numChildren 属性。获取显示容器的子显示对象个数，在第 1 帧添加如下代码。

```
var xg3:xigua = new xigua();           //创建元件实例 xg3
stage.addChild(xg3);                   //为舞台添加显示对象 xg3
trace(stage.numChildren);              //输出 2,MainTimeline 和 xg3
var xg4:xigua = new xigua();           //创建元件实例 xg4
this.addChild(xg4);                    //为 MainTimeline 添加显示对象 xg4
trace(this.numChildren);               //xg4 再加上前面的 xg1 和 xg2 共 3 个显示对象,输出 3
var xg5:xigua = new xigua();           //创建元件实例 xg5
xg1.addChild(xg5);                     //为 xg1 添加显示对象 xg5
trace(xg1.numChildren);                //输出 2,xg5 和自身 xg1,需要特别注意包括自身
trace(this.numChildren);               //输出 3 不包括其子显示对象的下一级子显示对象
```

(7) 删除显示对象和实例。对于不再需要显示的显示对象和实例可以删除。

① 删除显示对象。语法格式为"显示容器. removeChild(显示对象);"。添加以下代码：

```
xg1.removeChild(xg5);                  //根据显示对象名称删除
trace(xg1.numChildren);                //输出 1,其子显示对象只剩下自身
```

同样的方法添加如下代码，删除显示对象 xg3，xg4。

```
stage.removeChild(xg3);
this.removeChild(xg4);
```

舞台上的显示对象只有 xg1 和 xg2，属于当前时间轴显示容器的子显示对象。

② 显示对象被删除后，其实例并没有被随之删除，该实例仍可由另一个变量引用。对于显示对象作为显示容器的子显示对象，即非舞台和当前时间轴的子显示对象，可以使用以下语法格式进行删除："delete 显示容器. 显示对象;"。添加以下代码。

```
delete xg1.xg5;
```

③ 在使用 ActionScript 3.0 进行动态显示对象时，当对象非常多时会影响计算机的运行效率。Flash 具有动态的内存回收机制，但编程时需要注意将不再使用的对象和变量标记为空，使之符合内存回收机制条件。添加如下代码：

```
xg5 = null;
xg4 = null;
xg3 = null;
```

(8) 深度和显示叠加顺序。查看运行效果中的 xg1 和 xg2，其显示叠加顺序是有先后区别的，后添加的显示对象位于最前层显示。显示容器中的显示对象都有一个深度索引值，默认情况下从最开始的 0 依次递增。

① 获取索引值。语法格式为"显示容器. getChildIndex(显示对象));"，添加如下代

码输出显示对象的深度索引：

```
trace(this.getChildIndex(xg1));    //输出 0
trace(this.getChildIndex(xg2));    //输出 1
```

② 通过深度索引来引用显示对象。基本语法格式为"显示容器.getChildAt(深度索引值);",添加如下代码测试其效果。

```
var xx:DisplayObject;              //声明显示对象数据类型变量 xx
xx = this.getChildAt(1);           //根据深度索引引用显示对象
trace(xx.x);                       //输出显示对象的 x 轴坐标,输出 80
```

③ 改变深度索引。可以使用 setChildIndex、swapChildren 和 swapChildrenAt 三种方法来改变显示容器中显示对象的深度索引,前者用于单个显示对象的深度索引改变,后者用于两个显示对象的索引值交换。添加如下代码分析其输出结果。

```
setChildIndex(xg1,1); //xg1 的深度索引变为 1,显示容器中其他显示对象随之重新进行索引排列
trace(this.getChildIndex(xg1));    //输出 1
trace(this.getChildIndex(xg2));    //输出 0
swapChildren(xg1,xg2);             //根据显示对象交换深度索引
trace(this.getChildIndex(xg1));    //输出 0
trace(this.getChildIndex(xg2));    //输出 1
swapChildrenAt(0,1);               //根据深度索引来交换深度索引
trace(this.getChildIndex(xg1));    //输出 1
trace(this.getChildIndex(xg2));    //输出 0
```

④ 通过深度索引删除显示对象。使用 removeChild 方法可以删除显示对象,也可以使用 removeChildAt 方法根据深度索引值来删除显示对象。

(9) 显示对象实例名和显示列表标识。当创建一个元件实例后,通常通过显示对象实例名来引用该实例,如前述的 xg1 和 xg2,有时也可以使用显示列表标识(name 属性)通过 getChildByName 来引用该实例。由于显示对象本身也是显示容器,作为不同的身份会拥有不同的显示列表标识,但实例名只有一个。添加如下代码并分析其结果。

```
trace(xg1.name);                   //输出 xg1 的显示列表标识
trace(xg1.getChildAt(0).name);     //输出 xg1 的第 1 个子显示对象(即其自身)的显示列表标识
xg1.name = "xg1_";                 //设置 xg1 的显示列表标识
trace(xg1.name);                   //输出 xg1 的显示列表标识
xg1.x = 180;
trace(this.getChildByName("xg1_").x); //输出 180
```

14.1.8 时间轴控制函数

时间轴控制函数是用来控制时间轴的,可以完成对场景、场景中时间轴和影片剪辑里时间轴的播放、停止以及跳转等控制。其中最为常用的有以下几种。

(1) stop：当播放头播放到含有该动作脚本的关键帧时,执行该命令则停止播放。

(2) play：执行该命令时,影片或影片剪辑在当前帧开始播放。

(3) gotoAndPlay：影片转到指定场景中的帧或帧标签处并开始播放。格式如下。

```
gotoAndPlay("场景",帧);
```

如果未指定场景，则格式为 gotoAndPlay(帧);，播放头将转到当前场景中的指定帧并开始播放。

（4）gotoAndStop：影片转到指定场景中的帧或帧标签处并停止播放。格式如下。

```
gotoAndStop("场景",帧);
```

如果未指定场景，则格式为 gotoAndStop(帧);，播放头将转到当前场景中的指定帧并停止播放。

（5）nextScene：使动画进入下一场景的第一帧并停止。

（6）prevScene：使动画进入前一场景的第一帧并停止。

（7）nextFrame：播放动画的下一帧，并停止在下一帧。

（8）prevFrame：播放动画的前一帧，并停止在前一帧。

14.2　实训步骤

（1）新建 Flash 文档“光影变幻.fla”，设置文档背景颜色为黑色 #000000，图层重命名为“光影动画”。

（2）按 Ctrl+F8 键新建元件，如图 14-28 所示，在“创建新元件”对话框中，设置名称为“guangying”，在“ActionScript 链接”选项中勾选“为 ActionScript 导出”和“在第 1 帧中导出”两个复选框。其他数据保留默认选项，单击“确定”按钮。如果出现“警告”对话框单击“确定”按钮忽略它。

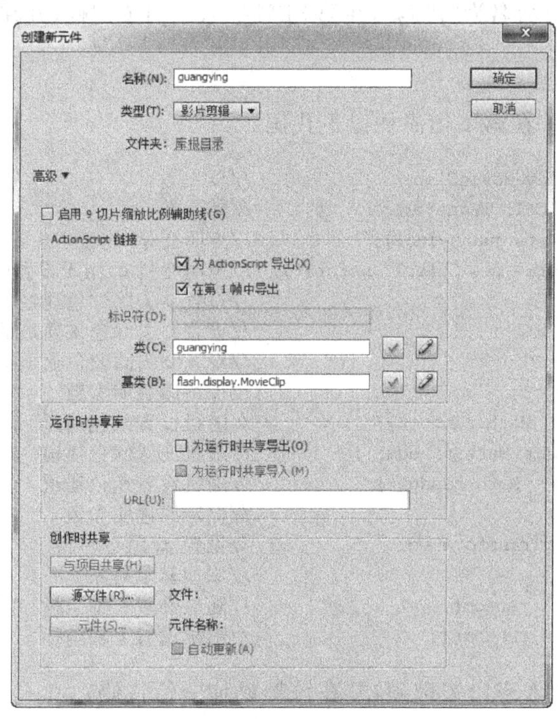

图 14-28　“创建新元件”对话框

(3) 重命名图层为“圆变化”。

(4) 选择椭圆工具,并设置笔触颜色为无,填充颜色为蓝色(其他颜色亦可),按 Shift 键在元件编辑窗口的中间绘制一个正圆。

(5) 在第 1 帧的右键弹出菜单中选择“创建补间动画”命令,将动画区间扩展为 30 帧。

(6) 在第 30 帧的右键弹出菜单中选择“插入关键帧”|“全部”命令。

(7) 分别在第 1 帧和第 30 帧选择元件实例,在属性面板中修改位置和大小、色彩效果中的 Alpha 值,如图 14-29 所示。

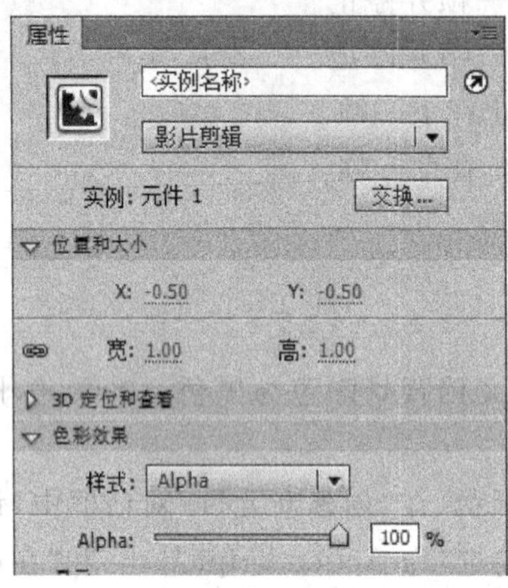

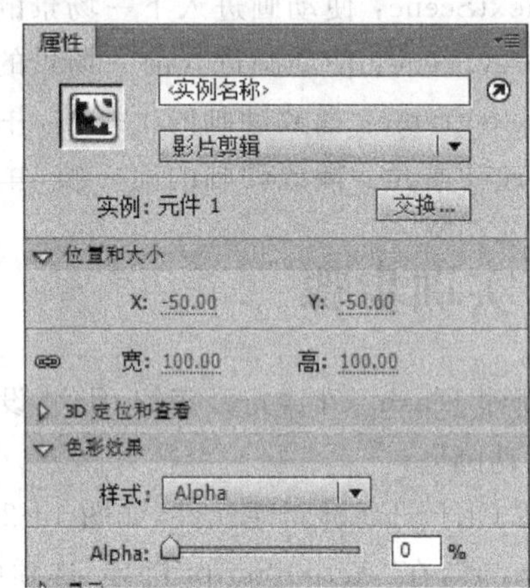

图 14-29 关键帧元件实例参数设置

(8) 插入图层并重命名为“代码”,在第 31 帧插入空白关键帧,并在该帧加入动作代码:

```
stop();
```

(9) 返回主场景。在第 1 帧添加以下代码。

```
import flash.display.MovieClip;                     //导入类
import flash.geom.ColorTransform;                   //导入类
var gy:guangying = new guangying();                 //声明变量,用于产生元件实例
var c:ColorTransform = new ColorTransform();        //声明变量 c,用于设置颜色变换
c.redMultiplier = 0;                                //设置 0 去除红色通道的原有颜色
c.greenMultiplier = 0;                              //设置 0 去绿色该通道的原有颜色
c.blueMultiplier = 0;                               //设置 0 去除蓝色通道的原有颜色
c.alphaMultiplier = 1;                              //保留原透明参数
c.redOffset = 255 * Math.random();                  //随机设置红色通道
c.greenOffset = 255 * Math.random();                //随机设置绿色通道
c.blueOffset = 255 * Math.random();                 //随机设置蓝色通道
c.alphaOffset = 0;                                  //保留原透明参数
gy.transform.colorTransform = c;                    //设置 gy 颜色转换
addChild(gy);                                       //添加显示对象
gy.x = 550 * Math.random();                         //随机设置 x 轴坐标
gy.y = 400 * Math.random();                         //随机设置 y 轴坐标
```

(10) 在第 2 帧插入空白关键帧,并在该帧添加一行代码:

```
gotoAndPlay(1);
```

(11) 按 Ctrl+Enter 键测试影片，效果如图 14-30 所示。

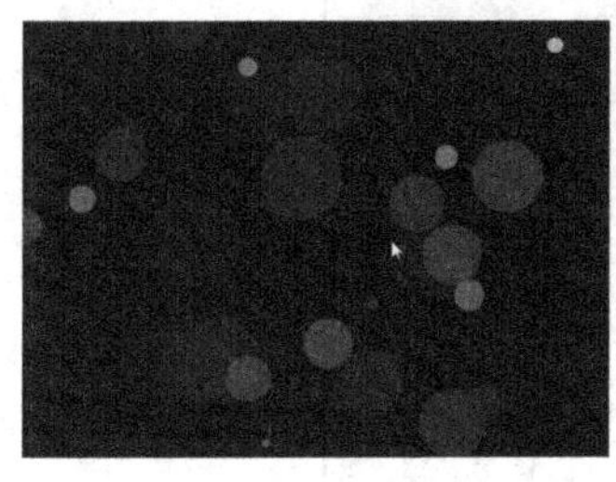
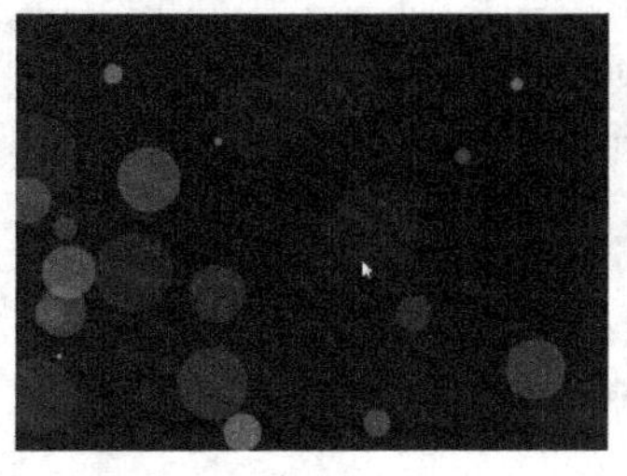
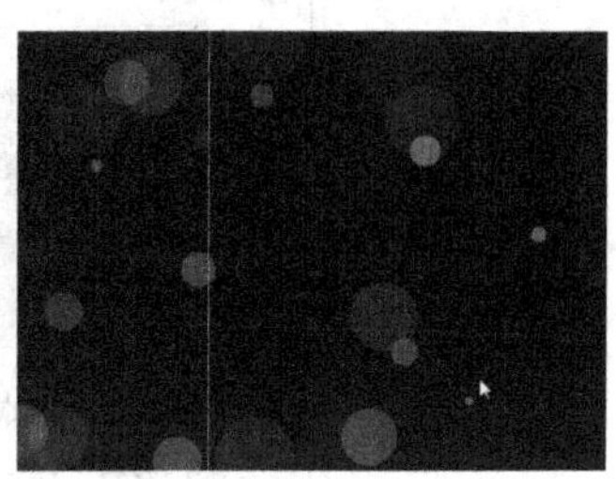

图 14-30 影片播放效果(部分帧)

14.3 强化训练：绘制正弦曲线

利用 ActionScript 3.0 代码，正弦曲线的函数公式 y=sin(x)，对坐标进行合适的转换，绘制正曲线。绘制曲线时可使用元件实例来代替点。具体步骤如下。

(1) 新建 Flash 文档“绘制正弦曲线.fla”，文档大小设置为 600×400 像素，并重命名图层为“坐标轴”。

(2) 选择线条工具，在工具面板中设置笔触颜色为黑色，笔触大小为 1。按住 Shift 键在舞台上绘制线段，其中 x 轴的“位置与大小”中的 Y 设置为 200，z 轴的“位置与大小”中的 X 设置为 200，最终效果如图 14-31 所示。

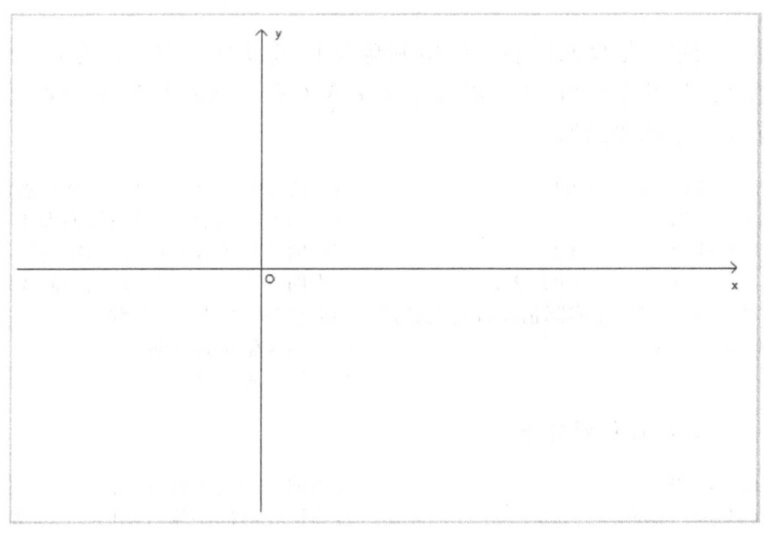

图 14-31 舞台坐标轴背景

(3) 在第 3 帧插入普通帧。

(4) 按 Ctrl+F8 键创建新元件，如图 14-32 所示，在“创建新元件”对话框中进行设置。

(5) 在影片剪辑元件编辑窗口中，选择椭圆工具，设置笔触为无，填充为蓝色，按

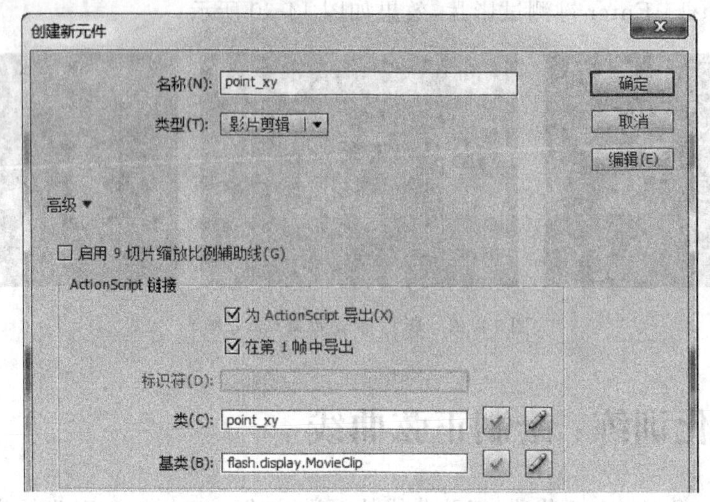

图 14-32 “创建新元件”对话框设置

Shift 键在中间绘制正圆。选择绘制的图形，在属性面板中如图 14-33 所示设置位置和大小。

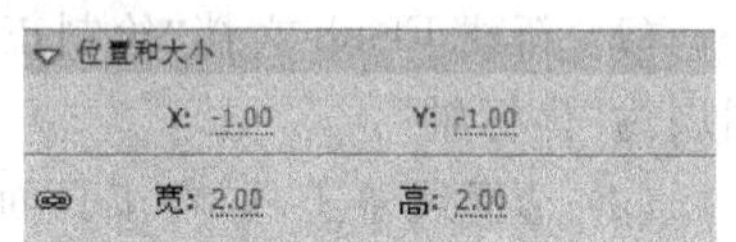

图 14-33 “位置和大小”设置

(6) 在库元件面板中直接复制元件 point_xy，将新的元件命名为 point_go。修改 point_go 中的图形颜色为红色，位置和大小设置为 X 和 Y 均为－2、宽和高均为 4。

(7) 回到主场景。拖曳元件 point_go 到舞台上，将实例名称命名为 point_go。

(8) 插入新图层并重命名为“代码”，分别在第 2、第 3 帧插入空白关键帧。

(9) 在第 1 帧添加代码如下。

```
const step_x:Number = 0.03;                //声明步长变量,可以看作绘制点的频率
const zoom_xy:int = 50;                    //声明放大倍数,调整曲线的大小
const x_b:Number = 0 * Math.PI;            //声明并设置 x 最小值,确定曲线区间
const x_e:Number = 2 * Math.PI;            //声明并设置 x 最大值,确定曲线区间
//以上 4 个参数可以根据实际情况进行调整,以达到最好的效果。但在程序运行时不能改变
var x_:Number = x_b;                       //声明 x 轴坐标变量 x_
var y_:Number = 0;                         //声明 y 轴坐标变量 y_
```

(10) 在第 2 帧添加代码如下。

```
var x_timeline:Number;                     //声明在时间轴舞台上的实际 X 轴坐标
var y_timeline:Number;                     //声明在时间轴舞台上的实际 Y 轴坐标
y_ = Math.sin(x_);                         //计算当前 Y 轴坐标
x_timeline = x_ * zoom_xy + 200;           //计算在时间轴舞台上的实际 X 轴坐标
y_timeline = y_ * zoom_xy * ( - 1) + 200;  //计算在时间轴舞台上的实际 Y 轴坐标
var point_:MovieClip = new point_xy();     //定义新的实例
addChild(point_);                          //添加显示对象
point_.x = x_timeline;                     //绘制点 X 轴坐标
point_.y = y_timeline;                     //绘制点 Y 轴坐标
point_go.x = x_timeline;                   //设置红色绘制点 X 轴坐标
```

```
point_go.y = y_timeline;                    //设置红色绘制点Y轴坐标
x_ += step_x;                               //下一次绘制点X轴坐标
if (x_ > x_e)                               //如果超出区间
{
    stop();                                 //停止绘制
    removeChild(point_go);                  //删除红色绘制点
}
```

(11) 在第 3 帧添加代码如下。

```
gotoAndPlay(2);                             //回到第2帧继续绘制点
```

(12) 动画制作完毕，按 Ctrl＋Enter 键测试影片。动画播放部分截图如图 14-34 所示。

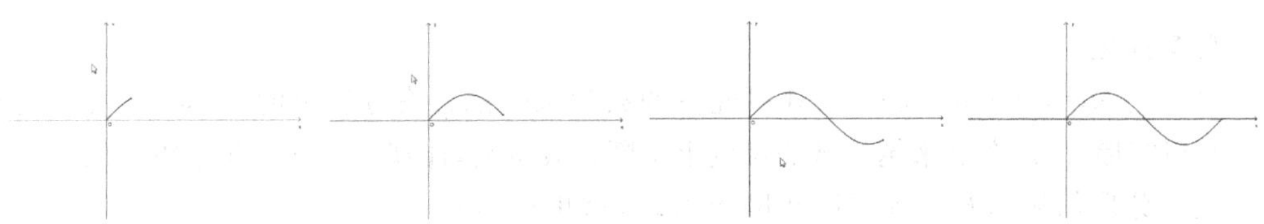

图 14-34　动画绘制正弦曲线部分截图

14.4　拓展研究及课后实训

1. 拓展研究

(1) 查阅相关资料，了解各类数据在计算机中存储的方式和原理，理解数值数据类型在运算时的数据取值范围及其相关运算时的特点。

(2) 思考：使用自定义函数返回值能否包含多个参数？

(3) 适当调整部分地方可以达到不同的效果，比如说将影片剪辑元件的 stop()代码放在第 30 帧、删除影片剪辑元件的代码图层或者改变影片剪辑元件内关键帧中对象的大小等。试一试，看看效果有什么不同。

2. 课后实训

(1) 试制作匀加速、抛物线等物理运动的模拟动画。

(2) 选择一种数学曲线并完成 Flash 动画绘制。

实训 15

绘制简单分形图形

任务描述

分形艺术(fractal art)是由 IBM 研究室的数学家曼德布洛特提出的。其维度并非是整数的几何图形，而是在越来越细微的尺度上不断自我重复，体现了数学与艺术审美的统一。

关于分形的概念及奥妙可以在网上查询，这里用简短的算法绘制一个简单的分形图形：平面上有三个点 A、B、C，再做任意一点 O，抛一枚硬币有正面向上、反面向上和直立这 3 种情况，如果硬币正面向上则在 A 点和 O 点之间绘制中点，如果硬币正面向下则在 B 点和 O 点之间绘制中点，如果硬币直立则在 C 点和 O 点之间绘制中点。用新绘制的点替代原来的 O 点，并重复这样的过程，最后得到如图 15-1 所示的图形。

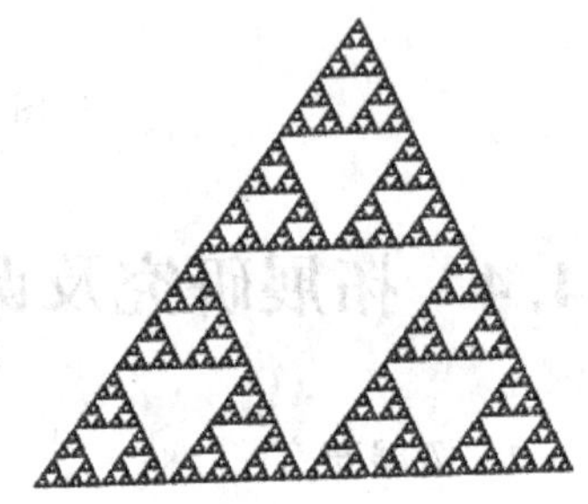

图 15-1　绘制简单的分形图形

任务目标

(1) 熟练掌握 3 种程序结构的编程。

(2) 掌握类的基本使用方法并能够使用类创建程序。

(3) 了解和使用事件处理及异常处理。

15.1　相关知识：ActionScript 高级编程

编制程序时需要规划好代码语句的执行顺序，并根据程序的需要设计好代码语句的跳转和循环，称之为程序结构。和其他编程语言一样，ActionScript 3.0 包括 3 种程序结构：顺序结构、选择结构和循环结构。ActionScript 3.0 代码可以放在关键帧上，而对于较复杂的代码，ActionScript 3.0 也可以编写类供给 Flash 文档引用，以便更好地管理程序代码，这也是 ActionScript 3.0 推荐的程序代码管理方式。本任务的完成需要学习程序结构、类的使用等相关知识。

15.1.1　数组

数组是用作容器以将多个对象组合在一起的对象，在 ActionScript 3.0 中可以使用 Array 类或 Vector 类来创建数组，通常情况下使用 Array 类较多，限于篇幅本书并不详细讲解 Vector 的使用方法。

数组就是 Array 类的实例，可以使用 Array 类的属性和方法来操作数组。数组可以组合各种数据类型的对象，甚至同一数组中的元素也可以是不同数据类型的数据，但通常数组的使用是处理类似且具有相同数据类型的数据。

1. 创建数组和访问数组元素

Array 实例可以使用多种方法来创建，如通过调用 Array()构造函数或使用 Array 文本语法来创建 Array 对象。数组的访问是通过一对方括号运算符([])，其中含有唯一标识数组元素的索引或键。此语法用在数组变量名称之后，来指定数组的单个元素而不是整个数组。

Array()构造函数有以下 3 种使用方式。

(1) 如果调用不带参数的构造函数，会得到空数组。可以使用 Array 类的 length 属性来验证数组是否不包含元素。例如，下面的代码调用不带参数的 Array()构造函数。

```
var names:Array = new Array();
trace(names.length);                        //输出 0
```

(2) 如果将一个数字用作 Array()构造函数的唯一参数，则会创建长度等于此数值的数组，并且每个元素的值都设置为 undefined。参数必须为介于 0～4294967295 的无符号整数。例如，下面的代码调用带有一个数字参数的 Array()构造函数。

```
var names:Array = new Array(3);
trace(names.length);                        //输出 3
trace(names[0]);                            //输出 undefined
trace(names[1]);                            //输出 undefined
trace(names[2]);                            //输出 undefined
```

(3) 如果调用构造函数并传递一个元素列表作为参数，将创建具有与每个参数有对应元素的数组。下面的代码将 3 个参数传递给 Array()构造函数。

```
var names:Array = new Array("张三", "李四", "王五");
trace(names.length);                        //输出 3
trace(names[0]);                            //输出: 张三
```

也可以使用 Array 文本创建数组。可以将 Array 文本直接分配给数组变量，如下面的示例所示：

```
var names:Array = ["张三", "李四", "王五"];
```

Array 类是用于表示索引数组的常见类。索引数组常常用于存储具有相同类型的多个项目(作为同一类实例的对象)。索引数组存储一系列经过组织的单个或多个值，其中每个值都可以通过一个无符号整数值进行访问。第一个索引始终是数字 0，且添加到数组中的每个后续元素的索引以 1 为增量递增。索引数组使用无符号 32 位整数作为索引号，因此索引数组最大长度为 4294967295。如果尝试创建超过该最大大小的数组，则会导致运行时出错。

2. 创建和使用复合数组(关联数组)

关联数组有时也称为“哈希”或“映射”,它使用“键”而非数字索引来组织存储的值。关联数组中的每个键都是用于访问一个存储值的唯一字符串。关联数组为 Object 类的实例,也就是说每个键都与一个属性名称对应。关联数组是键和值对应的无序集合,在代码中,不应期望关联数组的键按特定的顺序排列。

ActionScript 3.0 中还引入了名为“字典”的高级关联数组类型。字典是 flash.utils 包中的 Dictionary 类的实例,使用的键可以为任意数据类型。换言之,字典的键不局限于 String 类型的值。

在 ActionScript 3.0 中有两种创建关联数组的方式。

(1) 使用 Object 实例,通过对象文本来初始化数组。Object 类的实例(也称为“通用对象”)在功能上等同于关联数组。通用对象的每个属性名称都用作键,提供对存储值的访问。

下面的示例是创建一个名为 monitorInfo 的关联数组,并使用对象文本初始化具有两个键和值对的数组。

```
var monitorInfo:Object = {类型:"液晶显示器",分辨率:"1600 x 1200"};
trace(monitorInfo["类型"], monitorInfo["分辨率"]);  //液晶显示器 1600 x 1200
```

如果在声明数组时不需要初始化,可以使用 Object 构造函数创建数组,如下所示:

```
var monitorInfo:Object = new Object();
```

使用对象文本或 Object 类构造函数创建数组后,可以使用数组访问运算符([])或点运算符(.)向数组添加新值。以下示例是将两个新值添加到 monitorInfo 数组中。

```
var monitorInfo:Object = {类型:"液晶显示器",分辨率:"1600 x 1200"};
monitorInfo["纵横比"] = "16:10";
monitorInfo.颜色 = "16.7 million";
trace(monitorInfo.纵横比, monitorInfo.颜色);     //输出: 16:10 16.7 million
```

需要注意的是不能使用数字索引来访问数组的值,如 monitorInfo[0]是错误的表达方式。

(2) 使用 Array 构造函数(或任何动态类的构造函数),通过数组访问运算符([])或点运算符(.)将键和值对添加到数组中。

如果将关联数组声明为数组类型,则将无法使用对象文本初始化该数组。以下示例使用 Array 构造函数创建了一个名为 monitorInfo 的关联数组,并在其中添加了名为类型和分辨率的键以及它们的值。

```
var monitorInfo:Array = new Array();
monitorInfo["类型"] = "液晶显示器";
monitorInfo.分辨率 = "1600 x 1200";
//以上 3 个语句不能用下边的语句代替:
//var AmonitorInfo:Array ={类型:"液晶显示器",分辨率:"1600 x 1200"};
trace(monitorInfo["类型"], monitorInfo["分辨率"]);  //输出:液晶显示器 1600 x 1200
```

使用 Array 构造函数创建关联数组并没有什么优势。即使使用 Array 构造函数或 Array 数据类型，也不能将 Array 类的 Array. length 属性或任何方法用于关联数组。最好将 Array 构造函数用于创建索引数组。

ActionScript 3. 0 还可以使用 Dictionary 类创建使用对象而不仅仅是字符串作为键的关联数组。例如，考虑这样一个应用程序，它可根据 Sprite 对象与特定容器的关联确定 Sprite 对象的位置。此时就可以使用 Dictionary 对象，将每个 Sprite 对象映射到一个容器中。

以下代码创建了 3 个用作 Dictionary 对象键的 Sprite 对象实例。它为每个键分配了值 GroupA 或 GroupB。值可以是任意数据类型，但在此示例中，GroupA 和 GroupB 均为 Object 类的实例。然后，可以使用数组访问运算符([])访问与每个键关联的值，如下面的代码所示。

```
import flash.display.Sprite;                     //导入类
import flash.utils.Dictionary;                   //导入类
var groupMap:Dictionary = new Dictionary(); //创建 Dictionary()实例
//要用来作为键的对象
var spr1:Sprite = new Sprite();
var spr2:Sprite = new Sprite();
var spr3:Sprite = new Sprite();
//要用来作为值的对象
var groupA:Object = new Object();
var groupB:Object = new Object();
//在字典中创建新的键—值对
groupMap[spr1] = groupA;
groupMap[spr2] = groupB;
groupMap[spr3] = groupB;
if (groupMap[spr1] = = groupA)
{
    trace("spr1 is in groupA");
}
if (groupMap[spr2] = = groupB)
{
    trace("spr2 is in groupB");
}
if (groupMap[spr3] = = groupB)
{
    trace("spr3 is in groupB");
}
```

可以使用 for. . in 循环或 for each. . in 循环来遍历 Dictionary 对象的内容。for. . in 循环用于基于键进行遍历；而 for each. . in 循环用于基于与每个键关联的值进行遍历。还可以使用数组访问运算符([])访问 Dictionary 对象的值。

3. 创建多维数组

多维数组是将其他数组看作它的元素。例如，考虑一个任务列表，其存储格式为有索引的字符串数组。

```
var tasks:Array = ["洗碗","倒垃圾"];
```

如果将一周中每天的任务存储为一个单独的列表,就可以创建一个多维数组,其中的每天都是一个元素。每个元素包含一个与 tasks 数组类似的索引数组,而该索引数组存储任务列表。在多维数组中,可以使用任意组合的索引数组和关联数组。以下部分中的示例使用了两个索引数组或由索引数组组成的关联数组。

使用两个索引数组时,可以将结果呈现为表或电子表格。第一个数组的元素表示表的行,第二个数组的元素表示表的列。

例如,以下多维数组使用两个索引数组跟踪一周中每一天的任务列表。第一个数组 masterTaskList 是使用 Array 类构造函数创建的,此数组中的各个元素分别表示一周中的各天,其中索引 0 表示星期一,索引 6 表示星期日,可将这些元素当成是表的行。第二个数组可通过为 masterTaskList 数组创建的 7 个元素中的各个元素分配数组文本来创建每一天的任务列表,这些数组文本可以看作表的列。

```
var masterTaskList:Array = new Array();
masterTaskList[0] = ["洗碗","倒垃圾"];
masterTaskList[1] = ["洗碗","交水电费"];
masterTaskList[2] = ["洗碗","安装电视","洗澡"];
masterTaskList[3] = ["洗碗"];
masterTaskList[4] = ["洗碗","打扫卫生"];
masterTaskList[5] = ["洗碗","洗车","交房租"];
masterTaskList[6] = ["逛公园","修椅子"];
```

可以使用数组访问运算符([])访问任意任务列表中的各个项。第一组括号表示一周的某一天,第二组括号表示这一天的任务列表。例如,若要检索星期三列表中的第二项任务,请首先使用表示星期三的索引 2,然后使用表示列表中的第二项任务的索引 1。

```
trace(masterTaskList[2][1]);        //输出:安装电视
```

要使单个数组的访问更加方便,可以使用关联数组表示一周的各天并使用索引数组表示任务列表,这样在引用一周中特定的一天时就可以使用点语法,但要访问关联数组的每个元素还需在运行时额外进行处理。以下示例使用关联数组作为任务列表的基础,并使用键和值对来表示一周中的每一天.

```
var masterTaskList:Object = new Object();
masterTaskList["Monday"] = ["洗碗","倒垃圾"];
masterTaskList["Tuesday"] = ["洗碗","交水电费"];
masterTaskList["Wednesday"] = ["洗碗","安装电视","洗澡"];
masterTaskList["Thursday"] = ["洗碗"];
masterTaskList["Friday"] = ["洗碗","打扫卫生"];
masterTaskList["Saturday"] = ["洗碗","洗车","交房租"];
masterTaskList["Sunday"] = ["逛公园","修椅子"];
//点语法通过避免使用多组括号改善了代码的可读性
trace(masterTaskList.Wednesday[1]);//输出: 安装电视
trace(masterTaskList.Sunday[0]);    //输出: 逛公园
trace(masterTaskList[1][0]);        //注意不支持这种写法,该语句导致输出错误信息
//TypeError: Error #1010:术语尚未定义,并且无任何属性
```

可以使用 for..in 循环来遍历任务，但访问与每个键关联的值时必须使用数组访问运算符([])，而不是点语法。由于 masterTaskList 为关联数组，因而不一定会按照用户所期望的顺序检索元素。

4. 使用 Array 类的属性和方法处理数组

(1) length 属性。length 属性可以用来获取数组的长度，还可以用于截断 Array。如果设置某个索引数组的 length 属性值小于该数组的长度，则该数组会被截断，从而删除存储在 length 的新值减 1 以后的索引编号处的所有元素，如下面的代码所示。

```
var shopping_list:Array = ["水杯", "水果", "小食品", "饮料"];
shopping_list.length = 2;
trace(shopping_list);                   //输出：水杯，水果
trace(shopping_list[2]);                //第 3 个以后数组元素已被删除，输出结果：undefined
```

(2) 插入数组元素。可以使用赋值或 Array 对象的 push、unshift 和 splice 3 种方法来插入数组元素。

① 使用数组访问运算符([])是将元素添加到索引数组的最基本方法。若要设置索引数组元素的值，请在赋值语句的左侧使用 Array 对象名称和索引编号。

Array 对象允许用户在任何索引位置创建元素，如果 Array 在该索引处还没有元素，则会创建该索引并将值存储在那里；如果该索引处存在值，则新值会替换现有值。

```
var my_array:Array = new Array(5);      //定义长度为 5 的数组
trace(my_array.length);                 //输出数组长度：5
my_array[6] = 9;                        //在数组的第 7 个索引处(6)添加数组元素
trace(my_array.length);                 //输出数组长度：7
```

② 可以使用 Array 类的 3 种方法(push()、unshift()和 splice())将元素插入索引数组。push()方法用于在数组末尾添加一个或多个元素。unshift()方法用于在数组开头插入一个或多个元素，并且始终在索引号 0 处插入。splice()方法用于在数组中的指定索引处插入任意数目的项目。

下面的示例对 Array 类的 3 种方法进行了说明。创建一个名为 zodiac 的数组，以便按照顺序存储十二生肖：鼠、牛、虎、兔、龙、蛇、马、羊、猴、鸡、狗、猪。

```
var zodiac:Array = new Array();
zodiac[0] = "龙";                        //添加第 1 个元素，索引为 0
zodiac.push("羊","猴");                  //在数组末尾添加两个元素："羊"和"猴"
trace(zodiac);                           //输出数组：龙，羊，猴
zodiac.unshift("鼠","牛","虎","兔");     //在数组起始位置插入元素鼠、牛、虎、兔
trace(zodiac);                           //输出数组：鼠，牛，虎，兔，龙，羊，猴
zodiac.splice(5, 0, "蛇", "马");         //在索引 5 的位置插入数组元素"蛇"和"马"
//第一个参数为插入的位置，第二个参数是整数 0，它表示不应删除任何项
//第三和第四个参数为要插入的项
trace(zodiac);                           //输出数组：鼠，牛，虎，兔，龙，蛇，马，羊，猴
zodiac.push("鸡","狗","猪");             //在数组末尾添加两个元素："鸡""狗"和"猪"
trace(zodiac);                           //输出数组：鼠，牛，虎，兔，龙，蛇，马，羊，猴，鸡，狗，猪
```

push()和 unshift()方法均可以返回一个无符号整数,表示修改后的数组长度。在用于插入元素时,splice()方法由于其多用途性返回空值。使用 splice()方法不仅可以将元素插入数组中,还可以从数组中删除元素。用于删除元素时,splice()方法将返回包含被删除元素的数组。

(3) 删除数组元素。可以使用 Array 类的 3 种方法(pop()、shift()和 splice())删除元素。pop()方法用于从数组末尾删除一个元素,换言之,它将删除位于最大索引号处的元素。shift()方法用于从数组开头删除一个元素,也就是说,它始终删除索引号为 0 处的元素。splice()方法既可用来插入元素,也可以删除任意数目的元素,其操作的起始位置位于由发送到此方法的第一个参数指定的索引号处。

下面的示例将使用以上三种方法从 Array 实例中删除元素。该示例创建一个名为 game 的 Array,用于存储一个淘汰游戏中剩余的人员。在游戏过程中随着人员不断减少,需要将其删除,代码如下:

```
var game:Array = new Array("郭靖","黄蓉","欧阳锋","杨过","成吉思汗","洪七公");
game.pop();                  //删除最后一个数组元素
trace(game.length,game);     //输出数组长度与所有数组元素: 5 郭靖,黄蓉,欧阳锋,杨过,成吉
                             //思汗
game.shift();                //删除第一个数组元素
trace(game.length,game);     //输出数组长度与所有数组元素: 4 黄蓉,欧阳锋,杨过,成吉思汗
game.splice(1,2);            //从索引为 1 的位置删除两个数组元素,也可以添加参数同时插入
                             //数组元素
trace(game.length,game);     //输出数组长度与所有数组元素: 2 黄蓉,成吉思汗
```

pop()和 shift()方法均可返回已删除的项。对于 Array 实例,由于数组可以包含任意数据类型的值,因而返回值的数据类型为 Object。splice()方法返回的是包含所删除值的 Array。可以通过代码使这三种方法返回的值分配给新的变量,如下面的示例所示:

```
var game:Array = new Array("郭靖","黄蓉","欧阳锋","杨过","成吉思汗","洪七公");
trace(game.pop());                  //输出删除的数组元素: 洪七公
var s:String = game.shift();        //删除第一个数组元素并将值赋给声明的变量 s,不能声明 s
                                    //为 Array
trace(s);                           //输出: 郭靖
trace(game);                        //输出当前剩余的数组元素: 黄蓉,欧阳锋,杨过,成吉思汗
var ss:Array = game.splice(1,1,"店小二");    //删除第一个数组元素并将值赋给声明的数组
                                             //ss,也可以声明 ss 为 String
trace(ss);                          //输出删除的数组元素(不包含添加的数组元素): 欧阳锋
trace(game);                        //输出当前剩余的数组元素: 黄蓉,店小二,杨过,成吉思汗
```

此外,delete 运算符会将 Array 元素的值设置为 undefined,也可以将数组元素赋值为 null,但它们都不会从 Array 中删除元素。

(4) 对数组排序。ActionScript 3.0 可以使用 reverse()、sort()和 sortOn() 3 个方法通过排序或反向排序来更改索引数组的顺序。所有这些方法都用来修改现有数组。

① reverse()。更改元素的顺序,使最后一个元素变为第一个元素,倒数第二个元素变为第二个元素,以此类推。reverse()方法不带参数,也不返回值,但可以将数组从当前顺序切换为相反顺序。

以下示例反转了 game 数组中列出的人物顺序：

```
var game:Array = new Array("郭靖","黄蓉","欧阳锋","杨过","成吉思汗","洪七公");
game.reverse();                    //反转数组元素位置
trace(game);                       //输出：洪七公,成吉思汗,杨过,欧阳锋,黄蓉,郭靖
```

② 使用 sort()方法的基本排序。sort()方法可用于按照各种预定义的方式对 Array 的元素进行排序(如字母顺序或数字顺序)。对于 Array 实例，sort()方法按照“默认排序顺序”重新排列数组中的元素，默认排序顺序具有以下特征。

- 排序区分大小写，也就是说大写字符优先于小写字符。例如，字母 D 优先于字母 b。
- 排序按照升序进行，也就是说低位字符代码(例如 A)优先于高位字符代码(例如 B)。
- 排序将相同的值互邻放置，并且不区分顺序。
- 排序基于字符串，也就是说，在比较元素之前，先将其转换为字符串(例如，10 优先于 3，因为相对于字符串"3"而言，字符串"10"具有低位字符代码)。如以下代码所示。

```
var game:Array = new Array("郭靖","黄蓉","欧阳锋","杨过","成吉思汗","洪七公");
game.sort();        //数组元素默认排序，中文字符按低高位排序，可以看作是按笔画数排序
trace(game);        //输出：成吉思汗,杨过,欧阳锋,洪七公,郭靖,黄蓉
```

用户也许不需要区分大小写或者按照降序对 Array 进行排序，或者用户的数组中包含数字，从而需要按照数字顺序而非字母顺序进行排序。Array 类的 sort()方法具有 options 参数，可通过该参数改变默认排序顺序的各个特征。options 是由 Array 类中的一组静态常量定义的，具体如下。

- Array.CASEINSENSITIVE：此选项可使排序不区分大小写。例如，小写字母 b 优先于大写字母 D。
- Array.DESCENDING：用于颠倒默认的升序排序。例如，字母 B 优先于字母 A。
- Array.UNIQUESORT：如果发现两个相同的值，此选项将导致排序中止。
- Array.NUMERIC：这会导致排序按照数字顺序进行，比方说 3 优先于 10。

如以下代码所示。

```
var game:Array = new Array("A","b","D","c");
game.sort();                            //数组元素默认排序
trace(game);                            //输出：A,D,b,c
game.sort(Array.DESCENDING);            //降序排序
trace(game);                            //输出：c,b,D,A
game.sort(Array.CASEINSENSITIVE);       //不区分大小写排序
trace(game);                            //输出：A,b,c,D
```

③ sort()。使用 sort()方法的自定义排序。除了可用于 Array 对象的基本排序之外，还可以定义自定义排序规则。若要定义自定义排序，需编写自定义排序函数，并将该函数作为参数传递给 sort()方法。

例如，有一个名称列表，其中每个列表元素都包含一个人的全名，但现在要按照姓氏对列表排序，则必须使用自定义排序函数分析每个元素，并在排序函数中使用姓氏。下面代码用于说明如何使用作为参数传递给 Array.sort()方法的自定义函数来完成上述工作。

```
var names:Array = new Array("John Q. Smith", "Jane Doe", "Mike Jones");
function orderLastName(a, b):int
{
    var lastName:RegExp = /\b\S+$/;
    var name1 = a.match(lastName);
    var name2 = b.match(lastName);
    if (name1 < name2)
    {
        return -1;
    }
    else if (name1 > name2)
    {
        return 1;
    }
    else
    {
        return 0;
    }
}
trace(names);                         //输出 John Q. Smith,Jane Doe,Mike Jones
names.sort(orderLastName);
trace(names);                         //输出 Jane Doe,Mike Jones,John Q. Smith
```

自定义排序函数 orderLastName()使用正则表达式从每个元素中提取姓氏，用于比较操作。在 names 数组调用 sort()方法时，函数标识符 orderLastName 用作唯一的参数。排序函数接受两个参数 a 和 b，因为它每次要对两个数组元素进行操作。排序函数的返回值指示应如何对元素排序，具体如下。

- 返回值－1 表示第一个参数 a 优先于第二个参数 b。
- 返回值 1 表示第二个参数 b 优先于第一个参数 a。
- 返回值为 0 表示元素具有相同的排序优先级。

④ sortOn()。用于对具有一个或多个公共属性的对象进行排序，排序时指定这样的属性作为排序键。

sortOn()方法是为具有包含对象元素的 Array 对象设计的，这些对象应至少具有一个可用作排序键的公共属性。如果将 sortOn()方法用于任何其他类型的数组，则会产生意外结果。

下面的示例为修改 poets Array 使每个元素均为对象而非字符串。每个对象既包含诗人的姓氏又包含诗人的出生年份。

```
var poets:Array = new Array();
poets.push({name:"Angelou", born:"1928"});
poets.push({name:"Blake", born:"1757"});
poets.push({name:"cummings", born:"1894"});
poets.push({name:"Dante", born:"1265"});
poets.push({name:"Wang", born:"701"});
```

可以使用 sortOn()方法，按照 born 属性对 Array 进行排序。sortOn()方法定义了两个参数 fieldName 和 options，必须将 fieldName 参数指定为字符串。在以下示例中，使用两个参数"born"和 Array. NUMERIC 来调用 sortOn()。Array. NUMERIC 参数用于确保按照数字顺序进行排序，即使所有数字具有相同的数位，这也是一种很好的做法，因为后来在数组中添加较少数位或较多数位的数字时，使用该参数也会确保排序如期继续进行。

```
poets.sortOn("born", Array.NUMERIC);
for (var i:int = 0; i < poets.length; ++i)
{
    trace(poets[i].name, poets[i].born);
}
/* 输出
Wang 701
Dante 1265
Blake 1757
cummings 1894
Angelou 1928
*/
```

通常，sort()和 sortOn()方法用于修改 Array，也可以在不修改原始数组的情况下进行排序。如果要对 Array 排序而又不修改现有数组，仅需将 Array. RETURNINDEXEDARRAY 常量作为 options 参数的一部分进行传递。此选项将指示方法返回到反映排序的新 Array，同时保留原始 Array 原封不动。方法返回的 Array 为由反映新排序顺序的索引号组成的简单 Array，不包含原始 Array 的任何元素。例如，若要根据出生年份对 poets Array 进行排序而不修改该 Array，就需要在为 options 形参传递的实参中包括 Array. RETURNINDEXEDARRAY 常量。

下面的示例将返回的索引信息存储在名为 indices 的 Array 中，然后使用 indices 数组和未修改的 poets 数组按出生年份的顺序输出诗人。

```
var indices:Array;
indices = poets.sortOn("born", Array.NUMERIC | Array.RETURNINDEXEDARRAY);
for (var i:int = 0; i < indices.length; ++i)
{
    var index:int = indices[i];
    trace(poets[index].name, poets[index].born);
}
/* 输出
Wang 701
Dante 1265
Blake 1757
cummings 1894
Angelou 1928
*/
```

(5) 检索和查询数组。用于检索索引数组中元素值的最简单方法是使用数组访问运算符([]),具体为在赋值语句的右侧使用 Array 对象名称和索引编号,示例如下。

```
var myFavoriteSong:String = songTitles[3];
```

如果使用不存在元素的位置索引来检索 Array 中的值,Array 对象将返回未定义的值。

Array 类的 5 个方法 concat()、join()、slice()、toString()和 toLocaleString()均可用于查询数组的信息,而不修改数组,concat()和 slice()方法返回新数组,而 join()和 toString()方法返回字符串,toLocaleString()的用法和 toString()类似但不完全一致。

concat()方法将新数组和元素列表作为参数,并将其与现有数组结合起来创建新数组。slice()方法有两个名为 startIndex 和 endIndex 的参数,并返回一个新数组,新数组中包含从现有数组"分离"的元素副本,分离从 startIndex 处的元素开始,到 endIndex 处的前一个元素结束,值得强调的是,endIndex 处的元素不包括在返回值中。

以下示例通过 concat()和 slice()方法,使用其他数组的元素创建一个新数组。

```
var array1:Array = ["alpha", "beta"];
var array2:Array = array1.concat("gamma", "delta");
trace(array2);                          //输出 alpha,beta,gamma,delta
var array3:Array = array1.concat(array2);
trace(array3);                          //输出 alpha,beta,alpha,beta,gamma,delta
var array4:Array = array3.slice(2,5);
trace(array4);                          //输出 alpha,beta,gamma
```

可以使用 join()和 toString()方法查询数组,并将其内容作为字符串返回。如果 join()方法没有使用参数,则这两个方法的行为相同,它们都返回一个字符串,其中包含数组中所有元素的逗号分隔列表。与 toString()方法不同,join()方法接受名为 delimiter 的参数,可以使用此参数,选择要用作返回字符串中各个元素之间分隔符的符号。

下面的示例创建名为 rivers 的 Array,并调用 join()和 toString()以便采用字符串形式返回该 Array 中的值。toString()方法用于返回以逗号分隔的值(riverCSV),而 join()方法用于返回以+字符分隔的值。

```
var rivers:Array = ["Nile", "Amazon", "Yangtze", "Mississippi"];
var riverCSV:String = rivers.toString();
trace(riverCSV);                        //输出 Nile,Amazon,Yangtze,Mississippi
var riverPSV:String = rivers.join("+");
trace(riverPSV);                        //输出 Nile+Amazon+Yangtze+Mississippi
```

对于 join()方法,应注意的一个问题是,无论为主数组元素指定的分隔符是什么,为嵌套 Array 实例返回的值始终以逗号作为分隔符,如下面的示例所示。

```
var nested:Array = ["b","c","d"];
var letters:Array = ["a",nested,"e"];
var joined:String = letters.join("+");
trace(joined);                          //输出 a+b,c,d+e
```

(6) indexOf()和 lastIndexOf()方法。使用全等运算符===搜索数组元素,并返回完全匹配的数组元素的索引值。

```
var game:Array = new Array("郭靖","黄蓉","欧阳锋","杨过","成吉思汗","洪七公","杨过");
trace(game.indexOf("杨过"));/*从左向右开始搜索,查找第一个完全匹配的数组元素索引并返
                              回索引值 3*/
trace(game.lastIndexOf("杨过"));/*从右向左开始搜索,查找第一个完全匹配的数组元素索引
                                  并返回索引值 6*/
trace(game.indexOf("杨"));//没有找到完全匹配的数组元素,返回 -1
```

(7) forEach()方法。对数组中每个元素调用指定的函数。指定的函数必须以如下所示的顺序接受下列参数: element、index 和 array。element 参数是数组元素,index 参数是 element 的索引,而 array 参数是包含 element 的数组。例如:

```
var game:Array = new Array("郭靖","黄蓉","欧阳锋","杨过","成吉思汗","洪七公","杨过");
game.forEach(addstring);              //调用自定义函数 addstring
var i:int = 0
function addstring(item:Object,index:int,arr:Array):void  //定义函数,不需要返回值
{
    i++;
    trace(item,index);                //输出数组元素和索引
    arr[index] += i;                  //按顺序增加姓名数字后缀
}
trace(game);                          //输出最终的全部数组元素
/*输出
郭靖 0
黄蓉 1
欧阳锋 2
杨过 3
成吉思汗 4
洪七公 5
杨过 6
郭靖 1,黄蓉 2,欧阳锋 3,杨过 4,成吉思汗 5,洪七公 6,杨过 7
*/
```

(8) every()方法。对数组中的每一项执行测试函数,直到函数返回值为 false 时结束。

和 forEach()方法一样,指定的函数必须以如下所示的顺序接收下列参数: element、index 和 array。例如:

```
var Num_A:Array = new Array(1,2,3,4,5,6);                 //声明 Num_A 数组用于存储 1 到 6
Num_A.every(test1);                                       //使用 every()方法
function test1(item:Object,index:int,arr:Array):Boolean   //声明函数,返回值为逻辑类型
{
    trace(item);                                          //输出元素
    return arr[index]<3;                      //当表达式为 false,即数组元素为 3 时结束
}
/*输出以下内容
1
```

```
2
3
*/
```

(9) filter()方法。对数组中的每一项执行测试函数，将函数返回值为 true 的数组元素全部放入新的数组中。

```
var Num_A:Array = new Array(1,2,3,4,5,6);          //声明 Num_A 数组用于存储 1 到 6
var Num_B:Array;
Num_B = Num_A.filter(test2);                        //使用 filter()方法
function test2(item:Object,index:int,arr:Array):Boolean  //声明函数，返回值为逻辑类型
{
    return arr[index]<3;                            //当表达式为 false,即数组元素为 3 时结束
}
trace(Num_B);                                       //输出:1,2
```

(10) map()方法。对数组中的每一项执行测试函数，每一项的函数返回值全部放入新的数组中。例如：

```
var Num_A:Array = new Array(1,2,3,4,5,6);          //声明 Num_A 数组用于存储 1 到 6
var Num_B:Array;
Num_B = Num_A.map(test3);                           //使用 map()方法
function test3(item:Object,index:int,arr:Array):Number  //声明函数，返回值为浮点数值
{
    return arr[index] * 3;                          //返回的值为原有值的 3 倍
}
trace(Num_B);                                       //输出:3,6,9,12,15,18
```

5. 对象键和内存管理

Adobe Flash Player 和 Adobe AIR™ 使用垃圾回收系统来恢复不再使用的内存。当对象不具有指向它的引用时，即可对其进行垃圾回收，并会在下次执行垃圾回收系统时恢复内存。例如，下面的代码创建了一个新对象，并将对此对象的引用分配给变量 myObject。

```
var myObject:Object = new Object();
```

只要有对此对象的引用，垃圾回收系统就不会恢复此对象占用的内存。如果更改 myObject 的值使其指向其他对象或将其设置为值 null，并且没有对原始对象的其他引用，则可以对原始对象占用的内存进行垃圾回收。

如果将 myObject 用作 Dictionary 对象中的键，则会创建对原始对象的另一个引用。例如，下面的代码创建了两个对象引用(myObject 变量和 myMap 对象中的键)。

```
import flash.utils.Dictionary;
var myObject:Object = new Object();
var myMap:Dictionary = new Dictionary();
myMap[myObject] = "foo";
```

若要使 myObject 引用的对象能够进行垃圾回收，就必须删除对它的所有引用。在

此情况下，必须更改 myObject 的值并从 myMap 中删除 myObject 键，如以下代码所示：

```
myObject = null;
delete myMap[myObject];
```

或者，可以使用 Dictionary 构造函数的 useWeakReference 参数，以使所有字典键均成为“弱引用”。垃圾回收系统忽略弱引用，也就是说只具有弱引用的对象可以进行垃圾回收。例如，在下面的代码中，用户不需要从 myMap 中删除 myObject 键就可以使该对象能够进行垃圾回收：

```
import flash.utils.Dictionary;
var myObject:Object = new Object();
var myMap:Dictionary = new Dictionary(true);
myMap[myObject] = "foo";
myObject = null;                    // Make object eligible for garbage
collection.
```

15.1.2 程序结构

一般的编程语言中，采用流程控制来决定代码执行先后次序的方式，称为程序结构。常见的程序结构有 3 种：顺序结构、选择结构和循环结构。本节将介绍这 3 种程序结构的概念和流程。

1. 顺序结构

顺序结构是编程语言中最简单最基本的格式，就是按照代码的顺序逐句执行。前面使用的程序基本上都是顺序结构。图 15-2 所示为顺序结构流程图。

语句1
语句2
语句3

图 15-2　顺序结构流程图

2. 选择结构

使用条件语句，根据条件的值来控制程序的流转。ActionScript 3.0 提供了 3 个可用来控制程序流的基本条件语句。

(1) if..else 条件语句。使用 if..else 条件语句可以测试一个条件表达式，如果该条件为 ture，则执行一个代码块，如果该条件为 false，则执行替代代码块。如果不需要执行替代代码块，则可以仅使用 if 语句，而不用 else 语句。图 15-3 所示为该条件语句的选择结构流程图。

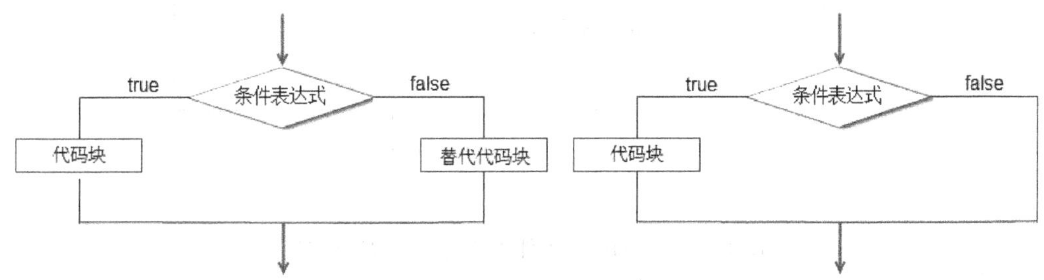

图 15-3　if..else 条件语句选择结构流程图

其基本语法格式如下。

```
if (条件表达式)
{
    代码块
} else
{
    替代代码块
}
```

或者：

```
if (条件表达式)
{
    代码块
}
```

例如，采用下面的代码测试 x 的值是否超过 20，如果是，则执行一个 trace() 函数，如果不是，则执行另一个 trace() 函数。

```
if (x > 20)
{
    trace("x 大于 20");
}
else
{
    trace("x 小于或等于 20");
}
```

(2) if..else if 条件语句。可以使用 if..else if 条件语句测试多个条件，如图 15-4 所示为该条件语句的选择结构流程图。

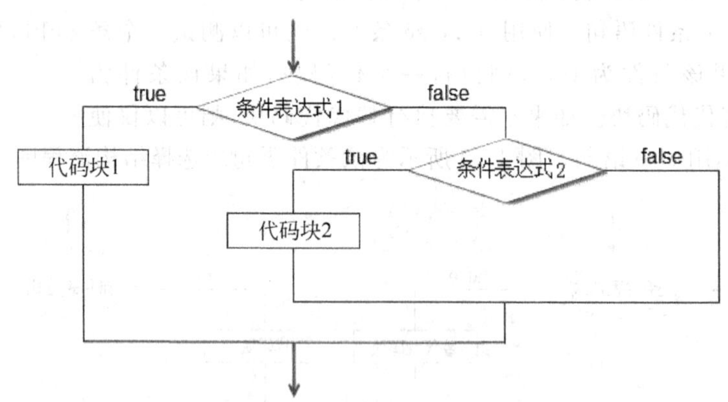

图 15-4 if..else if 条件语句选择结构流程图

其基本语法格式如下。

```
if (条件表达式)
```

```
{
    代码块 1
} else if
{
    代码块 2
}
```

例如，下面的代码不仅测试 x 的值是否超过 20，而且还测试 x 的值是否为负数。

```
if (x > 20)
{
    trace("x is > 20");
}
else if (x < 0)
{
    trace("x is negative");
}
```

如果 if 或 else 语句后面只有一条语句，则无须用大括号括起该语句。例如，下面的代码不使用大括号。

```
if (x > 0)
    trace("x is positive");
else if (x < 0)
    trace("x is negative");
else
    trace("x is 0");
```

但是，建议始终使用大括号，因为以后在缺少大括号的条件语句中添加语句时，可能会出现意外的行为。例如，在下面的代码中，无论条件的计算结果是否为 true，positiveNums 的值总是按 1 递增。

```
var x:int;
var positiveNums:int = 0;
if (x > 0)
    trace("x is positive");
positiveNums++;
trace(positiveNums); // 1
```

（3）switch 条件语句。如果多个执行路径依赖于同一个条件表达式，则 switch 语句非常有用。该语句的功能与一长段 if..else if 系列语句类似，但是更易于阅读。如图 15-5 所示为该条件语句的选择结构流程图。

switch 语句不是对条件进行测试以获得布尔值，而是对表达式进行求值并使用计算结果来确定要执行的代码块。代码块以 case 语句开头，以 break 语句结尾。其基本语法格式如下。

```
switch(条件表达式)
{
case 值 1:
```

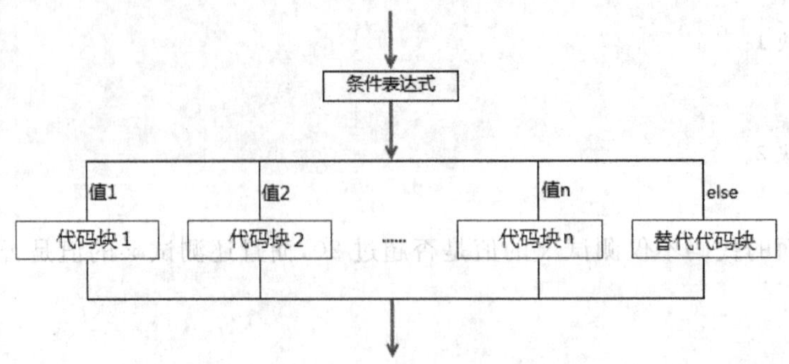

图 15-5 switch 条件语句选择结构流程图

```
    代码块 1;
    breack;
case 值 2:
    代码块 2;
    breack;
//可有多个 case 块
default:
    替代代码块;
}
```

例如,下面的 switch 语句基于由 Date.getDay()方法返回的日期值输出星期数:

```
var someDate:Date = new Date();
var dayNum:uint = someDate.getDay();
switch(dayNum)
{
case 0:
    trace("Sunday");
    break;
case 1:
    trace("Monday");
    break;
case 2:
    trace("Tuesday");
    break;
case 3:
    trace("Wednesday");
    break;
case 4:
    trace("Thursday");
    break;
case 5:
    trace("Friday");
    break;
case 6:
    trace("Saturday");
```

```
        break;
    default:
        trace("Out of range");
        break;
}
```

这 3 种选择结构的分支语句均可以实现多条件判断，其中 if..else 条件语句可以利用嵌套的方式来实现，但不同情况下使用起来的便利性不同，可根据实际情况选用。

3. 循环结构

循环语句允许使用一系列值或变量来反复执行一个特定的代码块。建议始终用大括号({})来括起代码块。尽管可以在代码块只包含一条语句时省略大括号，但是就像在介绍条件语言时所提到的那样，不建议这样做，原因也相同：因为这无意中会增加将以后添加的语句从代码块中排除的可能性，即如果以后添加一条语句，并希望将它包括在代码块中，但是忘了加必要的大括号，则该语句将不会在循环过程中执行。常见的循环结构流程图如图 15-6 所示。

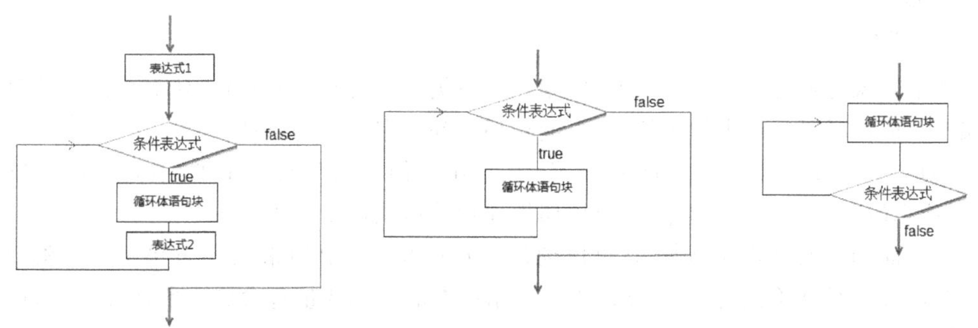

图 15-6　循环结构的几种流程图

ActionScript 3.0 中有以下几种循环结构语句。

(1) for 语句。使用 for 语句可以循环访问某个变量以获得特定范围的值。在 for 语句中必须提供 3 个表达式：一个设置了初始值的变量，一个用于确定循环何时结束的条件语句，以及一个在每次循环中都更改变量值的表达式。

例如，下面的代码循环 5 次。变量 i 的值从 0 开始到 4 结束，输出结果是从 0 到 4 的 5 个数字，每个数字各占 1 行。

```
var i:int;
for (i = 0; i < 5; i++)
{
    trace(i);
}
```

(2) for..in 语句。for..in 语句循环访问对象属性或数组元素。

例如，可以使用 for..in 语句来循环访问通用对象的属性(不按任何特定的顺序来保存对象的属性，因此属性可能以看似随机的顺序出现)：

```
var myObj:Object = {x:20, y:30};
for (var i:String in myObj)
{
    trace(i + ": " + myObj[i]);
}
// output:
// x: 20
// y: 30
```

还可以循环访问数组中的元素：

```
var myArray:Array = ["one", "two", "three"];
for (var i:String in myArray)
{
    trace(myArray[i]);
}
// output:
// one
// two
// three
```

如果对象是自定义类的一个实例，则除非该类是动态类，否则将无法循环访问该对象的属性。即便对于动态类的实例，也只能循环访问动态添加的属性。

(3) for each..in 语句。for each..in 循环用于循环访问集合中的项，这些项可以是 XML 或 XMLList 对象中的标签、对象属性保存的值或数组元素。

如下面摘录的这段代码所示，可以使用 for each..in 语句来循环访问通用对象的属性，与 for..in 循环不同的是，for each..in 循环中的迭代变量包含属性所保存的值，而不包含属性的名称。

```
var myObj:Object = {x:20, y:30};
for each (var num in myObj)
{
    trace(num);
}
// output:
// 20
// 30
```

还可以采用循环访问数组中的元素，如下面的示例所示：

```
var myArray:Array = ["one", "two", "three"];
for each (var item in myArray)
{
    trace(item);
}
// output:
// one
// two
// three
```

如果对象是密封类的实例，则将无法循环访问该对象的属性。即使对于动态类的实例，也无法循环访问任何固定属性（即作为类定义的一部分定义的属性）。

（4）while 语句。while 循环与 if 语句相似，只要条件为 true，就会反复执行。例如，下面的代码与 for 循环示例生成的输出结果相同。

```
var i:int = 0;
while (i < 5)
{
    trace(i);
    i++;
}
```

使用 while 循环（而非 for 循环）的一个缺点是更容易导致无限循环。如果遗漏递增计数器变量的表达式，则 for 循环示例代码将无法编译；而 while 循环示例代码仍能够编译，并将成为无限循环。

（5）do..while 语句。do..while 语句是一种 while 循环，保证至少执行一次代码块，这是因为代码块完成执行后才会检查条件。

下面的代码为 do..while 循环的一个简单示例，该示例在条件不满足时也会生成输出结果：

```
var i:int = 5;
do
{
    trace(i);
    i++;
} while (i < 5);
// output: 5
```

（6）此外，还可以采用其他的一些方式来完成循环，如数组的 forEach、every 等方法，其使用方法参考前面数组相关知识。

15.1.3　外部文件（.as）的使用

ActionScript 1.0 和 ActionScript 2.0 允许将代码写在帧、按钮、影片剪辑、AS 文件等位置，但 ActionScript 3.0 中只允许将代码写在帧或外部文件中，外部文件的扩展名为 .AS，因此也称为 AS 文件。

代码写在外部文件上更便于对代码的管理，对于特别简单的代码一般可以写在帧上，但对于较多的代码强烈建议写在外部文件上。特别是面向对象的类设计，类代码必须放在 AS 文件中。

1. AS 文件的编辑

除了使用 Flash CS6 自带的 AS 文件编辑功能外，也可以使用其他的文本编辑工具如记事本来编写代码，或者采用第三方提供的 AS 文件编辑工具。一般情况下推荐使用 Flash CS6 自带的编辑器编写，可以使用代码提示等辅助功能。下面以绘制抛物线为例来说明其操作方法。

（1）在 Flash CS6 软件中执行菜单命令“文件”|“新建”，在如图 15-7 所示的“新建文

档”对话框中选择“ActionScript 文件”，单击“确定”按钮。

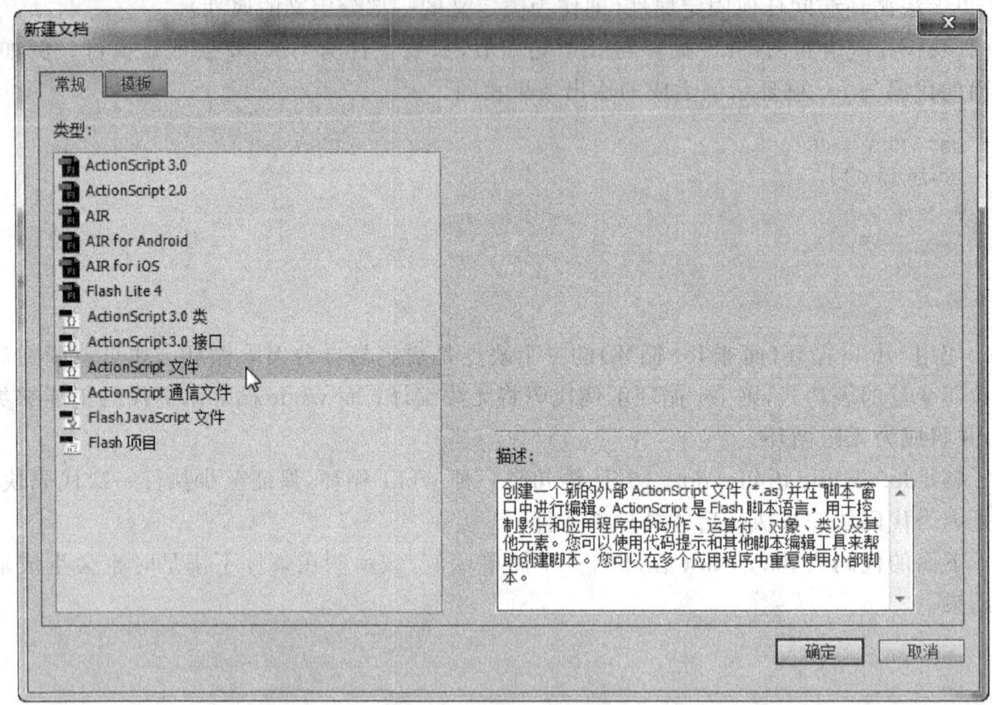

图 15-7 新建 AS 文件

（2）将文件保存为 point. as，并如图 15-8 所示输入 ActionScript 3.0 代码。

```
//绘制物理学中的平抛物体运动轨迹，相关公式请参考相关物理知识
const g:Number = 9.8;//声明常量g
const X0:int = 100;//声明起点x轴坐标常量
const Y0:int = 100;//声明起点y轴坐标常量
const v0_x:Number = 40;//声明水平初速度常量
var t:Number = 0;//声明时间变量t
graphics.lineStyle(0,0x000000);//设置笔触的大小和颜色，使用graphics类的准备步骤;
for (t=0; t<5; t+=0.01)//for循环，绘制0到5秒间的运动轨迹，每0.01秒绘制一次
{
    graphics.drawCircle(X0+v0_x*t,Y0+0.5*t*t*g,0.1);//绘制圆来表示物体运动的轨迹点
    //轨迹点的x轴坐标为起点坐标加上水平位移量，水平位移量为水平初速度与时间的积
    //轨迹点的y轴坐标为起点坐标加上垂直位移量，垂直位移量为常量g(9.8)与时间平方的积的二分之一
}
```

第 1 行（共 13 行），第 1 列

图 15-8 AS 文件代码及界面

2. AS 文件的调用

在文档中加入代码：“include "AS 文件名";”即可调用 AS 文件。以调用 poart. as 文件为例，调用代码如下。

（1）新建 Flash 文档“平抛运动. fla”。

（2）在第 1 帧加入以下代码。

```
include"point.as";
```

(3) 按 Ctrl+Enter 键测试影片。需要注意的是,AS 文件更改后必须保存才能在测试时显示其效果,否则 Flash 文档调用的外部文件为保存前的内容。影片测试效果如图 15-9 左侧所示,右侧为部分图像的放大效果。

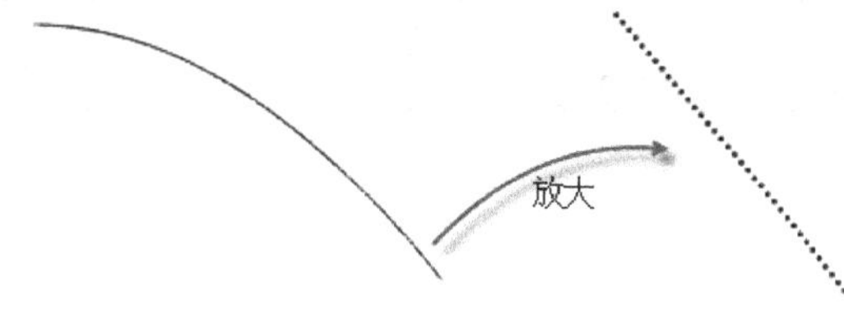

图 15-9　运行效果

15.1.4　事件响应

利用事件处理系统,程序员可以方便地响应用户输入和系统事件。常见的事件有按钮、鼠标、键盘等交互事件以及 enterFrame、Timer 等系统事件。

通常情况下,创建一个完整的事件响应程序需要以下步骤。

(1) 创建响应。响应是指系统捕捉到事件发生后,需要执行的函数或类方法。创建响应函数的语法格式如下。

```
function 响应函数名(事件对象:事件类型):void{
  //响应代码块,即触发事件后要执行的语句块
}
```

在 ActionScript 3.0 中,每个事件都由一个事件对象来表示。事件对象是 Event 类或其某个子类的实例。事件对象不但存储有关特定事件的信息,还包含便于操作事件对象的方法。例如,当 Flash Player 或 AIR 检测到鼠标单击时,它会创建一个 Event 类实例,事件类型为 MouseEvent。代码如下:

```
import flash.events.MouseEvent;                    //导入类
function myclick(myevent:MouseEvent):void          //声明事件函数,事件对象的实例名称设置
                                                   //为 myevent
{
  graphics.lineStyle(0,0x000000);                  //设置笔触的大小和颜色
  graphics.drawCircle(myevent.stageX,myevent.stageY,10);//鼠标单击处绘制半径为 10 的圆
}
```

(2) 注册事件侦听器,也称作添加事件侦听器。创建事件对象之后,Flash Player 或 AIR 即“调度”该事件对象,这意味着将该事件对象传递给作为事件目标的对象。若要确保程序响应事件,必须将事件侦听器添加到事件目标。其语法格式如下。

```
事件目标.addEventListener(事件类型.事件名称,响应函数名);
```

例如前面的 myclick 事件响应函数要想在鼠标单击时执行,还需要注册事件侦听器,代码如下。

```
stage.addEventListener(MouseEvent.CLICK,myclick);    //注册事件侦听器
```

作为被调度事件目标的对象称为“事件目标”,这里为舞台 stage 注册事件侦听器,当舞台上发生鼠标单击时执行 myclick 事件响应函数,该函数后面不需要小括号。运行效果如图 15-10 所示,鼠标多次单击,每次都要执行事件响应函数,在鼠标单击位置绘制一个半径为 10 的圆。

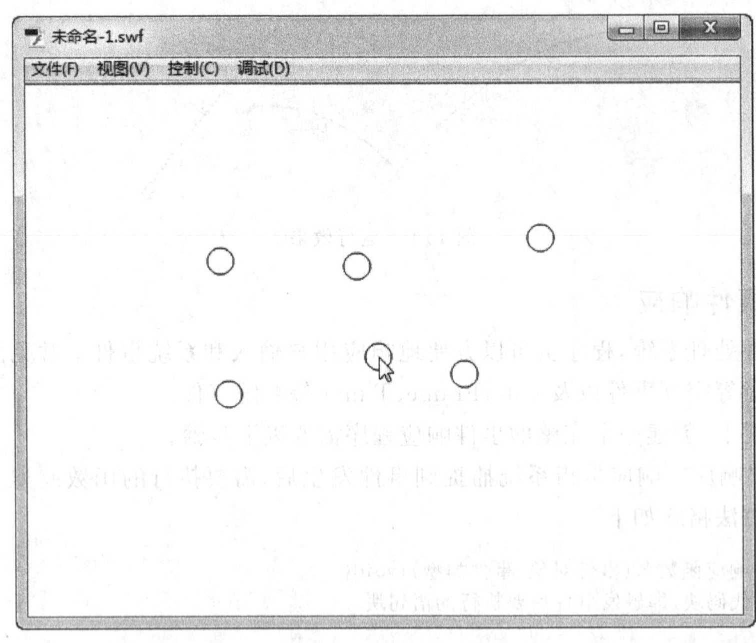

图 15-10 运行效果

(3) 删除事件侦听器。可以使用 removeEventListener()方法删除不再需要的事件侦听器。必需的参数包括“事件类型.事件名称”和“响应函数名”,这些参数与 addEventListener()方法的必需参数相同。例如,针对上述程序的代码如下。

```
stage.removeEventListener(MouseEvent.CLICK,myclick);     //删除事件侦听器
```

15.1.5 ENTER_FRAME 事件响应

动画是使内容移动或者使内容随时间发生变化的过程。脚本动画是创建 Flash 动画的重要方法,通常用于将优美、有用的交互线索添加到其他应用程序中。

脚本动画的基本概念是变化一定要发生,而且变化一定要分时间逐步完成。使用常见的循环语句,可以很容易地在 ActionScript 中使内容重复。但是,在更新显示之前,循环将遍历其所有迭代。要创建脚本动画,需要编写 ActionScript,它随时间重复执行某个动作,且每次运行时还更新屏幕。

例如,在绘制平抛物体运动轨迹时,在前面的程序中绘制的是每间隔 0.01 秒的物体运动轨迹,但所有的轨迹绘制之后才全部显示出来。如果希望能够以动画的形式显示其运动过程,则可以使用 ActionScript 提供的用于跟踪时间和相应更新屏幕的简单机制,每次绘制圆后,屏幕都会更新,从而可以显示物体运动的过程。

从实用的观点来看,让脚本动画与 SWF 文件的帧速率同步(换句话说,每次显示或

要显示新帧时都产生一个动画变化)才有意义,因为帧速率定义了 Flash Player 或 AIR 更新屏幕的频率。每个显示对象都有 ENTER_FRAME 事件,它根据 SWF 文件的帧速率来调度,即每帧一个事件。创建脚本动画的大多数开发人员都会使用 ENTER_FRAME 事件作为一种方法来创建随时间重复的动作。

编写以下代码来侦听 ENTER_FRAME 事件,当屏幕更新时(每一帧),在新位置重新绘制该圆,从而产生运动。

```
//绘制物理学中的平抛物体运动轨迹,相关公式请参考相关物理知识
const g:Number = 9.8;                           //声明常量 g
const X0:int = 100;                             //声明起点 x 轴坐标常量
const Y0:int = 50;                              //声明起点 y 轴坐标常量
const v0_x:Number = 40;                         //声明水平初速度常量
var t:Number = 0;                               //声明时间变量 t
graphics.lineStyle(2,0x000000);
//设置笔触的大小和颜色,使用 graphics 类的准备步骤;
function draw_move(evt:Event):void              //声明响应事件函数
{
    graphics.drawCircle(X0 + v0_x * t,Y0 + 0.5 * t * t * g,0.1); //绘制圆来表示物体运动的轨迹点;
    t = t + 0.05;
    if (t>10)
    {
        stage.removeEventListener(Event.ENTER_FRAME, draw_move);
        //当物体运动 10 秒时停止动画绘制,并非软件运行 10 秒
    }
}
stage.addEventListener(Event.ENTER_FRAME, draw_move);  //注册事件侦听器
```

15.1.6 Timer 事件响应

另一种随时间重复执行某个动作的方法是使用 Timer 类。每次过了指定的时间时,Timer 实例都会触发事件通知。可以编写通过处理 Timer 类的 timer 事件来执行动画的代码,将时间间隔设置为一个很小的值。Timer 类在每次达到指定的时间间隔时都会调度计时器事件,它的使用语句主要有以下几类。

(1) 创建 Timer 类的实例。设定生成一次计时器事件的时间间隔以及在停止前生成事件的次数。例如,下列的代码创建了一个每 100 毫秒调度一个事件且持续 60×100 毫秒的 Timer 实例。

```
var myTimer:Timer = new Timer(100, 60);
```

也可以不指定在停止前生成事件的次数,直到执行 removeEventListener 方法为止。例如:

```
var myTimer:Timer = new Timer(100);
```

(2) 注册事件侦听器。和其他事件侦听器注册类似,其事件目标为创建的 Timer 类的实例,例如:

```
myTimer.addEventListener(TimerEvent.TIMER, onTick);
```

(3) 开始计时器工作,代码如下。

```
myTimer.start();
```

(4) 编写事件响应函数。要实现影片剪辑 my_MC 每 100 毫秒向右移动 1 个像素,需要在舞台上创建 my_MC 影片剪辑实例,代码如下。

```
function onTick(eventname:TimerEvent):void// eventname 可以自行定义
{
    my_MC.x++; //
}
```

(5) 删除事件侦听器,代码如下。

```
myTimer.removeEventListener(TimerEvent.TIMER, onTick);
```

(6) 停止计时器,代码如下。

```
myTimer.stop();
```

(7) 如果将 Timer 实例设置为固定的间隔数,则在达到最后一次间隔时,它还会调度 timerComplete 事件(由常量 TimerEvent.TIMER_COMPLETE 定义),代码如下。

```
myTimer.addEventListener(TimerEvent.TIMER_COMPLETE,do_timerover);
```

需要注意的是,Timer 事件响应并不是一个特别精确的计时方法,而 Flash 软件的要求通常并不是很精确,因此对于一般的需求都不成问题。尽管 Timer 事件响应的时间间隔可以设置的非常小,比如 10 毫秒,但实际上一般都达不到,因此对于要求执行频率特别高的极端情况,只能用一些折中办法来实现。

虽然 Timer 事件响应存在一些不足,但不影响它在 Flash 动画中的广泛应用。

15.2 实训步骤

(1) 新建 Flash 文档"简单分形绘制.fla"。

(2) 使用文本工具,在舞台上绘制两个传统文本,设置为动态文本,实例名称分别设置为 info 和 info2。此外,可分别自行设置两个文本对象的位置、字体等。

(3) 新建影片剪辑元件"点",该元件的时间轴如图 15-11 所示。该影片剪辑用于设置三角形顶点时在鼠标单击处显示突出效果。

其中图层"AS 代码"的第 10 帧代码为"stop();",播放到最后一帧时停止,避免循环播放该影片剪辑元件。

在图层"动画"中创建一个红色正圆从大到小、从 Alpha 值为 0 到 100 的补间动画,基本操作步骤如下。

① 选择椭圆工具,在工具面板中设置笔触为无,填充为红色(#FF0000),按住 Shift 键在影片剪辑的第一帧绘制正圆。

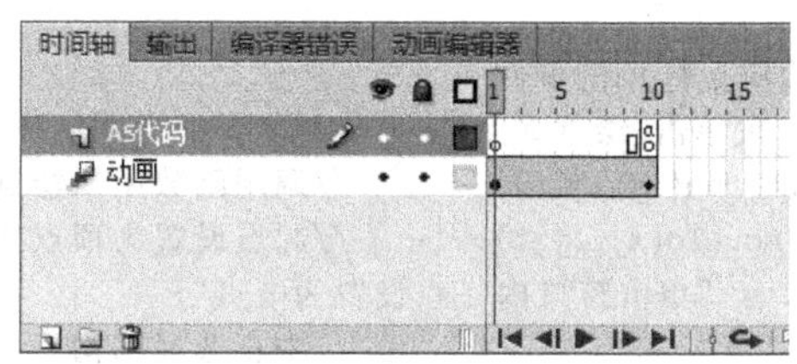

图 15-11　影片剪辑时间轴面板

② 使用选择工具选择绘制的正圆，设置位置和大小，具体为 X：－30，Y：－30，宽：60，高：60，即以注册点为圆心，30 为半径的正圆。同时在色彩效果中设置 Alpha 值为 0。

③ 创建补间动画，并设置补间动画区间为 1～10 帧。图形对象被自动转化为影片剪辑元件。

④ 在第 10 帧创建属性关键帧，并在该帧上选择正圆，设置位置和大小，分别为 X：－3，Y：－3，宽：6，高：6。同时在色彩效果中设置 Alpha 值为 100。

(4) 创建影片剪辑元件后，回到主场景。在舞台上创建影片剪辑元件“点”的实例，并命名为 draw_point，位置随意。在第 2 帧按 F5 键插入普通帧。

(5) 插入新的图层“AS 代码”，在第一帧添加代码：include "init. as"，用于初始化参数及设置三角形的位置。

(6) 在图层 AS 的第 2 帧插入普通帧，并添加代码 drawFractal. as 用于绘制分形。

(7) 执行菜单命令“文件”|“新建”，选择“ActionScript 文件”类型，创建一个新的外部 AS 文件(*. as)并在程序窗口中进行编辑。将文件保存在 Flash 文档“简单分形绘制. fla”所在的文件夹，文件命名为 init. as。录入如下代码：

```
import flash.events.MouseEvent;                    //导入类
draw_point.gotoAndStop(1);
//影片剪辑 draw_point 播放头转到第 1 帧并停止，此时舞台上此元件实例透明度为 0
var point:Array = new Array ;    //定义数组 point 用于存放 O 点以及三个顶点 A、B 和 C 的坐标
point[0] = [Math.random() * stage.stageWidth,Math.random() * stage.stageHeight];
//定义初始 O 点坐标
var x_t:int = 0;                                   //用于存放临时点的 X 轴坐标
var y_t:int = 0;                                   //用于存放临时点的 Y 轴坐标
var i:int = 0;
//声明变量 i，用于计算鼠标单击响应的次数，控制在不同的响应次序中应该执行的代码
info.text = "单击窗口内一点设置为 A 点";      //设置提示信息初始值
graphics.clear();
//清除已绘制的图形，本代码可省略，不过一般在绘图前加入此清场语句是一个好的习惯
graphics.lineStyle(0,0x000000);          //设置笔触的大小和颜色，使用 graphics 类的准备步骤
//声明事件函数，实例名称设置为 myevent，在时间轴的其他位置也可以触发事件并执行该函数
function myclick(myevent:MouseEvent):void
{
    x_t = myevent.stageX;                          //获取鼠标单击时的舞台 X 轴坐标
    y_t = myevent.stageY;                          //获取鼠标单击时的舞台 Y 轴坐标
    i++;                                           //每执行一次该函数，i 增加 1
    point[i] = [x_t,y_t];                          //设置鼠标单击处的点为三角形顶点
```

```
    switch (i)
    {//判断是第几次响应鼠标单击事件
        case 1 ://第一次单击,绘制 A 点
            draw_point_fun(x_t,y_t);          //调用函数用于绘制 A 点
            graphics.moveTo(x_t,y_t);         //起点设置为顶点 A 所在位置
            info.text = "单击窗口内一点设置为 B 点";          //设置下一条提示信息
            break;                            //中止选择结构
        case 2 ://第二次单击,绘制 B 点
            draw_point_fun(x_t,y_t);          //调用函数用于绘制 B 点
            graphics.lineTo(x_t,y_t);         //绘制起点 A 到 B 点的线段
            info.text = "单击窗口内一点设置为 C 点";          //设置下一条提示信息
            break;
        case 3 ://第三次单击,绘制 C 点
            draw_point_fun(x_t,y_t);          //调用函数用于绘制 C 点
            graphics.lineTo(x_t,y_t);         //绘制线段 BC
            graphics.lineTo(point[i-2][0],point[i-2][1]);          //绘制线段 CA
            info.text = "单击开始绘制分形图形";            //设置下一条提示信息
            break;
        case 4 ://第四次单击,转到第 2 帧,执行绘制分形代码
            draw_point.gotoAndStop(1);        //影片剪辑元件实例转到第 1 帧并停止播放
            gotoAndStop(2);         //转到主时间轴第 2 帧,停留在第 2 帧并开始绘制分形图形
            myTimer.removeEventListener(MouseEvent.CLICK,myclick);
            //删除鼠标单击事件侦听器
            break;
    }
}
stage.addEventListener(MouseEvent.CLICK,myclick); //注册鼠标单击事件侦听器
//创建绘制顶点函数,实质上是将 draw_point 影片剪辑实例在鼠标单击处播放一遍
function draw_point_fun(d_x:int,d_y:int):void{
    draw_point.x = x_t;                       //设置 X 轴坐标
    draw_point.y = y_t;                       //设置 Y 轴坐标
    draw_point.gotoAndPlay(1);                //影片转到第 1 帧并播放
}
stop();                                       //确保代码能够执行而不是马上转到下一帧
```

(8) 参照上一步,创建一个新的外部 AS 文件 drawFractal.as,并将文件保存在 Flash 文档"简单分形绘制.fla"所在的文件夹内。录入如下代码:

```
info.text = "正在绘制分形图形";  //设置标题信息
var my_d1:uint = getTimer();       //获取软件已经运行的时间,用于计算分形绘制时间的起点
var r:int = 0;                     //声明变量 r,用于存放 A、B、C 三个顶点对应的数组索引
graphics.lineStyle(0,0x000000);  //设置绘制矢量图形的笔触参数
var myTimer:Timer = new Timer(1,1000);
//定义计时器,时间间隔为 1 毫秒(实际远远达不到这么快),响应 1000 次
var j:int = 0;                     //声明变量,用于存放绘制点的次数
myTimer.addEventListener(TimerEvent.TIMER, onTick);       //注册 Timer 侦听事件
myTimer.addEventListener(TimerEvent.TIMER_COMPLETE, onTimerComplete);
//注册 Timer 结束侦听事件
myTimer.start();                                          //开始计时
//创建 Timer 响应函数
```

```
function onTick(event_T:TimerEvent):void
{
    r = Math.random() * 3 + 1;                          //随机取值 1、2 和 3,模拟抛硬币
    point[0][0] = (point[0][0] + point[r][0])/2;        //取中点 x 坐标,即两个值的平均值
    point[0][1] = (point[0][1] + point[r][1])/2;        //取中点 y 坐标
    j++;                                                //绘制次数增加 1
    graphics.moveTo(point[0][0],point[0][1]);           //绘制起点
    graphics.lineTo(point[0][0] + 0.1,point[0][1] + 0.1); //绘制线段,模拟点
    info2.text = "已绘制了" + String(j) + "个点,完成了" + String(j/1000) + "%";
    //绘制状态显示,j/1000 实际上为 j/(100 * 1000) * 100
}
//创建 Timer 结束响应函数
function onTimerComplete(event:TimerEvent):void
{
    var my_d2:uint = getTimer();   //获取软件已经运行的时间,用于计算分形绘制时间的终点
    info2.text = "绘制了" + String(j) + "个点共计耗时: "
              + String((my_d2 - my_d1)/1000) + "秒.";
    //绘制点个数、用时统计及显示
    info.text = "分形图形绘制结束";
}
```

绘制图形结果如图 15-12 所示。

简单分形绘制.swf
文件(F)　视图(V)　控制(C)　调试(D)
分形图形绘制结束
绘制了1000个点共计耗时：19.472秒。

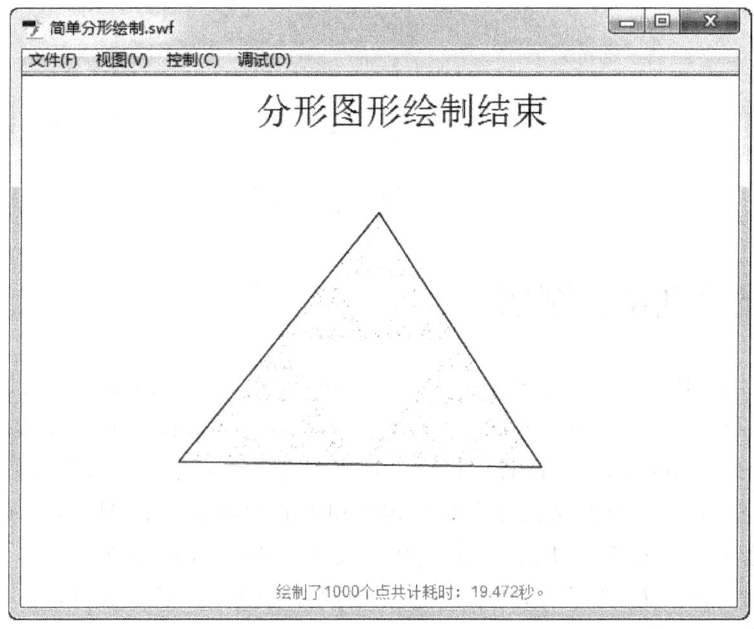

图 15-12　程序运行效果

(9) 上图中绘制的点数过少,不能显示出分形的效果。但仅仅绘制 1000 个点就用了 19.47 秒,如果要绘制更多的点,还需要改进一下算法。

由于 Flash 自身的原因,Timer 间隔时间过长,考虑每次响应会大量增加绘制点的数量,其运行时间在一定范围内变化不大。首先将 drawFractal.as 另存为 drawFractal_1.as,

并将主时间轴上 AS 图层第 2 帧的代码改为“include "drawFractal_1. as";”。然后修改 Timer 响应函数 Tick(),代码如下:

```
function onTick(event_T:TimerEvent):void
{
    for (var i:int = 0;i<100;i++){
        r = Math.random() * 3 + 1;                        //随机取值 1、2 和 3,模拟抛硬币
        point[0][0] = (point[0][0] + point[r][0])/2;     //取中点 x 坐标,即两个值的平均值
        point[0][1] = (point[0][1] + point[r][1])/2;     //取中点 y 坐标
        j++;                                              //绘制次数增加 1
        graphics.moveTo(point[0][0],point[0][1]);        //绘制起点
        graphics.lineTo(point[0][0] + 0.1,point[0][1] + 0.1);         //绘制线段,模拟点
        info2.text = "已绘制了" + String(j) + "个点,完成了" + String(j/1000) + "%";
    //绘制状态显示,j/1000 实际上为 j/(100 * 1000) * 100
    }
}
```

其中,加粗字体为添加的代码,其他程序保持不变。缺点是每绘制 100 个点才更新显示一次,j 的值始终是 100 的倍数。

程序最终的运行效果如图 15-13 所示。共绘制 100000 个点,耗时 58.89 秒。

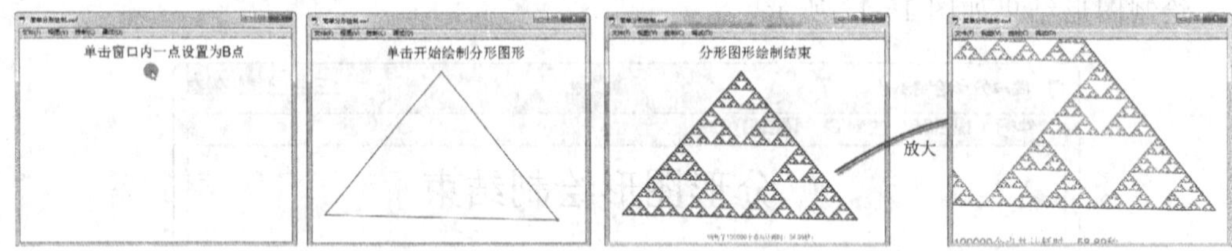

图 15-13　改进的程序运行效果

15.3　强化训练:飘雪

飘雪、下雨等现象的运动轨迹较为接近,受到重力、风力等诸多因素的影响而形成。通过引导动画与创建 ActionScript 程序相结合可以创建该动画效果,也可以通过元件的设计与较多的 ActionScript 代码程序设计实现更为复杂和逼真的飘雪动画效果。这里通过设计一个基本的飘雪动画来强化本节课相关知识的学习和应用,具体操作步骤如下。

(1) 新建 Flash 文档“飘雪. fla”,修改舞台大小为 600×400 像素。

(2) 重命名图层为“背景”,并导入一幅雪景照片“背景. png”作为背景。

(3) 插入新的图层 AS,在第 1 帧添加代码“include "piaoxue. as";”。

(4) 按 Ctrl+F8 键新建影片剪辑元件 xuehua,在元件属性中勾选“为 ActionScript 导出”和“在第 1 帧中导出”选项。然后绘制一个雪花形状的图形,颜色设置为白色,位置和大小设置为:X 和 Y 为-5,宽度和高度为 10。元件的部分属性和雪花形状如图 15-14 所示。

(5) 创建一个新的外部 AS 文件 piaoxue. as 保存在 Flash 文档相同的文件夹下,并在

ActionScript 链接
为 ActionScript 导出(X)
在第 1 帧中导出
标识符(D):
类(C): xuehua
基类(B): flash.display.MovieClip
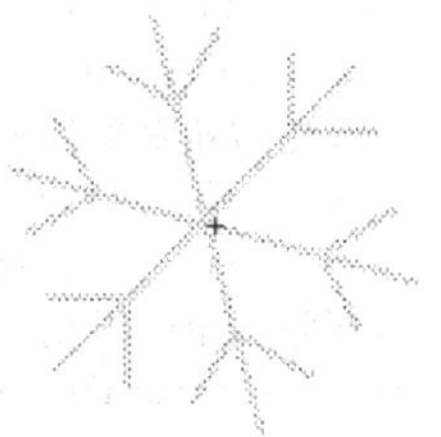

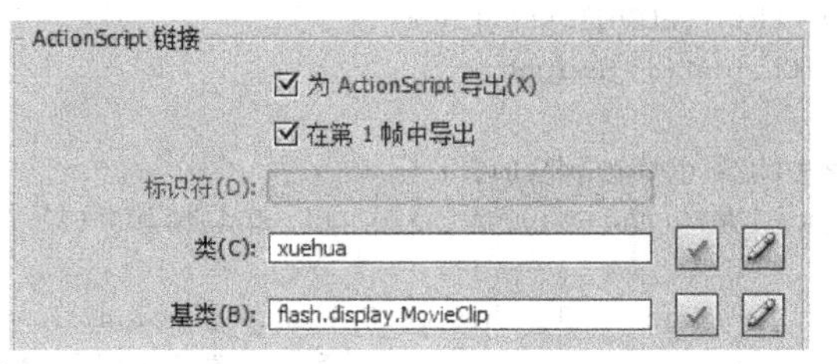

图 15-14　元件属性设置及绘制

程序窗口中进行编辑。程序代码如下：

```
import flash.display.MovieClip;                         //导入类
import flash.utils.Timer;                               //导入类
var stage_x:int = 600;                                  //舞台宽度
var stage_y:int = 400;                                  //舞台高度
var num:int = 2;                                        //每帧产生的雪花数量
var zhongli:Number = 1;                                 //重力,本例中未考虑加速度
var Random_x:Number = 1;                                //水平随机偏移
var fengli:Number = 1; //风力,本程序中未考虑负数情况,风的方向只能向右,请勿修改为负数
var stagex_add:Number = 0;
//声明本变量,用于当风力不为 0,产生雪花时需要在舞台左侧增加一定宽度的量
stage.addEventListener(Event.ENTER_FRAME, piaoxue);     //注册事件侦听器
//声明响应事件函数
function piaoxue(evt:Event):void
{
    for(var i:uint = 0;i < num;i++){
        add_xh();                                       //调用自定义函数生成新的雪花
    }
    move_delete_xh();                                   //移动雪花,并删除多余的雪花
}
//创建自定义函数生成雪花
function add_xh():void{
    var xh_n:MovieClip = new xuehua();                  //创建雪花元件实例
    var xh_b:Number = 10 * Math.random();               //定义雪花大小
    xh_n.width = xh_b;                                  //设置雪花宽度
    xh_n.height = xh_b;                                 //设置雪花高度
    xh_n.alpha = 10 * xh_b;                             //改变雪花透明度
    stagex_add = stage_y * zhongli/fengli;
    //计算受风力影响水平的偏移量,需要点简单的几何知识
    xh_n.x = Math.random() * (stagex_add + stage_x) - stagex_add;
    //随机设定产生雪花位置的 X 坐标,需要考虑风力影响
    xh_n.y = 0;                                         //产生雪花时 Y 轴坐标为 0
    addChild(xh_n);                                     //舞台上显示
}
//创建自定义函数移动雪花,并删除多余的雪花
function move_delete_xh():void{
    //遍历 this(stage)的每一个子对象,不包括第 1 个(索引为 0,指向主时间轴)
    for (var i:uint = 1;i < this.numChildren;i++){
        //改变雪花垂直位置
```

```
            this.getChildAt(i).y = this.getChildAt(i).y +
                zhongli * this.getChildAt(i).height;
            //改变雪花水平位置
            this.getChildAt(i).x = this.getChildAt(i).x +
                (fengli + Random_x * (Math.random() - 0.5)) * this.getChildAt(i).height;
            //删除多余的雪花
            if(this.getChildAt(i).y > stage_y/10 * this.getChildAt(i).height){
                this.removeChildAt(i);                  //垂直位置超出时删除显示对象
                delete this.getChildAt(i);              //删除实例
            }
        }
    }
```

(6) 保存 Flash 文档和 piaoxue.as 文件，按 Ctrl＋Enter 键测试影片播放效果，如图 15-15 所示。

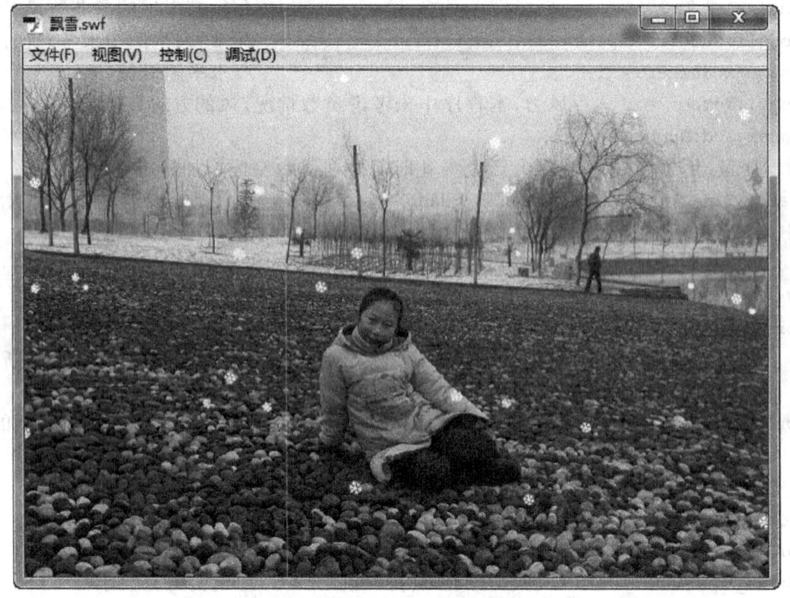

图 15-15 飘雪动画效果

可以修改程序中的一些变量值，如每帧产生的雪花数量、重力、风力、随机偏移量等，观察下雪的不同效果。

15.4 拓展研究及课后实训

1. 拓展研究

(1) 在已完成的任务 drawFractal_1.as 文件中，每绘制 100 个点更新显示一次。如果想让绘制点的速度从慢到快，可以采取什么样的办法来折中实现？

(2) 雪花的运动是一种复杂的变化，强化训练中的飘雪仅仅是一种简单的模拟，如果想制作更接近真实的动画效果，还需要对程序做一些改进，比如水平方向的消失判断、不同深度的雪花速度及消失位置更准确的判断、重力和阻力对雪花运动的影响等，请参考有关运动学和 Flash 知识，调整程序做出更为逼真的动画效果。

2. 课后实训

(1) 参照强化训练，完成下雨动画效果的制作。

(2) 观察生活，并结合学习的知识，使用 ActionScript 3.0 代码实现一段动画。

实训 16

制作 MTV

任务描述

导入 MP3 音乐文件，配合歌词显示和其他动画效果，制作简单的 MTV 效果，如图 16-1 所示。

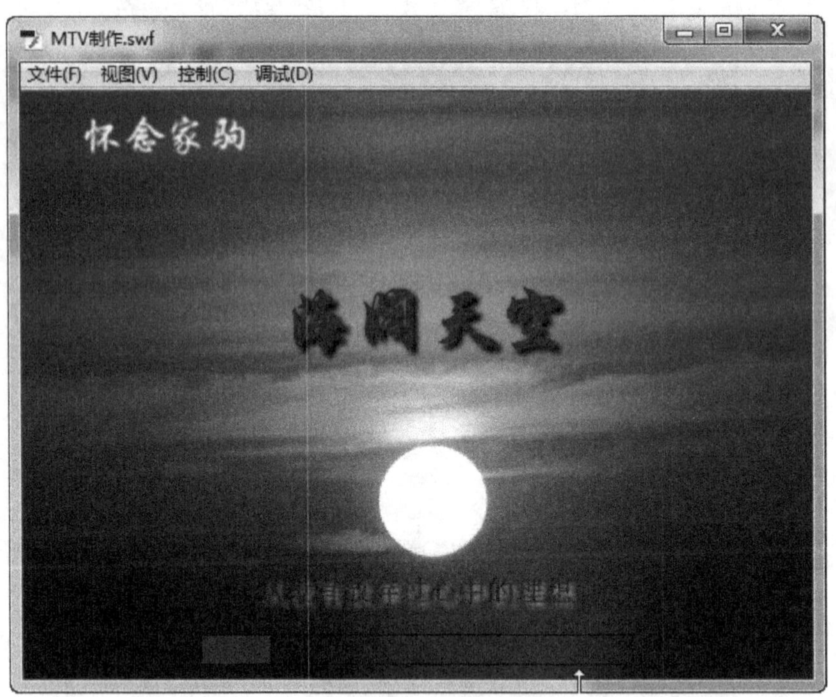

图 16-1 制作 MTV

任务目标

(1) 掌握使用 Flash 制作 MTV 动画的一般方法。

(2) 能够读取外部文本文件并进行解析。

(3) 能够针对歌词进行简单的动画效果制作。

16.1　相关知识：ActionScript 音频处理

ActionScript 是为开发引人入胜的交互式应用程序而设计的，音频的使用丰富了 Flash 动画的效果。在 Flash CS6 中，既可以使用嵌入的音频，也可以调用外部的音频文件，两者各有优缺点，可根据不同的需求来选用。本部分将重点讲解音频的使用，并根据任务需要介绍涉及的按钮应用、载入本地文本文件及使用 String 类来处理字符串等知识。

16.1.1　创作环境下的音频处理

Flash CS6 提供了多种使用音频的方式，可以使音频独立于时间轴连续播放，或使用时间轴将动画与音轨保持同步。向按钮添加音频可以使按钮具有更强的互动性，通过音频淡入淡出还可以使音轨更加优美。Flash CS6 中有两种音频类型：事件音频和流音频（音频流）。事件音频必须完全下载后才能开始播放，除非明确停止，否则它将一直连续播放。音频流在前几帧下载了足够的数据后就开始播放，音频流要与时间轴同步以便在网络上播放。

在创作环境下，可以使用 Flash 的可视化设计界面快速地完成音频导入、添加等一系列操作。

1. 导入音频文件

Flash CS6 常用的音频格式有 MP3、WAV、AAC 等。

类似于位图文件的使用，将音频文件导入当前文档的库后，便可以将音频文件放入 Flash 时间轴上使用。执行菜单命令“文件”|“导入”|“导入到库”，在“导入”对话框中，选择并打开所需的音频文件即可将音频文件导入当前文档的库中。

Flash CS6 包含一个 sounds 外部库，其中包含可用作效果的多种有用的音频，执行菜单命令“窗口”|“公用库”|sounds 可以打开该库。

2. 将音频添加到时间轴

Flash CS6 可以使用库将音频添加至文档，选定图层后，将音频从“库”面板中拖到舞台中，音频就会添加到该图层的当前关键帧上。也可以在时间轴上选择一个关键帧，然后在帧属性面板中，通过“声音”选项中的下拉菜单选择需要的音频，如图 16-2 所示。

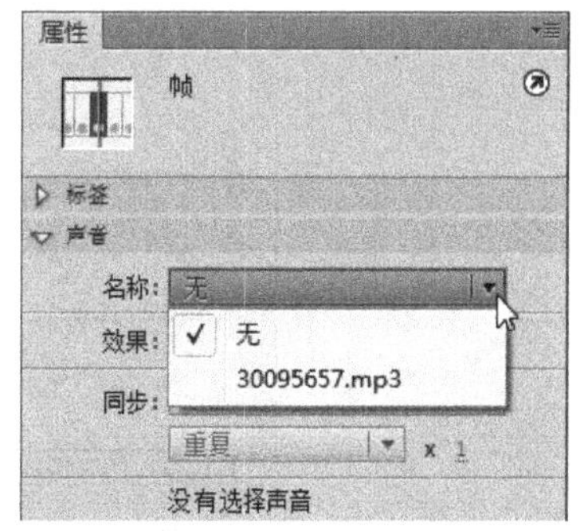

图 16-2　为帧加入音频

音频可以放在包含其他对象的图层上，但是，一般建议将每个音频放在一个独立的图层上。在播放 SWF 文件时，会混合所有图层上的音频。

3. 音频的属性设置

在时间轴上选择音频所在帧后，在属性面板上可以进行参数设置。声音选项中除了显示音频的比特率、位、时间等属性外，还有以下选项可供设置。

(1) 名称选项。在下拉菜单中可以选择其他音频文件(如果库中有的话),或者选择“无”来删除帧上的音频。

(2) 效果选项。其下拉菜单选项如图 16-3 所示,默认选项为无,具体各选项的含义如下。

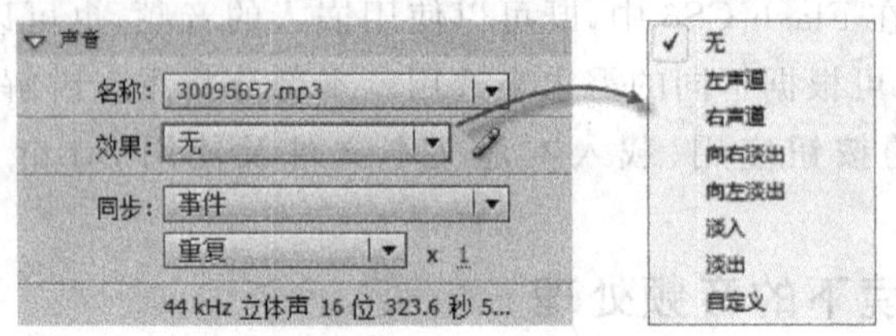

图 16-3　效果选项

无:不对音频文件应用效果。选中此选项将删除以前应用的效果。

左声道/右声道:只在左声道或右声道中播放音频。

向右淡出/向左淡出:会将音频从一个声道切换到另一个声道。

淡入:随着音频的播放逐渐增加音量。

淡出:随着音频的播放逐渐减小音量。

自定义:允许使用“编辑封套”创建自定义的音频淡入和淡出点,可以设置多个淡入淡出点。或者单击效果选项右侧的编辑声音封套按钮,同样可以激活如图 16-4 所示的“编辑封套”对话框并进行设置。在“编辑封套”对话框中,可以定义音频的起始点,或在播放时控制音频的音量,还可以改变音频开始播放和停止播放的位置。这对于通过删除音频文件的无用部分来减小文件的大小是很有用的。

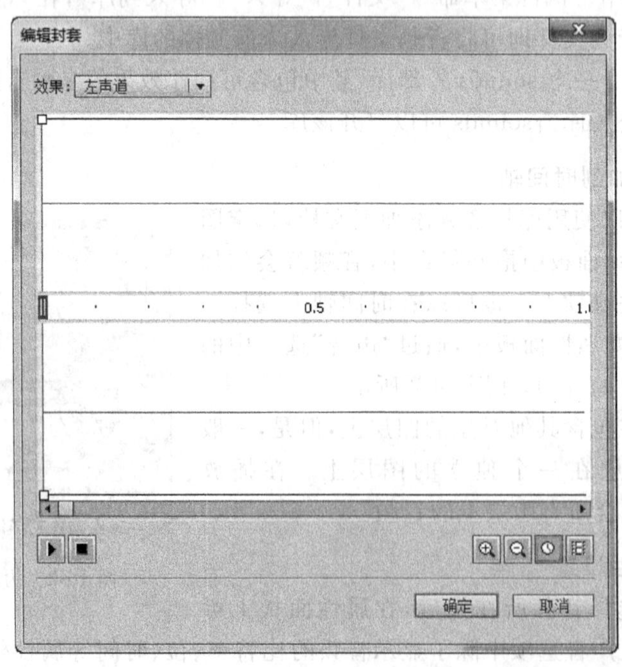

图 16-4　“编辑封套”对话框

(3) 同步选项。同步选项共有两个：同步类型和重复方式，其子选项如图 16-5 所示。

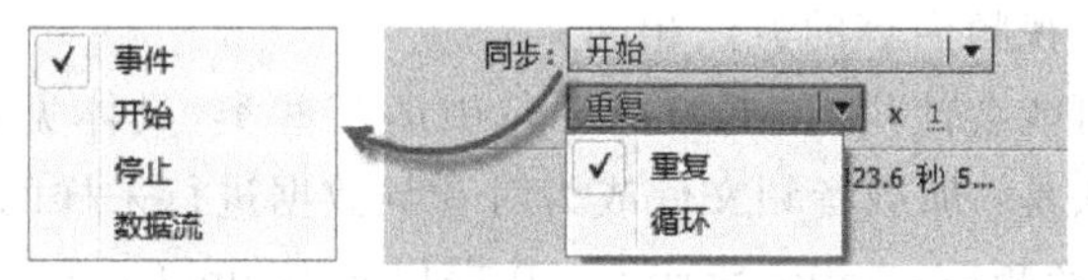

图 16-5 同步选项

同步类型共有以下 4 种类型。

① 事件。事件会将音频和一个事件的发生过程同步起来。当事件音频的开始关键帧首次显示时，事件音频将完整播放，且不管播放头在时间轴上的位置如何，即使 SWF 文件停止播放也将继续。如果事件音频正在播放时，音频被再次实例化（例如，用户再次单击按钮或播放头通过音频的开始关键帧），那么音频的第一个实例继续播放，而同一音频的另一个实例也同时开始播放。在使用较长的音频时请记住这一点，因为它们可能发生重叠，导致意外的音频效果。

② 开始。与“事件”选项的功能相近，但是如果音频已经开始播放，则新音频实例就不会播放。

③ 停止。即使指定的音频静音。

④ 数据流。Flash CS6 会强制动画和音频流同步。如果 Flash Professional 不能足够快地绘制动画帧，它就会跳过这些帧。与事件音频不同，音频流随着 SWF 文件的停止而停止，而且，音频流的播放时间绝对不会比帧的播放时间长。数据流在实际中的典型运用是制作 MTV 动画。

重复方式可以为“重复”输入一个值，以指定音频应循环的次数，或者选择“循环”以连续重复播放音频。若要连续播放，输入一个足够大的数以便在扩展持续时间内播放音频即可。例如，若要在 15 分钟内循环播放一段 15 秒的音频，需输入 60。一般情况下不建议循环播放音频流，如果将音频流设为循环播放，帧就会添加到文件中，文件的大小就会根据音频循环播放的次数而倍增。

16.1.2 ActionScript 3.0 控制音频

除了在创作环境下使用音频，还可以使用 ActionScript 3.0 代码更加灵活地来控制音频的应用。Flash CS6 使用 ActionScript 3.0 从以下 5 种主要来源加载音频数据：在运行时加载的外部音频文件；在应用程序的 SWF 文件中嵌入的音频资源；来自连接到用户系统上的麦克风的音频数据；从远程媒体服务器流式传输的音频数据，如 Flash Media Server；通过使用 sampleData 事件处理函数动态生成的音频数据。

将音频数据转换为数字形式后，将具有各种不同的特性，如音频的音量以及它是立体声还是单声道音频。在 ActionScript 3.0 中播放音频时，也可以调整这些特性。例如，使声音变得更大，或者使其像是来自某个方向。

ActionScript 3.0 支持外部音频文件加载音频数据时，可以在加载其余音频数据的同时开始播放音频文件的开头部分。ActionScript 3.0 还可以使用各种不同的音频文件格式对数字音频进行编码，ActionScript 3.0 也支持以 MP3 格式存储的音频文件，但不能直接加载或播放其他格式的音频文件。此外，可使用 NetStream 类加载和播放 AAC 音频文件，这与加载和播放视频内容的方法相同。

在处理音频时，可能会使用 flash. media 包中的某些类，具体见表 16-1。Sound 类用于访问音频信息，方法是：加载音频文件或为对音频数据进行采样的事件分配函数，然后开始播放。开始播放音频后，ActionScript 3.0 提供对 SoundChannel 对象的访问。因为已加载的音频文件只能是在用户计算机上播放的几种音频之一，所以，所播放的每种单独的音频都使用自己的 SoundChannel 对象；混合在一起的所有 SoundChannel 对象的组合输出是实际通过计算机扬声器播放的音频。还可以使用此 SoundChannel 实例来控制音频的属性以及停止其播放。如果要控制组合音频，可以通过 SoundMixer 类对混合输出进行控制，也可以使用其他几个类，在 ActionScript 中处理音频时执行更具体的任务。

表 16-1　flash. media 包中的一些类

类	描　述
flash. media. Sound	Sound 类处理音频加载、管理基本音频属性以及启动音频播放
flash. media. SoundChannel	当应用程序播放 Sound 对象时，将创建一个新的 SoundChannel 对象来控制回放。SoundChannel 对象控制音频的左和右回放声道的音量。播放的每种音频具有其自己的 SoundChannel 对象
flash. media. SoundLoaderContext	SoundLoaderContext 类指定在加载音频时使用的缓冲秒数，以及 Flash Player 或 AIR 在加载文件时是否从服务器中查找策略文件。SoundLoaderContext 对象用作 Sound. load()方法的参数
flash. media. SoundMixer	SoundMixer 类控制与应用程序中的所有音频有关的回放和安全属性。实际上，可通过一个通用 SoundMixer 对象将多个声道混合在一起，因此，该 SoundMixer 对象中的属性值将影响当前播放的所有 SoundChannel 对象
flash. media. SoundTransform	SoundTransform 类包含控制音量和声相的值。可以将 SoundTransform 对象应用于单个 SoundChannel 对象、全局 SoundMixer 对象或 Microphone 对象等
flash. media. ID3Info	ID3Info 对象包含一些属性，它们表示通常存储在 MP3 音频文件中的 ID3 元数据信息
flash. media. Microphone	Microphone 类表示连接到用户计算机上的麦克风或其他音频输入设备。可以将来自麦克风的音频输入传送到本地扬声器或发送到远程服务器。Microphone 对象控制其自己的音频流的增益、采样率以及其他特性

1. 加载外部音频文件

Sound 类的每个实例可加载并触发特定音频资源的回放。应用程序无法重复使用 Sound 对象来加载多种音频。如果要加载新的音频资源，则应创建一个新的 Sound 对象。

如果要加载较小的音频文件(如要附加到按钮上的单击音频)，应用程序可以创建一个新的 Sound，并让其自动加载该音频文件，代码如下。

```
var req:URLRequest = new URLRequest("click.mp3");
var s:Sound = new Sound(req);
```

Sound()构造函数接受一个 URLRequest 对象作为其第一个参数。当提供 URLRequest 参数值后，新的 Sound 对象将自动开始加载指定的音频资源。

除了最简单的情况外，应用程序应关注音频的加载进度，并监视在加载期间出现的错误。例如，如果单击音频非常大，在用户单击触发该音频的按钮时，该音频可能没有完全加载。尝试播放未加载的音频可能会导致运行时错误。较为稳妥的做法是等待音频完全加载后，再让用户执行可能启动音频播放的动作。

Sound 对象将在音频加载过程中调度多种不同的事件。应用程序可以侦听这些事件以跟踪加载进度，并确保在播放之前完全加载音频。表 16-2 列出了可以由 Sound 对象调度的事件。

表 16-2　由 Sound 对象调度的对象

事　件	描　述
open (Event. OPEN)	在音频加载操作开始之前进行调度
progress (ProgressEvent. PROGRESS)	从文件或流接收数据时，在音频加载过程中定期进行调度
id3 (Event. ID3)	当存在可用于 MP3 音频的 ID3 数据时进行调度
complete (Event. COMPLETE)	在加载了所有音频资源的数据后进行调度
ioError (IOErrorEvent. IO_ERROR)	在以下情况进行调度：找不到音频文件，或者在收到所有音频数据之前加载过程中断

以下代码说明了如何在完成加载后播放音频。

```
import flash.net.URLRequest;                              //导入类,用于载入外部文件
import flash.events.Event;                                //导入类
import flash.media.Sound;                                 //导入类
var req:URLRequest = new URLRequest("mp3/a.mp3");         //声明变量用于访问的外部文件地址
var s:Sound = new Sound();                                //创建 Sound 对象实例
s.addEventListener(Event.COMPLETE, onSoundLoaded);        //注册事件侦听器
s.load(req);                                              //载入外部文件
//自定义载入文件完成后要执行的函数
function onSoundLoaded(event:Event):void
{
    s.play();                                             //播放载入的外部 MP3 文件
}
```

首先，该代码范例创建了一个新的 Sound 对象，但没有为其指定 URLRequest 参数的初始值。其次，通过 Sound 对象侦听 Event. COMPLETE 事件，并在加载完所有音频数据后执行 onSoundLoaded()方法。最后，使用新的 URLRequest 值为音频文件调用 s. load()方法。在加载完音频后，将执行 onSoundLoaded()方法。如果调用 Sound 对象的 play()方法，则会启动音频播放。

音频文件可能很大，需要花很长时间进行加载。尽管允许应用程序可以在完全加载音频之前进行播放，但希望向用户指示已加载了多少音频数据以及已播放了多少音频。Sound 类可以调度以下两个事件：ProgressEvent. PROGRESS 和 Event. COMPLETE，使音频加载进度显示变得相对比较简单。以下示例说明了如何使用这些事件来显示有关

所加载音频的进度信息：

```
import flash.events.Event;                                        //导入类
import flash.events.ProgressEvent;                                //导入类
import flash.media.Sound;                                         //导入类
import flash.net.URLRequest;                                      //导入类,用于载入外部文件
var s:Sound = new Sound();                                        //创建Sound对象实例
s.addEventListener(ProgressEvent.PROGRESS, onLoadProgress); //注册事件侦听器,载入过程中
s.addEventListener(Event.COMPLETE, onLoadComplete);        //注册事件侦听器,事件完成
s.addEventListener(IOErrorEvent.IO_ERROR, onIOError); //注册事件侦听器,监听错误事件
var req:URLRequest = new URLRequest("mp3/a.mp3");         //声明变量用于访问的外部文件地址
s.load(req);                                                      //载入外部文件
function onLoadProgress(event:ProgressEvent):void
{
    var loadedPct:uint = Math.round(100 * (event.bytesLoaded / event.bytesTotal));
    trace("The sound is " + loadedPct + "% loaded.");
}
//自定义载入文件完成后要执行的函数
function onLoadComplete(event:Event):void
{
    s.play();                                                     //播放载入的外部MP3文件
}
function onIOError(event:IOErrorEvent)
{
    trace("The sound could not be loaded: " + event.text);
}
```

此代码先创建一个Sound对象，然后向该对象添加侦听器以侦听ProgressEvent.PROGRESS和Event.COMPLETE事件。在调用Sound.load()方法并从音频文件接收第一批数据后，将会发生ProgressEvent.PROGRESS事件并触发onSoundLoadProgress()方法。已加载的音频数据百分比等于ProgressEvent对象的bytesLoaded属性值除以bytesTotal属性值。Sound对象上也提供了相同的bytesLoaded和bytesTotal属性。此示例还说明了应用程序在加载音频文件时如何识别并响应出现的错误，例如，当找不到具有给定文件名的音频文件时，Sound对象将调度一个Event.IO_ERROR事件。在上面的代码中，发生错误时，将执行onIOError()方法并显示一条简短的错误消息。

2. 处理嵌入的音频

对于在应用程序用户界面中用作指示器的较小音频(如在单击按钮时播放的音频)，更适合使用嵌入的音频(而不是从外部文件加载音频)。在应用程序中嵌入音频文件时，生成的SWF文件大小增加了原来音频文件的大小。也就是说，如果在应用程序中嵌入较大的音频文件，可能会使SWF文件增大到难以接受的大小。将音频文件嵌入应用程序的SWF文件中的具体方法因开发环境而异。

Flash创作工具可导入多种音频格式的音频并将其作为元件存储在库中。然后可以将其分配给时间轴上的帧或按钮状态的帧，通过行为来使用音频，或直接在ActionScript

代码中使用它们。下面说明如何在 ActionScript 3.0 代码中通过 Flash 创作工具来使用嵌入的音频。

(1) 在库面板中，右键单击导入文件的名称，然后选择“属性”命令，勾选“为 ActionScript 导出”复选框。

(2) 在“类”字段中，输入一个名称，以便在 ActionScript 中引用此嵌入的音频时使用。默认情况下，它将使用此字段中音频文件的名称。如果文件名包含句点(如名称为 DrumSound.mp3)，则必须将其更改为类似于 DrumSound 这样的名称。“基类”字段仍应显示 flash.media.Sound。

(3) 单击“确定”按钮，可能出现一个对话框，指出无法在类路径中找到该类的定义。再次单击“确定”按钮以继续。如果输入的类名称与应用程序的类路径中任何类的名称都不匹配，则会自动生成从 flash.media.Sound 类中继承的新类。

(4) 要使用嵌入的音频，需要在 ActionScript 中引用该音频的类名称。例如，通过创建自动生成的 DrumSound 类的一个新实例来启动以下代码。

```
var drum:DrumSound = new DrumSound();
drum.play();
```

DrumSound 是 flash.media.Sound 类的子类，所以它继承了 Sound 类的方法和属性，包括上面显示的 play()方法。

3. 音频的播放与停止

播放加载的音频非常简便，只须为 Sound 对象调用 Sound.play()方法，如下所示：

```
var snd:Sound = new Sound(new URLRequest("smallSound.mp3"));
snd.play();
```

播放音频也可以从特定起始位置开始。SoundChannel 类用来控制一种音频的回放，可以将 SoundChannel.position 属性视为播放头，以指示所播放的音频数据中的当前位置。当应用程序调用 Sound.play()方法时，将创建一个新的 SoundChannel 类实例来控制播放。将特定起始位置(以毫秒为单位)作为 Sound.play()方法的 startTime 参数进行传递，应用程序可以从该位置播放音频。它也可以通过在 Sound.play()方法的 loops 参数中传递一个数值，音频将快速且连续地重复播放固定的次数。

使用 startTime 参数和 loops 参数调用 Sound.play()方法时，每次将从相同的起始点重复播放音频，如以下代码所示。

```
var snd:Sound = new Sound(new URLRequest("repeatingSound.mp3"));
snd.play(1000, 3);
```

此示例表示从音频开始后的 1 秒起连续播放音频三次。

应用程序播放很长的音频时，需要让用户暂停和回放这些音频。而实际上，在 AS3 回放期间无法暂停音频，只能将其停止，但可以记录音频停止时的位置，并随后从该位置开始重放音频。

例如，加载并播放一个音频文件，代码如下。

```
var snd:Sound = new Sound(new URLRequest("bigSound.mp3"));
```

```
var channel:SoundChannel = snd.play();
```

在播放音频的同时，SoundChannel.position 属性指示当前播放到的音频文件位置。应用程序可以在停止播放音频之前存储位置值，如下所示。

```
var pausePosition:int = channel.position;
channel.stop();
```

要恢复播放音频，可以传递以前存储的位置值，以便从音频以前停止的相同位置重新启动音频。

```
channel = snd.play(pausePosition);
```

此外，在进行流式传输的音频（即在播放的同时仍在加载音频）播放过程中，有一个奇怪的现象。当应用程序对播放音频流的 SoundChannel 实例调用 SoundChannel.stop()方法时，音频播放在一个帧处停止，随后在下一帧处从音频开头重新播放。发生这种情况是因为音频加载过程仍在进行当中。若要同时停止音频流加载和播放，可以调用 Sound.close()方法（需要程序判断，如果已加载完则会出错）。

4. 播放进度及加载进度等信息监控

SoundChannel 类在回放期间不调度进度事件。若要报告回放进度，应用程序可以设置其自己的计时机制并跟踪音频播放头的位置。若要计算已播放的音频百分比，可以将 SoundChannel.position 属性值除以所播放的音频数据长度，代码如下。

```
var playbackPercent:uint = 100 * (channel.position / snd.length);
```

但是，只有在开始回放之前完全加载了音频数据，此代码才会报告精确的回放百分比。Sound.length 属性显示当前加载音频数据的大小，而不是整个音频文件的最终大小。要跟踪仍在加载的音频流的回放进度，应用程序应估计完整音频文件的最终大小，并在其计算中使用该值。可以使用 Sound 对象的 bytesLoaded 和 bytesTotal 属性来估计音频数据的最终长度，代码如下。

```
var estimatedLength:int =
Math.ceil(snd.length / (snd.bytesLoaded / snd.bytesTotal));
var playbackPercent:uint = 100 * (channel.position / estimatedLength);
```

下面的代码加载了一个较大的音频文件，并使用 Event.ENTER_FRAME 事件作为其计时机制来显示播放进度，它定期报告回放百分比，是根据当前位置值除以音频数据的总长度来计算的。

```
import flash.events.Event;
import flash.media.Sound;
import flash.net.URLRequest;
var snd:Sound = new Sound();
var req:URLRequest = new
URLRequest("http://av.adobe.com/podcast/csbu_dev_podcast_epi_2.mp3");
snd.load(req);
var channel:SoundChannel;
```

```
channel = snd.play();
addEventListener(Event.ENTER_FRAME, onEnterFrame);
channel.addEventListener(Event.SOUND_COMPLETE, onPlaybackComplete);
function onEnterFrame(event:Event):void
{
    var estimatedLength:int =
    Math.ceil(snd.length / (snd.bytesLoaded / snd.bytesTotal));
    var playbackPercent:uint =
    Math.round(100 * (channel.position / estimatedLength));
    trace("Sound playback is " + playbackPercent + "% complete.");
}
function onPlaybackComplete(event:Event)
{
    trace("The sound has finished playing.");
    removeEventListener(Event.ENTER_FRAME, onEnterFrame);
}
```

在开始加载音频数据后，此代码会调用 snd.play()方法，并将生成的 SoundChannel 对象存储在 channel 变量中。随后，此代码在主应用程序中添加 Event.ENTER_FRAME 事件的事件侦听器，并在 SoundChannel 对象中添加另一个事件侦听器，用于侦听在播放完成时发生的 Event.SOUND_COMPLETE 事件。

每次应用程序到达其动画中的新帧时，将调用 onEnterFrame()方法，该方法基于已加载的数据量来估计音频文件的总长度，然后计算并显示当前播放百分比。

当播放完整个音频后，将执行 onPlaybackComplete()方法来移除 Event.ENTER_FRAME 事件的事件侦听器，以使其在完成播放后不会尝试显示进度更新。

在某些情况下不需要频繁显示播放进度，此时可以使用 flash.util.Timer 类来设置其自己的计时机制。

5. 控制音量和声相

单个 SoundChannel 对象控制音频的左和右立体声声道。如果 MP3 音频是单声道音频，SoundChannel 对象的左和右立体声声道将包含完全相同的波形。可通过使用 SoundChannel 对象的 leftPeak 和 rightPeak 属性来查明所播放的音频的每个立体声声道的波幅。这些属性显示音频波形本身的峰值波幅，并不表示实际回放音量。实际回放音量是音频波形的波幅以及 SoundChannel 对象和 SoundMixer 类中设置的音量值的函数。

在回放期间，可以使用 SoundChannel 对象的 pan 属性为左和右声道分别指定不同的音量级别。pan 属性具有从－1 到 1 的值，其中，－1 表示左声道以最大音量播放，而右声道处于静音状态；1 表示右声道以最大音量播放，而左声道处于静音状态。介于－1 和 1 之间的数值为左和右声道值设置一定比例的值，值 0 表示两个声道以均衡的中音量级别播放。

以下代码示例使用 volume 值 0.6 和 pan 值－1 创建一个 SoundTransform 对象（左声道为最高音量，右声道没有音量）。此代码将 SoundTransform 对象作为参数传递给 play()方法，此方法将该 SoundTransform 对象应用于为控制播放而创建的新

SoundChannel 对象。

```
var snd:Sound = new Sound(new URLRequest("bigSound.mp3"));
var trans:SoundTransform = new SoundTransform(0.6, -1);
var channel:SoundChannel = snd.play(0, 1, trans);
```

在播放音频的同时可以更改音量和声相控制，方法为设置 SoundTransform 对象的 pan 或 volume 属性，然后将该对象作为 SoundChannel 对象的 soundTransform 属性进行应用。也可以通过使用 SoundMixer 类的 soundTransform 属性，同时为所有音频设置全局音量和声相值，如以下示例所示。

```
SoundMixer.soundTransform = new SoundTransform(1, -1);
```

也可以使用 SoundTransform 对象为 Microphone 对象设置 volume 和 pan 值，并可以为 Sprite 对象和 SimpleButton 对象设置这些值。以下示例在播放音频的同时将音频从左声道移到右声道，然后再移回来，并交替进行这一过程。

```
import flash.events.Event;
import flash.media.Sound;
import flash.media.SoundChannel;
import flash.media.SoundMixer;
import flash.net.URLRequest;
var snd:Sound = new Sound();
var req:URLRequest = new URLRequest("bigSound.mp3");
snd.load(req);
var panCounter:Number = 0;
var trans:SoundTransform;
trans = new SoundTransform(1, 0);
var channel:SoundChannel = snd.play(0, 1, trans);
channel.addEventListener(Event.SOUND_COMPLETE, onPlaybackComplete);
addEventListener(Event.ENTER_FRAME, onEnterFrame);
function onEnterFrame(event:Event):void
{
    trans.pan = Math.sin(panCounter);
    channel.soundTransform = trans; // or SoundMixer.soundTransform = trans;
    panCounter + = 0.05;
}
function onPlaybackComplete(event:Event):void
{
    removeEventListener(Event.ENTER_FRAME, onEnterFrame);
}
```

此代码先加载一个音频文件，将 volume 设置为 1（最大音量）并将 pan 设置为 0（音频在左和右声道之间均衡地平均分布）以创建一个新的 SoundTransform 对象。然后此代码调用 snd.play()方法，以将 SoundTransform 对象作为参数进行传递。在播放音频时，将反复执行 onEnterFrame()方法，该方法使用 Math.sin()函数来生成介于－1 和 1 之间的值，此范围对应于可接受的 SoundTransform.pan 属性值。将 SoundTransform 对象的 pan 属性设置为新值后，可以设置声道的 soundTransform 属性以使用更改后的 SoundTransform 对象。当右声道音量变小时，会听到左声道音量变大，反之亦然。

在此示例中，可通过设置 SoundMixer 类的 soundTransform 属性来获得同样的效果。但是，这会影响当前播放的所有音频的声相，而不只影响此 SoundChannel 对象播放的一种音频。

16.1.3　按钮的应用

前面的章节中已经学习了按钮的基本创建和属性设置，这里将补充学习向按钮添加音频及按钮的应用。

1. 向按钮添加音频

音频和一个按钮元件的不同状态可以关联起来。因为音频和元件存储在一起，它们可用于元件的所有实例。具体操作步骤如下。

(1) 在库面板中选择按钮，从面板右上角的面板菜单中选择编辑命令。

(2) 在按钮的时间轴上，添加一个音频层。

(3) 在音频层中，对应添加音频的按钮状态，创建空白关键帧。

例如，要添加一段单击按钮时播放的音频，可以在标记为 Down 的帧中创建关键帧。单击已创建的对应空白关键帧，在属性面板中进行设置。在属性面板的"声音"下拉菜单中选择一个音频文件；从"同步"弹出菜单中选择"事件"命令。

(4) 也可以将其他音频和按钮的每个关键帧关联在一起，参照上述步骤创建对应的空白关键帧，然后给每个关键帧添加其他音频文件。

添加音频时也可以使用同一个音频文件，然后为按钮的每一个关键帧应用不同的音频效果。

2. 按钮的应用

按钮的应用需要和 ActionScript 3.0 程序设计紧密结合，在各种交互软件中是最基本的应用。按钮的应用通常可以使用对象的鼠标响应事件，可以参照以下代码：

```
// Mouse Click 事件
//执行程序前舞台上需要创建按钮元件实例 bnt_C
//单击此指定的元件实例会执行用户在其中添加的自定义代码的函数
bnt_C.addEventListener(MouseEvent.CLICK, fl_MouseClickHandler);  //注册事件侦听器
function fl_MouseClickHandler(event:MouseEvent):void
// fl_MouseClickHandler 为自定义函数名称,和注册侦听中的函数名称一致
//event 为事件名称,可自行定义
{
    trace("已单击鼠标");  //此示例代码在"输出"面板中显示"已单击鼠标"
}
```

以上示例中应用了鼠标的单击事件，注册事件侦听器时使用了 MouseEvent.CLICK 这一鼠标事件常量，它属于 MouseEvent 类的常量，是按钮事件响应中最常用的方式。表 16-3 所示为 MouseEvent 类的一些鼠标事件常量。

表 16-3 MouseEvent 类的常量

常 量	代表的事件
MouseEvent. CLICK	鼠标左键单击事件
MouseEvent. DOUBLE_CLICK	鼠标左键双击事件
MouseEvent. MOUSE_DOWN	鼠标左键按下事件
MouseEvent. MOUSE_LEAVE	鼠标移出舞台事件
MouseEvent. MOUSE_MOVE	鼠标在对象所在区域移动事件
MouseEvent. MOUSE_OUT	鼠标移出对象所在区域事件
MouseEvent. MOUSE_OVER	鼠标移入对象所在区域事件
MouseEvent. MOUSE_UP	鼠标在对象上左键释放事件
MouseEvent. MOUSE_WHEEL	滚动鼠标滚轮事件
MouseEvent. ROLL_OUT	鼠标移出对象所在区域事件，无冒泡阶段
MouseEvent. ROLL_OVER	鼠标移入对象所在区域事件，无冒泡阶段

这些常量在鼠标响应事件中的应用，不但可以应用于按钮，也可以应用于影片剪辑元件实例，在 Flash CS6 的交互程序设计，包括游戏设计中被广泛使用。

此外，和影片剪辑一样，按钮元件实例的位置、大小等属性也可以通过 ActionScript 3.0 代码来使用，如以下代码可使按钮实例“bnt_C”不显示：

```
bnt_C.visible = false;
```

16.1.4 使用 ActionScript 3.0 代码直接创建影片剪辑、sprite 和文本实例

在前面的学习中可以通过代码将元件实例添加到舞台上，如以下代码所示。

```
var xh_n:MovieClip = new xuehua();
//创建雪花元件实例，元件库中事先创建了一个元件 xuehua 并在设置中勾选了"为 ActionScript 导出"选项
addChild(xh_n);  //创建实例
```

在元件库中不存在相应元件的情况下，还可以通过 ActionScript 3.0 代码直接创建实例，更灵活地实现一些动态显示效果。下面用 3 个实例来说明其用法。

1. 创建影片剪辑实例

在影片剪辑中绘制一个矩形，并设置其位置和大小，代码如下。

```
import flash.display.MovieClip;
var my_bnt_movie:MovieClip = new MovieClip();          //声明一个影片剪辑
my_bnt_movie.graphics.clear();                          //清除已绘制的图形
my_bnt_movie.graphics.lineStyle(0,0x000000);            //设置笔触的大小和颜色
my_bnt_movie.graphics.beginFill(0x0000FF,1);
//设置填充的颜色为蓝色，透明值为 1(不透明，取值为 0～1)
my_bnt_movie.graphics.drawRect(50,50,100,100);
//在影片剪辑中绘制矩形，坐标(0,0)处为其注册点
addChild(my_bnt_movie);                                 //添加元件
trace(my_bnt_movie.width);                              //影片剪辑中显示图形的宽度，输出 100
trace(my_bnt_movie.x);
//输出影片剪辑的注册点 X 坐标，输出 0，此时矩形的左上角坐标为(50,50)
```

```
my_bnt_movie.addEventListener(MouseEvent.CLICK, Click_me);
//注册该实例的鼠标单击事件侦听器
function Click_me(evt:MouseEvent):void
{    //事件响应函数
     my_bnt_movie.x = 50;
     //鼠标单击此影片剪辑实例时,其注册点 X 轴坐标变为 50,矩形的左上角坐标变为(100,50)
}
```

2. 创建 sprite 实例

创建 sprite 实例的用法和影片剪辑类似,只不过 sprite 没有时间轴且只能用代码创建,不能在创作环境下生成,占用系统资源较少。使用 sprite 完成上个示例任务的代码如下:

```
import flash.display.Sprite;
var my_bnt_Sprite:Sprite = new Sprite();                  //声明一个影片剪辑
my_bnt_Sprite.graphics.clear();                           //清除已绘制的图形
my_bnt_Sprite.graphics.lineStyle(0,0x000000);             //设置笔触的大小和颜色
my_bnt_Sprite.graphics.beginFill(0x00FF00,1);
//设置填充的颜色为蓝色,透明值为 1(不透明,取值为 0~1)
my_bnt_Sprite.graphics.drawRect(250,50,100,100);
//在影片剪辑中绘制矩形,坐标(0,0)处为其注册点
addChild(my_bnt_Sprite);                                  //添加元件
trace(my_bnt_Sprite.width);                               //影片剪辑中显示图形的宽度,输出 100
trace(my_bnt_Sprite.x);
//输出影片剪辑的注册点 X 坐标,输出 0,此时矩形的左上角坐标为(250,50)
my_bnt_Sprite.addEventListener(MouseEvent.CLICK, Click_me_2);
//注册该实例的鼠标单击事件侦听器
function Click_me_2(evt:MouseEvent):void
{    //事件响应函数
     my_bnt_Sprite.x = 50;
     //鼠标单击此影片剪辑实例时,其注册点 X 轴坐标变为 50,矩形的左上角坐标为(300,50)
}
```

3. 创建文本实例

要在舞台上使用 ActionScript 3.0 代码来显示文本,可以使用 TextField 类的实例或使用 Flash 文本引擎类。这些类可用于执行文本的创建、显示和格式设置。一般使用 TextField 类来创建用于显示和输入的文本对象。使用 Flash 文本引擎来创建和管理文本元素需要更多的编程专业技能。

flash.text 包中涵盖了几乎所有与使用 ActionScript 创建文本、管理文本及设置文本格式有关的类,可以使用该包中的 TextFormat 类来设置 TextField 对象的字符和段落格式。创建文本字段的实例后,可以用 TextFormat 对象定义格式设置并将此对象分配给文本字段,以此来设置文本格式。也可以直接在 TextField 实例中设置属性,例如,TextField.text、TextField.textColor 和 TextField.textHeight 等属性。

下面是一个具体的示例,包含了部分文本创建和设置格式常用的方法和属性。

```
import flash.text.TextField;
```

```
import flash.text.TextFormat;
var fl_TextToDisplay:String = "使用 AS3 创建文本:"; //声明变量并设置要显示的文本字符串
var fl_TF:TextField = new TextField();           //声明 TextField 类型变量
var text_format:TextFormat = new TextFormat();   //声明文本格式 TextFormat 变量
text_format.font = "华文彩云";                    //设置格式: 字体
text_format.size = 20;                           //设置格式: 字体大小
fl_TF.text = fl_TextToDisplay;                   //添加文本内容
fl_TF.setTextFormat(text_format);                //对已添加的文本应用已设置的格式
addChild(fl_TF);                                 //创建实例
//以下 8 行代码使用设置 TextField 属性的方法来设置文本字符串格式
fl_TF.x = 50;                                    //X 轴坐标
fl_TF.y = 100;                                   //Y 轴坐标
fl_TF.autoSize = TextFieldAutoSize.LEFT;         //左对齐
fl_TF.background = true;                         //背景可用
fl_TF.backgroundColor = 0x00ff00;                //背景设置为绿色
fl_TF.border = true;                             //边框显示
fl_TF.borderColor = 0x0000ff;                    //边框为蓝色
fl_TF.textColor = 0xff0000;                      //文本为红色
fl_TF.appendText("增加文本");                     //追加文本字符串内容
text_format.font = "宋体";                        //设置格式: 字体
text_format.size = 10;                           //设置格式: 字体大小
fl_TF.setTextFormat(text_format,7,17);       //在索引为 7～17 之间的字符串应用文本格式
```

运行结果如图 16-6 所示。

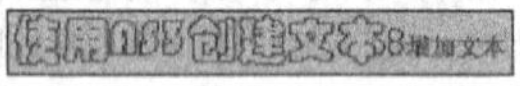

图 16-6　创建文本实例效果

16.1.5　String 类处理字符串

字符串是 Flash 交互动画的重要元素，在 ActionScript 3.0 中处理一段文本时，都会用到字符串值。String 类包含能够使用文本字符串的方法。字符串是字符的序列，ActionScript 3.0 支持 ASCII 字符和 Unicode 字符。

1. 字符串的引用

字符串可以在程序中设置，也可以从外部载入，从外部载入文本文件的方法与载入外部音频文件类似。例如，以下代码可以载入文本文件的内容。

```
var request:URLRequest = new URLRequest("背影.txt");
var loader:URLLoader = new URLLoader();//
loader.load(request);
loader.addEventListener(Event.COMPLETE,completeHandler);
function completeHandler(event:Event):void {
    var the_string:String = loader.data;        //data 属性用于存储文件信息
    trace(the_string);                          //输出文本文件内容
}
```

需要注意的是，ActionScript 3.0 不支持 ANSI 等编码字符，因此在保存文件时应当

确认编码格式为 Unicode 编码格式。Windows 系统自带的记事本的"另存为"功能中可以选择编码方式。

2. String 类的属性

String 类只有 length 一个属性,用于返回字符串中字符的数量,每个汉字为 1 个字符(和有些编程语言不同),如以下代码所示。

```
var str:String = "Adobe";
trace(str.length); // output: 5
```

3. String 类的方法

(1) charAt()方法和 charCodeAt()方法。用于返回字符串索引位置的字符和 Unicode 代码数值。每个字符在字符串中都有一个索引位置(整数),第一个字符的索引位置为 0。例如在字符串"yellow"中,字符 y 的位置为 0,而字符 w 的位置为 5。具体用法可以参照以下代码。

```
var str:String = "马云众";
for (var i:int = 0; i < str.length; i++)
{
    trace(str.charAt(i), " - ", str.charCodeAt(i));
}
```

在运行此代码时,会产生如下输出。

```
马 - 39532
云 - 20113
众 - 20247
```

(2) fromCharCode()方法。用于返回 Unicode 代码数值对应的字符,如以下代码所示。

```
trace(String.fromCharCode(39532,20113,20247));    //输出: 马云众
```

在使用<、<=、!=、==、=>和>运算符比较字符串时,会使用字符串中每个字符的字符代码值从左到右比较各个字符,如以下代码所示。

```
trace("A" < "B"); // true
trace("A" < "a"); // true
trace("Ab" < "az"); // true
```

(3) concat()方法。用于将两个字符串组合,返回新的字符串,也可以使用运算符+来完成,如以下代码所示。

```
var str1:String = "Flash";
var str2:String = "动画制作";
var str3:String = "技巧";
var str4:String = str1.concat(str2,str3);
trace(str4);                                    //输出: Flash 动画制作技巧
```

(4) substr()和 substring()方法。用于返回通过字符位置查找到的子字符串。

这两个方法非常类似,都可以返回字符串的一个子字符串,并且都具有两个参数,其中第一个参数是给定字符串中起始字符的索引位置,但是,在 substr()方法中,第二个参数是要返回的子字符串的长度,而在 substring()方法中,第二个参数是子字符串结尾处字符的位置(该字符未包含在返回的字符串中)。以下示例显示了这两种方法之间的差别。

```
var str:String = "123456";
trace(str.substr(3,2));                          //输出: 45
trace(str.substring(2,5));                       //输出: 345
trace(str.substring(3,6));                       //输出: 456
```

(5) slice()方法。slice()方法与 substring()方法的工作方式类似。当指定两个非负整数作为参数时,其运行方式将完全一样。但是,slice()方法可以使用负整数作为参数,此时字符位置将从字符串末尾开始向前算起,如下例所示。

```
var str:String = "123456";
trace(str.slice(3,6));                           //输出: 456
trace(str.slice( - 2, - 1));                     //输出: 5
trace(str.slice( - 4,6));                        //输出: 3456
```

(6) indexOf()和 lastIndexOf()方法。用于返回字符串内查找匹配的第 1 个子字符串索引,前者从左向右查找,后者从右向左查找。还可以指定第二个参数来指定在字符串中开始进行搜索的起始索引位置,如下例所示。

```
var str:String = "64134654786245";           //共计 14 个字符
trace(str.indexOf("4"));                     //输出:1。即第 2 个字符
trace(str.lastIndexOf("4"));                 //输出:12
trace(str.indexOf("4",2));                   //输出:4
```

(7) split()方法。用于返回由分隔符分隔的子字符串数组,该数组根据分隔符进行划分。该方法还可以指定第二个参数(可选参数),用于定义所返回数组的最大长度。

以下示例说明如何使用"与"字符(&)作为分隔符,将数组分割为多个子字符串。

```
var queryStr:String = "first = joe&last = cheng&title = manager&StartDate = 3/6/65";
var params:Array = queryStr.split("&", 2); // params = = ["first = joe","last = cheng"]
```

(8) match()和 search()方法。用于查找与模式相匹配的子字符串。search()方法返回相匹配的第一个子字符串的索引位置,match()则是返回查找匹配的字符串。两者均支持正则表达式,使用 match()方法时,如果在正则表达式模式中使用了全局标志(如下例所示),match()将返回一个包含匹配子字符串的数组。

限于篇幅,关于正则表达式的使用本书不展开讲述,感兴趣的话可参考相关资料。这里仅列举一个简单的 search()方法示例,代码如下。

```
var str:String = "The more the merrier.";        //区分大小写
trace(str.search("the"));                        //输出: 9
```

(9) replace()方法。用于查找相匹配的子字符串并使用指定子字符串替换它们。replace()方法支持正则表达式和 $ 替换代码。这里仅列举一个简单的样例，用于将所有的字符串"he"替换为字符串"--"，/he/g 为正则表达式，指定全部替换字符串"he"。

```
var str:String = "She sells seashells by the seashore.";
trace(str.replace(/he/g,"--"));                    //输出: S-- sells seas--lls by t--
seashore.
```

(10) toLowerCase()方法和 toUpperCase()方法。用于在大小写之间转换字符串，分别将字符串中的英文字母转换为小写和大写，如下例所示。

```
var str:String = "Dr. Bob Roberts, #9."
trace(str.toLowerCase());                          // dr. bob roberts, #9.
trace(str.toUpperCase());                          // DR. BOB ROBERTS, #9.
```

执行完这些方法后，源字符串仍保持不变。要转换源字符串，可以使用下列代码。

```
str = str.toUpperCase();
```

16.1.6　Button 组件和 ComboBox 组件的使用

Flash CS6 中的组件可以看作是可视化的封装对象，具备一般影片剪辑的功能。Flash CS6 内置了一些组件使设计人员通过相对简单的组件调用，即可实现一些复杂的功能，提高了工作效率。这里首先学习两个组件：Button 组件和 ComboBox 组件。

1. 组件实例的创建方法

通常情况下组件有两种创建方法：创作环境下创建和 ActionScript 3.0 代码创建。下面以 Button 组件实例的创建为例，说明其一般用法。

(1) 创作环境下创建组件。执行菜单命令"窗口"|"组件"或按 Ctrl+F7 键，打开组件面板，然后拖曳 Button 组件到舞台或库面板的元件列表中，当拖曳组件到舞台时会自动在库面板中创建该元件，舞台显示的为组合实例，如图 16-7 所示。

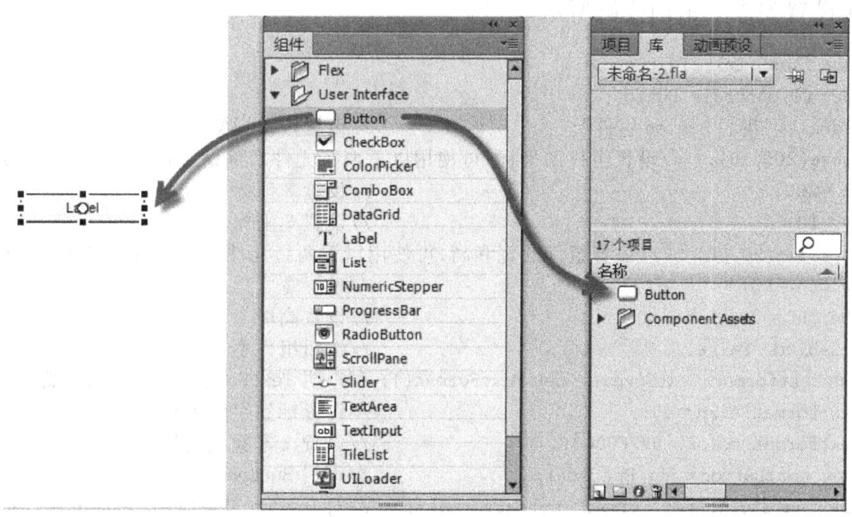

图 16-7　创作环境下创建组件

(2) 使用 ActionScript 3.0 代码创建组件。使用 ActionScript 3.0 代码创建组件必须首先从组件面板中将该组件的一个副本拖曳至文档库中。确保当前文档的库面板中存在该组件，然后执行以下代码可以创建组合实例。

```
import fl.controls.Button;
var myButton:Button = new Button();
addChild(myButton);
```

2. Button 组件

Button 组件用来实现按钮功能，是交互应用程序的重要组成部分，和按钮元件的使用方法类似，但是它可以通过组件属性面板设置标签、可用状态等，其属性面板如图 16-8 所示。

属性面板中包含两类内容，一类是实例名称、实例类型、位置和大小、色彩效果和显示，这些和影片剪辑的使用方法一样，也可以使用 ActionScript 3.0 代码在程序中设置；另一类是组件参数，主要内容如下。

(1) emphasized：按钮突出显示，值为真时按钮周围绘制有边框。

(2) enabled：是否可用，用于设置按钮组件能否响应事件。

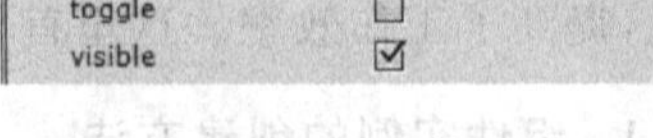

图 16-8 Button 组件属性面板

(3) Label：用于设置按钮上的文本标签。

(4) labelPlacement：用于设置按钮上图标(icon)的位置，较少使用。

(5) seleted：按钮的当前状态，默认为释放状态(非选中)。

(6) toggle：选中与非选中时呈现两种状态。

(7) visible：是否可见，默认为显示状态。

常用设置如以下示例代码所示。

```
import flash.text.TextFormat;
import fl.controls.Button;
bu.label = "我的 Button 组件";                   //设置按钮标签
bu.move(200,10);  //设置组件的坐标,可使用以下两行元件实例设置代码达到同样的效果
bu.x = 200;                                      //设置 X 坐标
bu.y = 10;                                       //设置 Y 坐标
bu.setSize(90,30);  //设置组件的宽和高,可使用以下两行元件实例设置代码达到同样的效果
bu.width = 90;                                   //设置宽度
bu.height = 30;                                  //设置高度
bu.enabled = false;                              //按钮组件不可用
var mytextformat:TextFormat = new TextFormat();  //声明 TextFormat 对象用来设置文本格式
mytextformat.size = 10;                          //设置标签字体大小为 10 磅
mytextformat.color = 0xFF0000;                   //设置文本颜色为红色
var my_bnt:Button = new Button();                //声明 Button 对象
my_bnt.setStyle("textFormat",mytextformat);      //对 Button 对象应用 textFormat 样式
addChild(my_bnt);                                //添加按钮实例到舞台上
```

3. ComboBox 组件

ComboBox 组件通过下拉菜单的方式，由用户选择其中一项，系统返回对应的值。其属性面板中除了组件参数和 Button 组件不一样外，其他选项完全一致。ComboBox 组件的组件选项如图 16-9 所示。

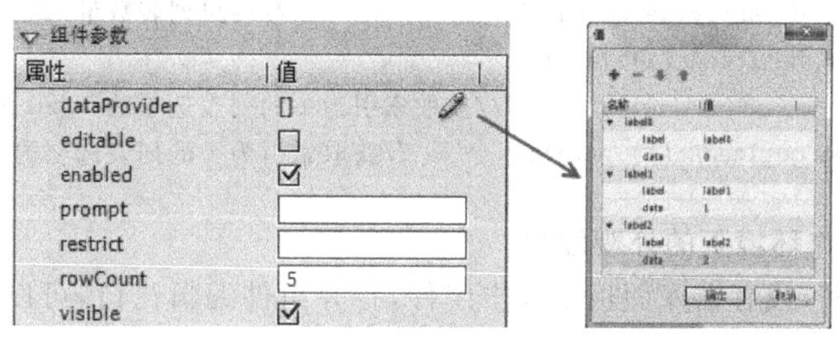

图 16-9　ComboBox 组件属性面板的组件选项

以下为组件参数的详细介绍。

(1) dataProvider。也称作数据源，在与数据相关的程序设计中应用广泛，此处用来设置下拉菜单的选项显示内容与返回值的列表。单击按钮激活如图 16-9 右图所示的值窗口，通过按钮可以增加、减少和上下移动 Item 顺序。单击“确定”按钮后其相应的值和显示效果如图 16-10 所示。

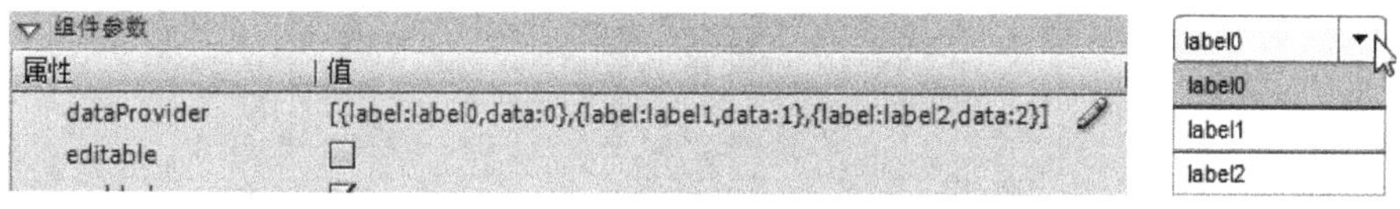

图 16-10　dataProvider 参数设置后的值与效果

通过值的显示可以看到，数据源的内容实际上为一个数组，每个数组元素代表一项，每项包含 label 和 data 属性，分别用于设置选项显示内容和返回值。

(2) editable。设置下拉菜单中显示的内容是否可见。

(3) enabled。设置组件是否可用。

(4) prompt。设置组件显示的初始内容。

(5) restrict。用于限制用户可以在文本字段中输入的字符范围。如输入 0123456789 则只能输入数字。

(6) rowCount。设置下拉菜单可显示的最大行数。

(7) visible。设置组件是否可见。

常用设置如以下示例代码所示(上述组件实例名称设为 my_Combo)。

```
my_Combo.setSize(150,20);      //设置组件大小。其他文本设置与外观设置与 Button 组件类似
my_Combo.rowCount = 10;                                  //设置最大行数
my_Combo.dataProvider.removeItemAt(1);                   //删除索引为 1 的列表,即第 2 列
trace(my_Combo.dataProvider.length);                     //输出列表数量: 2
my_Combo.dataProvider.removeAll();                       //删除全部下拉列表
```

```
trace(my_Combo.dataProvider.length);                    //输出列表数量: 0
my_Combo.addItem({ label:"星期一", data:1 });           //直接添加一行数据
my_Combo.dataProvider.addItem({ label:"星期三",data:3 });  //为其属性添加一行数据
trace(my_Combo.dataProvider.length);                    //输出列表数量: 2
my_Combo.addItemAt({ label:"星期二", data:1 },1);  //直接添加一行数据
trace(my_Combo.dataProvider.length);                    //输出列表数量: 3
trace(my_Combo.getItemAt(1).label);
                                    //获取索引为 1 的列表选项的 label 属性。输出: 星期二
trace(my_Combo.getItemAt(1).data);          //获取索引为 1 的列表选项的 data 属性。输出: 1
```

4. 组件在创作环境下的外观编辑

双击组件实例,或者在库面板中双击组件,打开组件编辑窗口,可以对组件的外观进行调整,如图 16-11 所示。

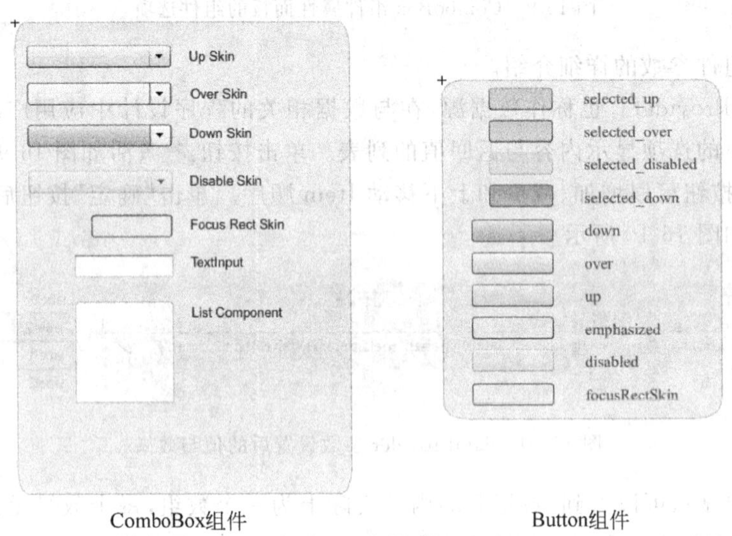

图 16-11 组件外观设计

16.2 实训步骤

完成任务需要的素材包括图片(DSCN1796.JPG)、MP3 文件(30095657.mp3)和 LRC 歌词文件(海阔天空.lrc)。具体操作步骤如下。

(1) 新建 Flash 文档"MTV 制作.fla",重命名图层为"歌曲"。

(2) 执行菜单命令"文件"|"导入到库",选择 MP3 文件(30095657.mp3)并导入库中。在第 1 帧的帧属性面板中,进行设置如图 16-12 所示。

(3) 在属性面板中可以看到该音频的长度为 323.6 秒,Flash 文档的帧频为 24 帧/秒,粗略计算其长度为 7766 帧。在时间轴里向右拖动播放头,按 F5 键插入普通帧,同时也扩展了时间轴的长度;不断重复这样的操作,当时间轴长度达到一定程度时,在第 7766 帧插入普通帧。

(4) 插入两个新的图层,分别命名为"画面"和"歌词",用于设计 MTV 的 Flash 动画画面和歌词显示。时间轴面板如图 16-13 所示。

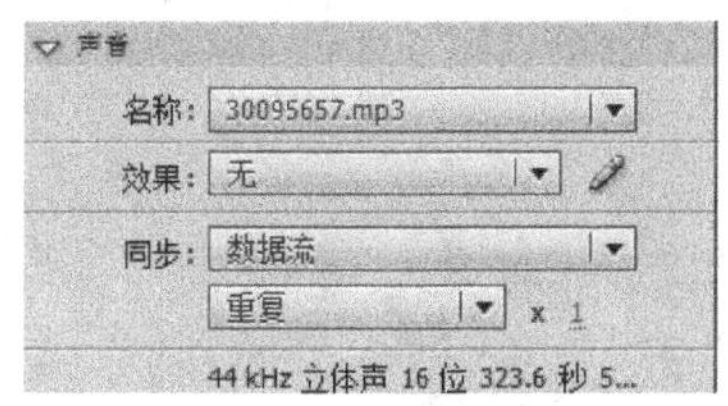

图 16-12　帧属性面板的设置

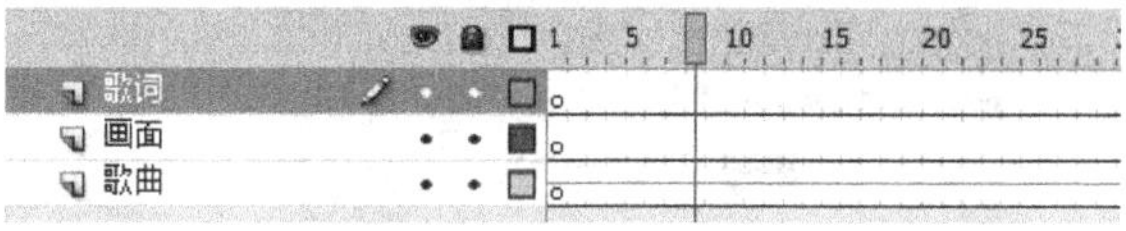

图 16-13　时间轴面板

(5) MTV 画面的设计与制作是 MTV 的 Flash 动画制作重要的一环,灵活性也非常强,每个人都可以根据自己的理解和体会,并结合擅长的动画设计技巧,制作出符合主题、画面精美、动画生动的画面来。在本任务中仅采用一个静态的画面及简单的文本来表现。选择"画面"图层,导入位图 DSCN1796.JPG 到舞台上,调整其位置和大小,使之与舞台一致。在舞台上添加两个文本文件并设置其格式,如图 16-14 所示。

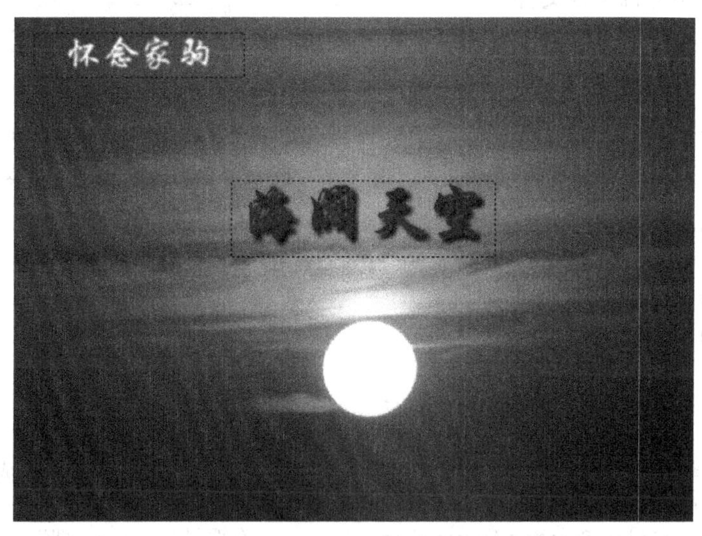

图 16-14　"画面"图层舞台显示

(6) 锁定"画面"图层和"歌曲"图层,并选择"歌词"图层。选择文本工具在舞台上创建一个动态文本(传统文本),设置实例名称为 my_text,用于显示歌词。设置文本字体大小为 20,调整到适当位置,其他可自行设置。

(7) 在"歌词"图层,选择矩形工具,设置笔触大小为 1,颜色为黑色(#000000),填充为无,在舞台上绘制一个矩形。此矩形用作进度条的外框,要求精确控制其位置和大小。选择该矩形,如图 16-15 所示进行设置,将之放在舞台的下方中央。

(8) 新建 prog_song 元件,在元件编辑窗口,选择矩形工具,设置笔触为无,填充颜色为蓝色(#0000FF),在舞台上绘制一个矩形用于显示进度。矩形的位置和大小如图 16-16 所示,其中宽度可随意设置,因为程序需要重新设置其宽度来表现进度。

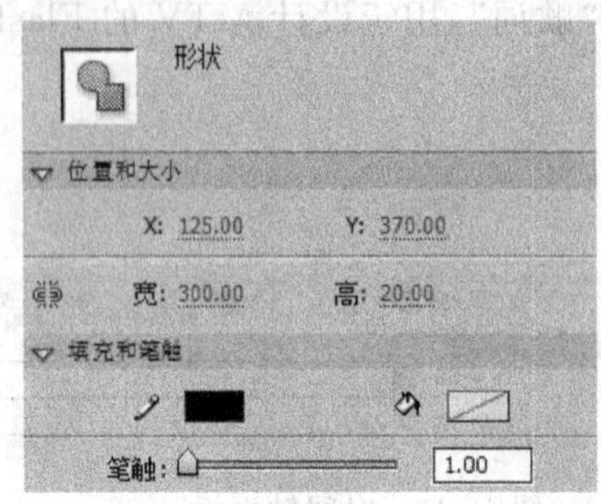

图 16-15 "歌词"图层的矩形设置

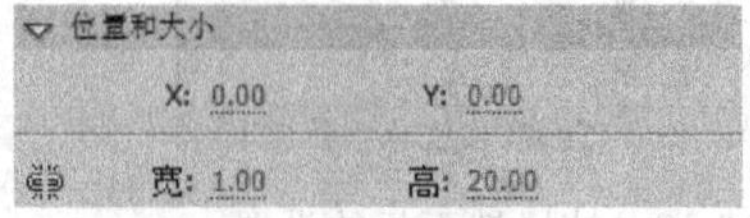

图 16-16 prog_song 元件的图形设置

(9) 将库面板中的 prog_song 元件拖到舞台上，如图 16-17 所示进行设置，其实例名称为 prog_song，位于进度条外框的左侧。

属性
prog_song
影片剪辑
实例: prog_song
交换...
位置和大小
X: 125.00
Y: 370.00
宽: 1.00
高: 20.00

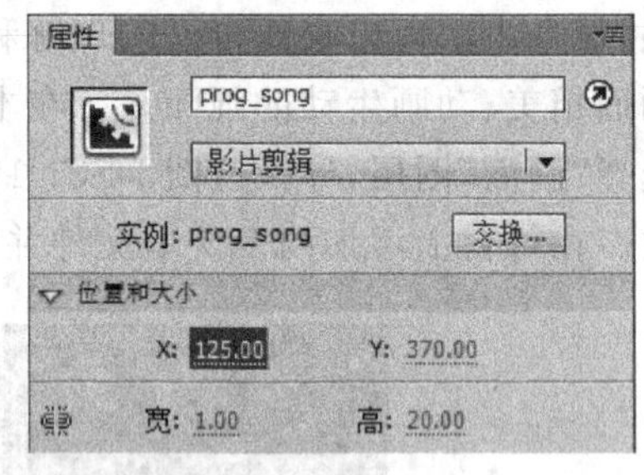

图 16-17 prog_song 元件实例的属性设置

(10) 在"歌词"图层的第 1 帧添加代码：include "geci. as";并引用外部 AS 文件。

(11) 新建 AS 文件 geci. as 用于载入并解析 LRC 歌词文件，其代码如下。

```
var SongList:Array = new Array();
            //声明歌词变量
var request:URLRequest = new URLRequest("海阔天空.lrc");
/*lrc 文件的基本格式样例:
[00:00.33]海阔天空
[00:04.61]演唱: Beyond
[00:06.51]
[00:18.58]今天我 寒夜里看雪飘过*/
var loader:URLLoader = new URLLoader();
loader.load(request);                                   //载入文本文件
loader.addEventListener(Event.COMPLETE,completeHandler);  //注册载入完成事件侦听器
function completeHandler(event:Event):void {
    var geci_string:String = loader.data;               //取得载入文本数据
    read_text(geci_string);                             //调用自定义函数解析文本
    stage.addEventListener(Event.ENTER_FRAME, display_gc); //注册事件侦听器显示歌词
}
//创建函数用于解析得到读取的文本内容
function read_text(str_gc:String):void{
    var i:uint = 0;
    var s:String = "";                                  //声明临时字符串变量
    var n:int = 0;                                      //声明临时 int 数据类型变量
    var Frame_n:Number = 0;                             //声明变量用于存放歌词显示的帧位置
    var gc_s:String = "";                               //声明变量用于存放单句歌词
    while (str_gc.indexOf("[")>= 0){
        s = str_gc.substr(str_gc.indexOf("[") + 1,8);
                                                        //取得时间字符串,其格式为 00:00.00
```

```
    Frame_n = (uint(s.substr(0,2)) * 60 + uint(s.substr(3,2)) +
          uint(s.substr(6,2))/100) * stage.frameRate;      //该时间节点的帧位置计算
        Frame_n = Math.round(Frame_n);                   //取整
        str_gc = str_gc.substring(str_gc.indexOf("[") + 10,str_gc.length);
        //取得剩余的字符串,注意不是 str_gc.length - 1
        n = str_gc.indexOf("[");                         //取得下一个歌词语句开始标志位置
        n = (n>0)?n:str_gc.length;
        //三元运算符,当 n>0(不是歌词的最后一行)返回 n 的值,否则返回字符串的长度
        gc_s = str_gc.substr(0,n);                           //获取单句歌词
        str_gc = str_gc.substring(n,str_gc.length);          //取得剩余的字符串
        SongList[i] = [Frame_n,gc_s];                        //将帧位置和对应的歌词放入数组
        i++;
    }
}
include "display_gc_.as";                                //引用歌词显示程序
```

(12) 新建 ActionScript 文件 display_gc_.as 用于动态显示歌词,代码如下。

```
function display_gc(evt:Event):void
{//声明响应事件函数
    prog_song.width = currentFrame/7766 * 300;
    //根据当前帧的位置设置进度条元件"prog_song"
    //从数组中逐句分析是否吻合歌词位置,并执行相应语句
    for (var i:uint = 0; i<SongList.length; i++)
    {
        if (Math.abs(SongList[i][0] - currentFrame) <= 10)
        {//当与歌词切换节点距离不超过 10 帧时
            if (SongList[i][0] == currentFrame)
            {//歌词切换节点重新设置歌词
                my_text.text = SongList[i][1];
            }
            else
            {   //在歌词切换节点附近时,根据距离设置透明值,达到歌词淡入淡出的切换效果
                my_text.alpha = Math.abs(SongList[i][0] - currentFrame) / 10;
            }
        }
    }
}
```

16.3　强化训练：MP3 音乐点播台

MP3 音乐的点播一般和 MTV 的制作不同,其播放界面对不同音乐来讲差异不大,可以更多地采用代码来完成。在本强化训练中,制作的点播台包括歌曲的选择和歌曲播放界面的设计与实现,播放界面主要包括歌曲基本信息、歌词、进度等显示。基本操作步骤如下。

（1）素材准备：MP3 歌曲若干首，以歌曲名称命名，以及同名的 LRC 歌词文件，放到当前工作文件夹的 MP3 子文件夹下；背景图片一张；文本文件 songlist. txt 用于存放歌曲的名称、词曲等信息，要求以 Unicode 编码方式保存，文件格式如下：

歌曲名称 1|词曲信息 1,歌曲名称 2|词曲信息 2…

程序引用歌曲列表信息，通过生成下拉菜单的方式由用户选择歌曲，根据下拉菜单的返回值载入 MP3 文件夹下相应的歌曲和歌词文件，播放歌曲并解析显示歌词。

（2）新建 Flash 文档"MP3 音乐点播台. fla"。创建三个图层，从上到下依次为 Actions、"歌曲信息"和"背景"。

（3）锁定"背景"图层以外的图层。在"背景"图层上导入背景图片，并调整图片的大小和位置使之与舞台吻合；在舞台左上角添加文本，设置文本内容为"点歌台"并设置文本的外观属性；打开组件面板，在舞台上添加两个按钮实例 bnt_play 和 bnt_stop，以及下拉菜单实例 song_list，三个组件的参数设置如图 16-18 所示。

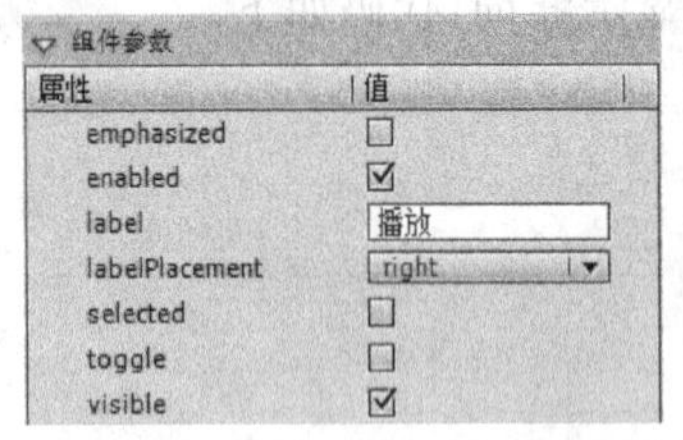

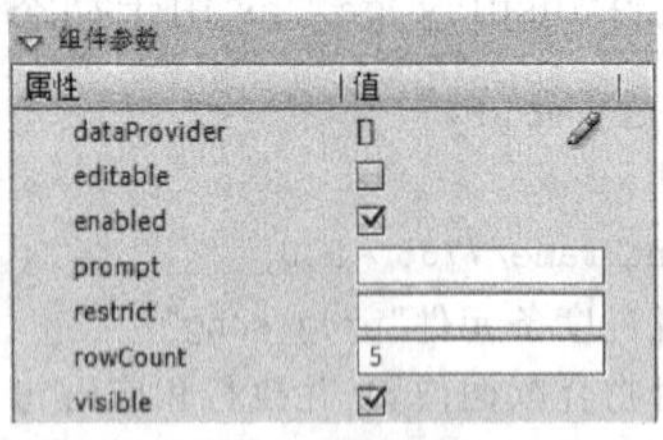

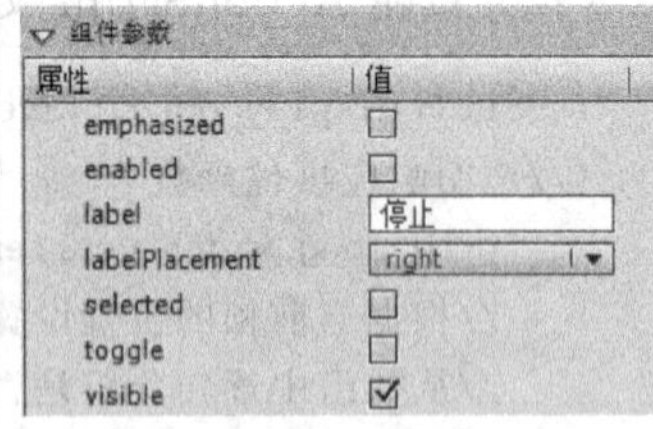

图 16-18　组件的属性面板设置

舞台显示内容如图 16-19 所示。

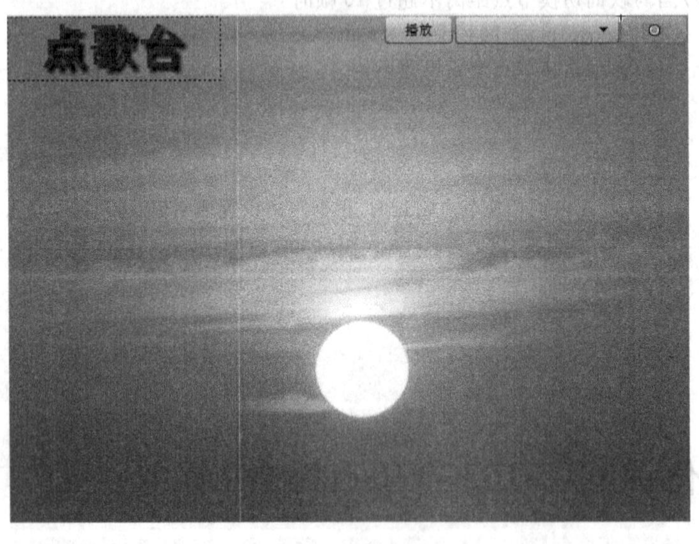

图 16-19　"背景"图层

（4）锁定"歌曲信息"图层以外的图层。参照 MTV 制作任务，在舞台上创建文本实例 my_text 用于显示歌词，元件实例 prog_song 用于进度变化，矩形用于进度边框的显示，具体制作方法不再复述。另外，在舞台上添加两个动态文本，用于显示歌曲名称和歌曲信息，分别设置实例名称为 song_title 和 songinfo。

(5) 在图层 Actions 的第 1 帧添加以下代码。

```
include "my_menu.as";                    //歌曲清单解析及下拉菜单设置
include "fun_button_click.as";           //播放与停止按钮事件响应
```

(6) 新建 AS 文件 my_menu.as，保存在 Flash 文档的同一文件夹下，其代码如下。

```
var request_song:URLRequest = new URLRequest("songlist.txt");//声明外部文本文件
/* 文件的基本格式: 歌曲名称 1|词曲信息 1,歌曲名称 2|词曲信息 2… */
var song_array:Array = new Array();          //声明数组,用于存放歌曲信息
var loader_st:URLLoader = new URLLoader();//声明 URLLoader 对象
loader_st.load(request_song);                //载入歌曲信息列表文本文件
loader_st.addEventListener(Event.COMPLETE,complete_song);     //注册加载完成事件侦听器
//解析文本文件并添加下拉菜单选项
function complete_song(event:Event):void {
    var song_string:String = loader_st.data;                    //取得载入文本数据
    song_array = song_string.split(",");
    //以逗号为分隔符将数据放入数组中,注意间隔符的中英文格式区分
    var my_label:String = "";                //声明变量用于存储 ComboBox 的 label 选项显示
    var my_data:int = 0;                     //声明变量用于存储 ComboBox 的 data 返回值
    for (var i:int = 0;i < song_array.length;i++){
        my_label = song_array[i].substring(0,song_array[i].indexOf("|"));
                                                            //选项显示为歌曲的名称
        my_data = i;                         //返回值和索引位置一致
        song_list.dataProvider.addItem({label:my_label,data:my_data});
                                                            //下拉菜单中添加一行数据
    }
}
```

(7) 新建 AS 文件 fun_button_click.as，保存在 Flash 文档的同一文件夹下，其代码如下。

```
import flash.net.URLRequest;
import flash.events.Event;
import flash.media.Sound;
import flash.media.SoundChannel;
import flash.utils.Timer;
import flash.events.TimerEvent;
var SongList:Array = new Array();     //声明歌词数组变量,用于存放歌曲清单(含歌曲信息)
var loader:URLLoader = new URLLoader();     //用于加载 LRC 歌词文本文件
var S_length:int = 0;                        //声明变量用于存储歌曲的长度(毫秒)
var Song_name:String = "";                   //声明歌曲名称变量
var Song_info:String = "";                   //声明歌曲信息变量
var playTimer:Timer = new Timer(100);
                                 //声明定时器对象,用于定时解析并显示歌词和歌曲播放进度
playTimer.addEventListener(TimerEvent.TIMER,display_gc); //注册定时器事件侦听器
var channel:SoundChannel = new SoundChannel();            //声明音频通道用于播放 MP3 歌曲
```

```
bnt_play.addEventListener(MouseEvent.CLICK, click_play);
                                              //注册播放按钮的鼠标单击事件侦听器
bnt_stop.addEventListener(MouseEvent.CLICK, click_stop);
                                              //注册停止按钮的鼠标单击事件侦听器
//创建播放按钮单击响应函数
function click_play(event:MouseEvent):void {
    var i:int = int(song_list.value);       //返回选择下拉菜单后的值,和索引值一致
    Song_name = song_array[i].substring(0,song_array[i].indexOf("|"));
    //根据下拉菜单的返回值,利用歌曲列表数组得到歌曲名称
    Song_info = song_array[i].substring(song_array[i].indexOf("|") +
        1,song_array[i].length); //根据下拉菜单的返回值,利用歌曲列表数组得到歌曲信息
    song_title.text = Song_name;            //设置舞台上的歌曲名称文本内容
    songinfo.text = Song_info;              //设置舞台上的歌曲信息文本内容
    var s:Sound = new Sound();              //创建 Sound 对象实例
    var song_url:String = "mp3/" + Song_name + ".mp3"; //根据歌曲名称确定歌曲地址
    var req:URLRequest = new URLRequest(song_url); //声明变量用于访问的外部文件地址
    s.load(req);                            //载入外部 MP3 文件
    playTimer.start();                      //定时器对象开始工作
    //根据歌曲名称引用 LRC 歌词文件并加载
    var request:URLRequest = new URLRequest("mp3/" + Song_name + ".lrc");
                                              //引用 LRC 歌词文件
    /*lrc 文件的基本格式样例:
    [00:00.33]海阔天空
    [00:06.51]
    [00:18.58]今天我 寒夜里看雪飘过
    */
    loader.load(request);                   //载入 LRC 歌词文本文件
    bnt_stop.enabled = true;                //停止按钮可用
    bnt_play.enabled = false;               //播放按钮不可用
    song_list.enabled = false;              //下拉菜单不可用
    loader.addEventListener(Event.COMPLETE,completeHandler);
    //为 LRC 歌词文件注册载入完成事件侦听器,加载完成后进行文本解析
    s.addEventListener(Event.COMPLETE, onSoundLoaded);
    //为 MP3 文件加载注册事件侦听器,加载完成后执行函数进行播放
}
//创建停止按钮单击响应函数
function click_stop(event:MouseEvent):void {
    channel.stop();                         //通道音频停止播放
    bnt_stop.enabled = false;               //停止按钮不可用
    bnt_play.enabled = true;                //播放按钮可用
    song_list.enabled = true;               //歌曲选择下拉菜单可用
    playTimer.stop();                       //定时器停止工作
}
//创建音频加载完成响应函数
function onSoundLoaded(event:Event):void{
    var localSound:Sound = event.target as Sound;    //声明 Sound 对象,引用事件对象自身
    channel = localSound.play();            //在通道 1 播放该音频对象
    S_length = localSound.length;
    //音频的长度(单位为毫秒)存入变量 S_length,进度显示时要用到
```

```
}
//创建歌词文本文件加载完成响应函数
function completeHandler(event:Event):void {
    var geci_string:String = loader.data;  //取得载入文本数据
    read_text(geci_string);                //调用自定义函数解析文本
}
//创建函数用于解析得到读取的文本内容
function read_text(str_gc:String):void{
    var i:uint = 0;
    var s:String = "";                     //声明临时字符串变量
    var n:int = 0;                         //声明临时 int 数据类型变量
    var Frame_n:Number = 0;                //声明变量用于存放歌词显示的位置,单位为毫秒
    var gc_s:String = "";                  //声明变量用于存放单句歌词
    while (str_gc.indexOf("[")>= 0){
        s = str_gc.substr(str_gc.indexOf("[") + 1,8);
                                            //取得时间字符串,其格式为 00:00.00
        Frame_n = (uint(s.substr(0,2)) * 60 + uint(s.substr(3,2)) +
            uint(s.substr(6,2))/100) * 1000;
        //该时间节点的时间位置(单位为毫秒)
        str_gc = str_gc.substring(str_gc.indexOf("[") + 10,str_gc.length);
        //取得剩余的字符串,注意不是 str_gc.length - 1
        n = str_gc.indexOf("[");           //取得下一个歌词语句开始标志位置
        n = (n> 0)?n:str_gc.length;
        //三元运算符,当 n> 0(不是歌词的最后一行)返回 n 的值,否则返回字符串的长度
        gc_s = str_gc.substr(0,n);         //获取单句歌词
        str_gc = str_gc.substring(n,str_gc.length);            //取得剩余的字符串
        SongList[i] = [Frame_n,gc_s];      //将帧位置和对应的歌词放入数组
        i++;
    }
}
function display_gc(evt:TimerEvent):void
{//声明响应事件函数
    prog_song.width = channel.position/S_length * 300;
    //根据当前的位置设置进度条元件 prog_song
    //以下从数组中逐句分析是否吻合歌词位置,并执行相应语句
    var flag:Boolean = true;
    //声明变量,用于判断是否在歌词切换区间,值为真时不在该空间
    for (var i:uint = 0; i< SongList.length; i++)//逐句歌词分析是否在歌词切换区间
    {
        if (Math.abs(SongList[i][0] - channel.position) <= 500)
        {   //当与歌词切换节点距离不超过 0.5 秒时
            if (Math.abs(SongList[i][0] - channel.position) <= 100){
                //处于歌词切换节点 0.1 秒位置时重新设置歌词
                my_text.text = SongList[i][1];
            }

            //接近歌词切换节点时,根据距离远近设置透明值,达到歌词淡入淡出的切换效果
            my_text.alpha = Math.abs(SongList[i][0] - channel.position) / 500;
            flag = false;               //只要处于一句歌词切换节点,就将 flag 变量设为 false
```

```
            }
        }
        if (flag) {my_text.alpha = 1;}              //不在歌词切换区间时设置为不透明
    }
```

(8) 至此任务完成，按 Ctrl+Enter 键测试影片效果，如图 16-20 所示。

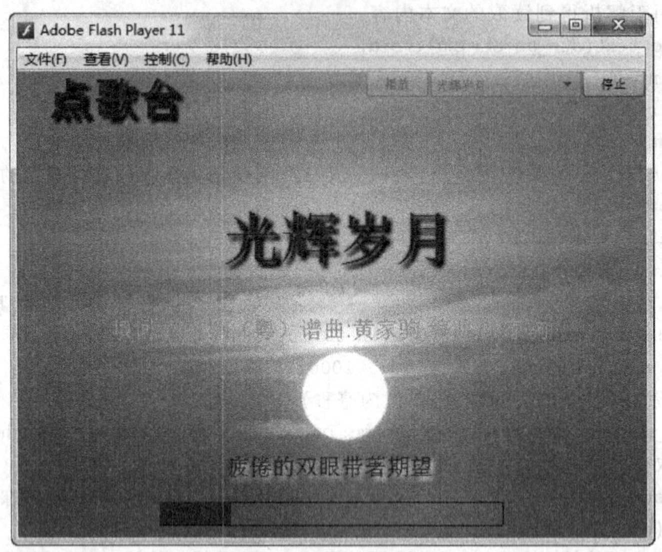

图 16-20 点歌台运行效果

16.4 拓展研究及课后实训

1. 拓展研究

(1) 在解析 LRC 歌词文本文件时，还可以采用字符串的 split()方法等方式。试用不同方式来实现字符串解析。

(2) 在制作歌词显示效果时，也可以根据音频播放的进度，采用手动方式逐句将文本对象显示在时间轴的不同帧范围段内。该方法制作繁杂，但更为准确和灵活，尝试使用这种方法替换任务中的解析 LRC 歌词方法。

(3) 结合本书内容并查阅有关资料，为 MP3 音乐点播台增加音量控制等功能。

2. 课后实训

(1) 选择一个您喜爱的歌曲，并结合主题准备音频、图像等资料，参照所学的 Flash 动画知识制作一个 MTV 作品。

(2) 使用按钮或影片剪辑的鼠标响应事件，结合时间轴控制函数，准备翔实的多媒体资料，进行课件或电子杂志的制作。

实训 17

利用组件播放视频

任务描述

使用 Adobe Media Encode CS6 对视频进行处理(包括添加提示点),视频包含 5 个场景,如图 17-1 所示,使用视频组件进行视频的播放,并可以根据提示点进行视频的场景切换。

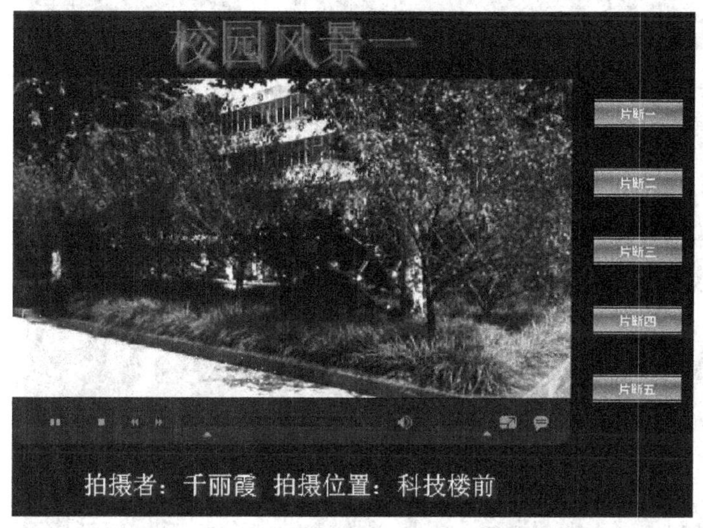

图 17-1 利用组件播放视频

任务目标

(1) 掌握视频组件的操作方法,并加深对一般 Flash 组件的理解。

(2) 能够对普通视频进行格式转换和加工处理。

17.1 相关知识：Flash 视频处理相关知识

Flash 支持视频文件的播放,并拥有自身的视频文件格式：FLV。FLV 文件具有体积小、质量良好、流媒体等优势,特别是在网络视频播放方面被广泛使用。

17.1.1　Flash 中的视频格式

Flash CS6 支持的视频格式有 FLV、MP4 、MOV、3GP 等格式，需要注意的是同一种格式的文件其内部编码可能并不一样，比如说并不是所有的 FLV 格式都能被支持，Flash CS6 支持 On2 VP6 编码的 FLV 视频格式。

如果视频格式不符合要求，则需要对视频文件进行格式的转换，有很多软件可以进行视频格式转换，也可以使用 Flash CS6 自带的 Adobe Media Encode 软件来进行格式的转换，其操作步骤如下。

(1) 准备一段视频。

(2) 通过在 Windows 中执行菜单命令“开始”|“所有程序”|Adobe|“Adobe Media Encode CS6”打开 Flash CS6 自带的视频处理软件，软件图标为 。软件界面如图 17-2 所示，默认情况下共有 4 个子窗口：队列、编码、预览浏览器和监视文件夹。

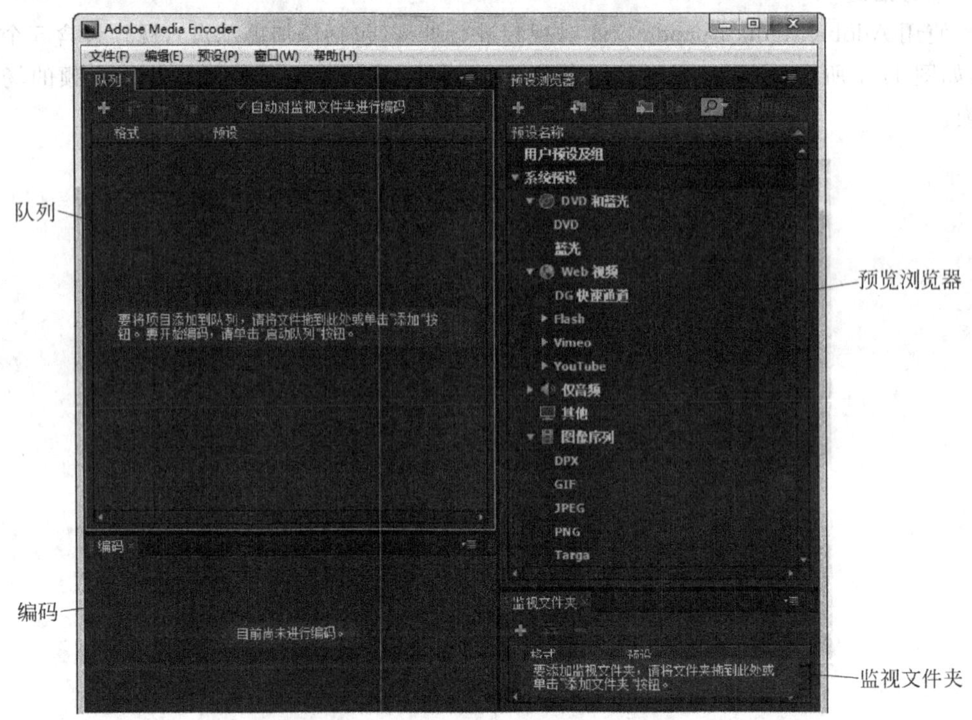

图 17-2　Adobe Media Encode CS6 主界面

(3) 在队列窗口中单击“添加源”按钮 ，选择需要处理的视频文件并添加到队列中。此时队列窗口如图 17-3 所示。

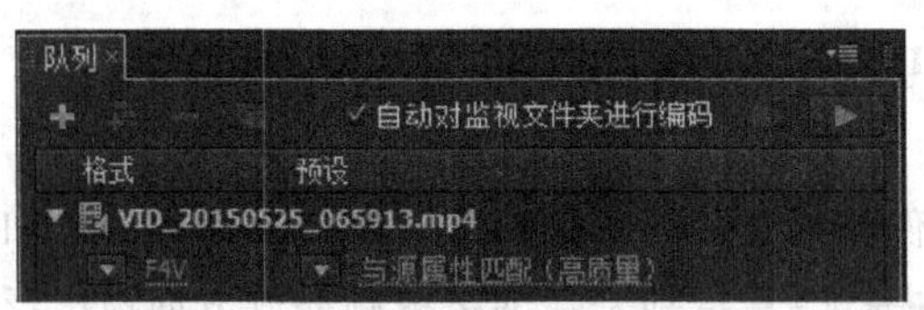

图 17-3　在队列窗口中添加视频文件

(4) 单击格式中的按钮可以选择文件格式：F4V、FLV、H. 264、H. 264(旧版)和MP3，单击预设中的按钮可以选择预设的一些输出格式模板。

(5) 执行菜单命令“编辑”|“导出设置”(或按 Ctrl+E 键)，或者单击两个右侧的属性内容，在该例中为 F4V 和“与源属性匹配(高质量)”打开如图 17-4 所示的“导出设置”对话框。

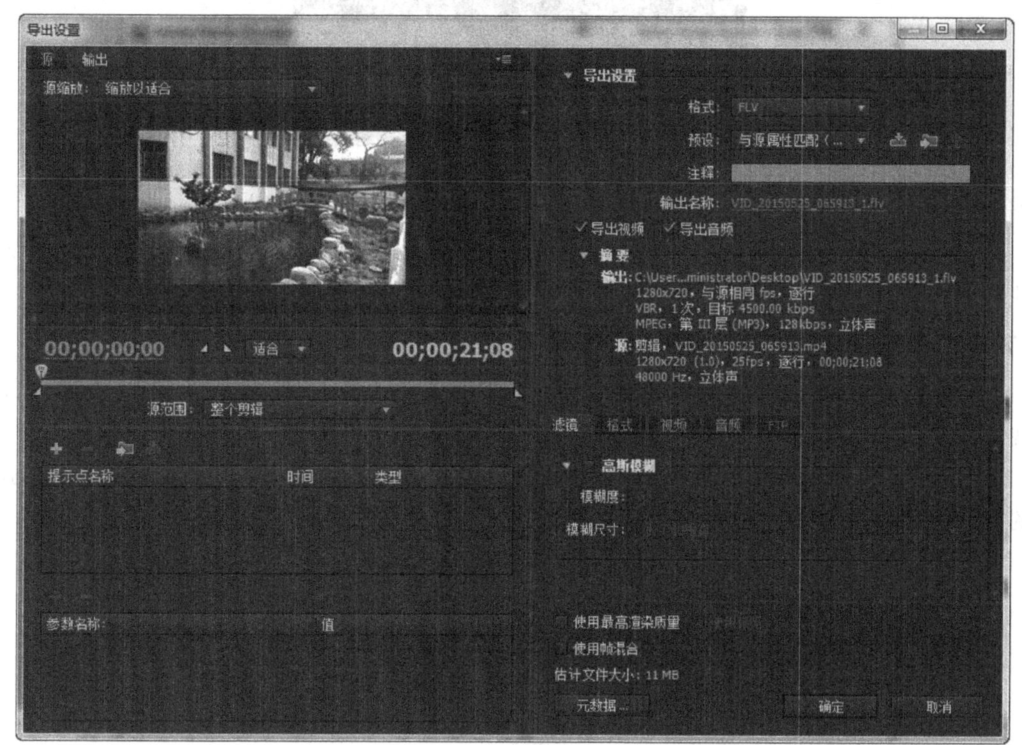

图 17-4　“导出设置”对话框

(6) 在“导出设置”对话框中，可以对输出视频的时间区间、输出视频大小、输出的格式等进行调整。同时在该窗口的左下侧，还支持在视频中添加视频提示点，用于在视频播放时的控制和显示。如图 17-5 所示，可以在不同的时间点设置若干个提示点，每个提示点可以设置若干个参数。

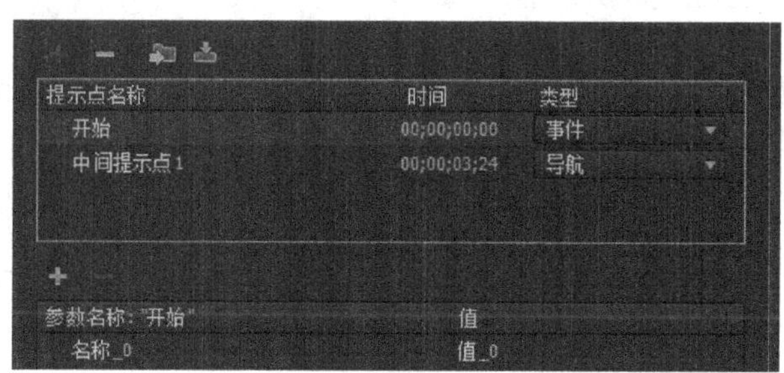

图 17-5　添加提示点

(7) 导出设置完毕，可以单击“确定”按钮关闭该对话框返回主界面。单击队列窗口中的启动队列按钮 ▶ ，开始对视频文件进行编辑和转换，编码窗口显示执行过程，如图 17-6 所示。

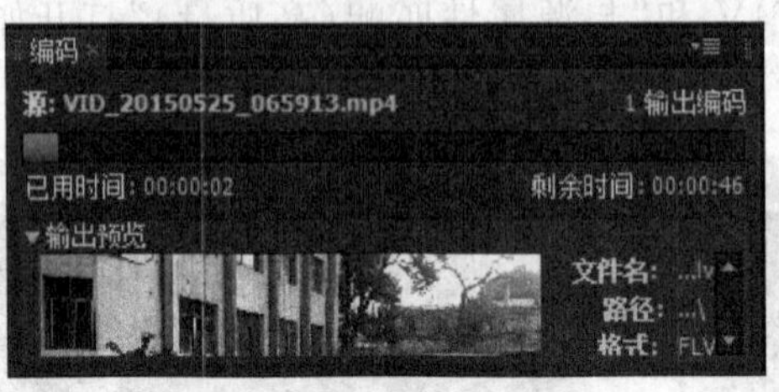

图 17-6 编码窗口显示

(8) 视频文件处理完成后，会生成一个新的视频文件，默认情况下与源文件在同一文件夹下。一般情况下，在视频播放质量变化不大的情况下，文件体积能减小很多。

17.1.2 嵌入方式导入 Flash 视频

一般情况下，对于较小的视频文件可以采用嵌入方式导入，发布后的 SWF 文件包含视频的全部信息，文件体积较大但不需要借助外部文件即可播放。具体操作步骤如下。

(1) 在 Flash CS6 中执行菜单命令“文件”|“导入”|“导入视频”，弹出如图 17-7 所示的“导入视频”对话框。

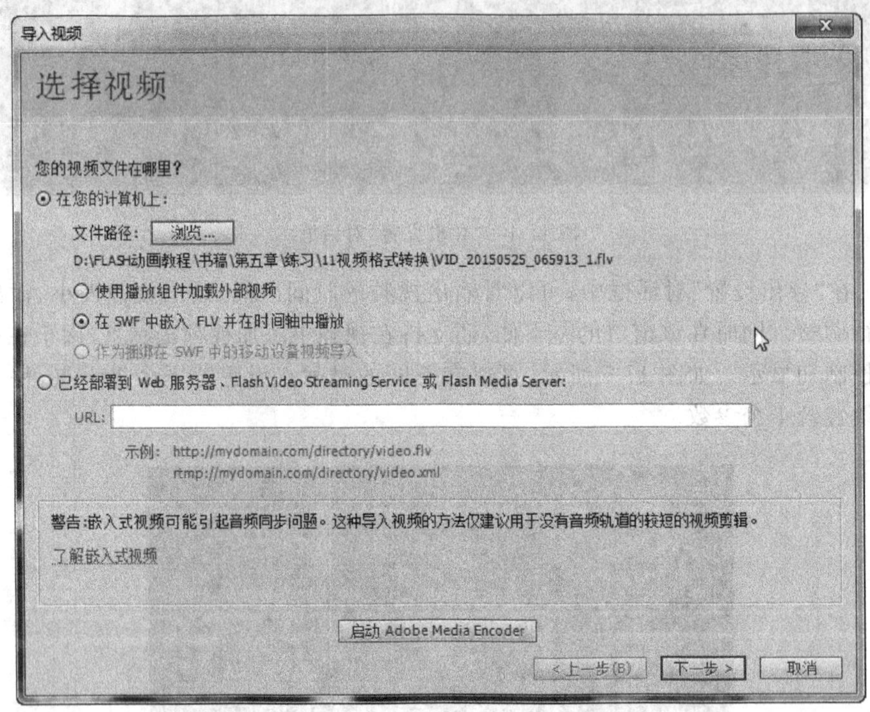

图 17-7 “导入视频”对话框

（2）在“导入视频”对话框中首先要选择视频和导入的方式。嵌入方式可以选择“在您的计算机上”|“在SWF中嵌入FLV并在时间轴中播放”选项，和其他导入方式不同，这里只能选择FLV一种视频格式。然后单击“浏览”按钮选择FLV文件。

（3）单击“下一步”按钮，新的“导入视频”对话框如图17-8所示。视频的符号类型有3种：嵌入的视频、影片剪辑和图形，一般采用默认的“嵌入的视频”。其他3个复选框比较简单，可根据实际需求选择。

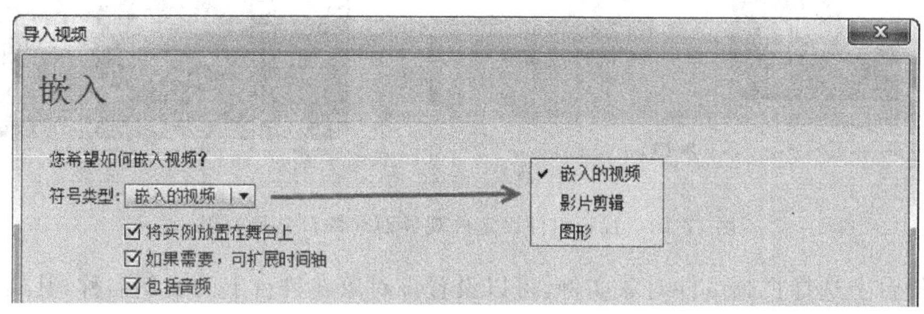

图17-8　“导入视频”对话框的嵌入对象处理

使用“嵌入的视频”选项时，视频将被导入主时间轴上，这是最常用的做法。使用影片剪辑选项时，将视频放在影片剪辑中，便于控制，特别适合用AS3代码来控制视频。使用图形选项时，不能使用AS3代码进行交互控制。

（4）继续单击“下一步”按钮，并在新的对话框中单击“完成”按钮，完成嵌入视频的导入。在舞台上调整视频的大小，也可以设置舞台上的实例名称，导入的同时在库面板中也增加了新的视频对象。舞台显示效果及属性面板如图17-9所示。

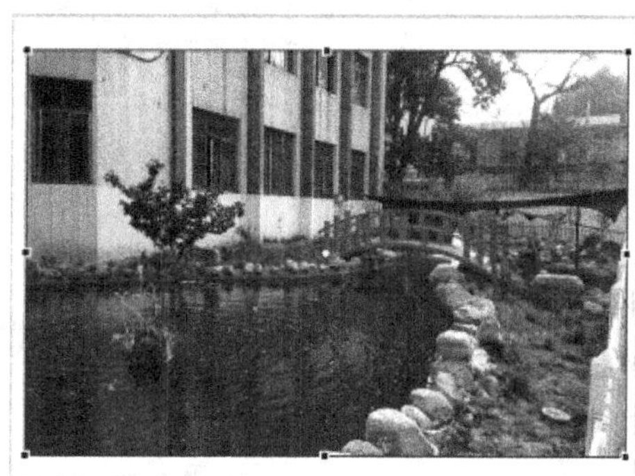

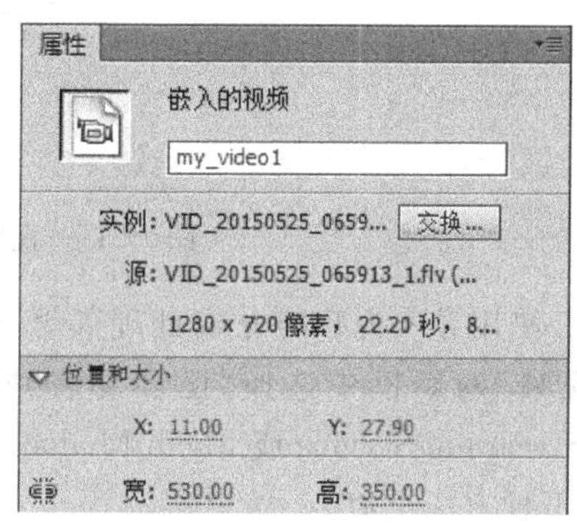

图17-9　视频对象的舞台显示及属性面板

17.1.3　使用视频组件处理视频

使用视频组件来处理视频时，视频并不会被嵌入发布后的SWF文件中，因此SWF文件的体积并不会明显变化，并且使用起来更为灵活，视频点播一般都是采用这种方式。一般视频组件处理有以下3种方式。

（1）使用导入视频的方式处理本地计算机上的视频。在“导入视频”对话框中选择“使用组件加载外部视频”，单击“下一步”按钮，在设定外观界面中可以选择播放器外观或自定义外观。完成后将在库面板中自动添加 FLVPlayback 对象，如图 17-10 所示为设定外观界面和舞台显示效果。

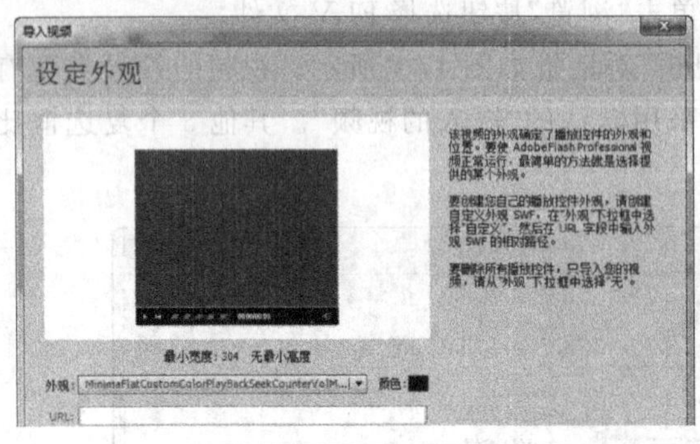

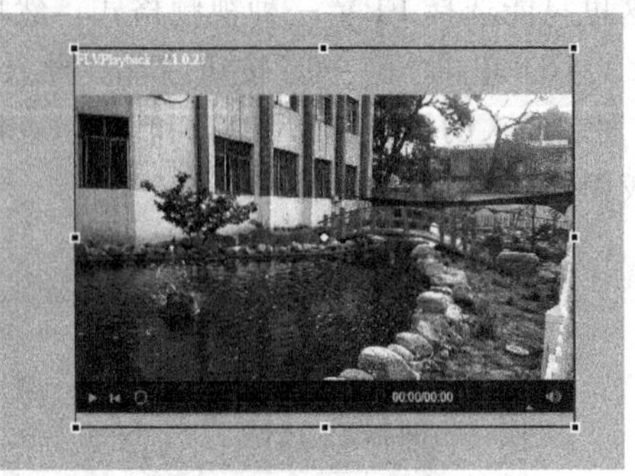

图 17-10　视频组件设定外观界面和舞台显示效果

在舞台上选择视频组件对象实例，可以设置该对象在舞台上的实例名称，其属性面板如图 17-11 所示。

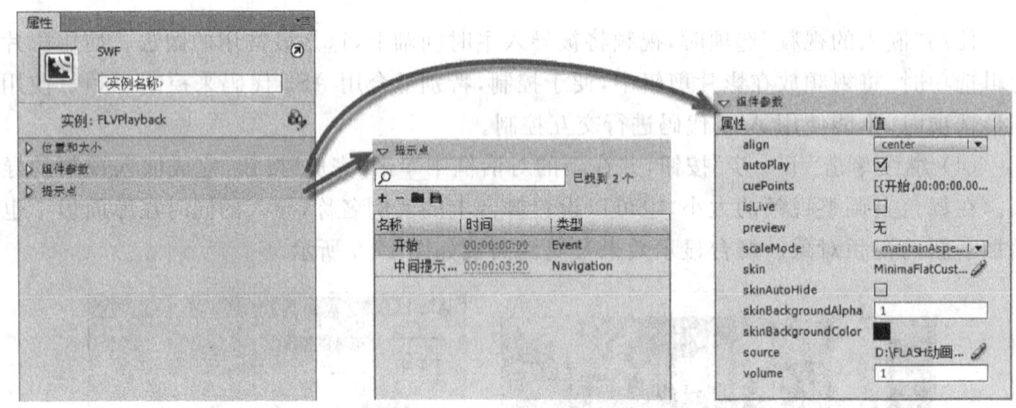

图 17-11　视频组件实例属性面板

(2) 使用导入视频的方式处理部署在网络上的视频。在“导入视频”对话框中选择“已经部署到 Web 服务器、Flash Video StreamingService 或 Flash Media Server:”，其他操作方法和第 1 种方法类似。

(3) 使用“组件”面板。和 Button 组件、ComboBox 组件等的使用方法类似，如图 17-12 所示。

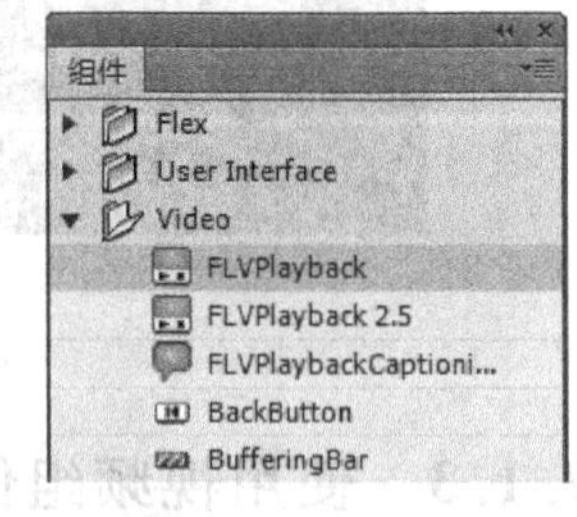

图 17-12　组件面板

类似于其他组件，可以参照组件参数，使用代码对组件进行参数设置。

17.1.4　ActionScript 3.0 控制视频的加载与播放

使用 ActionScript 3.0 代码可以更灵活地控制视频的播放，下面介绍使用 ActionScript 3.0 代码控制视频的加载与播放的几种常用方法。

1. 播放嵌入视频

导入视频并嵌入时间轴时，如果选择了“嵌入的视频”，可以通过控制时间轴的方式(play();或 stop();)来控制视频，如果选择了“影片剪辑”，则可以使用以下代码：

```
MC_video.play();                //播放视频,实例名称为 MC_video
MC_video.stop();                //停止视频
```

2. 播放外部视频

视频组件的控制可以通过组件本身的功能，以及对组件进行代码设计进行控制，实际上 FLVPlayback 组件是封装了 Flash 中 Video 类、NetConnetction 类和 NetStream 类的相应代码而形成的对象，因此也可以通过对这 3 种类的引用来更灵活地控制视频。基本的使用分为以下几个步骤。

(1) 使用 NetConnetction 类创建对象为连接到外部视频流做准备。创建一个 NetConnection 对象，如果要连接到本地视频文件或者未使用 Flash Media Server 之类的服务器的视频文件，需要将 null 传给 connect()方法，从 HTTP 地址或本地驱动器上播放视频文件。代码如下：

```
import flash.net.NetConnection;
var nc:NetConnection = new NetConnection();
nc.connect(null);
```

(2) 使用 NetStream 类创建对象来控制视频流的播放。创建一个接受 NetConnection 对象作为参数的 NetStream 对象，并指定要加载的视频文件，代码如下：

```
import flash.net.NetStream;
var ns:NetStream = new NetStream(nc);
ns.addEventListener(AsyncErrorEvent.ASYNC_ERROR, asyncErrorHandler);
function asyncErrorHandler(event:AsyncErrorEvent):void
{
    trace(event.text);          //此处也可省略
}
```

播放视频时，当播放器收到特定元数据或到达特定提示点时，可以在应用程序中触发动作。当这些事件发生时，必须将特定回调方法用作事件处理函数，否则 Flash Player 可能会引发错误。如果对视频文件的元数据或提示点信息不感兴趣，则可以使用后 4 行代码处理 asyncError 事件并忽略错误。

(3) 使用 Video 类来创建视频对象并显示。创建一个新的 Video 对象，并使用 Video 类的 attachNetStream()方法连接先前创建的 NetStream 对象，然后使用 addChild()方法将该视频对象添加到显示列表中，代码如下。

```
var my_video:Video = new Video();
addChild(my_video);
my_video.width = 550;           //设置视频元件实例宽度
my_video.height = 440;          //设置视频元件实例高度
my_video.attachNetStream(ns);
```

(4) 使用 NetStream 对象的方法和属性对视频进行控制。例如：

```
ns.play("水池.flv");      //播放外部视频文件"水池.flv"
```

NetStream 类提供了 5 个用于控制视频播放的方法，具体如下。

① pause()：暂停视频流的播放。如果视频已经暂停，则调用此方法将不会执行任何操作。

② resume()：恢复播放暂停的视频流。如果视频已在播放，则调用此方法将不会执行任何操作。

③ seek()：搜寻最接近于指定位置(从流的开始位置算起的偏移量，以秒为单位)的关键帧。

④ togglePause()：暂停或恢复播放流。

⑤ Close()：停止视频流的播放。

需要注意的是，NetStream 类没有 stop()方法。另外，play()方法不会恢复播放，它用于加载视频文件。

在 NetStream 对象上设置 soundTransform 属性，可以控制动态加载视频的音量，例如：

```
//定义音频,0.5 表示音频为原来的一半,0.6 表示音频左右声道的的大小比例,0 表示全部为左
声道,1 表示全部为右声道
var my_transform = new SoundTransform(0.5, 0.6);
ns.soundTransform = my_transform;  //设置的音频应用于 ns 对象
```

(5) 处理数据元(包括提示点信息)。NetStream 类指定了在播放期间可发生以下元数据事件：onCuePoint（仅限 FLV 文件）、onImageData、onMetaData、onPlayStatus、onTextData 和 onXMPData。

例如，以下代码在视频播放中遇到提示点的位置时将输出相关的信息。

```
ns.client = this;                                   //指定调用回调方法的对象为当前对象
function onCuePoint(infoObject:Object):void{
    //infoObject 为当前提示点对象
    trace(infoObject.name,infoObject.time,infoObject.type);    //输出提示点信息
    for (var p_name in infoObject.parameters){
        //遍历当前时间提示点的每一个参数对象
        trace(p_name + infoObject.parameters[p_name]);         //输出参数对象及对应的值
    }
}
/*输出:
开始 0 event
名称_0 值_0
中间提示点 1 3.8 event*/
```

以下代码用于读取数据元中所有提示点信息：

```
var cuepoint_a:Array = [0,"dd"];              //声明二维数组用于存放提示点的时间节点
function onMetaData(infoObject:Object):void
{
```

```
    var s:int = infoObject.cuePoints.length;                    //提示点的个数
    //使用循环语句将提示点的时间和名称逐个添加到二维数组中
    for (var i:int = 0;i < s;i++){
        cuepoint_a[i] = [infoObject.cuePoints[i].time,infoObject.cuePoints[i].name];
                                                                        //添加数组元素
    }
    trace(cuepoint_a);
}
```

实际应用中可以根据这些信息做出非常丰富的视频播放应用设计，更多的数据元信息应用请查阅相关资料。任务中采用了视频组件的数据元信息读取，方法略有区别。

(6) 关于提示点。提示点是数据元信息中最常用的部分，其类型分为以下 3 种。

事件提示点：用于在到达提示点时触发 ActionScript 方法，还可将 Flash 演示文稿中的视频回放与其他事件同步。

导航提示点：用于导航和搜寻，还可用于在到达提示点时触发 ActionScript 方法。嵌入导航提示点将在视频剪辑的该点处插入一个关键帧，以便查看器能在视频中找到该位置。添加额外关键帧将会降低视频剪辑的整体品质，因此，当用户需要精确搜寻视频内特定位置时，请仅使用导航提示点。

ActionScript 提示点：除了在编码 FLV 视频剪辑中嵌入以上两种提示点之外，还可以使用 FLVPlayback 组件创建 ActionScript 提示点。使用此组件创建未嵌入视频剪辑本身的提示点，可以提供更大的弹性来触发事件，但此提示点误差可能会达到 100 毫秒。

ActionScript 3.0 可以为每个提示点输入参数，参数是可添加到提示点的键值对的集合，作为单个参数对象的成员传递到提示点事件处理函数。

F4V 和 FLV 文件类型中存储的提示点元数据不同。如果需要更深入地使用这些信息，需通过网上查询等方法了解有关 F4V 和 FLV 文件中提示点之间的差别以及如何在 Flash 中使用它们的信息。

17.2　实训步骤

(1) 打开 Adobe Media Encode CS6 软件，在队列窗口中单击添加源按钮，添加视频文件“校园.mp4”，该视频由 5 个场景组成。

(2) 在队列窗口中单击格式按钮，在下拉菜单中选择 FLV 格式。按 Ctrl+E 键打开“导出设置”对话框，在对话框左上角选择“源”选项卡，如图 17-13 所示。单击裁剪输出视频按钮，输入数值或者在图像区域调整控制手柄，或者选择右侧的比例下拉菜单，裁剪后可以去除不需要的黑色区域。

(3) 编辑提示点信息。

① 在视频播放控制区域拖动播放头，并使用左右方向键微调（每按一下调整一帧），该区域显示的时间节点信息格式为：××小时；××分钟；××秒；××帧。帧对应的时间与视频每秒的帧数相对应。如图 17-14 所示，将时间节点定位于场景切换的位置。

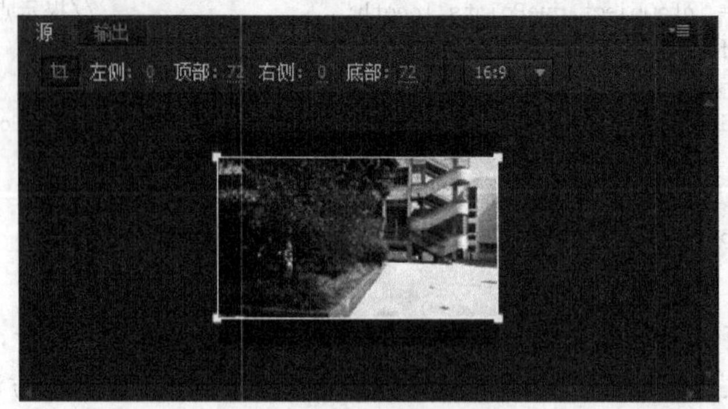

图 17-13 裁剪输出视频

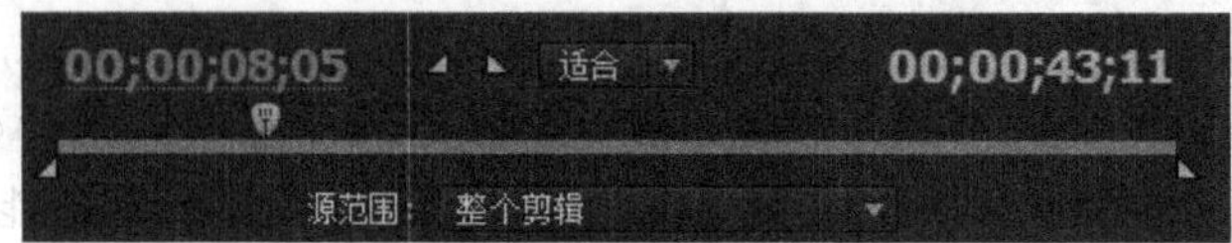

图 17-14 定位时间节点

② 选择时间节点后，单击“添加提示点”按钮，添加提示点信息如“校园风景二”，修改提示点类型为“导航”，如图 17-15 所示。

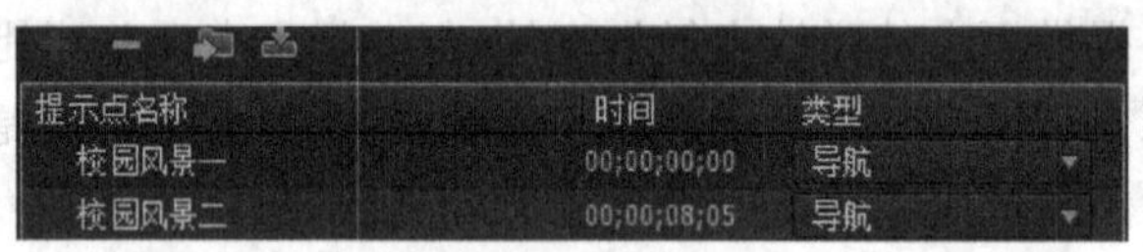

提示点名称	时间	类型
校园风景一	00;00;00;00	导航
校园风景二	00;00;08;05	导航

图 17-15 添加提示点

③ 选择提示点，在参数区域为该提示点添加参数，用于视频运行时的交互设计，如图 17-16 所示。

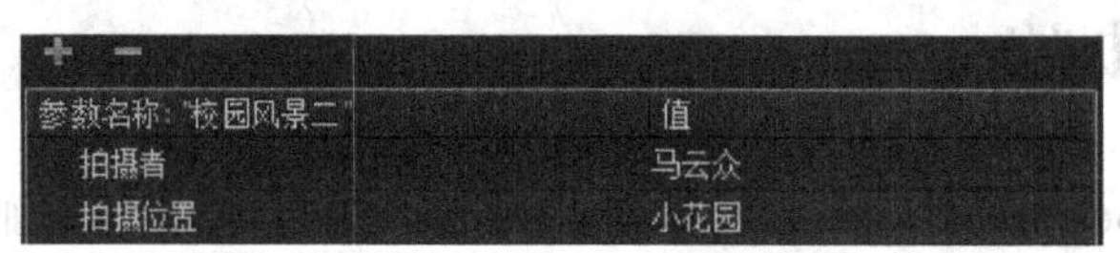

参数名称: "校园风景二"	值
拍摄者	马云众
拍摄位置	小花园

图 17-16 添加参数

④ 重复以上步骤，为视频添加若干提示点。

(4) 选择“输出”选项卡，在“源缩放”下拉菜单中选择“更改输出大小以匹配源”命令，如图 17-17 所示。最后单击“确定”按钮完成导出设置。

(5) 单击队列窗口中的“启动队列”按钮，完成对视频文件的编辑和转换。将生成的视频文件“校园. flv”移动到工作文件夹(自定)中。

(6) 在工作文件夹中新建 Flash 文档“利用组件播放视频”，设置舞台背景为黑色。执行菜单命令“文件”|“导入”|“导入视频”，在“导入视频”对话框中选择前面生成的视频文件“校园. flv”，并选择“使用播放组件加载外部视频”选项，如图 17-18 所示。

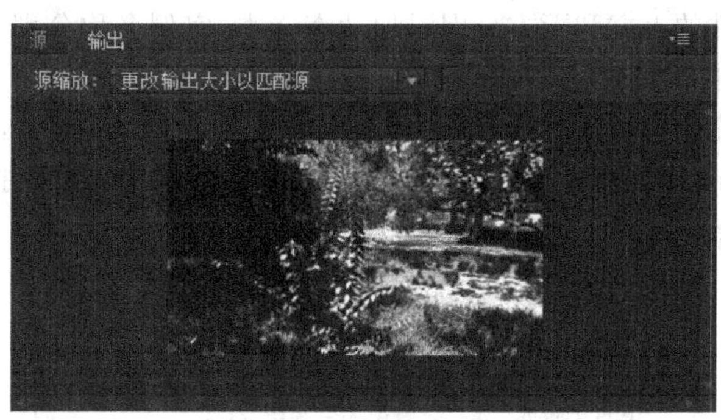

图 17-17　设置源缩放方式

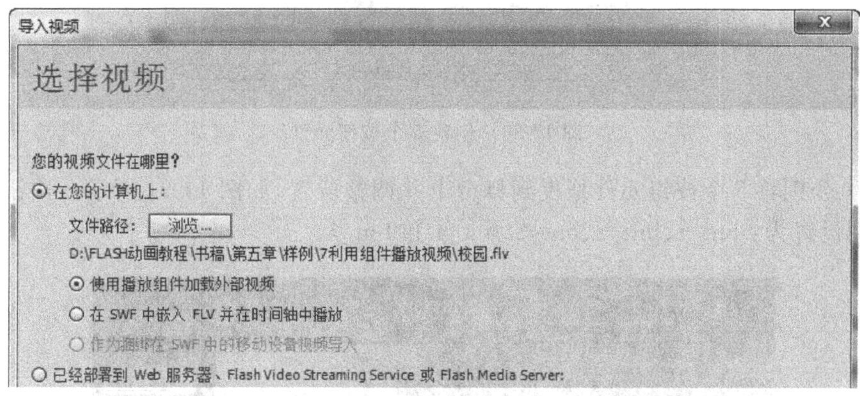

图 17-18　选择视频文件及加载方式

（7）按默认方式单击“下一步”或“完成”按钮，最终完成视频的导入。设置视频组件实例的名称为 my_video，并调整视频的大小，如图 17-19 所示。

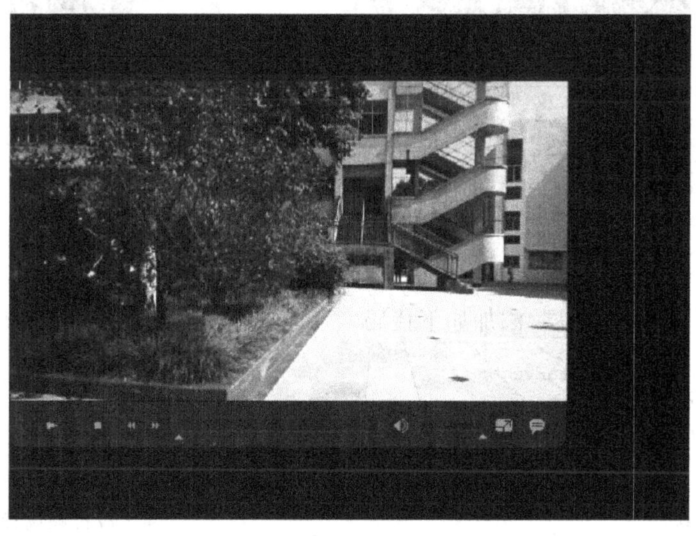

图 17-19　视频位置及大小调整

(8) 在视频文件的上方和下方分别添加动态文本,实例名称分别为 my_title 和 my_info,字体等样式可自行设置。

(9) 执行菜单命令"窗口"|"公用库"|Buttons 后打开外部库面板,如图 17-20 所示将元件 bar blue 拖曳到文档库中,生成 5 个按钮元件并分别命名。分别打开 5 个按钮元件,修改对应的文本标签。

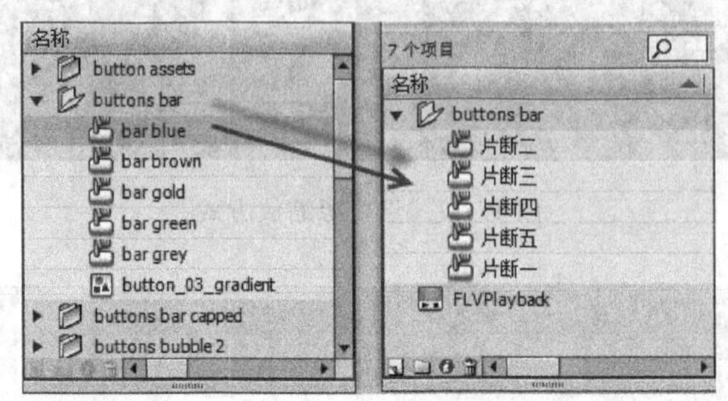

图 17-20 创建 5 个按钮元件

(10) 分别将 5 个按钮元件拖曳到舞台上并调整位置,如图 17-21 所示。按钮的实例名称分别设置为: bnt_1、bnt_2、bnt_3、bnt_4 和 bnt_5。

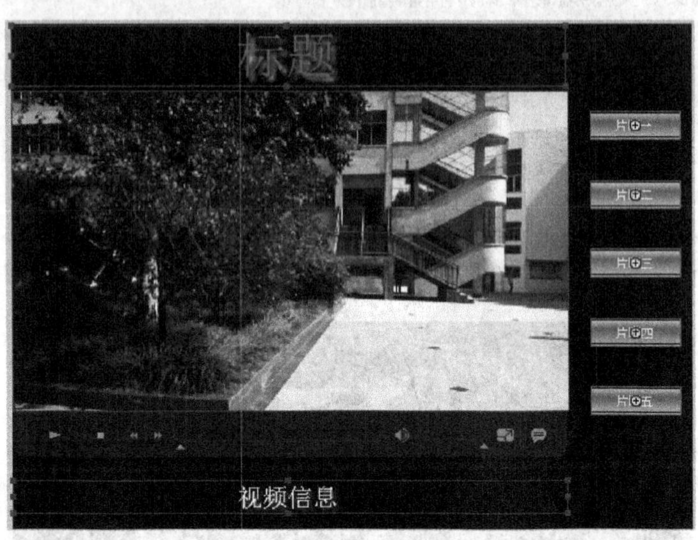

图 17-21 舞台对象显示

(11) 播放 Actions 图层,添加如下代码。

```
import fl.video.MetadataEvent;
import fl.video.FLVPlayback;
import fl.video.CuePointType;
import fl.video.VideoEvent;
//初始化设置
my_title.text = "";                                   //标题设置为空字符串
my_info.text = "";                                    //信息设置为空字符串
my_video.seek(0);                                     //设为开始位置
```

```
//播放时遇到提示点位置时,读取提示点信息并显示
my_video.addEventListener("cuePoint",onCuePoint);
//添加提示点事件侦听器,响应函数名称不可更改
function onCuePoint(evt:MetadataEvent):void{
    my_title.text = evt.info.name;                             //当前提示点的名称
    my_info.text = "拍摄者: " + evt.info.parameters["拍摄者"]; //设置第一个参数
    my_info.appendText(" 拍摄位置: " + evt.info.parameters["拍摄位置"]);
                                                                    //添加第二个参数
}
//读取数据元中的提示点信息
var cuepoint_a:Array = new Array();                   //声明数组用于存放提示点的时间节点
my_video.addEventListener(MetadataEvent.METADATA_RECEIVED,onMetaData);
                                                          //添加数据元获取后的事件侦听器
function onMetaData(evt:MetadataEvent):void{
    var infoObject:Object = my_video.metadata;          //声明并引用数据元对象
    var s:int = infoObject.cuePoints.length;            //提示点的个数
    for (var i:int = 0;i<s;i++){
        cuepoint_a[i] = infoObject.cuePoints[i].time;   //逐个将提示点的时间值放入数组
    }
}
//按钮响应,改变播放头的位置
bnt_1.addEventListener(MouseEvent.CLICK, bnt_1_Click);
                                                      //添加按钮鼠标单击响应事件侦听器
function bnt_1_Click(event:MouseEvent):void
{
    my_video.seek(cuepoint_a[0]);                       //转入第一个提示点位置并播放
}
//以下为其他按钮的设置,方法同上
bnt_2.addEventListener(MouseEvent.CLICK, bnt_2_Click);
function bnt_2_Click(event:MouseEvent):void
{
    my_video.seek(cuepoint_a[1]);
}
bnt_3.addEventListener(MouseEvent.CLICK, bnt_3_Click);
function bnt_3_Click(event:MouseEvent):void
{
    my_video.seek(cuepoint_a[2]);
}
bnt_4.addEventListener(MouseEvent.CLICK, bnt_4_Click);
function bnt_4_Click(event:MouseEvent):void
{
    my_video.seek(cuepoint_a[3]);
}
bnt_5.addEventListener(MouseEvent.CLICK, bnt_5_Click);
function bnt_5_Click(event:MouseEvent):void
{
    my_video.seek(cuepoint_a[4]);
}
```

(12) 任务完成,按 Ctrl+Enter 键测试影片,单击不同的按钮可以转到相应的视频场景,如图 17-22 所示。

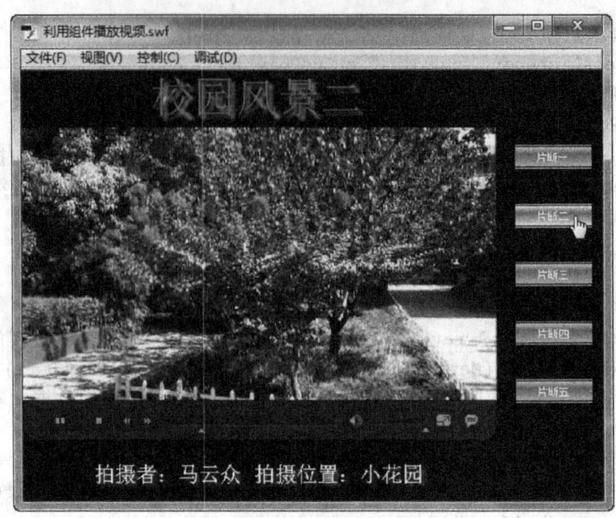

图 17-22 程序运行效果

17.3 强化训练：加载并播放外部视频

在本强化训练中采用任务中的视频文件“校园.flv”，其中包含 5 个场景及对应的提示点。用动态生成的下拉菜单来代替固定的按钮。操作步骤如下。

(1) 新建 Flash 文档“AS3 加载并播放外部视频.fla”，并将视频文件“校园.flv”复制到同一个文件夹内。

(2) 重命名图层为“背景”，在文档属性中设置背景颜色为黑色，并将“利用组件播放视频.fla”中舞台上的两个动态文本复制到本文档舞台上的当前位置。

(3) 添加 Button 组件和 ComboBox 组件。按 Ctrl+F7 键打开组件面板，拖曳 4 个 Button 组件和 1 个 ComboBox 组件到舞台上，分别设置实例名称为 my_sele、bnt_play、bnt_pause、bnt_stop 和 Movie_Clip。调整实例的位置和大小，如图 17-23 所示。

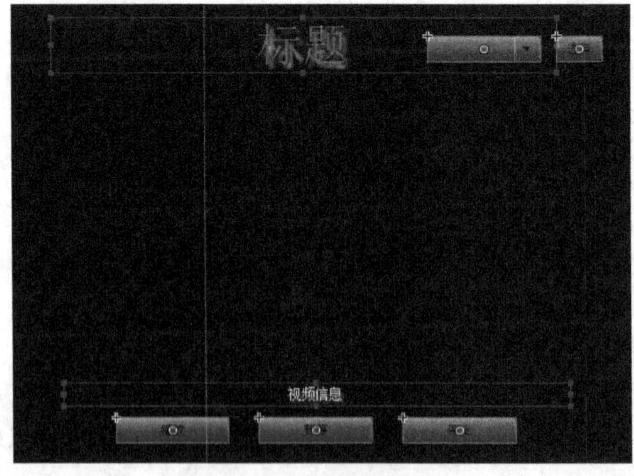

图 17-23 舞台背景对象

(4) 新建图层 Actions,添加如下代码。

```
import flash.net.NetConnection;
import flash.net.NetStream;
import flash.media.Video;
import fl.controls.Button;
//初始化设置
my_title.text = "";                        //标题设置为空字符串
my_info.text = "";                         //信息设置为空字符串
bnt_play.enabled = false;
//-------------------------- 以下语句创建加载外部视频文件的实例
var nc:NetConnection = new NetConnection();
                                  //声明新的 NetConnection 对象用于连接外部视频流
nc.connect(null);
//设置初值;
var ns:NetStream = new NetStream(nc);       //声明新的 NetStream 对象并与 nc 建立联系
var my_video:Video = new Video();           //声明新的 Video 对象
addChild(my_video);                         //在舞台上添加 Video 对象实例
my_video.width = 450;                       //设置视频元件实例宽度
my_video.height = 253;                      //设置视频元件实例高度
my_video.x = 50;                            //设置元件实例 x 轴坐标
my_video.y = 75;                            //设置元件实例 y 轴坐标
my_video.attachNetStream(ns);
//引用视频流 ns 对象;
ns.play("校园.flv");
//加载并播放外部视频文件;
//以下语句响应提示点事件,并显示相关的提示点信息
ns.client = this;                           //指定调用回调方法的对象为当前对象
function onCuePoint(infoObject:Object):void
{
    var s:String = "";
    for (var p_name in infoObject.parameters)
    {
        //遍历当前时间提示点的每一个参数对象
        s = s + p_name + ": " + infoObject.parameters[p_name] + " ";
                                                         //将参数及值赋给 s
    }
    my_info.text = s;                       //设置提示点信息,即影片片断信息
    my_title.text = infoObject.name;        //设置提示点名称,即影片片断名称
}
//以下语句在获取数据元后读取所有提示点信息并创建下拉菜单
function onMetaData(infoObject:Object):void
{
    var s:int = infoObject.cuePoints.length;   //提示点的个数
    //使用循环语句将提示点的时间和名称逐个添加到二维数组中
    for (var i:int = 0; i < s; i++){Movie_Clip.dataProvider.addItem({label:infoObject.
cuePoints[i].name,data:infoObject.cuePoints[i].time});               //添加数组元素
    }
}
//以下语句根据下拉菜单的值改变视频播放位置并播放
```

```
my_sele.addEventListener(MouseEvent.CLICK, sele_curpoint);
//添加按钮鼠标单击响应事件侦听器
function sele_curpoint(event:MouseEvent):void
{
    if (bnt_stop.enabled == false){              //如果已经单击了停止按钮则重新播放
        trace(0);
        ns.play("校园.flv");
        bnt_pause.enabled = true;
        bnt_stop.enabled = true;
        bnt_pause.label = "暂停";
        flag = true;
    }
    ns.seek(Number(Movie_Clip.value));           //转入选择的提示点位置并播放
}
//以下语句设置其他播放控制按钮
var flag:Boolean = true;                         //用于判断处于暂停状态还是继续状态
bnt_play.addEventListener(MouseEvent.CLICK, play_video);
                                                 //添加按钮鼠标单击响应事件侦听器
function play_video(event:MouseEvent):void
{
    ns.play("校园.flv");
    bnt_pause.enabled = true;
    bnt_stop.enabled = true;
    bnt_pause.label = "暂停";
    flag = true;
}
bnt_pause.addEventListener(MouseEvent.CLICK, pause_video);
                                                 //添加按钮鼠标单击响应事件侦听器
function pause_video(event:MouseEvent):void
{
    ns.togglePause();                            //切换暂停和继续播放
    if (flag){
        bnt_pause.label = "继续";
    }else{
        bnt_pause.label = "暂停";
    }
    flag = !flag;                                //true 与 false 切换
}
bnt_stop.addEventListener(MouseEvent.CLICK, stop_video);
                                                 //添加按钮鼠标单击响应事件侦听器
function stop_video(event:MouseEvent):void
{
    ns.close();
    bnt_stop.enabled = false;
    bnt_pause.enabled = false;
    bnt_play.enabled = true;
    bnt_pause.label = "暂停";
    flag = true;
}
```

(5) 程序制作完毕，按 Ctrl+Enter 键测试影片。根据影片位置调整两个动态文本、按钮和下拉菜单的位置，最终效果如图 17-24 所示。

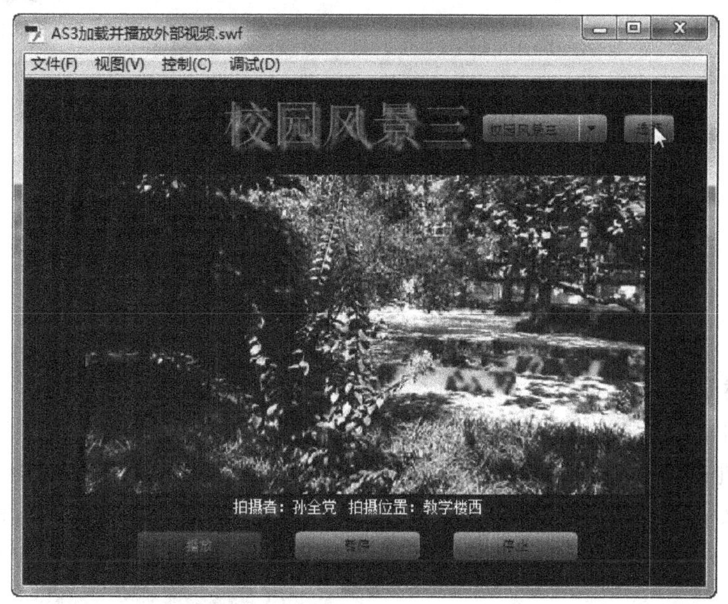

图 17-24　程序运行效果

17.4　拓展研究及课后实训

1. 拓展研究

(1) 采用一个视频文件，可通过手机拍摄等方式，使用 Adobe Media Encode 对其进行不同方式的编辑和转换，并在 Flash CS6 中应用。

(2) 参照 Button 组件和 ComboBox 组件的使用方法，查阅相关资料使用 ActionScript 3.0 代码对视频组件进行控制并检查其效果。

2. 课后实训

选择一个主题，并准备包括视频资料在内的各种多媒体资料，制作一个交互动画演示作品。视频材料可以通过各种渠道获取，必要时可自行录制视频并进行格式转换。

实训 18

制作电子相册

任务描述

利用位图动态加载及显示对象的滤镜、过渡动画效果和补间动画动态生成等常用处理方法，制作电子相册。程序中预置几种照片消失和呈现的过渡效果，运行时，从图片列表文件中读取照片位置信息，逐个展示列表中的照片。在照片展示过程中，程序应能自动调整照片显示的位置和大小，并随机选择过渡方式。任务最终效果如图 18-1 所示。

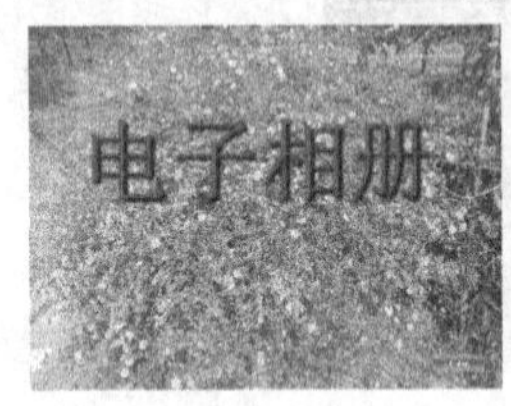

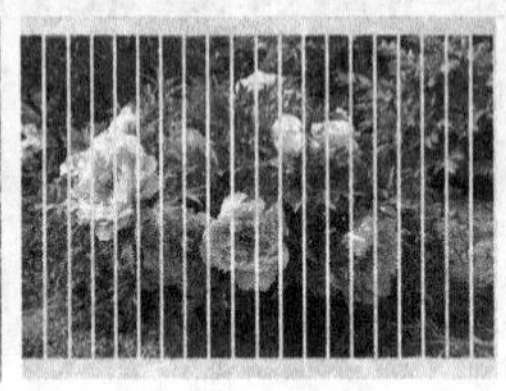
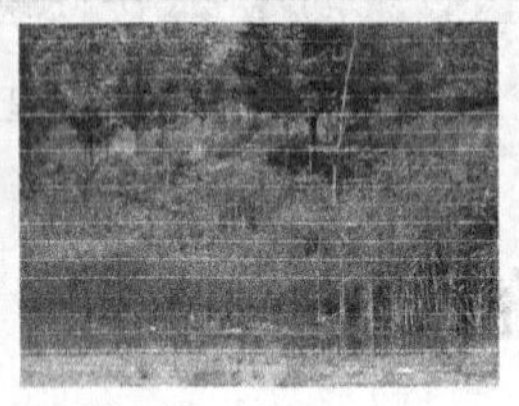
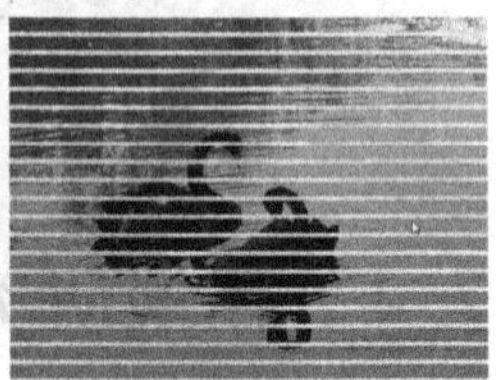

图 18-1　电子相册

任务目标

(1) 掌握位图动态加载的几种基本方法。

(2) 能够使用 BitmapData 类动态应用滤镜效果。

(3) 掌握使用 Iris 类、TransitionManager 类和 Transition 类创建过渡效果。

(4) 能够使用 Tween 类动态创建补间动画。

18.1　相关知识：外部图像文件的加载及图像显示效果控制

在创作环境下，Flash CS6 已经提供了较为丰富的显示对象动画效果，AS3 则提供了更强大的功能，能够根据程序的交互情况动态加载外部图像文件、处理位图、显示对象的滤镜使用以及过渡效果等创作。

18.1.1　动态创建和处理位图

除了矢量图功能以外，ActionScript 3.0 还提供了创建位图图像或操作加载到 SWF 中外部位图图像像素数据的功能。使用访问和更改各个像素值的功能，可以创建自己的滤镜式图像效果并使用内置杂点功能创建纹理和随机杂点。

1. 使用 Loader 类和 URLRequest 类加载和处理图像

Loader 对象用于将图形文件或 SWF 文件加载到应用程序中。如下面的代码所示，在显示列表中添加 Loader 对象时，还可以在加载后将加载的子显示对象添加到显示列表中，并通过代码设置显示对象的一些属性，如下所示。

```
import flash.display.Loader;
import flash.net.URLRequest;
var pictLdr:Loader = new Loader();                 //声明 Loader 对象
var pictURL:String = "DSCN3508.jpg";               //声明外部文件
var pictURLReq:URLRequest = new URLRequest(pictURL);  //声明 URLRequest 对象
pictLdr.load(pictURLReq);                          //加载外部图像
this.addChild(pictLdr);   /*添加到舞台显示列表,如果使用 my_MC.addChild(pictLdr)则可以
                            把 Loader 对象 pictLdr 添加到影片剪辑元件实例 my_MC 中*/
pictLdr.alpha = 0.5;                               //设置透明度(0～1)
pictLdr.x = 100;                                   //设置 x 轴坐标
pictLdr.scaleX = 0.3;                              //设置图像缩放倍数
```

Loader 对象在完成加载之前，没有读取到图像大小信息，不能够获取或设置图像的宽度和高度，因此需要对 Loader 对象的 contentLoaderInfo 属性添加事件侦听器。Loader 实例本身不会调度与所加载内容相关的事件，但它的 contentLoaderInfo 属性包含对 LoaderInfo 对象的引用，该对象与加载到 Loader 对象的内容(本例中为外部图像)相关联。该 LoaderInfo 对象提供与外部内容加载进度及加载完成有关的几个事件，其中包括 complete 事件(Event. COMPLETE)，该事件将在完成图像加载时触发对 LoadComplete()方法的调用，代码如下。

```
pictLdr.contentLoaderInfo.addEventListener(Event.COMPLETE ,LoadComplete);//添加事件侦
听器
function LoadComplete(_evt:Event):void{
    trace(pictLdr.width,pictLdr.height);       //输出图像宽度和高度
    pictLdr.width = 550;                       //设置宽度
    pictLdr.height = 400;                      //设置高度
}
```

2. 结合 BitmapData 类和 Bitmap 类处理及加载图像

这种方法对图像具备更为丰富的处理方式。

(1) BitmapData 类和 Bitmap 类的简单介绍。使用位图图像的主要 ActionScript 3.0 类有 BitmapData 类和 Bitmap 类。前者用于访问和操作位图的原始图像数据，后者用于在屏幕上显示位图图像。

BitmapData 类位于 flash. display 包中，它可以看作是加载的或动态创建的位图图像中所包含像素数据的数组表示。BitmapData 类还包含一系列内置方法，可用于创建和处理像素数据。

Bitmap 类作为 DisplayObject 类的子类，是用于显示位图图像的主要 ActionScript 3.0 类。这些图像需要通过 flash. display. Loader 类加载到 Flash 中，或已经使用 Bitmap()

构造函数动态创建。从外部源加载图像时,Bitmap 对象只能使用 GIF、JPEG 或 PNG 格式的图像。实例化后,可将 Bitmap 实例视为需要呈现在舞台上的 BitmapData 对象的包装。Bitmap 实例是一个显示对象,可以使用显示对象的所有特性和功能来操作 Bitmap 实例。

(2) 使用 BitmapData 类和 Bitmap 类处理和显示位图。例如:

```
//以下 4 行语句表示导入需要引用的类
import flash.display.Loader;
import flash.net.URLRequest;
import flash.display.BitmapData;
import flash.display.Bitmap;
//以下 2 行语句使用 Loader 类和 URLRequest 类加载外部图像
var imageLoader:Loader = new Loader();
imageLoader.load(new URLRequest("DSCN3683.JPG"));
/*
    实例化 BitmapData 对象格式:
    var myBitmap:BitmapData = new BitmapData(width:Number, height:Number,
        transparent:Boolean,fillColor:uinit);
    width 和 height 参数指定位图的大小.
    transparent 参数指定位图数据是 (true) 否 (false) 包括 Alpha 通道.
    fillColor 参数是一个 32 位颜色值,它指定背景颜色和透明度值(如果设置为 true).
    以下示例创建一个具有 50% 透明的橙色背景的 BitmapData 对象:
    var myBitmap:BitmapData = new BitmapData(150, 150, true, 0x80FF3300);
*/
var Soure_Map:BitmapData = new BitmapData(1,1);
//声明 BitmapData 对象,并设置其矩形大小初值为 1×1
//并未使用 addChild(imageLoader);语句来加载显示该对象
//以下语句通过事件侦听器及相应的响应函数进行位图的处理和显示
imageLoader.contentLoaderInfo.addEventListener(Event.COMPLETE, imageLoadComplete);
function imageLoadComplete(event:Event):void
{
    Soure_Map = event.target.content.bitmapData;  //取得加载的位图数据并赋给 Soure_Map
    var myImage:Bitmap = new Bitmap(Soure_Map);      //位图数据附加到 Bitmap 实例 myImage
    BD_do(Soure_Map);         //调用函数,使用 BitmapData 对象的属性和方法
    myImage.width = 550;      //设置显示对象宽度
    myImage.height = 400;     //设置显示对象高度
    addChild(myImage);        //添加到显示列表
}
function BD_do(my_BD:Object){
    //此处可以引用 BitmapData 对象的属性和方法来完成图像数据的修改
}
```

3. BitmapData 类的常用方法

通过 BitmapData 类不仅可以将外部图像文件全部显示,还可以使用其内置方法对位图数据进行灵活的编辑和转换。

(1) applyFilter():应用滤镜效果。

(2) clone():克隆一个副本。

clone()方法允许位图数据从一个 BitmapData 对象克隆或采样到另一个对象。调用此方法时,返回一个新的 BitmapData 对象,它是与被复制的原始实例完全一样的克隆。例如:

```
var myClonedChild:BitmapData = Soure_Map.clone();
```

(3) copyPixels():是一种将像素从一个 BitmapData 对象复制到另一个 BitmapData 对象的快速且简便的方法。

该方法会拍摄源图像的矩形快照(由 sourceRect 参数定义),并将其复制到另一个位置。新"粘贴"矩形的位置在 destPoint 参数中定义。基本格式如下:

```
copyPixels ( sourceBitmapData: BitmapData, sourceRect: Rectangle, destPoint: Point,
alphaBitmapData:BitmapData = null,alphaPoint:Point = null,mergeAlpha:Boolean = false):void
```

通常用它来复制源图像的一部分并粘贴到指定的目标位置,代码如下:

```
var source_rect = new Rectangle(0, 0, 100, 100);
var targ_point = new Point(0,50);
BD2.copyPixels(Soure_Map,source_rect,targ_point);
```

(4) draw():绘制源图象或显示对象。

draw()方法将源 sprite、影片剪辑或其他显示对象中的图形内容绘制或呈现在新位图上。使用 matrix、colorTransform、blendMode 和目标 clipRect 参数,可以修改新位图的呈现方式。调用 draw()时,需要将源对象(sprite、影片剪辑或其他显示对象)作为第一个参数传递,例如:

```
myBitmap.draw(movieClip);
```

(5) colorTransform():通过使用 colorTransform()对象调整位图图像的颜色值。和前面所讲的影片剪辑的 colorTransform 属性设置的用法类似。

(6) getPixel()和 setPixel():用于获取和设置指定点的像素 RGB 值。

可以进行像素级的操作,比如在使用迭代的点绘制数学曲线时就可以用到它们,绘制的点较多时可以避免产生大量的占用资源的矢量图形。其基本格式如下。

```
getPixel(x:int, y:int):uint 和 setPixel(x:int, y:int, color:uint):void.
```

(7) getPixel32()和 setPixe321():用于获取和设置指定点的像素 ARGB 值,包含 Alpha 值和 RGB 值。

(8) noise():使用表示随机杂点的像素填充图像。基本格式如下。

```
noise(randomSeed:int, low:uint = 0, high:uint = 255, channelOptions:uint = 7,
grayScale:Boolean = false):void
```

其中 randomSeed 为随机种子,可以随意设定一个数值;low、high 为各颜色通道在 0~255 区间内取到的最低和最高值;channelOptions:uint (default =7),转换为二进制后四位分别代表四个颜色通道是否参与;grayScale 表示是否为灰度图。例如:

```
BD2.noise(Math.random() * 1000,100,110,7,false);
```

也可以利用定时器事件来创建图像的过渡效果，如以下代码创建了一个类似电视雪花的状态，显示一段时间后，逐渐过渡到外部图像显示，最后持续显示外部图像。

```
//以下 4 行语句表示导入需要引用的类
import flash.display.Loader;
import flash.net.URLRequest;
import flash.display.BitmapData;
import flash.display.Bitmap;
//以下 2 行语句使用 Loader 类和 URLRequest 类加载外部图像
var imageLoader:Loader = new Loader();
imageLoader.load(new URLRequest("DSCN3683.JPG"));
var Soure_Map:BitmapData = new BitmapData(1,1);
                    //声明 BitmapData 对象,并设置其矩形大小初值为 1 * 1,用于显示外部图片
var myImage:Bitmap = new Bitmap(Soure_Map);        //声明 Bitmap 对象
var Soure_Map2:BitmapData = new BitmapData(550,400);
        //声明 BitmapData 对象,并设置其矩形大小初值为 1 * 1,用于显示产生随机杂点的位图
var myImage2:Bitmap = new Bitmap(Soure_Map2);      //声明 Bitmap 对象
var my_t:int = 0;
//以下语句通过事件侦听器及相应的响应函数进行位图的处理和显示
imageLoader.contentLoaderInfo.addEventListener(Event.COMPLETE, imageLoadComplete);
function imageLoadComplete(event:Event):void
{
    Soure_Map = event.target.content.bitmapData; //取得加载的位图数据并赋给 Soure_Map
    myImage = new Bitmap(Soure_Map);      //位图数据附加到 Bitmap 实例 myImage
    myImage.width = 550;                  //设置显示对象宽度
    myImage.height = 400;                 //设置显示对象高度
    addChild(myImage);                    //添加到显示列表,显示外部位图
    myImage.alpha = 0;                    //外部位图对应的 Bitmap 对象完全透明,不显示
    myImage2 = new Bitmap(Soure_Map2);    //位图数据附加到 Bitmap 实例 myImage,此时为空
    myImage2.width = 550;                 //设置显示对象宽度
    myImage2.height = 400;                //设置显示对象高度
    addChild(myImage2);                   //添加到显示列表
    Soure_Map2.noise(Math.floor(Math.random() * 1000),0,255,7,false);
    //设置初始杂点图像
    playTimer.addEventListener(TimerEvent.TIMER,do_timer);  //注册定时器事件侦听器
    playTimer.start();                    //定时器对象开始工作
}
//定时器
var playTimer:Timer = new Timer(100,80);
function do_timer(evt:TimerEvent):void{
    Soure_Map2.noise(Math.floor(Math.random() * 1000),0,255,7,false);
    //分为三个阶段: 显示杂点图变化、过渡和显示外部图片
    if ((my_t >= 30)&&(my_t < 50)){                //过渡区间时
        myImage2.alpha = myImage2.alpha - 0.05;    //杂点图逐渐淡出
        myImage.alpha = myImage.alpha + 0.05;      //外部图像逐渐显示
    }
    my_t++;
}
```

(9) perlinNoise()：柏林噪声，其基本格式如下。

```
perlinNoise(baseX:Number, baseY:Number, numOctaves:uint,
           randomSeed:int, stitch:Boolean, fractalNoise:Boolean, channelOptions:uint = 7,
           grayScale:Boolean = false, offsets:Array = null):void
```

baseX，baseY：X 和 Y 轴上的频率，可以理解为噪声影响的区域；numOctaves：杂点的数量；randomSeed：随机种子；stitch：当设为 true 时将对不同的噪声区域进行无缝拼合；fractalNoise：设为 true 时图像的渐变变化；channelOptions 和 grayScale：跟 noise()方法中的一样；grayScale：与之前的 noise 一样，设为 true 将生成灰度图；offsets：一个数组，长度对应之前设置的 numOctaves，定义了每个点的 x，y 偏移量。

(10) pixelDissolve()：像素溶解，使用方法类似 perlinNoise()，其基本格式如下。

```
pixelDissolve ( sourceBitmapData: BitmapData, sourceRect: Rectangle, destPoint: Point,
               randomSeed:int = 0, numPixels:int = 0, fillColor:uint = 0):int
```

参照 noise()方法，perlinNoise()和 pixelDissolve()也可以完成图像的过渡效果。

(11) scroll()：按照某一像素量(x，y)滚动图像，其基本格式如下。

```
scroll(x:int, y:int):void;
```

(12) dispose()：释放内存。

18.1.2　对影片剪辑等元件实例动态应用滤镜效果

使用滤镜可以对位图和显示对象应用从投影到斜角、模糊等各种效果，flash. filters 类可用于添加显示对象的滤镜效果。前面学习影片剪辑、按钮和文本对象时，在创作环境下为这些对象实例添加滤镜效果，同样可以使用 ActionScript 3.0 代码动态为显示对象添加滤镜效果。

Flash CS6 中共有 10 种滤镜可供使用：斜角滤镜(BevelFilter 类)、模糊滤镜(BlurFilter 类)、投影滤镜(DropShadowFilter 类)、发光滤镜(GlowFilter 类)、渐变斜角滤镜(GradientBevelFilter 类)、渐变发光滤镜(GradientGlowFilter 类)、颜色矩阵滤镜(ColorMatrixFilter 类)，卷积滤镜(ConvolutionFilter 类)、置换图滤镜(DisplacementMapFilter 类)和着色器滤镜(ShaderFilter 类)。在创作环境中只能使用前 7 种滤镜，ActionScript 3.0 程序设计中则可以使用所有这 10 种滤镜。最后 3 个滤镜仅在 ActionScript 中可用。这些滤镜(卷积滤镜、置换图滤镜和着色器滤镜)能够制造的效果类型十分灵活，不是针对一种效果进行优化，而是具有强大的功能和灵活性。例如为卷积滤镜的矩阵选择不同的值，则它可用于创建模糊、浮雕、锐化、查找颜色边缘、变形等效果。

1. 动态应用滤镜的一般过程

(1) 创建影片剪辑元件的实例，既可以使用 ActionScript 3.0 代码来创建，也可以在创作环境下创建。如图 18-2 所示，在 Flash 文档中创建一个实例名称为 my_MC 的图像影片剪辑，该元件的注册点在图像的左上角，原图大小为 600×450 像素，舞台上实例的大小为 400×300 像素，注册点在舞台上的坐标为(75，50)。

(2) 创建新滤镜。若要创建新滤镜对象，只需调用所选滤镜类的构造函数方法即可。

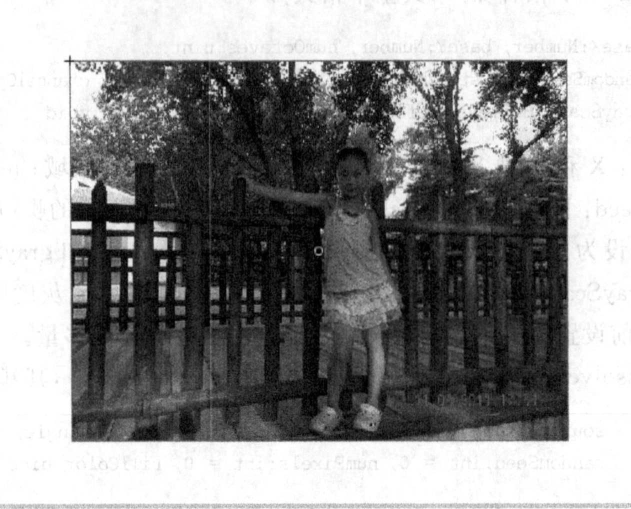

图 18-2 添加位图的影片剪辑实例

例如，若要创建新的 DropShadowFilter 对象，可使用以下代码。

```
import flash.filters.DropShadowFilter;
var myFilter:DropShadowFilter = new DropShadowFilter();
```

虽然此处没有显示参数，但 DropShadowFilter()构造函数(与所有滤镜类的构造函数一样)接受多个可用于自定义滤镜效果外观的可选参数。

(3) 为显示对象应用单个滤镜。构造滤镜对象后，可以将其应用于影片剪辑等显示对象或 BitmapData 对象；应用滤镜的方式取决于为之应用该滤镜的对象。对显示对象应用滤镜效果时，可以通过 filters 属性应用这些效果。显示对象的 filters 属性是一个 Array 实例，其中的元素是应用于该显示对象的滤镜对象。对显示对象应用单个滤镜，可以创建该滤镜实例，将其添加到 Array 实例，再将该 Array 对象分配给显示对象的 filters 属性。

```
import flash.filters.DropShadowFilter;
//舞台上的滤镜对象实例名称为 my_MC
//创建 DropShadowFilter(投影滤镜)实例
var dropShadow:DropShadowFilter = new DropShadowFilter();
                                        //此处为默认参数，也可加入参数进行设置
// 创建一个滤镜数组，每个数组元素可以加入一种滤镜效果
var filtersArray:Array = new Array(dropShadow);
// 将数组中的滤镜效果作用于影片剪辑元件实例
my_MC.filters = filtersArray;
```

添加投影滤镜前后效果对比如图 18-3 所示。

(4) 为显示对象应用多个滤镜。如果要为该对象分配多个滤镜，只需在将 Array 实例分配给 filters 属性之前把所有滤镜添加到该实例中即可。可以将多个对象作为参数传递给 Array 的构造函数，再将多个对象添加到 Array。例如，以下代码为对上面创建的显

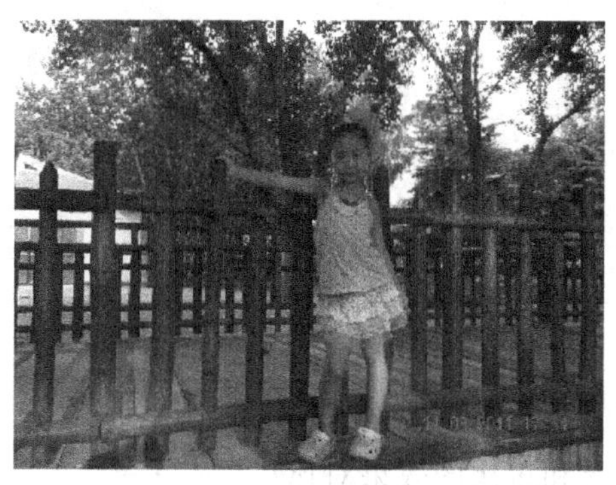

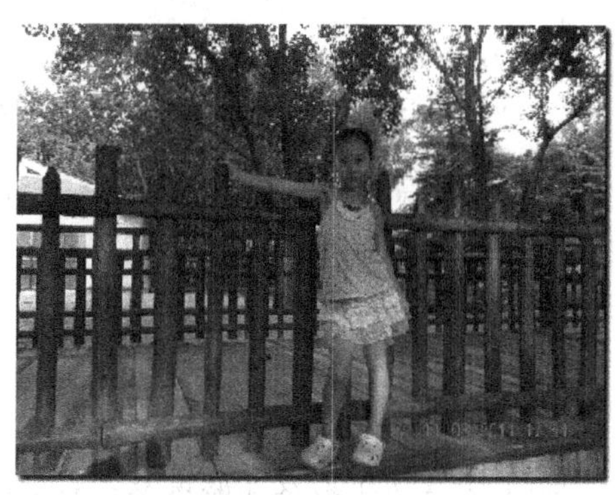

图 18-3 添加投影滤镜的效果对比

示对象应用斜角滤镜和发光滤镜：

```
import flash.filters.BevelFilter;
import flash.filters.GlowFilter;
//创建两个滤镜
var bevel:BevelFilter = new BevelFilter();
var glow:GlowFilter = new GlowFilter();
//将两个滤镜放入数组中
var filtersArray:Array = new Array(bevel, glow);
                                        //此语句等同于: var filters:Array = [dropShadow, blur];
//应用滤镜
my_MC.filters = filtersArray;
```

如果对显示对象应用多个滤镜，则会按顺序以累积方式应用这些滤镜。例如，滤镜数组有两个元素：先添加的斜角滤镜和后添加的投影滤镜，则投影滤镜既会应用于斜角滤镜，也会应用于显示对象。

(5) 删除显示对象中的滤镜。删除显示对象中的所有滤镜非常简单，只需为 filters 属性分配一个 null 值即可，代码如下。

```
myDisplayObject.filters = null;
```

(6) 在运行时更改滤镜。若要添加、删除或更改已经应用的滤镜组，则必须对单独的数组进行更改，然后将该数组分配给显示对象的 filters 属性使其应用滤镜。执行此操作最简单方法是将 filters 属性数组读入 Array 变量，并对此临时数组进行修改，然后，将此数组重新分配回显示对象的 filters 属性。

下面的代码是演示向已应用一个或多个滤镜的显示对象添加其他滤镜的过程。首先，对名为 my_MC 的显示对象应用发光滤镜，然后，在单击该显示对象时，调用 addFilters() 函数。在此函数中，另有两个滤镜应用于 my_MC，代码如下。

```
import flash.events.MouseEvent;
import flash.filters.*;                         //导入所有的滤镜类
my_MC.filters = [new GlowFilter()];             //应用发光滤镜
//以下函数为鼠标单击图像时在原滤镜基础上添加滤镜
function addFilters(event:MouseEvent):void
```

```
{
    // 复制一个图像的当前滤镜.
    var filtersCopy:Array = my_MC.filters;
    //数组加入新的滤镜效果数组元素
    filtersCopy.push(new BlurFilter());
    filtersCopy.push(new DropShadowFilter());
    //应用新滤镜
    my_MC.filters = filtersCopy;
}
my_MC.addEventListener(MouseEvent.CLICK, addFilters);//添加影片剪辑鼠标单击事件侦听器
```

如图 18-4 所示为发光滤镜效果、鼠标单击一次和多次的效果对比。

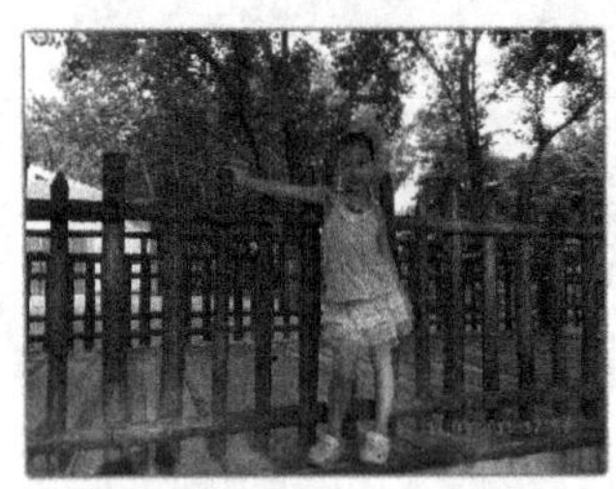
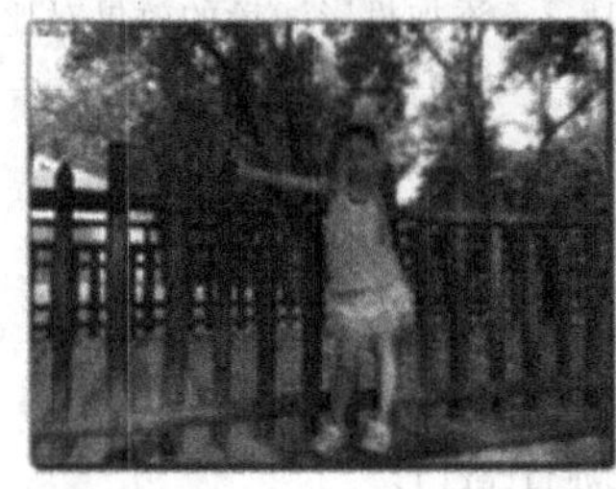
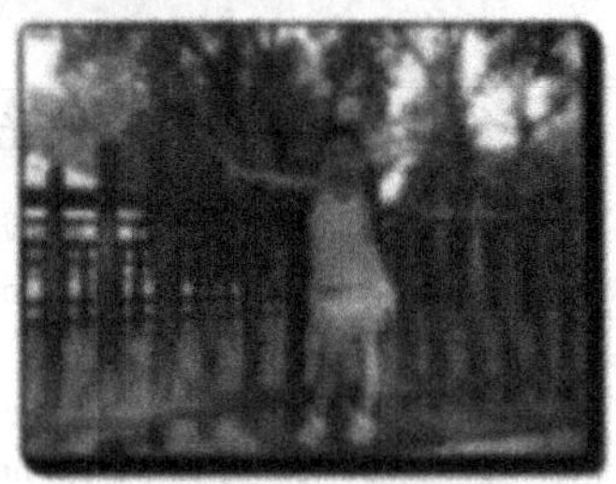

图 18-4 程序运行过程的效果对比

(7) 滤镜的工作原理。显示对象过滤是将原始对象的副本缓存为透明位图。将滤镜应用于显示对象后,只要此对象具有有效的滤镜列表,就会将该对象缓存为位图,然后,将此位图用作所有后续应用的滤镜效果的原始图像。每个显示对象通常包含两个位图:一个包含原始未过滤的源显示对象;另一个用于过滤后的最终图像。呈现时使用最终图像。只要显示对象不发生更改,最终图像就不需要更新。

2. 滤镜参数设置及应用实例

每个滤镜都可以使用其属性进行自定义。通常有两种方法用于设置滤镜属性:向滤镜对象的构造函数传递参数值来设置属性;设置滤镜对象的属性值来调整滤镜。有关每个滤镜及其属性和构造函数参数的详细信息,可以参阅 ActionScript 3.0 语言和组件参考中的 flash.filters 包的列表。前 7 种简单滤镜还可以对照创作环境下的滤镜参数设置界面进行研究。

(1) 斜角滤镜。使用 BevelFilter 类可以为应用了滤镜的对象添加 3D 斜角边缘。此滤镜可使对象的硬角或边缘具有被凿削或呈斜面的效果。BevelFilter 类属性允许自定义斜角的外观,可以设置加亮和阴影颜色、斜角边缘模糊、斜角角度和斜角边缘的位置,甚至可以创建挖空效果。例如:

```
import flash.display.*;
import flash.filters.BevelFilter;
//创建斜角滤镜并设置属性
var bevel:BevelFilter = new BevelFilter();
bevel.distance = 15;
bevel.angle = 45;
```

```
bevel.highlightColor = 0xFFFF00;
bevel.highlightAlpha = 0.8;
bevel.shadowColor = 0x666666;
bevel.shadowAlpha = 0.8;
bevel.blurX = 5;
bevel.blurY = 5;
bevel.strength = 5;
bevel.quality = BitmapFilterQuality.HIGH;
bevel.type = BitmapFilterType.INNER;
bevel.knockout = false;
//应用滤镜
my_MC.filters = [bevel];
```

添加斜角滤镜后效果如图 18-5 所示。

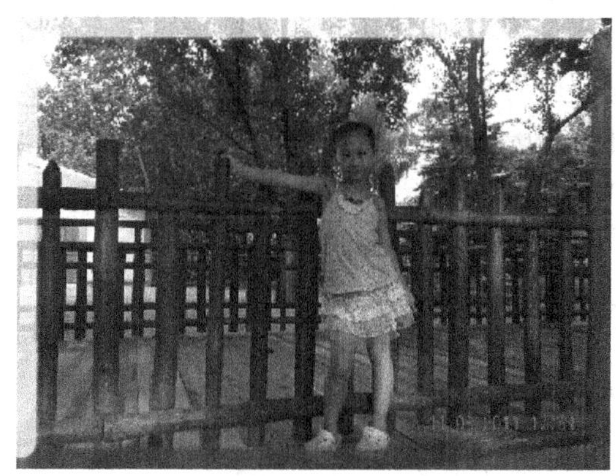

图 18-5　影片剪辑应用斜角滤镜

(2) 模糊滤镜。BlurFilter 类可使显示对象及其内容具有涂抹或模糊的效果。模糊效果可以用于产生对象不在焦点之内的视觉效果，也可以用于模拟快速运动，比如运动模糊。将模糊滤镜的 quality 属性设置为低，可以模拟轻轻离开焦点的镜头效果；将 quality 属性设置为高会产生类似高斯模糊的平滑模糊效果。

以下示例为使用 Graphics 类的 drawCircle()方法创建一个圆形对象并对它应用模糊滤镜。

```
import flash.display.Sprite;
import flash.filters.BitmapFilterQuality;
import flash.filters.BlurFilter;
//创建 Sprite 对象并在该对象上在画圆
var redDotCutout:Sprite = new Sprite();
redDotCutout.graphics.lineStyle();
redDotCutout.graphics.beginFill(0xFF0000);
redDotCutout.graphics.drawCircle(145, 90, 25);
redDotCutout.graphics.endFill();
// 添加到舞台显示列表.
addChild(redDotCutout);
```

```
//设置并应用模糊滤镜
var blur:BlurFilter = new BlurFilter();
blur.blurX = 10;
blur.blurY = 10;
blur.quality = BitmapFilterQuality.MEDIUM;
redDotCutout.filters = [blur];
```

添加模糊滤镜后效果如图 18-6 所示。

图 18-6 绘制圆形并应用模糊滤镜

(3) 投影滤镜。投影给人一种目标对象上方有独立光源的印象。设置滤镜时可以修改此光源的位置和强度,以产生各种不同的投影效果。DropShadowFilter 类所使用的算法与模糊滤镜的算法类似。主要区别是投影滤镜有更多的属性,可以修改这些属性来模拟不同的光源属性(如 Alpha、颜色、偏移和亮度);此外还允许对投影的样式应用自定义变形选项,包括内侧或外侧阴影和挖空(也称为剪切块)模式。例如:

```
//创建矩形 sprite 对象并对它应用投影滤镜
import flash.display.Sprite;
import flash.filters.DropShadowFilter;
//绘制矩形.
var boxShadow:Sprite = new Sprite();
boxShadow.graphics.lineStyle(1);
boxShadow.graphics.beginFill(0xFF3300);
boxShadow.graphics.drawRect(0, 0, 100, 100);
boxShadow.graphics.endFill();
addChild(boxShadow);
//为矩形应用投影滤镜.
var shadow:DropShadowFilter = new DropShadowFilter();
shadow.distance = 10;
shadow.angle = 25;
//还可以参照创作环境下的设置面板及相关资料设置其他属性.
boxShadow.filters = [shadow];
```

添加投影滤镜后效果如图 18-7 所示。

图 18-7 sprite 方框应用投影滤镜

(4) 发光滤镜。GlowFilter 类对显示对象应用加亮效果,使显示对象看起来像是被下方的灯光照亮,可创造出一种柔和的发光效果。与投影滤镜类似,发光滤镜包括的属性可修改光源的距离、角度和颜色,以产生各种不同效果。GlowFilter 还有多个选项用于修改发光样式,包括内侧或外侧发光和挖空模式。以下代码使用 Sprite 类创建了一个交叉对象并对它应用发光滤镜。

```
import flash.display.Sprite;
import flash.filters.BitmapFilterQuality;
import flash.filters.GlowFilter;
```

```
//绘制交叉图形.
var crossGraphic:Sprite = new Sprite();
crossGraphic.graphics.lineStyle();
crossGraphic.graphics.beginFill(0xCCCC00);
crossGraphic.graphics.drawRect(60, 90, 100, 20);
crossGraphic.graphics.drawRect(100, 50, 20, 100);
crossGraphic.graphics.endFill();
addChild(crossGraphic);
//应用发光滤镜到该图形上.
var glow:GlowFilter = new GlowFilter();
glow.color = 0x009922;
glow.alpha = 1;
glow.blurX = 25;
glow.blurY = 25;
glow.quality = BitmapFilterQuality.MEDIUM;
crossGraphic.filters = [glow];
```

应用发光滤镜后效果如图 18-8 所示。

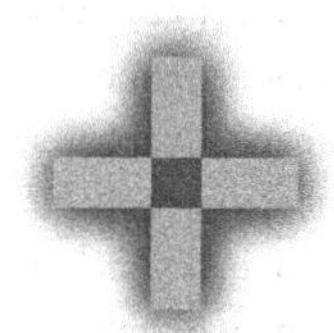

图 18-8　交叉图形对象应用发光滤镜

(5) 渐变斜角滤镜。GradientBevelFilter 类可对显示对象或 BitmapData 对象应用增强的斜角效果。在斜角上使用渐变颜色可以大大改善斜角的空间深度,使边缘产生一种更逼真的三维外观效果。以下代码使用 Shape 类的 drawRect()方法创建了一个矩形对象,并对它应用渐变斜角滤镜。

```
import flash.display.Shape;
import flash.filters.BitmapFilterQuality;
import flash.filters.GradientBevelFilter;
//绘制矩形.
var box:Shape = new Shape();
box.graphics.lineStyle();
box.graphics.beginFill(0xFEFE78);
box.graphics.drawRect(100, 50, 90, 200);
box.graphics.endFill();
// 对矩形应用渐变斜角滤镜.
var gradientBevel:GradientBevelFilter = new GradientBevelFilter();
gradientBevel.distance = 8;
gradientBevel.angle = 225; // opposite of 45 degrees
gradientBevel.colors = [0xFFFFCC, 0xFEFE78, 0x8F8E01];
gradientBevel.alphas = [1, 0, 1];
gradientBevel.ratios = [0, 128, 255];
gradientBevel.blurX = 8;
gradientBevel.blurY = 8;
gradientBevel.quality = BitmapFilterQuality.HIGH;
// 还可以设置其他滤镜属性
box.filters = [gradientBevel];
// 添加到显示列表
addChild(box);
```

添加渐变斜角滤镜后的效果如图 18-9 所示。

(6) 渐变发光滤镜。GradientGlowFilter 类可对显示对象或BitmapData 对象应用增强的发光效果。该效果可更好地控制发光颜色，进而产生一种更逼真的发光效果。另外，渐变发光滤镜还允许对对象的内侧、外侧或上侧边缘应用渐变发光。以下示例在舞台上绘制了一个圆形，并对它应用渐变发光滤镜。当进一步向右和向下移动鼠标时，会分别增加水平和垂直方向的模糊量，此外，只要在舞台上单击，就会增加模糊的强度。

图 18-9 矩形对象应用渐变斜角滤镜

```
import flash.events.MouseEvent;
import flash.filters.BitmapFilterQuality;
import flash.filters.BitmapFilterType;
import flash.filters.GradientGlowFilter;
//创建一个新的 Shape 对象实例
var shape:Shape = new Shape();
//绘制图形
shape.graphics.beginFill(0xFF0000, 100);
shape.graphics.moveTo(0, 0);
shape.graphics.lineTo(100, 0);
shape.graphics.lineTo(100, 100);
shape.graphics.lineTo(0, 100);
shape.graphics.lineTo(0, 0);
shape.graphics.endFill();
//添加到显示列表并设置位置
addChild(shape);
shape.x = 100;
shape.y = 100;
//定义渐变发光滤镜
var gradientGlow:GradientGlowFilter = new GradientGlowFilter();
gradientGlow.distance = 0;
gradientGlow.angle = 45;
gradientGlow.colors = [0x000000, 0xFF0000];
gradientGlow.alphas = [0, 1];
gradientGlow.ratios = [0, 255];
gradientGlow.blurX = 10;
gradientGlow.blurY = 10;
gradientGlow.strength = 2;
gradientGlow.quality = BitmapFilterQuality.HIGH;
gradientGlow.type = BitmapFilterType.OUTER;
//为响应事件创建函数
function onClick(event:MouseEvent):void
{
    gradientGlow.strength++;
    shape.filters = [gradientGlow];
}
//创建鼠标响应函数
function onMouseMove(event:MouseEvent):void
{
    gradientGlow.blurX = (stage.mouseX / stage.stageWidth) * 255;
```

```
        gradientGlow.blurY = (stage.mouseY / stage.stageHeight) * 255;
        shape.filters = [gradientGlow];
    }
    stage.addEventListener(MouseEvent.CLICK, onClick);
    stage.addEventListener(MouseEvent.MOUSE_MOVE, onMouseMove);
```

应用渐变发光滤镜后的效果如图 18-10 所示。

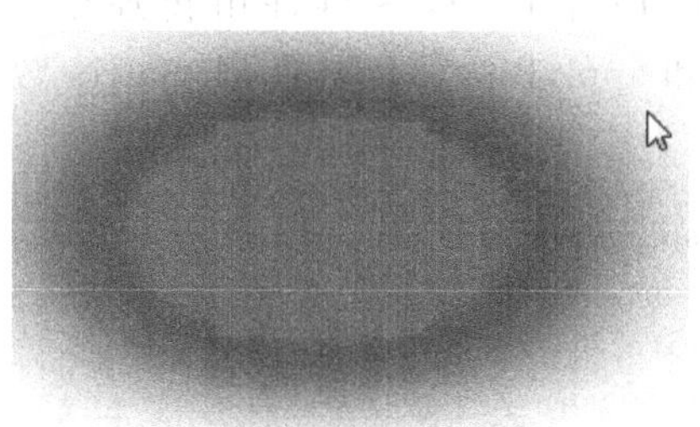

图 18-10　交互程序应用渐变发光滤镜

（7）颜色矩阵滤镜。颜色矩阵滤镜对应于创作环境下的“调整颜色”滤镜，但提供了更细腻的颜色设置方法，因此也可以认为颜色矩阵滤镜只能使用代码来实现。

ColorMatrixFilter 滤镜提供了 matrix 属性，滤镜的 matrix 属性是一个由 20 个数字组成的数组，用于计算每个像素的最终颜色，该数组可以看作是一个 4×5 矩阵。Adobe 官方网站提供了一个小程序 ColorMatrixDemo.swf，可以进行颜色的转换及效果演示，其演示截图如图 18-11 所示。

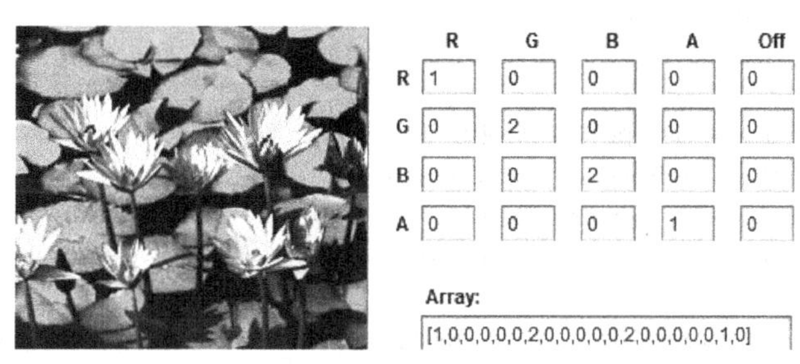

图 18-11　ColorMatrixDemo.swf 演示截图

每个像素的颜色由红、绿、蓝和 Alpha 4 个值确定，称作 RGBA 值。最终每个点的颜色值也是由 RGBA 4 个值组成，分别由该行的 matrix 属性值和源图像对应点的颜色值计算得到。假设 matrix 属性值的数组为 m_A，源图像点的 RGBA 分别为 R_s、G_s、B_s 和 A_s，最终图像对应点的 RGBA 值分别由以下代码计算。

```
R_result = m_A[0] * R_s + m_A[1] * G_s + m_A[2] * B_s + m_A[3] * R_s + m_A[4];
G_result = m_A[5] * R_s + m_A[6] * G_s + m_A[7] * B_s + m_A[9] * R_s + m_A[9];
B_result = m_A[10] * R_s + m_A[11] * G_s + m_A[12] * B_s + m_A[13] * R_s + m_A[14];
A_result = m_A[15] * R_s + m_A[16] * G_s + m_A[17] * B_s + m_A[18] * R_s + m_A[19];
```

从公式可以看出，最终图像每个像素点的红、绿、蓝和 Alpha 不仅受滤镜的 matrix 属性影响，同时还受到源图像对应像素点的红、绿、蓝和 Alpha 值的影响。

以下示例将不同的颜色矩阵滤镜应用于图像文件。滤镜构造函数 4 次调用 buildChild(),以加载和显示图像的 4 个实例。对 buildChild()的第一次调用以 null 作为参数,不将滤镜应用于第一个实例。对 buildChild()的每次后续调用都将函数作为参数,该函数将不同的颜色矩阵滤镜应用于图像的每个后续实例。buildChild()函数创建一个名为 loader 的新 Loader 对象。每次调用 buildChild()时,将一个事件侦听器附加到 Loader 对象,以侦听 complete 事件,这些事件由传递给 buildChild()的函数处理。applyRed()、applyGreen()和 applyBlue()函数使用 matrix 数组的不同值来实现不同的效果。示例代码如下。

```
import flash.display.DisplayObject;
import flash.display.Loader;
import flash.display.Sprite;
import flash.events.Event;
import flash.events.IOErrorEvent;
import flash.filters.ColorMatrixFilter;
import flash.net.URLRequest;
var size:uint   = 140;
var url:String = "dd.JPG";
ColorMatrixFilterExample();  //执行函数 ColorMatrixFilterExample
//创建函数分别执行四个函数用于显示不同的效果
function ColorMatrixFilterExample() {
    buildChild(null);
    buildChild(applyRed);
    buildChild(applyGreen);
    buildChild(applyBlue);
}
//创建函数用于加载外部图像文件、应用滤镜和显示
function buildChild(loadHandler:Function):void {
    var loader:Loader = new Loader();
    loader.x = (numChildren - 1) * size;
    loader.y = size;
    loader.contentLoaderInfo.addEventListener(IOErrorEvent.IO_ERROR, ioErrorHandler);
    if (loadHandler != null) {
        loader.contentLoaderInfo.addEventListener(Event.COMPLETE, loadHandler);
    }
    var request:URLRequest = new URLRequest(url);
    loader.load(request);
    addChild(loader);
}
//创建函数用于获取红色通道的值
function applyRed(event:Event):void {
    var child:DisplayObject = DisplayObject(event.target.loader);
    var matrix:Array = new Array();
    matrix = matrix.concat([1, 0, 0, 0, 0]); // red
    matrix = matrix.concat([0, 0, 0, 0, 0]); // green
    matrix = matrix.concat([0, 0, 0, 0, 0]); // blue
    matrix = matrix.concat([0, 0, 0, 1, 0]); // alpha
```

```
        applyFilter(child, matrix);
    }
    //创建函数用于获取绿色通道的值
    function applyGreen(event:Event):void {
        var child:DisplayObject = DisplayObject(event.target.loader);
        var matrix:Array = new Array();
        matrix = matrix.concat([0, 0, 0, 0, 0]); // red
        matrix = matrix.concat([0, 1, 0, 0, 0]); // green
        matrix = matrix.concat([0, 0, 0, 0, 0]); // blue
        matrix = matrix.concat([0, 0, 0, 1, 0]); // alpha
        applyFilter(child, matrix);
    }
    //创建函数用于获取蓝色通道的值
    function applyBlue(event:Event):void {
        var child:DisplayObject = DisplayObject(event.target.loader);
        var matrix:Array = new Array();
        matrix = matrix.concat([0, 0, 0, 0, 0]); // red
        matrix = matrix.concat([0, 0, 0, 0, 0]); // green
        matrix = matrix.concat([0, 0, 1, 0, 0]); // blue
        matrix = matrix.concat([0, 0, 0, 1, 0]); // alpha
        applyFilter(child, matrix);
    }
    //创建并应用滤镜
    function applyFilter(child:DisplayObject, matrix:Array):void {
        var filter:ColorMatrixFilter = new ColorMatrixFilter(matrix);
        var filters:Array = new Array();
        filters.push(filter);
        child.filters = filters;
    }
    //错误事件响应
    function ioErrorHandler(event:IOErrorEvent):void {
        trace("未能成功加载图像: " + url);
    }
```

效果如图 18-12 所示。

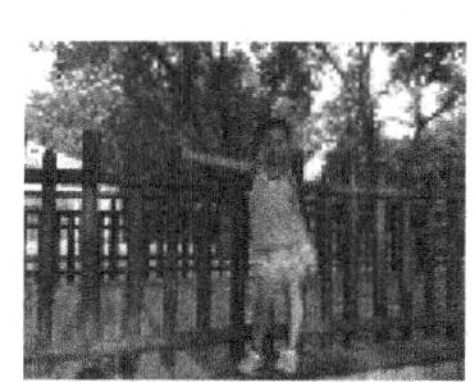
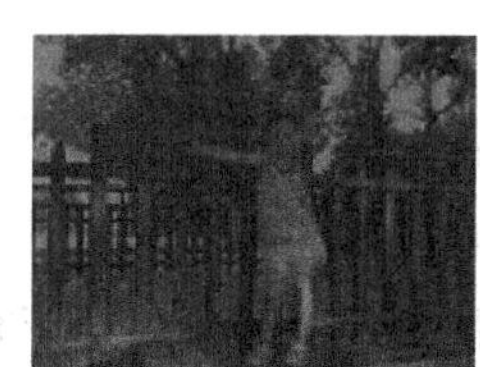
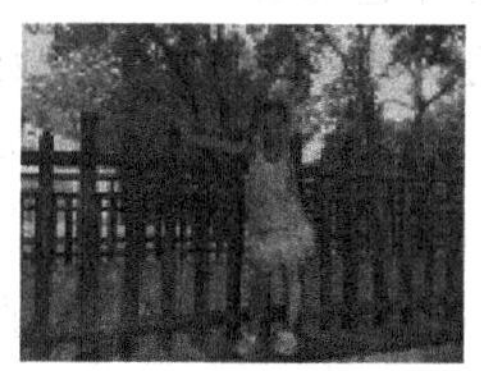

图 18-12 应用颜色矩阵

(8) 卷积滤镜。ConvolutionFilter 类可用于对 BitmapData 对象或显示对象应用广泛的图像变形,如模糊、边缘检测、锐化、浮雕和斜角。从概念上来说,卷积滤镜会逐一处理源图像中的每个像素,并使用像素和它周围像素的值来确定该像素的最终颜色。指定为数值数组的矩阵可以指示每个特定邻近像素的值对最终结果具有何种程度的影响。最常用的矩阵类型是 3×3 矩阵。此矩阵包括 9 个值。

```
N N N
N P N
N N N
```

对特定像素应用卷积滤镜时，会检查该像素本身的颜色值(本示例中的“P”)以及周围像素的值(本示例中的“N”)。而通过设置矩阵中的值，可以指定特定像素在影响生成的图像方面所具有的优先级。

例如，使用卷积滤镜时应用以下矩阵，会保持图像原样。

```
0 0 0
0 1 0
0 0 0
```

图像保持不变的原因是，在决定最终像素颜色时，原始像素的值相对强度为 1，而周围像素的值相对强度为 0(意味着它们的颜色不影响最终图像)。

同样，下面的这个矩阵会使图像的像素向左移动一个像素。

```
0 0 0
0 0 1
0 0 0
```

请注意，在本例中，像素本身不影响最终图像上显示在该位置的像素最终值，而只使用右侧的像素值来确定像素的结果值。

ConvolutionFilter 类具有以下属性。

alpha:Number：替换颜色的 Alpha 透明度值。

bias:Number：要添加到矩阵转换结果中的偏差量。偏差可增加每个通道的颜色值，以便暗色变得较明亮。默认值为 0。

clamp:Boolean：表示是否应锁定图像。

color:uint：要替换源图像之外的像素的十六进制 RGB 颜色。

Inheritedconstructor:Object：对类对象或给定对象实例的构造函数的引用。

divisor:Number：矩阵转换中使用的除数。默认值为 1。如果除数是所有矩阵值的总和，则可调平结果的总体色彩强度。

matrix:Array：用于矩阵转换的值的数组。

matrixX:Number：矩阵的 x 维度(矩阵中列的数目)。

matrixY:Number：矩阵的 y 维度(矩阵中行的数目)。

preserveAlpha:Boolean：表示是否已保留 Alpha 通道并且不使用滤镜效果，或是否对 Alpha 通道以及颜色通道应用卷积滤镜。

在 ActionScript 中，可以通过组合一个包含值的 Array 实例和两个指定矩阵中行数和列数的属性来创建矩阵。以下示例加载了一个图像，并在图像加载完成后，使用代码中的矩阵对该图像应用卷积滤镜，单击鼠标左键达到模糊的效果。

```
//加载图像
var loader:Loader = new Loader();
var url:URLRequest = new URLRequest("DSCN3672.jpg");
```

```
loader.load(url);
this.addChild(loader);
//创建函数应用滤镜
function applyFilter(event:MouseEvent):void
{
    //设置滤镜的属性并应用
    var matrix:Array =
    [1, 1, 1, 1, 1,
    1, 1, 1, 1, 1,
    1, 1, 1, 1, 1,
    1, 1, 1, 1, 1,
    1, 1, 1, 1, 1];
    var convolution:ConvolutionFilter = new ConvolutionFilter();
    convolution.matrixX = 5;
    convolution.matrixY = 5;
    convolution.matrix = matrix;
    convolution.divisor = 25;
    loader.filters = [convolution];
}
loader.addEventListener(MouseEvent.CLICK, applyFilter);
```

应用卷积矩阵效果如图 18-13 所示。

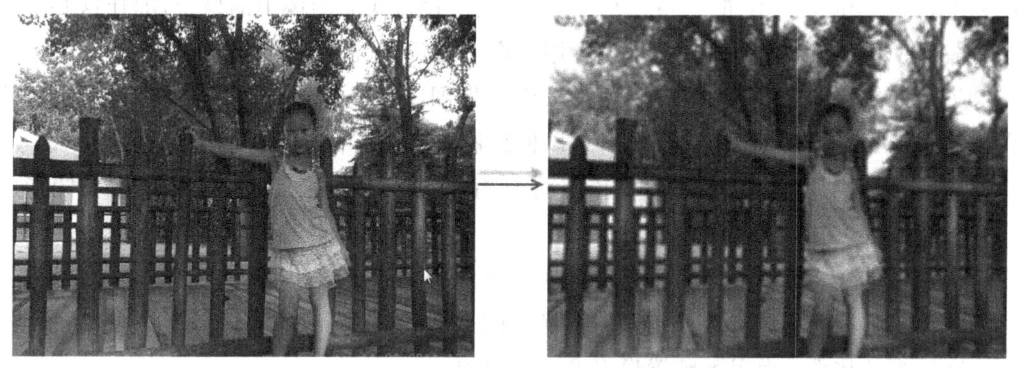

图 18-13　应用卷积矩阵之模糊效果

如果同一矩阵中的数字总和大于 1，除了对图像的颜色产生影响外，还会提高图像的整体亮度。这是因为最终像素颜色值的计算方法是：用原始像素颜色乘以矩阵值，取这些值的加和，再除以滤镜的 divisor 属性值。通常，如果想让颜色的明亮度与原始图像保持基本相同，应让 divisor 等于矩阵值之和。代码 divisor 属性如果设置为 1 则会亮 25 倍。

以下是几组标准矩阵值集合，用于使用 3×3 矩阵产生不同效果。

① 基本模糊（除数 5）：

```
0 1 0
1 1 1
0 1 0
```

② 锐化(除数 1)：

```
0, -1, 0
-1, 5, -1
0, -1, 0
```

③ 边缘检测(除数 1)：

```
0, -1, 0
-1, 4, -1
0, -1, 0
```

④ 浮雕效果(除数 1)：

```
-2, -1, 0
-1, 1, 1
0, 1, 2
```

请注意，对于上述大部分效果，divisor 均为 1。这是因为负矩阵值加正矩阵值产生 1(或边缘检测中的 0，但 divisor 属性的值不能为 0)。

(9) 置换图滤镜。DisplacementMapFilter 类使用 BitmapData 对象(称为置换图图像)的像素值在新对象上执行置换效果。通常，置换图图像与将要应用滤镜的实际显示对象或 BitmapData 实例不同。置换效果包括置换经过过滤的图像中的像素，即让这些像素离开各自原始位置一定距离。此滤镜可用于产生移位、扭曲或斑点效果。

应用于给定像素的置换位置和置换量由置换图图像的颜色值确定。使用滤镜时，除了指定置换图图像外，还要指定以下值，以便控制置换图图像中计算置换的方式：

映射点：过滤图像上的位置，在该点将应用置换滤镜的左上角。如果只想对图像的一部分应用滤镜，可以使用此值。

① X 组件：影响像素的 x 位置的置换图图像的颜色通道。

② Y 组件：影响像素的 y 位置的置换图图像的颜色通道。

③ X 缩放比例：指定 x 轴置换强度的乘数值。

④ Y 缩放比例：指定 y 轴置换强度的乘数值。

⑤ 滤镜模式：确定在移开像素后形成的空白区域中，应执行什么操作。在 DisplacementMapFilterMode 类中定义为常量的选项可以显示原始像素(滤镜模式 IGNORE)、从图像的另一侧环绕像素(滤镜模式 WRAP，这是默认设置)、使用最近的移位像素(滤镜模式 CLAMP)或用颜色填充空间(滤镜模式 COLOR)。

在以下代码中，将加载一个图像，并于完成加载后使图像在舞台上居中，然后对它应用置换图滤镜，使整个图像中的像素向左水平移位。

```
import flash.display.BitmapData;
import flash.display.Loader;
import flash.events.MouseEvent;
import flash.filters.DisplacementMapFilter;
import flash.geom.Point;
```

```
import flash.net.URLRequest;
//加载外部图像到舞台上
var loader:Loader = new Loader();
var url:URLRequest = new URLRequest("DSCN3672.jpg");
loader.load(url);
this.addChild(loader);
var mapImage:BitmapData;
var displacementMap:DisplacementMapFilter;
//创建图像文件加载完成的响应函数：图像放在舞台中央
function setupStage(event:Event):void
{
    loader.x = (stage.stageWidth - loader.width) / 2;
    loader.y = (stage.stageHeight - loader.height) / 2;
    //创建置换图
    mapImage = new BitmapData(loader.width, loader.height, false, 0xFF0000);
    //创建置换图滤镜
    displacementMap = new DisplacementMapFilter();
    displacementMap.mapBitmap = mapImage;
    displacementMap.mapPoint = new Point(0, 0);
    displacementMap.componentX = BitmapDataChannel.RED;
    displacementMap.scaleX = 250;
    loader.filters = [displacementMap];
}
loader.contentLoaderInfo.addEventListener(Event.COMPLETE, setupStage);
```

应用滤镜后效果如图 18-14 所示。

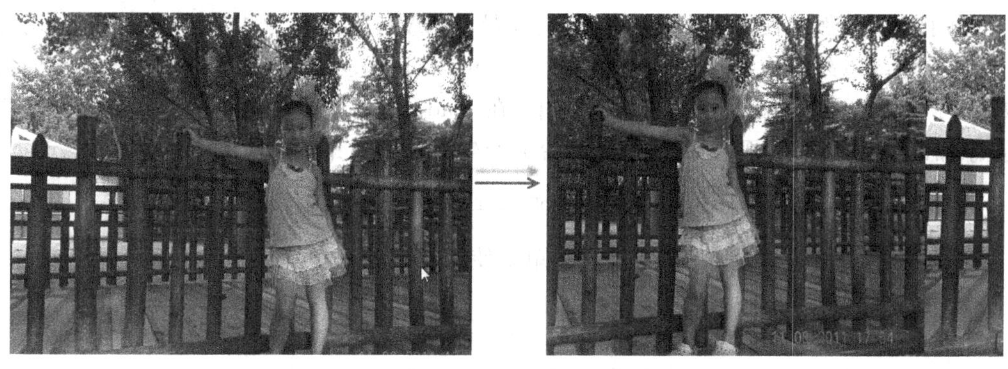

图 18-14　应用置换图滤镜

本代码中用于定义置换的属性如下。

① 置换图位图：置换位图是由代码创建的新的 BitmapData 实例。它的尺寸与加载图像的尺寸匹配(因此会将置换应用于整个图像)。用纯红色像素填充此实例。

② 映射点：将此值设置为点(0，0)，使置换再次应用于整个图像。

③ X 组件：此值设置为常量 BitmapDataChannel.RED，表示置换图位图的红色值将决定沿着 x 轴置换像素的程度(像素的移动程度)。

④ X 缩放比例：此值设置为 250。由于全部置换量(与全红的置换图图像的距离)仅

使图像置换很小的量(大约为一个像素的一半),因此,如果将此值设置为 1,图像只会水平移动 0.5 个像素。将此值设置为 250,图像将移动大约 125 个像素。

这些设置可使过滤图像的像素向左移动 250 个像素。移动的方向(向左或向右)和移动量取决于置换图图像中像素的颜色值。从概念上来说,会逐一处理过滤图像的像素(至少处理将应用滤镜的区域中的像素,在本例中指所有像素),并对每个像素执行以下操作。

① 在置换图图像中查找相应的像素:例如,当计算过滤图像左上角像素的置换量时,会在置换图图像左上角中查找像素。

② 确定置换图像素中指定颜色通道的值:在本例中,x 组件颜色通道是红色通道,因此将查看置换图图像中该像素所在位置处的红色通道所对应的值。由于置换图图像是纯红色的,所以像素的红色通道为 0xFF(即 255)。该值将用作置换值。

③ 比较置换值和"中间"值(127,它是 0 和 255 之间的中间值):如果置换值低于中间值,则像素正向移位(x 置换向右; y 置换向下);如果置换值高于中间值(如本示例),则像素负向移位(x 置换向左; y 置换向上)。为更精确起见,会从 127 中减去置换值,结果(正或负)即是应用的相对置换量。

④ 最后,通过确定相对置换值所表示的完全置换量的百分比来确定实际置换量。在本例中,全红色意味着 100%置换。然后用 x 缩放比例值或 y 缩放比例值乘以该百分比,以确定将应用的置换像素数。在本示例中,100%乘以一个乘数 250 可以确定置换量(大约为向左移动 125 个像素)。

因为没有为 y 分量和 y 缩放比例指定值,所以使用默认值(不发生置换),这就是图像在垂直方向不移位的原因。

由于在本示例中使用了默认滤镜模式设置 WRAP,因此在像素向左移位时,会用移到图像左边缘以外的像素填充右侧空白区域。可以对此设置试用不同的值以查看不同的效果。例如在设置置换属性的代码部分中(在 loader. filters =[displacementMap]行之前)添加以下一行内容,则会使图像在舞台上产生涂抹的效果:

```
displacementMap.mode = DisplacementMapFilterMode.CLAMP;
```

下面是一个更为复杂的示例,代码清单中使用置换图滤镜在图像上创建放大镜效果。

```
import flash.display.Bitmap;
import flash.display.BitmapData;
import flash.display.BitmapDataChannel;
import flash.display.GradientType;
import flash.display.Loader;
import flash.display.Shape;
import flash.events.MouseEvent;
import flash.filters.DisplacementMapFilter;
import flash.filters.DisplacementMapFilterMode;
import flash.geom.Matrix;
import flash.geom.Point;
import flash.net.URLRequest;
//创建一个用于置换图的圆
var radius:uint = 50;
```

```
var type:String = GradientType.LINEAR;
var redColors:Array = [0xFF0000, 0x000000];
var blueColors:Array = [0x0000FF, 0x000000];
var alphas:Array = [1, 1];
var ratios:Array = [0, 255];
var xMatrix:Matrix = new Matrix();
xMatrix.createGradientBox(radius * 2, radius * 2);
var yMatrix:Matrix = new Matrix();
yMatrix.createGradientBox(radius * 2, radius * 2, Math.PI / 2);
var xCircle:Shape = new Shape();
xCircle.graphics.lineStyle(0, 0, 0);
xCircle.graphics.beginGradientFill(type, redColors, alphas, ratios, xMatrix);
xCircle.graphics.drawCircle(radius, radius, radius);
var yCircle:Shape = new Shape();
yCircle.graphics.lineStyle(0, 0, 0);
yCircle.graphics.beginGradientFill(type, blueColors, alphas, ratios, yMatrix);
yCircle.graphics.drawCircle(radius, radius, radius);
//在屏幕下面创建一个圆
this.addChild(xCircle);
xCircle.y = stage.stageHeight - xCircle.height;
this.addChild(yCircle);
yCircle.y = stage.stageHeight - yCircle.height;
yCircle.x = 200;
//加载图像
var loader:Loader = new Loader();
var url:URLRequest = new URLRequest("DSCN3762.jpg");
loader.load(url);
this.addChild(loader);
//根据两个圆创建位图
var map:BitmapData = new BitmapData(xCircle.width, xCircle.height, false, 0x7F7F7F);
map.draw(xCircle);
var yMap:BitmapData = new BitmapData(yCircle.width, yCircle.height, false, 0x7F7F7F);
yMap.draw(yCircle);
map. copyChannel ( yMap,  yMap. rect,  new  Point ( 0,  0 ),  BitmapDataChannel. BLUE,
BitmapDataChannel.BLUE);
yMap.dispose();
//在舞台上显示位图
var mapBitmap:Bitmap = new Bitmap(map);
this.addChild(mapBitmap);
mapBitmap.x = 400;
mapBitmap.y = stage.stageHeight - mapBitmap.height;
//在鼠标所在的位置创建滤镜图像
function magnify():void
{
    //定义滤镜位置
    var filterX:Number = (loader.mouseX) - (map.width / 2);
    var filterY:Number = (loader.mouseY) - (map.height / 2);
    var pt:Point = new Point(filterX, filterY);
    var xyFilter:DisplacementMapFilter = new DisplacementMapFilter();
```

```
        xyFilter.mapBitmap = map;
        xyFilter.mapPoint = pt;                       //位图中的红色将控制 x 转换
        xyFilter.componentX = BitmapDataChannel.RED;//位图中的蓝色将控制 y 转换
        xyFilter.componentY = BitmapDataChannel.BLUE;
        xyFilter.scaleX = 35;
        xyFilter.scaleY = 35;
        xyFilter.mode = DisplacementMapFilterMode.IGNORE;
        loader.filters = [xyFilter];
    }
    //创建鼠标移动响应函数
    function moveMagnifier(event:MouseEvent):void
    {
        if (loader.hitTestPoint(loader.mouseX, loader.mouseY))
        {
            magnify();
        }
    }
    loader.addEventListener(MouseEvent.MOUSE_MOVE, moveMagnifier);
```

应用滤镜后效果如图 18-15 所示。

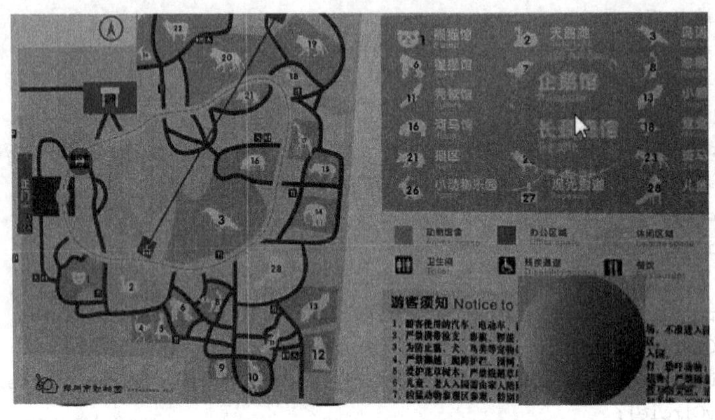

图 18-15　应用置换图滤镜制作放大镜效果

代码首先生成两个渐变圆，将它们合并在一起构成置换图图像。红色圆创建 x 轴置换(xyFilter. componentX =BitmapDataChannel. RED)，蓝色圆创建 y 轴置换(xyFilter. componentY = BitmapDataChannel. BLUE)。为帮助大家理解置换图图像的外观，代码向屏幕底部添加了原始圆形以及合并后作为置换图图像的圆形。

然后，代码加载了一个图像，当鼠标移动时，将置换滤镜应用于鼠标下方的图像部分。用作置换图图像的渐变圆使置换区域从鼠标指针处向外扩展。请注意，置换图图像的灰色区域不会发生置换。灰色为 0x7F7F7F。该灰色的蓝色和红色通道与这些颜色通道中的中间色度完全匹配，因此在置换图图像的灰色区域不会发生置换。同样，在圆的中心也不会发生置换。由于蓝色和红色是引起置换的颜色，虽然颜色中没有灰色，但该颜色的蓝色通道和红色通道与中度灰的蓝色通道和红色通道完全相同，因此该处不发生置换。

(10) 着色器滤镜。ShaderFilter 类可使用定义为 Pixel Bender 着色器的自定义滤镜效果。由于该滤镜效果是以 Pixel Bender 着色器形式编写的，因此可完全自定义。过滤内容将作为图像输入传递给着色器，着色器操作的结果就是滤镜结果。

若要对某个对象应用着色器滤镜，首先应创建一个表示要使用的 Pixel Bender 着色器的 Shader 实例。

将着色器用作滤镜时，请记住以下 3 个要点：必须将着色器定义为至少接受一个输入图像；将过滤对象（为之应用滤镜的显示对象或 BitmapData 对象）作为第一个输入图像值传递给着色器。因此，不应为第一个图像输入手动指定值；如果着色器定义了多个输入图像，则必须手动指定其他输入（即为属于 Shader 实例的任何 ShaderInput 实例设置 input 属性）。

创建着色器的 Shader 对象后，即创建了一个 ShaderFilter 实例。这就是使用方法与其他所有滤镜相同的实际滤镜对象。若要创建使用 Shader 对象的 ShaderFilter，可调用 ShaderFilter()构造函数，并将 Shader 对象作为参数传递。

```
var myFilter:ShaderFilter = new ShaderFilter(myShader);
```

18.1.3　使用 BitmapData 类动态应用滤镜效果

滤镜可以应用于任何显示对象（包括 Bitmap 实例），也可以直接应用于 BitmapData 对象，这与直接在照片幻灯片上绘图以更改图像相似。

（1）对 BitmapData 对象应用滤镜。applyFilter()方法会对源 BitmapData 对象应用滤镜，从而生成一个新的、应用滤镜的图像。此方法不会修改原始的源图像；而是将对源图像应用滤镜的结果存储在调用 applyFilter()方法的 BitmapData 实例中。applyFilter()方法依赖于内置滤镜对象的行为，该对象的代码可确定受输入源矩形影响的目标矩形。应用滤镜后，结果图像可能会大于输入图像。例如使用 BlurFilter 类来模糊源矩形（50，50，100，100），并且目标点为（10，10），则在目标图像中更改的区域将会由于该模糊处理而大于（10，10，60，60）。这会在 applyFilter()调用过程中在内部发生。

① BitmapData applyFilter()方法的格式如下。

```
applyFilter ( sourceBitmap: BitmapData, sourceRect: Rectangle, destPoint: Point,  filter:
            BitmapFilter):Number
```

② applyFilter()方法参数说明如下。

sourceBitmap：BitmapData 为要使用的输入位图图像。源图像可以是另一不同的 BitmapData 对象，也可以指当前 BitmapData 实例。

sourceRect：Rectangle 为一个矩形，定义要用作输入的源图像的区域。

destPoint：flash. geom. Point 为目标图像（当前 BitmapData 实例）中与源矩形的左上角对应的点。

filter：BitmapFilter 用于执行过滤操作的滤镜对象。每种滤镜都有某些要求，比如，BlurFilter 表示此滤镜可使用不透明或透明的源图像和目标图像。如果这两种图像的格式不匹配，则在过滤过程中生成的源图像副本将与目标图像的格式匹配。BevelFilter、DropShadowFilter、GlowFilter 表示这些滤镜的目标图像必须是透明图像。调用 DropShadowFilter 或 GlowFilter 会创建包含投影或发光的 Alpha 通道数据的图像。它不会在目标图像上创建投影。如果将这些滤镜中的任何滤镜用于不透明的目标图像，将返回错误代码值－6。ConvolutionFilter 表示此滤镜可使用不透明或透明的源图像和目标图像。ColorMatrixFilter 表示此滤镜可使用不透明或透明的源图像和目标图像。DisplacementMapFilter 表示此滤镜可以使用不透明或透明的源图像和目标图像，但源图像和目标图像的格式必须相同。

Number-返回一个数字，指示是否成功应用了滤镜。如果返回 0，则说明已成功应用了滤镜。如果返回一个负数，则说明在应用该滤镜的过程中出现了错误。

③ 示例代码如下。

```
import flash.display.Bitmap;
import flash.display.BitmapData;
import flash.filters.*;
var myFilter:DropShadowFilter = new DropShadowFilter();    //创建滤镜实例
// 创建一个 BitmapData 对象并在舞台上显示
var myBitmapData:BitmapData = new BitmapData(100,100,true,0x000000FF);
//此处透明参数设置为 true
var rect:Rectangle = new Rectangle(0,0,50,50);
var origin:Point = new Point(10,10);
var myDisplayObject:Bitmap = new Bitmap(myBitmapData);
addChild(myDisplayObject);
myBitmapData.applyFilter(new BitmapData(50,50,false,0xFF0033), rect, origin, myFilter);
```

由于 DropShadowFilter 的目标图像必须为透明，因此目标区域未被滤镜作用的范围不显示。可以尝试把创建滤镜实例和目标 BitmapData 实例换为以下代码：

```
var myFilter:BlurFilter = new BlurFilter();
var myBitmapData:BitmapData = new BitmapData(100,100,false,0x000000FF);
```

两种方式产生的效果完全不一样，如图 18-16 所示。

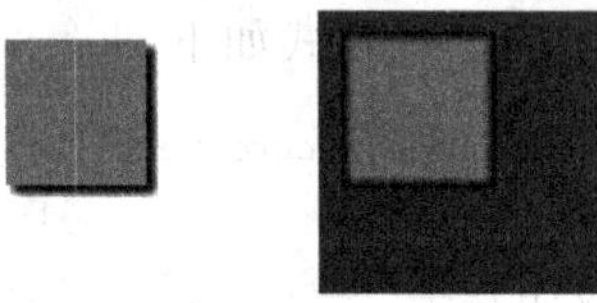

图 18-16　对 BitmapData 对象应用滤镜的不同示例效果

（2）通过 BitmapData 对象构造一个 Bitmap 对象，然后使用 MC.addChild()方法将 Bitmap 对象作为影片剪辑的子显示对象，对 Bitmap 对象或影片剪辑应用滤镜效果。

```
import flash.display.Bitmap;
import flash.display.BitmapData;
import flash.filters.DropShadowFilter;
//创建一个 BitmapData 对象并在舞台上显示
var myBitmapData:BitmapData = new BitmapData(100,100,false,0xFFFF3300);
var myDisplayObject:Bitmap = new Bitmap(myBitmapData);
addChild(myDisplayObject);
//创建一个投影滤镜
```

```
var dropShadow:DropShadowFilter = new DropShadowFilter();
//设置滤镜的数组元素
var filtersArray:Array = new Array(dropShadow);
//应用滤镜
myDisplayObject.filters = filtersArray;
```

对 BitmapData 对象应用滤镜后的效果如图 18-17 所示。

图 18-17 对 BitmapData 对象应用滤镜后的效果

(3) 可通过 BitmapData 类的 draw()方法,将影片剪辑等显示对象作为位图进行绘制,然后应用滤镜效果。

18.1.4 创建过渡效果

在 Flash CS6 中提供了一些非常实用的类来创建过渡动画效果,可以帮助大家轻松地完成影片剪辑等显示对象的过渡效果。

1. 使用 TransitionManager 类应用过渡效果

(1) TransitionManager 类的属性。

content：用于指定准备应用过渡效果的影片剪辑实例。

contentAppearance：包含内容的已保存的可视属性,为只读属性。

(2) TransitionManager 类的方法。

① Start()方法：指定过渡目标影片剪辑及过渡效果定义,启动过渡效果。语法格式如下。

```
TransitionManager.start(content,transParams);
```

其中 transParams 是一个对象,包含 4 个属性,该对象的基本类型如下。

```
{type:过渡效果标识,direction:方向,duration:过渡持续时间,easing:缓动效果,...}
```

其中 type 用于指定过渡效果,direction 包含 Transition.IN(0)和 Transition.OUT(1)两个值,用于指定过渡的方向是消失还是呈现。

其右侧还必须附加过渡效果必需的其他参数,不同过渡效果参数也不一样。如以下代码可实现图像从中间到四围的光圈过渡效果：

```
import fl.transitions.*;
import fl.transitions.easing.*;
TransitionManager.start(my_MC,{type:Iris,direction:Transition.IN,duration:3,easing:
    Strong.easeOut,startPoint:5,shape:Iris.CIRCLE});
```

② startTransition()方法：首先创建一个 TransitionManager 类实例,创建时指定目

标影片剪辑，然后对 TransitionManager 类实例使用此方法指定并启动过渡效果。语法格式如下。

```
varmy_TM:TransitionManager = new TransitionManager(content);
my_TM.startTransition(transParams);
```

如前述的过渡效果可以用以下代码来实现。

```
import fl.transitions.*;
import fl.transitions.easing.*;
var my_TM:TransitionManager = new TransitionManager(my_MC);
my_TM.startTransition({type:Iris,direction:Transition.IN,duration:3,easing:Strong.
    easeOut,startPoint:5,shape:Iris.CIRCLE});
```

也可以创建一个对象，然后再使用 startTransition()方法，最后一条语句可更改为以下代码。

```
var transParms:Object = new Object();
transParms = {type:Iris,direction:Transition.IN,duration:3,easing:Strong.easeOut,
    startPoint:5,shape:Iris.CIRCLE};
my_TM.startTransition(transParms);
```

(3) 缓动效果。在前面制作 Flash 动画的过程中已经接触过有关缓动效果的知识。在过渡动画效果中共提供了 6 个类，均包含 4 种缓动方法，具体见表 18-1 和表 18-2。

表 18-1 缓动类及其说明

缓动类	说 明
Back	在过渡动画外扩展动画一次，产生从范围外回拉的效果
Bounce	添加弹跳效果，弹跳次数与持续时间有关
Elastic	添加超出过渡范围的弹性效果
Regular	端点的速度较慢，产生加速或减速的效果
Strong	类似于 Regular，强度更大一些
None	无缓动效果

表 18-2 缓动方法及其说明

缓动方式	说 明
easeIn	速度从零开始加快
easeOut	速度从快到零
easeInOut	速度从零开始加快，然后再减速到零
easeNone	不使用缓动计算

2. 遮帘过渡(Blinds)

遮帘过渡是使用逐渐消失或出现的矩形来显示影片剪辑实例，即百叶窗效果。过渡属性有以下两个。

numStrips：遮罩矩形条的数量。

dimension：0 或 1，0 为垂直条纹，1 为水平条纹。

例如：

```
import fl.transitions.*;
import fl.transitions.easing.*;
var my_TM:TransitionManager = new TransitionManager(my_MC);
var transParms:Object = new Object();
transParms = {type: Blinds, direction: Transition.IN, duration: 3, easing: None.easeNone,
numStrips:10,dimension:1};
my_TM.startTransition(transParms);
```

遮帘过渡动画效果如图 18-18 所示。

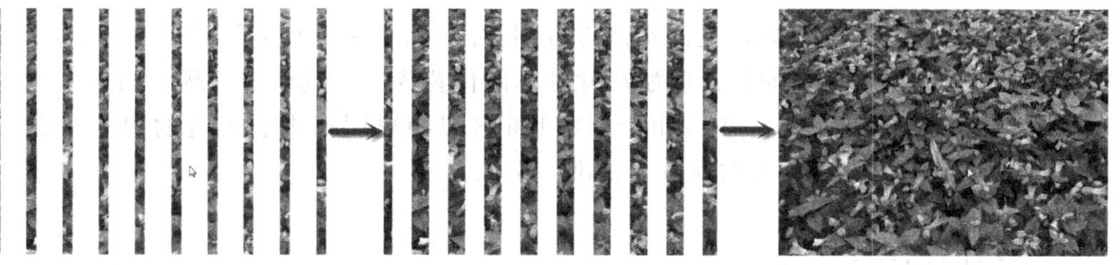

图 18-18　遮帘过渡动画效果

3. 淡化过渡(Fade)

淡化过渡是影片剪辑实例的淡入或淡出过渡效果，没有其他过渡属性。例如：

```
import fl.transitions.*;
import fl.transitions.easing.*;
var my_TM:TransitionManager = new TransitionManager(my_MC);
var transParms:Object = new Object();
transParms = {type:Fade,direction:Transition.IN,duration:3,easing:None.easeNone};
my_TM.startTransition(transParms);
```

淡化过渡动画效果如图 18-19 所示。

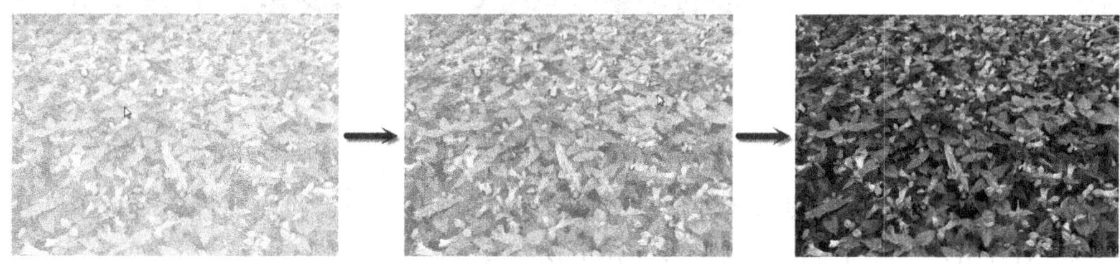

图 18-19　淡化过渡动画效果

4. 飞行过渡(Fly)

飞行过渡是从指定方向滑入影片剪辑实例。有一个 startPoint 过渡属性，指定滑入的方向，取值范围为 1～9，代表的位置如图 18-20 所示。

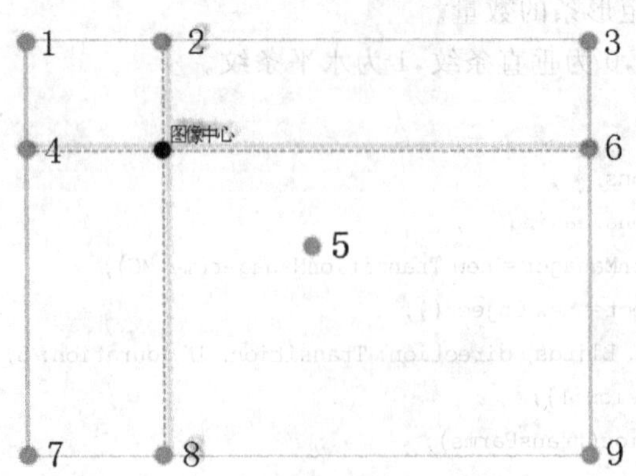

图 18-20　startPoint 取值代表的位置

需要注意的是，在影片剪辑元件实例进行缩放之后，其中心位置不变，但边线位置并非以最后显示的位置为准，而是以原始尺寸计算的位置为准。其中 5 为舞台的正中央，影片剪辑移动开始时其中心与位置 5 重合。2、4、6、8 以距离图像中心最近的边为基准，1、3、7、9 则以距离图像中心最近的顶点为基准。例如：

```
import fl.transitions.*;
import fl.transitions.easing.*;
var my_TM:TransitionManager = new TransitionManager(my_MC);
var transParms:Object = new Object();
transParms = {type: Fly, direction: Transition.IN, duration: 3, easing: None.easeNone,
startPoint:7};
my_TM.startTransition(transParms);
```

飞行过渡动画效果如图 18-21 所示，从舞台右下角飞入。

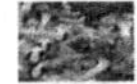
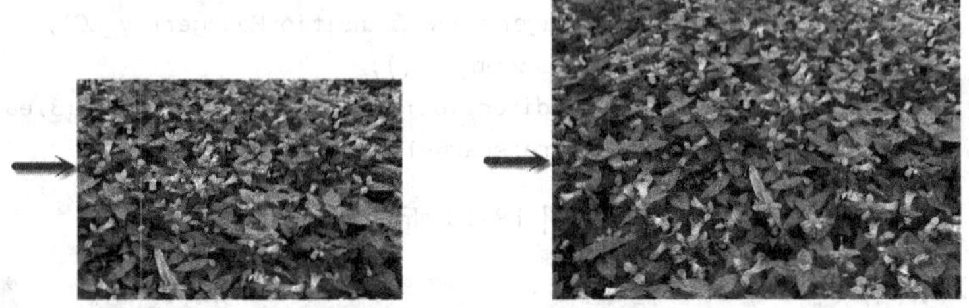

图 18-21　飞行过渡动画效果

5. 光圈过渡(Iris)

光圈过渡是用缩放的圆形或方形动画遮罩过渡动画的效果，过渡属性包含以下两个。

startPoint：和飞行过渡中的参数使用方法一样。

shape：值为 Iris.CIRCLE 或 Iris.SQUARE，遮罩的形状为圆形或方形。

例如：

```
import fl.transitions.*;
import fl.transitions.easing.*;
var my_TM:TransitionManager = new TransitionManager(my_MC);
```

```
var transParms:Object = new Object();
transParms = {type: Iris, direction: Transition. IN, duration: 3, easing: None. easeNone,
startPoint:5,shape:Iris.SQUARE};
my_TM.startTransition(transParms);
```

光圈过渡动画效果如图 18-22 所示。

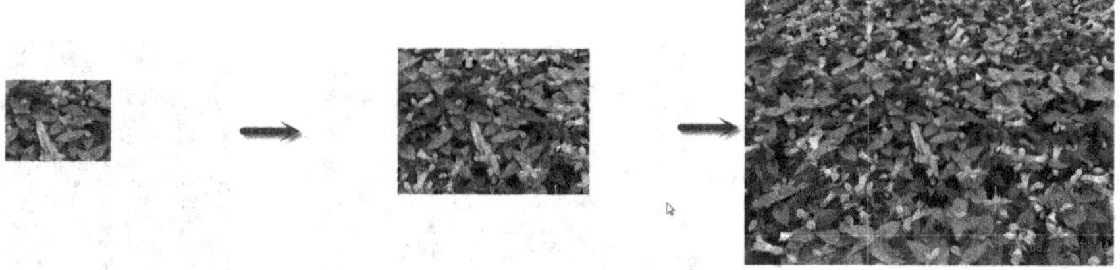

图 18-22　光圈过渡动画效果

6. 照片过渡(Photo)

照片过渡是使剪辑对象像放映照片一样消失或呈现，淡入显示之后有一个闪光灯的效果，无过渡属性。例如：

```
import fl.transitions.*;
import fl.transitions.easing.*;
var my_TM:TransitionManager = new TransitionManager(my_MC);
var transParms:Object = new Object();
transParms = {type:Photo,direction:Transition.IN,duration:5,easing:None.easeNone};
my_TM.startTransition(transParms);
```

照片过渡动画效果如图 18-23 所示。

图 18-23　照片过渡动画效果

7. 像素溶解过渡(PixelDissolve)

像素溶解过渡是使用随机出现或消失的方格图案的过渡效果。过渡属性包含以下两个。

xSections：水平方向遮罩矩形的数量。

ySections：垂直方向遮罩矩形的数量。

例如：

```
import fl.transitions.*;
import fl.transitions.easing.*;
```

```
var my_TM:TransitionManager = new TransitionManager(my_MC);
var transParms:Object = new Object();
transParms = {type: PixelDissolve, direction: Transition. IN, duration: 5, easing: None.
easeNone,xSections:50,ySections:50};
my_TM.startTransition(transParms);
```

像素溶解动画效果如图 18-24 所示。

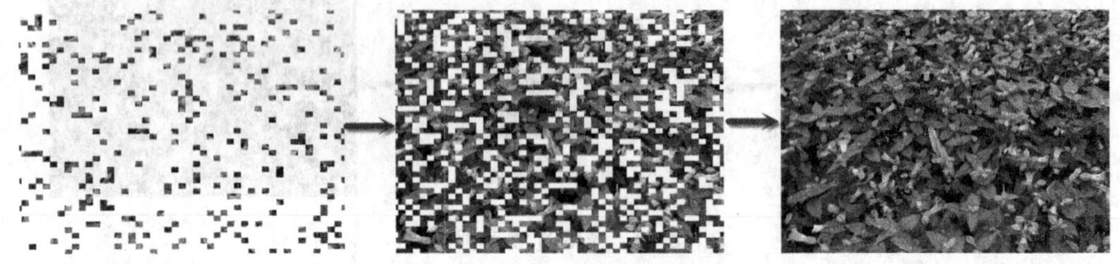

图 18-24 像素溶解过渡动画效果

8. 旋转过渡(Rotate)

旋转过渡是以影片剪辑实例的注册点为中心的旋转过渡效果,过渡属性包含以下两个。

ccw：逻辑值,值为 true 时为逆时针旋转,值为 false 时为顺时针旋转。

degrees：对象要旋转的度数,每周为 360°。

例如：

```
import fl.transitions. * ;
import fl.transitions.easing. * ;
var my_TM:TransitionManager = new TransitionManager(my_MC);
var transParms:Object = new Object();
transParms = {type:Rotate,direction:Transition.IN,duration:5,easing:None.easeNone,ccw:
true,degrees:60};
my_TM.startTransition(transParms);
```

旋转过渡动画效果如图 18-25 所示。

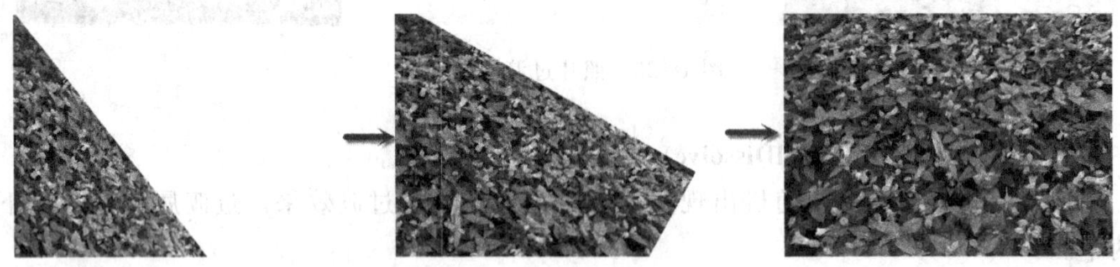

图 18-25 旋转过渡动画效果

9. 挤压过渡(Squeeze)

挤压过渡是水平或垂直缩放的过渡动画效果,只有一个 dimension 属性：0 或 1,其中 0 为垂直,1 为水平。例如：

```
import fl.transitions. * ;
import fl.transitions.easing. * ;
var my_TM:TransitionManager = new TransitionManager(my_MC);
var transParms:Object = new Object();
transParms = {type: Squeeze, direction: Transition. IN, duration: 5, easing: None. easeNone,
dimension:1};
my_TM.startTransition(transParms);
```

挤压过渡动画效果如图 18-26 所示。

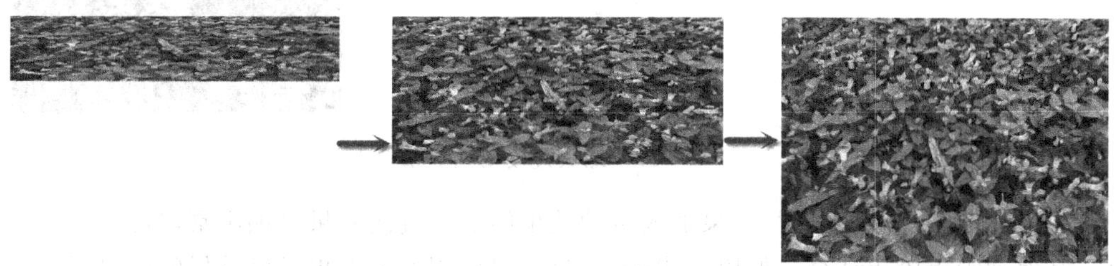

图 18-26 挤压过渡动画效果

10. 滑入滑出过渡(Wipe)

滑入滑出过渡是水平移动的动画遮罩来显示或隐藏对象的过渡效果。过渡属性只有一个：startPoint,值为 5 时按 1 处理。例如：

```
import fl.transitions. * ;
import fl.transitions.easing. * ;
var my_TM:TransitionManager = new TransitionManager(my_MC);
var transParms:Object = new Object();
transParms = {type: Wipe, direction: Transition. IN, duration: 5, easing: None. easeNone,
startPoint:3};
my_TM.startTransition(transParms);
```

滑入滑出过渡动画效果如图 18-27 所示。

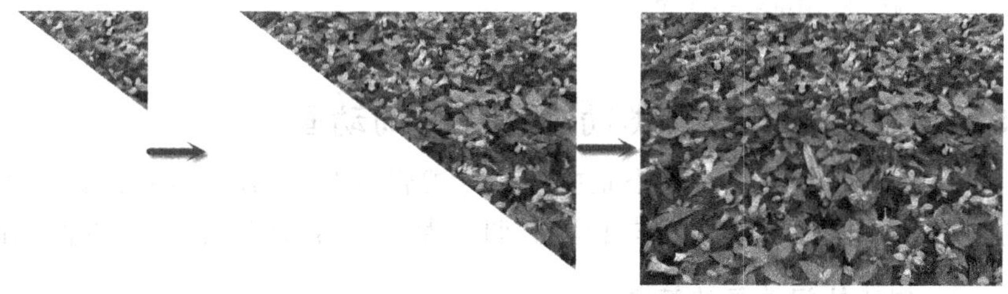

图 18-27 滑入滑出过渡动画效果

11. 缩放过渡(Zoom)

缩放过渡是指按比例放大或缩小对象。例如：

```
import fl.transitions. * ;
import fl.transitions.easing. * ;
var my_TM:TransitionManager = new TransitionManager(my_MC);
```

```
var transParms:Object = new Object();
transParms = {type:Zoom,direction:Transition.IN,duration:5,easing:None.easeNone};
my_TM.startTransition(transParms);
```

缩放过渡动画效果如图 18-28 所示。

图 18-28 缩放过渡动画效果

在创建动画过渡效果时，如果加入缓动效果能够使过渡效果更加丰富，过渡动画还可以与其他动画手段相结合。如以下代码，影片剪辑应用滑入滑出过渡效果的同时，使用定时器事件完成透明度的过渡变化。

```
import fl.transitions.*;
import fl.transitions.easing.*;
var my_TM:TransitionManager = new TransitionManager(my_MC);
my_MC.alpha = 0.1
var transParms:Object = new Object();
transParms = {type:Wipe,direction:Transition.IN,duration:5,easing:None.easeNone,
            startPoint:3};
my_TM.startTransition(transParms);
//定时器样例
var playTimer:Timer = new Timer(100);
playTimer.addEventListener(TimerEvent.TIMER,do_timer);//注册定时器事件侦听器
playTimer.start();//定时器对象开始工作
function do_timer(evt:TimerEvent):void{
    my_MC.alpha+ = 0.03;
}
```

18.1.5 使用 Tween 类动态创建补间动画

使用 Tween 类可以动态地指定影片剪辑等对象的属性，并在属性变化区间创建补间动画，从而轻松、灵活地制作出移动、调整大小、旋转、淡入淡出等补间动画。

1. 创建补间动画的基本用法

创建 Tween 类动画，必须构造其新的实例，并指明目标对象、属性名称、缓动方式、补间变化范围、持续时间和计算时间的方式，创建实例的同时启动补间动画。其基本格式如下：

```
Var myTween = Tween(obj:Object, prop:String, func:Function, begin:Number, finish:Number,
    duration:Number, useSeconds:Boolean)
```

obj：要执行补间动画的对象，通常情况下为影片剪辑实例。

prop：obj 对象的属性名称，字符串类型。

func：计算属性值时的缓动效果及方法。

begin 和 finish：属性参数值的开始值和结束值，均为数值类型。

duration 和 useSeconds：duration 用来指定补间动画的长度，单位为秒或帧，取决于参数 useSeconds 的值，如果 useSeconds 为 true 时 duration 的单位为秒，否则为帧。

可以用多个语句同时启动多种 Tween 补间动画效果。例如：

```
import fl.transitions.Tween;
import fl.transitions.easing.*;
var _Tween1:Tween = new Tween(my_MC,"x",None.easeNone,10,320,5,true);
var _Tween2:Tween = new Tween(my_MC,"width",None.easeNone,100,200,5,true);
var _Tween3:Tween = new Tween(my_MC,"scaleX",None.easeNone,0.2,0.5,5,true);
var _Tween4:Tween = new Tween(my_MC,"rotation",None.easeNone,10,320,5,true);
var _Tween5:Tween = new Tween(my_MC,"alpha",None.easeNone,0.2,1,5,true);
```

实际使用时，一般只使用大小和缩放属性中的一种，在对象旋转时其区别更大，可分别选用其中一个语句体会其区别。部分效果截图如图 18-29 所示。

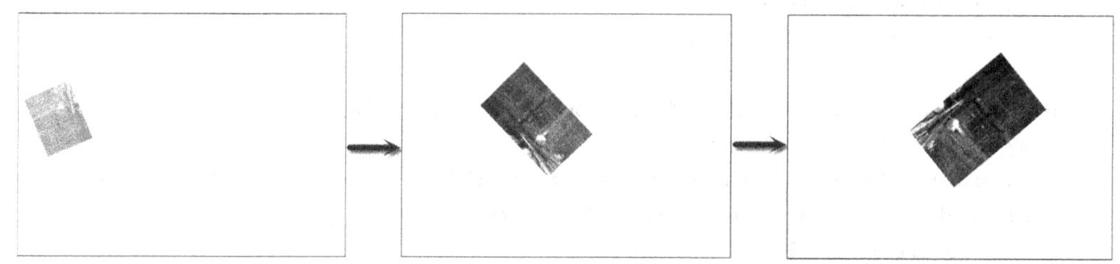

图 18-29　使用 Tween 类动态创建补间动画

2. Tween 类的方法

构造其新的实例的同时启动了补间动画，也可以添加如下语句来停止实例的补间动画。

```
_Tween1.stop();
```

除了 stop()方法可以在当前位置停止播放外，Tween 类常用的方法还有以下几个。

resume()：从停止位置继续播放动画。

play()：从开始位置播放动画。

prevFrame()：转到前一帧。

nextFrame()：转到后一帧。

continueTo()：指示补间动画从当前动画点继续补到一个新的结束和持续时间点，有两个参数：结束时间点和持续时间点。

forward()：转到最后一帧。

rewind()：转到第一帧。

3. Tween 类的属性

常见属性的用法可通过以下代码来说明。

```
trace(_Tween1.duration);            //输出补间动画持续时间：5
trace(_Tween1.finish);              //输出补间动画结束时的补间对象属性值：320
trace(_Tween1.position);            //输出当前位置的补间对象属性值
trace(_Tween1.time);                //输出持续时间内的当前时间
```

4. Tween 类的事件

Tween 类还可以触发事件，根据不同的情况进行程序设计，常用的事件如下。

motionFinished：Tween 实例结束动画事件。

motionStarted：调用 Start()方法时的事件。

motionStopped：调用 stop()方法时的事件。

motionResumed：调用 resume()方法时的事件。

motionChanged：补间对象属性发生变化时的事件。

滤镜的变化不能直接应用到动画变化效果上，但可以结合 Tween 类的 motionChanged 事件，当影片剪辑的属性(x 值)发生变化时改变对象的滤镜参数。请注意这里的 obj 使用了 GlowFilter 对象，可参照以下代码。

```
import fl.transitions.Tween;
import fl.transitions.easing.*;
import fl.transitions.TweenEvent;
var _Tween1:Tween = new Tween(my_MC,"x",None.easeNone,10,320,5,true);
var my_Filter:GlowFilter = new GlowFilter();
var _blurXTween:Tween = new Tween(my_Filter,"blurX",None.easeNone,2,200,5,true);
_Tween1.addEventListener(TweenEvent.MOTION_CHANGE,my_filter);
function my_filter(evt:TweenEvent):void{
    my_MC.filters = [my_Filter];
}
```

Tween 类的移动结合滤镜效果如图 18-30 所示。

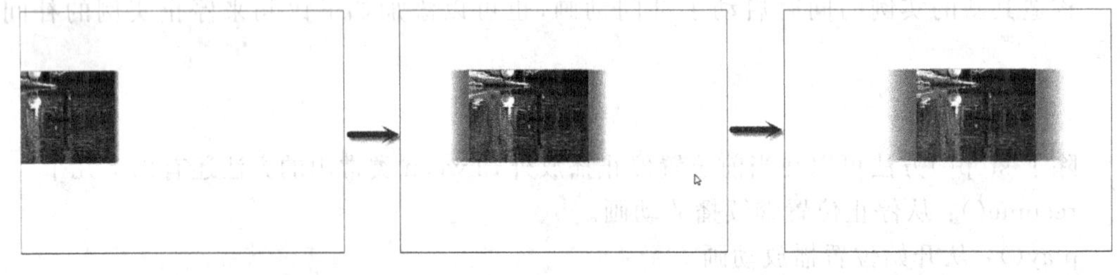

图 18-30　Tween 类的移动结合滤镜效果

18.1.6　舞台控制

舞台是用来显示 Flash 程序的区域，可以看作是根显示对象，主要使用 Stage 类来进行控制。Stage 类用于覆盖 DisplayObject 类的大多数属性和方法，如果调用其中一个被覆盖的属性或方法会引发异常。例如，Stage 对象不具有 x 或 y 属性，因为作为应用程序的主容器，该对象的位置是固定的。x 和 y 属性是指显示对象相对于其容器的位置，因为舞台作为根显示对象没有包含在其他显示对象容器中，所以这些属性不适用。

1. 控制回放帧速率

Stage 类的 framerate 属性用于设置加载到应用程序中的所有 SWF 文件的帧速率，帧频较高时占用系统资源较多，帧频较低时动画效果不够平滑。以下代码所示设置帧频为 24。

```
stage.framerate = 24;
```

需要注意的是，当运行设备(如计算机)的速度不够快的时候，可能达不到预设的回放帧速率。

2. 控制舞台缩放比例

当调整呈现应用程序的屏幕大小时，会自动调整舞台内容来加以补偿。Stage 类的 scaleMode 属性可确定如何调整舞台内容。此属性可以设置为以下 4 个不同值。

(1) StageScaleMode. EXACT_FIT：按比例缩放 SWF。

(2) StageScaleMode. SHOW_ALL：确定是否显示边框(就像在标准电视上观看宽屏电影时显示的黑条)。

(3) StageScaleMode. NO_BORDER：确定是否可以部分裁切内容。

(4) StageScaleMode. NO_SCALE：当查看者调整窗口大小时，舞台内容将保持定义的大小。

对于前 3 个 scaleMode 值(StageScaleMode. EXACT_FIT、StageScaleMode. SHOW_ALL 和 StageScaleMode. NO_BORDER)，会缩放舞台的内容以使其容纳在舞台的边界内。这 3 个选项的不同之处在于确定执行缩放的方式。

在第 4 种缩放模式中，Stage 类的 stageWidth 和 stageHeight 属性才能用于确定窗口调整大小后的实际像素尺寸。在其他缩放模式中，stageWidth 和 stageHeight 属性始终反映的是 SWF 的原始宽度和高度。

此外，当 scaleMode 设置为 StageScaleMode. NO_SCALE 并且调整了 SWF 文件大小时，将调度 Stage 类的 resize 事件，以允许进行相应地调整。因此，将 scaleMode 设置为 StageScaleMode. NO_SCALE 可以更好地控制如何根据需要调整屏幕内容以适合窗口大小。

比如说，在包含视频和控制栏的 SWF 中，可能希望在调整舞台大小时，控制栏的大小保持不变，而仅更改视频窗口大小以适应舞台大小的更改。以下示例演示了这一点。

```
import flash.display.Stage;
import flash.display.StageAlign;
import flash.display.StageScaleMode;
import flash.events.Event;
var swfStage:Stage = videoScreen.stage;
swfStage.scaleMode = StageScaleMode.NO_SCALE;
swfStage.align = StageAlign.TOP_LEFT;
function resizeDisplay(event:Event):void
{
    var swfWidth:int = swfStage.stageWidth;
    var swfHeight:int = swfStage.stageHeight;
```

```
        //重新设置屏幕尺寸.
        var newVideoHeight:Number = swfHeight - controlBar.height;
        videoScreen.height = newVideoHeight;
        videoScreen.scaleX = videoScreen.scaleY;
        //重新定位控制栏.
        controlBar.y = newVideoHeight;
    }
    swfStage.addEventListener(Event.RESIZE, resizeDisplay);
```

3. 处理全屏模式

使用全屏模式可以将影片的舞台设置为填充查看者的整个显示器，而不包含任何边框或菜单。Stage 类的 displayState 属性用于切换 SWF 的全屏模式。可以将 displayState 属性设置为由 flash.display.StageDisplayState 类中的常量定义的其中一个值。若要打开全屏模式，请将 displayState 属性设置为 StageDisplayState.FULL_SCREEN。

```
stage.displayState = StageDisplayState.FULL_SCREEN;
```

在 Flash Player 中，只能通过 ActionScript 响应鼠标单击（包括右键单击）或按键来启动全屏模式。若要退出全屏模式，请将 displayState 属性设置为 StageDisplayState.NORMAL。

```
stage.displayState = StageDisplayState.NORMAL;
```

此外，在 Windows 系统下的用户可以通过将焦点切换到其他窗口或使用以下某组合键退出全屏模式：Esc 键、Ctrl＋W 键或 Alt＋F4 键。

4. 全屏舞台大小和缩放

Stage.fullScreenHeight 和 Stage.fullScreenWidth 属性返回对于全屏模式时所使用的显示器大小，仅在 Stage.displayState 属性设置为 StageDisplayState.FULL_SCREEN 时，即全屏状态下可用。全屏模式的舞台缩放行为与正常模式下相同，缩放比例由 Stage 类的 scaleMode 属性控制。

打开或关闭全屏模式时，可以使用 Stage 类的 fullScreen 事件来进行检测和响应。例如，进入或退出全屏模式时，可能需要重新定位、添加或删除屏幕中的项目，如本例中所示：

```
import flash.events.FullScreenEvent;
function fullScreenRedraw(event:FullScreenEvent):void{
    if (event.fullScreen){
        //移去打开全屏按钮
        //添加关闭全屏按钮
    }
    else{
        //添加打开全屏按钮
        //移去关闭全屏按钮
    }
}
mySprite.stage.addEventListener(FullScreenEvent.FULL_SCREEN, fullScreenRedraw);
```

如上代码所示，fullScreen 事件的事件对象是 flash. events. FullScreenEvent 类的实例，它包含指示是启用(true)还是禁用(false)全屏模式的 fullScreen 属性。

18.2　实训步骤

完成任务需要的素材：照片列表文件 photolist. txt 用于保存照片的 url 位置信息以及 photo 子文件夹下的若干张 JPG 格式照片。具体操作步骤如下。

(1) 新建 Flash 文档“电子相册. fla”，舞台大小设置为 640×480 像素。

(2) 如图 18-31 所示，在舞台上添加背景、文本和按钮，按钮的实例名称为 bnt_play。按钮采用组件的方法或者自行创建的方法均可。

(3) 为第 1 帧添加代码如下，单击进入第 2 帧。

```
include "init.as";
bnt_play.addEventListener(MouseEvent.CLICK, fl_MouseClickHandler);
function fl_MouseClickHandler(event:MouseEvent):void
{
    gotoAndStop(2);
}
stop();
```

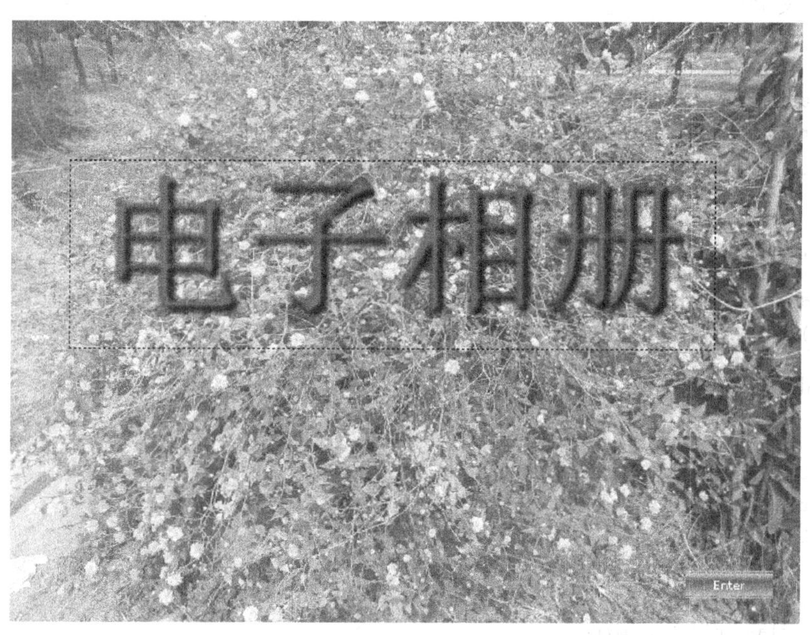

图 18-31　电子相册第 1 帧舞台显示界面

(4) 第 1 帧中包含的外部 AS 文件 init. as 用于初始化变量以及读取照片列表的文本内容并进行解析。代码如下：

```
//导入要使用的类
import flash.net.URLRequest;
```

```
//初始化部分变量,可在第 1 帧进行交互设计设置参数
var N_gd:uint = 8;                  //过渡效果数量
var T_trans:uint = 1;               //过渡时间,单位为秒
var T_display:uint = 5;             //此处为呈现时间,单位为秒,一般应> = T_trans + 1
//读取照片列表
var request_photo:URLRequest = new URLRequest("photolist.txt");
                                    //声明外部文本文件,需要保存为 Unicode 编码格式
/* 文件必须严格按照以下基本格式,不允许空行,文件名要包含扩展名
   照片 1
   照片 2
   照片 3
   …
*/
var N_photo:uint = 0;               //照片数量
var stage_height:uint = 480;        //窗口高度
var stage_width:uint = 640;         //窗口宽度
var photo_array:Array = new Array();//声明数组,用于存放歌曲信息
var loader_st:URLLoader = new URLLoader();    //声明 URLLoader 对象
loader_st.load(request_photo);
//载入歌曲信息列表文本文件
loader_st.addEventListener(Event.COMPLETE,complete_photo);
//注册加载完成事件侦听器
//解析文本文件
function complete_photo(event:Event):void
{
    var photo_string:String = loader_st.data;     //取得载入文本数据
    photo_array = photo_string.split("\r\n");     //以回车换行为分隔符将数据放入数组中
    N_photo = photo_array.length;
}
```

(5) 在主时间轴的第 2 帧按 F5 键插入空白关键帧,添加如下代码:

```
include "play_photo.as";
stop();
```

(6) play_photo.as 文件中的代码用来动态显示每一张照片,代码如下。

```
//导入类
import flash.display.Loader;
import flash.net.URLRequest;
import fl.transitions.*;
import fl.transitions.easing.*;
import flash.display.MovieClip;
import flash.display.BitmapData;
import flash.display.Bitmap;
import fl.transitions.*;
import fl.transitions.Tween;
//初始化变量
var imageLoader:Loader = new Loader;
var Soure_Map:BitmapData = new BitmapData(1,1);
                          //声明 BitmapData 对象,并设置其矩形大小初值为 1×1
```

```
var Soure_Map0:BitmapData = new BitmapData(1,1);
                                        //声明 BitmapData 对象,用于显示上一幅照片
var my_M0:MovieClip = new MovieClip ;  //上一幅照片的父显示对象
addChild(my_M0);
var my_M:MovieClip = new MovieClip ;   //照片的父显示对象
addChild(my_M);
//定时器,用于设置图片的呈现时间,初始值为 0,执行一次结束
var playTimer:Timer = new Timer(0,1);
playTimer.addEventListener(TimerEvent.TIMER_COMPLETE,do_timer);
//注册定时器事件侦听器;
playTimer.start();
var t:int = 0;
function do_timer(evt:TimerEvent):void
{
    playTimer.stop();
    //停止计时器,然后加载照片;如果照片已经加载结束回到主界面
    if ((t < N_photo))
    {
        var url_photo:String = "photo/" + photo_array[t];              //设置照片 URL
        loadphoto(url_photo);            //加载并显示照片
        playTimer = new Timer((T_display * 1000),1);
                                        //重新启动定时器,规定时间后再加载新的照片
        playTimer.addEventListener(TimerEvent.TIMER_COMPLETE,do_timer);
        //注册定时器事件侦听器;
        playTimer.start();
    }
    else
    {
        if (my_M0.numChildren > 0)
        {
            my_M0.removeChildAt(0);
        }
        if (my_M.numChildren > 0)
        {
            my_M.removeChildAt(0);
        }
        gotoAndStop(1);
    }
    t++;
}
//创建加载照片函数;
function loadphoto(Str_photofile:String):void
{
    imageLoader.load(new URLRequest(Str_photofile));
    imageLoader.contentLoaderInfo.addEventListener(Event.COMPLETE,imageLoadComplete);
    function imageLoadComplete(event:Event):void
    {
        imageLoader.contentLoaderInfo.removeEventListener(Event.COMPLETE,imageLoadComplete);
        var myImage0:Bitmap = new Bitmap(Soure_Map0);
                                        //位图数据附加到 Bitmap 实例 myImage
```

```
        //如果存在子显示对象,删除它
        if (my_M0.numChildren > 0)
        {
            my_M0.removeChildAt(0);
        }
        my_M0.addChild(myImage0);
        //添加到显示列表;
        resizephoto(my_M0);          //调用函数调整照片位置和大小
        Soure_Map = event.target.content.bitmapData;
                                                //取得加载的位图数据并赋给 Soure_Map
        var myImage:Bitmap = new Bitmap(Soure_Map); //位图数据附加到 Bitmap 实例 myImage
        Soure_Map0 = Soure_Map.clone();   //复制位图数据
        if (my_M.numChildren > 0)
        {
            my_M.removeChildAt(0);
        }
        my_M.addChild(myImage);
        resizephoto(my_M);           //调用函数调整照片位置和大小
        //添加到显示列表;
        sele_guodu();                //执行函数选择过渡效果
    }
}
//照片大小和位置调整
function resizephoto(obj:Object):void
{
    //以下代码用来控制图片大小——条件为 true 时图像较宽
    var N_scale:Number = 0;
    if (obj.width * stage_height > obj.height * stage_width)
    {
        N_scale = obj.width / stage_width;
    }
    else
    {
        N_scale = obj.height / stage_height;
    }
    obj.width = obj.width / N_scale;
    obj.height = obj.height / N_scale;
    obj.x = (stage_width - obj.width) / 2;
    obj.y = (stage_height - obj.height) / 2;
}
//创建选择过渡效果函数;
function sele_guodu():void
{
    var random_gd:int = int(Math.random() * N_gd);
    //random_gd = 8 - 1;              //可用于临时调试指定的过渡函数,最后需要删除
    guodu0(my_M0);                    //调用前一张照片的消失过渡函数
    //根据随机数选择过渡效果
    this["guodu" + String(random_gd + 1)](my_M);
}
```

```
include "guoduxiaoguo1.as";        //消失过渡函数、部分 TranstitionManager 类方法的过渡函数
include "guoduxiaoguo2.as";        //补间动画和 bitmap 对象应用滤镜动画
```

(7) 在 play_photo.as 文件中，最后两行分别包含了 guoduxiaoguo1.as 和 guoduxiaoguo1.as，用来放置各种过渡动画效果，代码如下。

① guoduxiaoguo1.as 代码如下。

```
//消失过渡: 使用 Tween 类
function guodu0(obj:Object):void
{
    var _Tween5:Tween = new Tween(obj.valueOf(),"alpha",None.easeNone,1,0,T_trans,true);
}
//遮帘水平
function guodu1(obj:Object):void
{
    var my_TM:TransitionManager = new TransitionManager(obj.valueOf());
    var transParms:Object = new Object();
    transParms = {type:Blinds,direction:Transition.IN,duration:T_trans,
                  easing:None.easeNone,numStrips:20,dimension:1};
    my_TM.startTransition(transParms);
}
//遮帘垂直
function guodu2(obj:Object):void
{
    var my_TM:TransitionManager = new TransitionManager(obj.valueOf());
    var transParms:Object = new Object();
    transParms = {type:Blinds,direction:Transition.IN,duration:T_trans,
                  easing:None.easeNone,numStrips:20,dimension:0};
    my_TM.startTransition(transParms);
}
//淡化
function guodu3(obj:Object):void
{
    var my_TM:TransitionManager = new TransitionManager(obj.valueOf());
    var transParms:Object = new Object();
    transParms = {type:Fade,direction:Transition.IN,duration:T_trans,
                  easing:None.easeNone};
    my_TM.startTransition(transParms);
}
//飞行过渡
function guodu4(obj:Object):void
{
    var my_TM:TransitionManager = new TransitionManager(obj.valueOf());
    var transParms:Object = new Object();
    transParms = {type:Fly,direction:Transition.IN,duration:T_trans,
                  easing:None.easeNone,startPoint:6};
    my_TM.startTransition(transParms);
```

```
}
// 光圈方形
function guodu5(obj:Object):void
{
    var my_TM:TransitionManager = new TransitionManager(obj.valueOf());
    var transParms:Object = new Object();
    transParms = {type:Iris,direction:Transition.IN,duration:T_trans,
                 easing:None.easeNone,startPoint:5,shape:Iris.SQUARE};
    my_TM.startTransition(transParms);
}
```

② guoduxiaoguo2.as 代码如下。

```
//Tween类创建补间动画
function guodu6(obj:Object):void
{
    var _Tween:Tween = new Tween(obj.valueOf(),"rotation",None.easeNone,90,0,T_trans,
                       true);
}
function guodu7(obj:Object):void
{
    var _Tween:Tween = new Tween(obj.valueOf(),"x",None.easeNone,stage_width,
                       obj.valueOf().x,T_trans,true);
}
//bitmap对象应用滤镜
function guodu8(obj:Object):void
{
    trace(obj.valueOf().getChildAt(0).width);
    var blur:BlurFilter = new BlurFilter ;
    blur.blurX = 10;
    blur.blurY = 10;
    blur.quality = BitmapFilterQuality.MEDIUM;
    obj.valueOf().getChildAt(0).filters = [blur];
    var playTimer:Timer = new Timer(100,10);
    playTimer.addEventListener(TimerEvent.TIMER,do_timer);
    //注册定时器事件侦听器;
    playTimer.start();
    //定时器对象开始工作;
    function do_timer(evt:TimerEvent):void
    {
        blur.blurX = blur.blurX - 1;
        blur.blurY = blur.blurX - 1;
        obj.valueOf().getChildAt(0).filters = [blur];
    }
}
```

(8) 按 Ctrl+Enter 键测试影片。按 Enter 键进入下一页，逐个显示 photo 文件夹下的每张照片，照片切换时，原照片淡化隐去，新照片以随机的过渡效果出现。

18.3 强化训练：模拟水波特效

(1) 准备一张图片，文件名为 DSCN2911.JPG，图片大小设置为 640×480 像素。

(2) 新建 Flash 文档“水波特效.fla”。设置舞台的大小与图片一致。

(3) 导入位图 DSCN2911.JPG 把舞台上，按 F8 键将位图转换为影片剪辑元件，命名为 pic_MC，然后勾选“为 ActionScript 导出”复选框。

(4) 删除舞台上的显示对象。

(5) 在第 1 帧添加如下代码：

```
import flash.display.BitmapData;
import flash.geom.Rectangle;
import flash.geom.Point;
import flash.geom.Matrix;
import flash.filters.ConvolutionFilter;
import flash.geom.ColorTransform;
import flash.filters.DisplacementMapFilter;
import flash.display.Sprite;
import flash.display.Bitmap;
stage.frameRate = 25;                //定义影片的帧速率
var Rate_Createwave:uint = 15;  //定义产生水波的帧间隔
var pic_width:Number = 640;       //定义影片的宽
var pic_height:Number = 480;      //定义影片的高
var my_MC:pic_MC = new pic_MC(); //创建背景图像类的实例
//以下代码创建要用到的几种位图 BitmapData
var BD_alpha:int = 0x000000080;//透明度
var surface:BitmapData = new BitmapData(pic_width,pic_height,true);
                                              //创建 BitmapData,绘制波纹的表面
var wave_1:BitmapData = new BitmapData(pic_width,pic_height,false,BD_alpha);
                                              //创建 BitmapData,绘制第一层波纹
var wave_2:BitmapData = new BitmapData(pic_width * 2,pic_height * 2,false,BD_alpha);
                                              //创建 BitmapData,绘制第二层波纹
var for_bg:BitmapData = new BitmapData(pic_width,pic_height,false,BD_alpha);
                                              //创建 BitmapData,背景图像
var pic_buff:BitmapData = new BitmapData(pic_width,pic_height,false,BD_alpha);
                                              //创建 BitmapData,缓冲图像
var BD_atlast:BitmapData = new BitmapData(pic_width * 2,pic_height * 2,true,BD_alpha);
                                              //创建 BitmapData, 输出最终波纹
效果
//设置其他需要用到的对象
var waveRect:Rectangle = new Rectangle(0,0,pic_width,pic_height);
//创建波纹荡漾的矩形边界用于反弹波纹
var spoint:Point = new Point();
//创建单击波纹的起点
var tranmatr1:Matrix = new Matrix();          //创建转换矩阵 1
var tranmatr2:Matrix = new Matrix();          //创建转换矩阵 2
tranmatr2.a = 2;                              //缩放或旋转图像时影响像素沿 x 轴定位的值
tranmatr2.d = 2;                              //缩放或旋转图像时影响像素沿 y 轴定位的值
```

```
var wave:ConvolutionFilter = new ConvolutionFilter(3,3,[1,1,1,1,1,1,1,1,1],9);
                                                        //创建卷积滤镜对象
var G_trans:Number = 0.9960937;                         //定义一个用于颜色转换的值
var trans:ColorTransform = new ColorTransform(0,0,G_trans,1,0,0,2,0);
                                                        //创建颜色转换对象
var water: DisplacementMapFilter = new DisplacementMapFilter ( wave _ 2, spoint,
BitmapDataChannel.BLUE,BitmapDataChannel.BLUE,64,64,DisplacementMapFilterMode.IGNORE);
//创建位图置换对象,值 64 表示强度
var bg:Sprite = new Sprite();                           //构造显示对象
this.addChild(bg);                                      //添加到显示列表;
bg.graphics.beginFill(0xFFFFFF,0);
bg.graphics.drawRect(0,0,pic_width,pic_height);         //在构造显示对象中填充矩形;
bg.graphics.endFill();
this.addChild(new Bitmap(BD_atlast));
//添加到显示列表;
//加载图片
function loadpic():void
{
    surface.draw(my_MC,null,null,null,null,true);       //在 surface 中绘制导入图像;
    this.addEventListener(Event.ENTER_FRAME,movieframe);//创建帧响应事件侦听
}
//创建帧响应函数,产生水波并继续变化
var Frame_N:uint = 0;                                   //定义运行帧的初始值
function movieframe(e:Event):void
{
    Frame_N++;
    if (int(Frame_N/Rate_Createwave) == Frame_N/Rate_Createwave)
    {
        var x_random:Number = Math.random() * pic_width;  //随机设置水波源点的 X 坐标
        var y_random:Number = Math.random() * pic_height; //随机设置水波源点的 Y 坐标
        var xx:Number = x_random / 2;                     //除以 2 与滤镜的运作方式有关
        var yy:Number = y_random / 2;
        //设置随机点附近像素的颜色,该点为水波的源点;
        for_bg.setPixel(xx + 1,yy,0xFFFFFF);
        for_bg.setPixel(xx - 1,yy,0xFFFFFF);
        for_bg.setPixel(xx,yy + 1,0xFFFFFF);
        for_bg.setPixel(xx,yy - 1,0xFFFFFF);
        for_bg.setPixel(xx,yy,0xFFFFFF);
    }
    //以下对位图
    wave_1.applyFilter(for_bg,waveRect,spoint,wave);      //对 wave_1 对象应用卷积滤镜;
    wave_1.draw(wave_1,tranmatr1,null,BlendMode.ADD);
    //将显示对象的原色值添加到它的背景颜色中,上限值为 0xFF
    //在 wave_1 对象上绘制 wave_1 对象
    wave_1.draw(pic_buff,tranmatr1,null,BlendMode.DIFFERENCE);
    //将显示对象的原色与背景颜色进行比较,然后从较亮的原色值中减去较暗的原色值
    //在 wave_1 对象上绘制 pic_buff 对象
    wave_1.draw(wave_1,tranmatr1,trans);                  //颜色转换
    //在 wave_1 对象上绘制 wave_1 对象
    wave_2.draw(wave_1,tranmatr2,null,null,null,true);
```

```
    //在 wave_2 对象上绘制 wave_1 对象;
    BD_atlast.applyFilter(surface,new Rectangle(0,0,pic_width * 2,pic_height * 2),
                          spoint,water);
    //为 BD_atlast 对象应用卷积滤镜;
    pic_buff = for_bg;
    //for_bg = wave_1.clone();
    for_bg = wave_1.clone();
    //创建 for_bg 对象的副本
}
loadpic();                                                   //执行加载图片函数
```

(6) 按 Ctrl+Enter 键测试影片,图片在随机的位置上出现水波纹。

18.4 拓展研究及课后实训

1. 拓展研究

(1) perlinNoise()和 pixelDissolve()也可以完成图像的过渡效果,参照 noise()方法分别使用它们完成图像过渡效果。

(2) 根据本书内容,制作出自己的图像过渡动画效果。

2. 课后实训

(1) 准备一些个人照片,并使用各种图片显示和过渡效果,制作属于自己的电子相册。

(2) 修改任务中第 1 帧的代码和舞台对象,并添加过渡效果,使用户展示照片前可以自行选择照片的过渡方式,并能够设置过渡时间和呈现时间等参数。

参 考 文 献

[1] 张亚飞. Flash Flex ActionScript 3.0 开发权威手册[M]. 北京：中国铁道出版社，2010.
[2] 严严. Flash CS6 中文版完全学习手册[M]. 北京：人民邮电出版社，2013.
[3] 崔允漷，林荣凑. 中国校本课程开发案例丛书[M]. 上海：华东师范大学出版社，2007.
[4] 王智强. 中文版 Flash CS6 标准教程[M]. 北京：中国电力出版社，2014.